全国高职高专院校护理类专业核心教材

病原生物与免疫

（供护理、助产专业用）

主　编　汪晓静　谷存国
副主编　孙运芳　马学萍　梁碧涛　卫　茹
编　者　（以姓氏笔画为序）

卫　茹（邢台医学高等专科学校）

马学萍（泰山护理职业学院）

冯小兰（广东江门中医药职业学院）

宇芙蓉（安徽医学高等专科学校）

孙运芳（山东医学高等专科学校）

李　晶（福建卫生职业技术学院）

谷存国（漯河医学高等专科学校）

汪晓静（山东医学高等专科学校）

宋晓玲（山东医学高等专科学校）

张加林（楚雄医药高等专科学校）

钟秀丽（哈尔滨医科大学大庆校区）

唐　静（重庆三峡医药高等专科学校）

梁碧涛（长江职业学院）

燕　杰（天津医学高等专科学校）

中国健康传媒集团

中国医药科技出版社

内 容 提 要

本教材为"全国高职高专院校护理类专业核心教材"之一，系根据本套教材的编写指导思想和原则要求，结合专业培养目标和本课程的教学目标、内容与任务要求编写而成。全书共四篇二十七章，包括医学微生物学、人体寄生虫学、医学免疫学、综合性实验实训。本教材为书网融合教材，即纸质教材有机融合电子教材、教学配套资源（PPT、微课、视频、图片等）、题库系统、数字化教学服务（在线教学、在线作业、在线考试），使教学资源更加多样化、立体化。

本教材可供全国高职高专院校护理、助产专业教学使用，也可作为从事相关工作人员的参考用书。

图书在版编目（CIP）数据

病原生物与免疫/汪晓静，谷存国主编 . —北京：中国医药科技出版社，2022.6

全国高职高专院校护理类专业核心教材

ISBN 978 – 7 – 5214 – 3193 – 3

Ⅰ.①病… Ⅱ.①汪… ②谷… Ⅲ.①病原微生物 – 高等职业教育 – 教材 ②医学 – 免疫学 – 高等职业教育 – 教材 Ⅳ.①R37 ②R392

中国版本图书馆 CIP 数据核字（2022）第 087954 号

美术编辑 陈君杞
版式设计 友全图文

出版 **中国健康传媒集团** | 中国医药科技出版社
地址 北京市海淀区文慧园北路甲 22 号
邮编 100082
电话 发行：010 – 62227427 邮购：010 – 62236938
网址 www. cmstp. com
规格 889mm×1194mm $\frac{1}{16}$
印张 21 $\frac{1}{4}$
字数 576 千字
版次 2022 年 6 月第 1 版
印次 2022 年 6 月第 1 次印刷
印刷 三河市万龙印装有限公司
经销 全国各地新华书店
书号 ISBN 978 – 7 – 5214 – 3193 – 3
定价 **59.00 元**

获取新书信息、投稿、为图书纠错，请扫码联系我们。

出版说明

为了贯彻党的十九大精神，落实国务院《国家职业教育改革实施方案》文件精神，将"落实立德树人根本任务，发展素质教育"的战略部署要求贯穿教材编写全过程，充分体现教材育人功能，深入推动教学教材改革，中国医药科技出版社在院校调研的基础上，于2020年启动"全国高职高专院校护理类、药学类专业核心教材"的编写工作。在教育部、国家药品监督管理局的领导和指导下，在本套教材建设指导委员会和评审委员会等专家的指导和顶层设计下，根据教育部《职业教育专业目录（2021年）》要求，中国医药科技出版社组织全国高职高专院校及其附属机构历时1年精心编撰，现该套教材即将付梓出版。

本套教材包括护理类专业教材共计32门，主要供全国高职高专院校护理、助产专业教学使用；药学类专业教材33门，主要供药学类、中药学类、药品与医疗器械类专业师生教学使用。其中，为适应教学改革需要，部分教材建设为活页式教材。本套教材定位清晰、特色鲜明，主要体现在以下几个方面。

1. 体现职业核心能力培养，落实立德树人

教材应将价值塑造、知识传授和能力培养三者融为一体，融入思想道德教育、文化知识教育、社会实践教育，落实思想政治工作贯穿教育教学全过程。通过优化模块，精选内容，着力培养学生职业核心能力，同时融入企业忠诚度、责任心、执行力、积极适应、主动学习、创新能力、沟通交流、团队合作能力等方面的理念，培养具有职业核心能力的高素质技能型人才。

2. 体现高职教育核心特点，明确教材定位

坚持"以就业为导向，以全面素质为基础，以能力为本位"的现代职业教育教学改革方向，体现高职教育的核心特点，根据《高等职业学校专业教学标准》要求，培养满足岗位需求、教学需求和社会需求的高素质技术技能型人才，同时做到有序衔接中职、高职、高职本科，对接产业体系，服务产业基础高级化、产业链现代化。

3. 体现核心课程核心内容，突出必需够用

教材编写应能促进职业教育教学的科学化、标准化、规范化，以满足经济社会发展、产业升级对职业人才培养的需求，做到科学规划教材标准体系、准确定位教材核心内容，精炼基础理论知识，内容适度；突出技术应用能力，体现岗位需求；紧密结合各类职业资格认证要求。

4. 体现数字资源核心价值，丰富教学资源

提倡校企"双元"合作开发教材，积极吸纳企业、行业人员加入编写团队，引入一些岗位微课或者视频，实现岗位情景再现；提升知识性内容数字资源的含金量，激发学生学习兴趣。免费配套的"医药大学堂"数字平台，可展现数字教材、教学课件、视频、动画及习题库等丰富多样、立体化的教学资源，帮助老师提升教学手段，促进师生互动，满足教学管理需要，为提高教育教学水平和质量提供支撑。

编写出版本套高质量教材，得到了全国知名专家的精心指导和各有关院校领导与编者的大力支持，在此一并表示衷心感谢。出版发行本套教材，希望得到广大师生的欢迎，对促进我国高等职业教育护理类和药学类相关专业教学改革和人才培养做出积极贡献。希望广大师生在教学中积极使用本套教材并提出宝贵意见，以便修订完善，共同打造精品教材。

贾　强　山东药品食品职业学院

高璀乡　江苏医药职业学院

葛淑兰　山东医学高等专科学校

韩忠培　浙江药科职业大学

覃晓龙　遵义医药高等专科学校

委　　　员（以姓氏笔画为序）

王庭之　江苏医药职业学院

兰作平　重庆医药高等专科学校

司　毅　山东医学高等专科学校

朱扶蓉　福建卫生职业技术学院

刘　亮　遵义医药高等专科学校

刘林凤　山西药科职业学院

李　明　济南护理职业学院

李　媛　江苏食品药品职业技术学院

孙　萍　重庆三峡医药高等专科学校

何　雄　浙江药科职业大学

何文胜　福建生物工程职业技术学院

沈　伟　山东中医药高等专科学校

沈必成　楚雄医药高等专科学校

张　虹　长春医学高等专科学校

张奎升　山东药品食品职业学院

张钱友　长沙卫生职业学院

张雷红　广东食品药品职业学院

陈　亚　邢台医学高等专科学校

陈　刚　赣南卫生健康职业学院

罗　翀　湖南食品药品职业学院

郝晶晶　北京卫生职业学院

胡莉娟　杨凌职业技术学院

徐贤淑　辽宁医药职业学院

高立霞　山东医药技师学院

康　伟　天津生物工程职业技术学院

傅学红　益阳医学高等专科学校

数字化教材编委会

主　编　汪晓静　谷存国

副主编　孙运芳　马学萍　梁碧涛　卫　茹　宋晓玲

编　者　（以姓氏笔画为序）

卫　茹（邢台医学高等专科学校）

马学萍（泰山护理职业学院）

冯小兰（广东江门中医药职业学院）

宇芙蓉（安徽医学高等专科学校）

孙运芳（山东医学高等专科学校）

李　晶（福建卫生职业技术学院）

谷存国（漯河医学高等专科学校）

汪晓静（山东医学高等专科学校）

宋晓玲（山东医学高等专科学校）

张加林（楚雄医药高等专科学校）

钟秀丽（哈尔滨医科大学大庆校区）

唐　静（重庆三峡医药高等专科学校）

梁碧涛（长江职业学院）

燕　杰（天津医学高等专科学校）

前　言

本教材是"全国高职高专院校护理类专业核心教材"之一。内容编写以全国职业教育大会等职业教育改革精神为引领，根据高职高专护理类专业人才培养目标的需要，按照"四对接""五融合"（课证融合、课政融合、理实融合、纸数融合、传承与创新融合）、"二符合"（符合课程内容之间的逻辑关系、符合学生的认知规律）的建设理念和思路，由来自全国十余所高职高专院校一线教师共同编写完成。

本书共分4篇，第一篇为医学微生物学，共16章；第二篇为人体寄生虫学，共6章；第三篇为医学免疫学，共5章；第四篇为7个综合性实验实训。旨在通过学习，使学生树立无菌观念和生物安全意识，掌握常见感染性疾病和免疫相关疾病的基本理论、基本知识与基本技能，为专业课程的学习以及职业能力和素养的养成奠定基础。

本版教材的特色主要体现在以下几个方面：

1. 树立立德树人育人理念，发挥课程育人功能。充分挖掘课程所蕴含的思想政治教育元素，通过"护爱生命"模块将思政理念、法律意识以及职业道德、服务意识、工匠精神和人文精神融入教材编写，为培养德、智、体、美、劳全面发展的高素质护理技术技能人才奠定基础，落实立德树人根本任务。

2. 立足培养学生的临床思维以及分析和解决问题的能力，优化教材结构。对常见病原微生物的编写以其感染人体的方式为序，如呼吸道感染细菌（病毒）、消化道感染细菌（病毒）等；对常见寄生虫的编写以其在人体的寄生部位为序，如消化道寄生虫、脉管系统寄生虫等；对免疫学的编写则按照免疫的始动因素——抗原、免疫系统、免疫应答、免疫与临床的逻辑思路进行。

3. 根据"四对接"的教材建设思路，精选教材内容。坚持教材编写与临床护理岗位需求对接、与护士执业资格考试对接、与护理专业教学标准以及内外科护理学等专业课程对接；同时增加与强化了相关内容，如生物安全、新型冠状病毒、自身免疫性疾病、免疫缺陷病等。

4. 书网融合，丰富教材资源。除纸质教材每章设置"学习目标""导学情景""看一看""护爱生命"等模块外，还增设了纸质教材关联二维码资源，如"练一练""想一想""重点回顾"和"目标检测"等。

本教材为书网融合教材，即纸质教材有机融合电子教材、教学配套资源（PPT、微课、视频、图片等）、题库系统、数字化教学服务（在线教学、在线作业、在线考试），使教学资源更加多样化、立体化。

本教材可供全国高职高专院校护理、助产专业教学使用，也可作为从事相关工作人员的参考用书。

本教材坚持"三基、五性、三特定"的编写原则，内容紧贴护理岗位实际、精益求精，同时借鉴了国内外经典教材和先进教材的优点并融入学科发展前沿内容，力争打造职业教育精品教材。由于编者能力所限，不足之处在所难免，敬请各位专家和广大师生批评指正，以便修订时完善。

编　者
2022 年 2 月

目 录

第一篇　医学微生物学

第二篇 人体寄生虫学

第三篇　医学免疫学

第四篇　综合性实验实训

1 第一篇
医学微生物学

第一章　医学微生物学概述

PPT

知识目标：

1. **掌握**　微生物的概念与分类。
2. **熟悉**　微生物与人类的关系。
3. **了解**　医学微生物学的发展简史。

技能目标：

能充分认识微生物与人类的关系；牢固树立"无菌"观念和生物安全意识。

素质目标：

具有为防治感染性疾病、助力国家大健康战略的实施贡献力量的情怀。

医学微生物学（medical microbiology）是研究病原微生物的生物学特性、致病性、免疫性以及实验诊断方法和防治的一门科学。通过对本篇的学习，要充分认识微生物与人类的关系，掌握微生物的基本理论与基本知识，在护理工作实践中，牢固树立"无菌"观念，规范进行无菌操作，制定科学有效的护理措施，从而为感染性疾病的早诊断、早报告、早治疗以及预防隔离等做出护理工作者应做的贡献。

导学情景

情景描述： 七月初的一天早晨，五年级学生晓红急于上学，将未喝完的半杯鲜牛奶搁置在餐桌上。等她下午放学回家再喝时，牛奶已变得酸酸的，不再是原来的味道。

情景分析： 我们都有这样的生活经历，如果食物储存不当，尤其是在盛夏季节，就极容易腐坏。这是因为食物被微生物污染引起的发酵所致。

讨论： 什么是微生物？微生物有哪些种类？它与人类之间的关系有什么特点？

学前导语： 微生物无处不在，其中的病原微生物是导致感染性疾病的罪魁祸首。目前由于新现病原微生物不断增加，细菌耐药问题日趋严重等原因，感染性疾病的发病率和死亡率仍居所有疾病之首，其防治工作任重道远。护理工作者只有全面系统掌握微生物学的基本知识与基本技能，才能科学防治感染性疾病，为助力国家大健康战略的实施贡献护理工作者的力量。

第一节　微生物的概念与分类 📱微课

微生物是一类古老的生物，最早的种类在35亿年之前就已出现，而人类诞生至今仅有几百万年的历史，几百年前才走进微生物的世界，逐渐揭开它神秘的面纱。

一、微生物的概念

微生物（microorganism）是一群个体微小、结构简单，肉眼不能直接见到，必须借助光学或电子显微镜放大几百倍、几千倍甚至几万倍才能看到的微小生物。微生物除具有一般生物的共性外，尚具有代谢旺盛、繁殖迅速，适应能力强、容易变异，种类多、数量大、分布广等特点。

二、微生物的分类

微生物种类繁多，按其有无细胞基本结构与化学组成不同，可分为三大类。

1. 非细胞型微生物 无典型的细胞结构，仅由核心和蛋白质外壳组成，是最小的一类微生物，能通过滤菌器。核心中只有单一的核酸（DNA 或 RNA），缺乏酶系统，只能在活细胞内增殖。此类微生物主要为病毒。

2. 原核细胞型微生物 由单细胞组成，细胞核分化程度较低，仅有原始核质，呈裸露的环状 DNA 团块结构，无核膜和核仁，细胞质内细胞器不完整，只有核糖体。此类微生物较多，包括细菌、支原体、衣原体、立克次体、螺旋体和放线菌。

3. 真核细胞型微生物 多由多细胞组成，细胞核分化程度较高，有核膜、核仁和染色体，细胞质内细胞器完整。此类微生物的代表为真菌。

✎ 练一练

细菌属于原核细胞型微生物的主要依据是（　　）

A. 单细胞　　　　　　　　　　B. 仅有原始核质，无核膜和核仁

C. 二分裂繁殖　　　　　　　　D. 对抗生素敏感

E. 含有两种核酸

答案解析

第二节　微生物与人类的关系

微生物的分布极广，自然界的土壤、空气、水以及人类和动植物的体表及其与外界相通的腔道内都存在着种类不一、数量不等的微生物。绝大多数微生物对人类是无害的，有些是有益甚至是必需的，被用于生产和生活实践中。人类在适应和利用微生物的同时，又不断经受微生物所引起的各种疾病的危害。因此微生物对人类既有有利的影响也存在着危害作用。明确微生物与人类关系的特点，对临床护理工作有着重要的指导意义。

一、微生物对人类的有利影响

微生物对人类的有利影响主要体现在以下几个方面。

1. 微生物维持着人体的微生态平衡 正常人体的体表及其与外界相通的腔道内都存在着不同种类和数量的微生物。这些微生物通常对人体无害甚至有益，称为正常菌群。人体与正常菌群之间、正常菌群相互之间互为制约、相依相存，维持着人体的微生态平衡，发挥着生物拮抗以及营养等重要生理作用。

2. 微生物参与自然界的物质循环 如土壤中的微生物能将死亡动植物的蛋白质转化为含氮的无机物，供植物的生长所需，而植物又是人类和动物的营养来源；空气中的大量游离氮，也只有依靠固氮菌等作用后才能被植物吸收利用。因此，微生物在自然界的物质循环和生态系统平衡的维持方面发挥着重要作用。没有微生物，植物就不能进行代谢，人类和动物就难以生存。

3. 微生物与工、农业生产关系密切 在工业方面，微生物用于食品、酿造、皮革、纺织、石油、化工、冶金以及垃圾无害化处理和污水处理等行业。在农业方面，利用微生物制造菌肥、植物生长激素和生物杀虫剂等，开辟了以菌造肥、以菌促长、以菌防病、以菌治病的现代农业生产新局面。

4. 微生物助力医药卫生事业发展 自 1929 年英国细菌学家弗莱明（Alexander Fleming）发现了青

霉素后，微生物与医药卫生就结下了不解之缘，现今微生物已被广泛用于生产抗生素、维生素、辅酶、ATP 以及微生物免疫制剂等。近年来，随着分子生物学的迅猛发展，微生物也广泛应用于基因工程技术中，生产基因工程疫苗和胰岛素、干扰素等生物制品，为预防和治疗疾病提供了新的路径。

二、微生物对人类的不利影响

少数微生物可引起人类与动植物疾病，这些微生物称为病原微生物（pathogenic microorganism），其导致的感染性疾病一直是人类难以逃避的巨大灾难。如在 1918—1920 年间，西班牙流感曾造成全球 4000 万~5000 万人死亡，感染者约占全球人口的 1/3。即便是现在，人类依然遭受着传染性疾病的威胁，如结核、痢疾、肝炎、艾滋病等；更为严峻的是，新的感染性疾病不断出现，使人类社会和经济发展面临更多挑战。

有的微生物在正常情况下不致病，但在特定条件下会导致疾病的发生，这类微生物称为机会致病性微生物或条件致病性微生物，如大肠埃希菌在肠道内一般不致病，但若进入尿道或腹腔等部位则引起感染。另外，有的微生物可引起食物、药物等物质的霉变或腐败。

三、微生物与临床护理工作

作为护理工作者，必须充分认识微生物广泛分布这一特点，树立无菌观念，执行无菌操作。在熟练掌握微生物的基本理论与基本知识的前提下，科学制定护理措施，规范进行消毒、灭菌、隔离以及预防医院感染等基本操作，合理选用抗菌药物治疗感染性疾病。同时能根据临床实验诊断和生物安全的要求，正确及时地采集标本，有效防止污染、传播和自身感染的发生，从而为感染性疾病的早诊断、早报告、早治疗以及预防隔离等做出护理工作者的贡献。

❤ 护爱生命

护理工作对人类预防感染性疾病所做出的伟大贡献，离不开护理事业的先驱和奠基人——弗罗伦斯·南丁格尔（Florence Nightingale）的不懈努力和仁爱之心。

1854—1856 年战争年间，由于医疗条件恶劣，英军死亡率高达 42%。南丁格尔主动请缨率领 38 名护士抵达前线，为士兵提供医疗护理。她认真分析，查找到英军死亡的主要原因是伤后得不到适当护理而患上的感染性疾病，如痢疾、霍乱以及伤口感染等。于是，她带领护士团队，通过改善环境与饮食卫生、加强伤口护理以及心理疏导等一系列提高护理质量的措施，在短短数月内就把伤员死亡率降至 2.2%。她以"爱心、耐心、细心、责任心"对待每一位伤员的态度，受到了广泛赞誉。南丁格尔不畏艰苦、救死扶伤的献身护理事业的精神值得我们学习。

第三节　医学微生物学的发展简史

医学微生物学是人类在探索感染性疾病的病因、发病机制、流行规律及防治措施的过程中，经过不断认识，长期实践而逐步发展完善的一门科学，其发展过程可概括为三个时期。

一、经验微生物学时期

早在远古文明时期，人类虽然不能直接观察到微生物，但在长期生活实践和与病魔抗争的过程中，逐渐学会了应用微生物学知识。如使用盐腌、糖渍以及风干等防腐方法来保存食物；应用发酵技术酿造酒、醋；北宋末年，医学家刘真人提出肺痨是由"小虫"引起；李时珍在《本草纲目》中指出，将水煮沸后饮用、熏蒸患者的衣服后再穿不会感染疾病；16 世纪，首创并广泛采用接种人痘预防天花。

? 想一想

为什么用盐腌、糖渍的方法保存食物可以防止其变质腐败？

答案解析

二、实验微生物学时期

1676 年，荷兰人吕文虎克（Leeuwenhoek）研制出世界上第一台放大 40 ~ 270 倍数的显微镜，通过显微镜在污水、牙垢和粪便标本中观察到的多种微生物，有力证实了微生物的客观存在，为微生物学发展奠定了形态学基础。

1857 年，被誉为"微生物学之父"的法国科学家巴斯德（L. Pasteur）用著名的"曲颈瓶实验"证明空气中有微生物，并可引起有机物质的腐败；寻找到了葡萄酒变酸是由乳酸杆菌污染所致，由此创立了沿用至今的酒类和乳制品消毒的巴氏消毒法，开启了微生物学研究的生理时代，也为微生物学成为一门独立的学科奠定了基础。

👁 看一看

曲颈瓶实验

空气中是否有微生物，它的存在与有机物质的腐败有无关系？为了解决这一问题，巴斯德设计了曲颈瓶实验。他制作了有细长弯曲的长颈玻璃瓶，内装有机物浸汁。将有机物浸汁煮沸灭菌后，即使瓶口开放，有机物浸汁仍可保持多年而不腐败。这是由于虽然空气能进入玻璃瓶，但其中的微生物却只能附着在细长弯曲的长颈处而不能进入瓶内。一旦将长颈打破或将玻璃瓶倾斜，使有机物浸汁与含有微生物的灰尘接触，则微生物即在有机物浸汁中生长，导致其腐败。曲颈瓶实验证明了空气中有微生物，并可引起有机物质的腐败，同时彻底否定了微生物"自然发生"学说——一切生物是自然发生的，可以从一些没有生命的材料中产生。

英国医师李斯特（Joseph Lister）创用苯酚喷洒手术室和煮沸手术器械，开创了外科无菌手术的先河，为防腐、消毒以及无菌操作打下了基础。

微生物学的另一奠基人德国医生科赫（Robert Koch）采用固体培养基从环境和患者排泄物等标本中分离培养出单一菌落，从而建立了纯培养技术。同时，他又创用了细菌染色技术和实验动物感染模型，为发现感染性病原体提供了科学的方法。在 19 世纪的最后 20 年中，科赫和众多学者发现并成功分离培养了炭疽杆菌、结核杆菌、霍乱弧菌等大多数感染性病原体，至此医学微生物学的发展进入黄金时代。

1892 年，"病毒之父"俄国学者伊凡诺夫斯基（Iwanovski）首次发现了第一种病毒——烟草花叶病毒；1901 年，美国科学家沃尔特·里德（Walter Reed）分离出对人类致病的黄热病毒；1915 年，英国学者特沃特（Twort）发现了细菌病毒，即噬菌体。

18 世纪末，英国医生琴纳（Edward Jenner）应用牛痘苗预防天花，拉开人类抗感染免疫的序幕。此后，巴斯德成功研制鸡霍乱、炭疽病和狂犬病等疫苗。1890 年，德国科学家冯·贝林（Behring）应用白喉抗毒素成功治愈白喉患儿，为预防医学和抗感染免疫的发展奠定了基础。

1910 年，德国科学家欧立希（Poul Ehrlich）合成了治疗梅毒的砷凡纳明，开创了感染性疾病的化学治疗时代。1929 年，英国细菌学家弗莱明（Fleming）发现青霉素，为人类征服感染性疾病带来了一场重大革命。

三、现代微生物学时期

20 世纪中叶，随着生物化学、遗传学、细胞生物学、免疫学、分子生物学等学科的发展，以及电子显微镜、免疫学技术、分子生物学技术以及气相、液相色谱技术等高新技术的应用，微生物学得到了迅速发展，主要表现如下。

1. 新的病原微生物不断被发现 自 1973 年以来，新发现的病原微生物达 40 余种，重要的病原体有人类免疫缺陷病毒、类病毒、拟病毒、朊粒、埃博拉病毒、新型冠状病毒和军团菌等。

2. 微生物基因组的研究取得进展 迄今已完成与人类有关的 200 多种细菌和所发现病毒的基因序列测定，发现了病原微生物的致病基因和特异 DNA 序列，这对感染性疾病的诊断以及新的抗菌药物和疫苗研制具有重要的意义。

3. 疫苗研发突飞猛进 从全菌体死疫苗、减毒活疫苗，到高效低毒的亚单位疫苗、基因工程疫苗、核酸疫苗，新的疫苗种类不断出现，且疫苗接种途径也呈现出口服、注射、雾化吸入和表皮透入等多样化态势。

4. 微生物学诊断技术日新月异 临床微生物检验中，传统的形态染色、生化与血清学反应等鉴定鉴别方法已逐步被自动化检测仪器所取代，如单克隆抗体技术、免疫荧光技术、PCR 技术、基因芯片技术等，快速、敏感、特异的微生物学诊断方法已初步建立。

5. 新型有效的抗菌和抗病毒方法取得突破 新的抗菌药物不断被研发出来，有效控制了细菌性传染病的流行；近年来应用白细胞介素、干扰素以及单克隆抗体及基因治疗等手段在病毒性疾病的治疗中也已取得一定疗效。

纵观微生物学发展史，人类在医学微生物学领域虽然已取得巨大成绩，但与控制乃至消灭感染性疾病的目标相距甚远。此外，由于新的传染病不断出现，如高致病性禽流感、新型冠状病毒肺炎等，加之变异或多重耐药病原体的流行和因流动人口增加所致的病原体传播速度的加快，感染性疾病仍严重威胁人类的健康，人类与微生物的斗争永远不会停止，医学微生物学的研究任重道远，需要我们继续为之不懈努力。

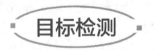 **目标检测**

答案解析

一、单项选择题

1. 以下有关原核细胞型微生物的描述，错误的是（　　）
   A. 无核质　　　　　　　　B. 无核膜、核仁　　　　　　C. 缺乏细胞器
   D. 具有细胞膜　　　　　　E. 可具备细胞壁

2. 以下属于非细胞型微生物的是（　　）
   A. 真菌　　　　　　　　　B. 细菌　　　　　　　　　　C. 病毒
   D. 支原体　　　　　　　　E. 立克次体

3. 以下属于真核细胞型微生物的是（　　）
   A. 真菌　　　　　　　　　B. 细菌　　　　　　　　　　C. 病毒
   D. 支原体　　　　　　　　E. 立克次体

4. 以下不属于微生物特点的是（　　）

    A. 分布广　　　　　　　　　B. 繁殖快　　　　　　　　　C. 环境适应能力弱

    D. 易变异　　　　　　　　　E. 数量大

5. 人类历史上首先观察到微生物并描述其形态的学者是（　　）

    A. 巴斯德　　　　　　　　　B. 科赫　　　　　　　　　　C. 欧立希

    D. 李斯特　　　　　　　　　E. 吕文虎克

6. 微生物生理学的奠基人是（　　）

    A. 巴斯德　　　　　　　　　B. 科赫　　　　　　　　　　C. 欧立希

    D. 李斯特　　　　　　　　　E. 吕文虎克

7. 青霉素的发现者是（　　）

    A. 巴斯德　　　　　　　　　B. 弗莱明　　　　　　　　　C. 欧立希

    D. 李斯特　　　　　　　　　E. 吕文虎克

8. 以下对于非细胞型微生物的描述，错误的是（　　）

    A. 由核心和蛋白质外壳组成　　　　　　B. 只能在活细胞内增殖

    C. 含 DNA 或 RNA 单一核酸　　　　　　D. 不能通过滤菌器

    E. 缺乏酶系统

9. 观察微生物的最基本设备是（　　）

    A. 电子显微镜　　　　　　　B. 放大镜　　　　　　　　　C. 望远镜

    D. 荧光显微镜　　　　　　　E. 普通光学显微镜

10. 在正常情况下，没有微生物存在的部位是（　　）

    A. 水　　　　　　　　　　　B. 空气　　　　　　　　　　C. 土壤

    D. 血液　　　　　　　　　　E. 口腔

二、多项选择题

1. 下列属于原核细胞型微生物的是（　　）

    A. 真菌　　　　　　　　　　B. 细菌　　　　　　　　　　C. 病毒

    D. 支原体　　　　　　　　　E. 立克次体

2. 以下对于真核细胞型微生物的描述，正确的是（　　）

    A. 细胞核分化程度较高　　　B. 皆由多细胞组成　　　　　C. 细胞器完整

    D. 细胞器不完整　　　　　　E. 细胞核分化程度较低

3. 微生物可用于（　　）

    A. 制备抗生素　　　　　　　B. 污水处理　　　　　　　　C. 酿酒

    D. 杀虫　　　　　　　　　　E. 制造肥料

4. 以下对微生物的描述，正确的是（　　）

    A. 比较大的微生物肉眼可见

    B. 对人体既有利也有害

    C. 虽然结构简单，但具有生物的所有生命特征

    D. 对环境的适应能力强，可以无限地繁殖

    E. 抑制微生物的生长可以防止食物变质腐坏

5. 人类在微生物领域取得的成绩包括（　　）

    A. 新的病原微生物不断被发现

    B. 新型有效的抗病原微生物方法取得突破

    C. 微生物基因组的研究取得进展

    D. 微生物学诊断技术日新月异

    E. 疫苗研发突飞猛进

（汪晓静）

书网融合……

　重点回顾　　　　　微课　　　　　习题

第二章 细菌的生物学性状

PPT

学习目标

知识目标：

1. 掌握 细菌大小、形态；细菌细胞壁的结构特点及其医学意义；细菌特殊结构的种类及其医学意义；细菌生长繁殖的条件、方式与规律；细菌主要合成代谢产物及其医学意义；细菌的变异现象及其医学意义。

2. 熟悉 细菌的细胞膜、细胞质和核质的结构与功能；细菌在培养基中的生长现象及其医学意义；细菌遗传变异的物质基础。

3. 了解 常用培养基的种类；细菌的分解代谢产物及其医学意义；细菌遗传变异发生机制。

技能目标：

学会观察细菌形态的方法；具备识别细菌基本形态和特殊结构的能力。

素质目标：

具有严谨认真、高度负责、细心踏实的工作作风和实事求是的科学态度。

细菌是一类具有细胞壁的单细胞原核细胞型微生物。在一定环境条件下，细菌有相对稳定的形态、结构和生理活动规律等生物学性状。了解细菌的生物学性状对鉴别细菌、消毒灭菌、研究细菌的致病机制、免疫性以及诊断和防治细菌感染性疾病等皆具有重要意义。

导学情景

情景描述：某幼儿园 10 名幼儿餐后 4 小时出现恶心、呕吐、腹痛、腹泻症状。流行病学调查发现：10 名发病幼儿在同一班级，有共同进餐史；在一名患儿的呕吐物和粪便、一名厨师的手拭子和剩余饭菜样品中检出金黄色葡萄球菌，其阳性菌株引起的发病症状与患儿症状基本一致，因此判断该起事件为金黄色葡萄球菌引起的食物中毒。中毒原因可能是厨师携带金黄色葡萄球菌，在食品加工过程中污染食品所致。

情景分析：在日常生活中，金黄色葡萄球菌引起的食物中毒多因化脓性炎症的患者或带菌者与食品接触时因卫生习惯不良造成食物污染所致。

讨论：如何鉴定食物中毒是否由金黄色葡萄球菌引起？

学前导语：判断引起食物中毒的病原体，需取剩余食物以及呕吐物和粪便等做细菌培养，根据细菌的生物学性状进行鉴别。那么细菌具有哪些生物学性状呢？

第一节 细菌的形态与结构

一、细菌的大小与形态

（一）细菌的大小

细菌个体微小，不能用肉眼直接观察到，需用显微镜放大数百至上千倍才能看到。通常以微米

（μm，1μm = 1/1000mm）作为测量单位。不同种类的细菌大小不一，同种细菌因菌龄和环境的变化也有所差异，一般幼龄菌比成熟菌或老龄菌稍大。

（二）细菌的形态

细菌的基本形态有球形、杆形和螺形三种，分别称为球菌、杆菌和螺形菌（图2－1）。

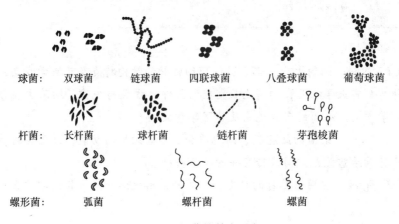

| 球菌： | 双球菌 | 链球菌 | 四联球菌 | 八叠球菌 | 葡萄球菌 |

| 杆菌： | 长杆菌 | 球杆菌 | 链杆菌 | 芽孢梭菌 |

| 螺形菌： | 弧菌 | 螺杆菌 | 螺菌 |

图2－1 细菌的基本形态

1. 球菌 菌体以球形或近似球形多见，个别呈肾形、豆形或矛头状，多数单个球菌的直径约为1μm。按其分裂平面和分裂后排列方式的不同可分为以下几类。

（1）双球菌 细菌在一个平面上分裂，分裂后两个菌体成双排列，如脑膜炎奈瑟菌、肺炎链球菌。

（2）链球菌 细菌在一个平面上分裂，分裂后多个菌体粘连成链状，如溶血性链球菌。

（3）葡萄球菌 细菌在多个平面上分裂，分裂后菌体无规则地粘连成葡萄状，如金黄色葡萄球菌。

此外，有的菌体在两个相互垂直的平面上分裂，分裂后四个菌体黏附在一起呈正方形，称为四联球菌；有的菌体在三个相互垂直的平面上分裂，分裂后八个菌体黏附成包裹状的立方体，称为八叠球菌。除上述典型的排列方式外，有时还可看到分散的单个菌体存在。

2. 杆菌 种类很多，其长短粗细随菌种而异，中等大小的杆菌如大肠埃希菌长2~3μm，大杆菌如炭疽芽孢杆菌长3~10μm，小杆菌如流感嗜血杆菌长仅有0.3~1.4μm。杆菌形态多数呈直杆状，也有的菌体微弯。菌体两端大多呈钝圆形，少数两端平切，如炭疽芽孢杆菌；有的末端膨大呈棒状，称为棒状杆菌；有的末端分叉，称为双歧杆菌；有的菌体短小，近似椭圆形，称为球杆菌。杆菌多数呈分散存在，少数呈链状排列，称为链杆菌；有的呈分枝状排列，称为分枝杆菌。

3. 螺形菌 菌体有弯曲，根据弯曲数目可分为两类。

（1）弧菌 菌体只有一个弯曲，呈弧形或逗点状，如霍乱弧菌。

（2）螺菌 菌体有数个弯曲，较僵硬，如鼠咬热螺菌；有的菌体细长呈螺旋形，称为螺杆菌，如幽门螺杆菌。

细菌的形态受温度、pH、培养基成分和培养时间等因素的影响。通常细菌在适宜条件下培养8~18小时，形态较为典型，不利条件下，菌体则可能出现不典型形态。故在细菌的研究、鉴别及实验室诊断时应引起注意。

❤ 护爱生命

在抗日战争时期，侵华日军"731部队"在我国东北建立了当时世界上最大的细菌工厂，进行人活体生化武器的相关试验，实施国际社会强烈谴责和明令禁止的生化战。他们把鼠疫和霍乱两大菌种作为细菌战的"两种基本武器"，研究、生产并用于战争，制造了一个个惨绝人寰的人间地狱，造成数以万计的人员伤亡，给中国人民留下了长达数十年的苦痛。

那些所谓的病原生物学科研人员，深受日本军国主义思想的毒害，泯灭人性，把自己所学的专业知识用于制造法西斯侵略的武器，犯下了反人类罪。

作为新时代大学生，我们应树立正确的世界观、人生观、价值观，争做人类文明的引领者、思想品德的践行者、科技强国的奉献者，不负春光，青春同行，为中华民族的伟大复兴和人类社会的进步添光增彩。

二、细菌的结构

细菌的结构分为基本结构和特殊结构。基本结构是所有细菌皆有的，由外向内依次为细胞壁、细胞膜、细胞质和核质；特殊结构是某些细菌在一定条件下所特有的，包括荚膜、鞭毛、菌毛和芽孢等（图 2 - 2）。

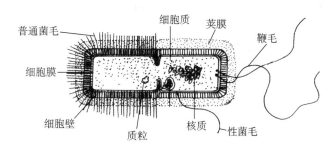

图 2 - 2 细菌的结构

（一）细菌的基本结构

1. 细胞壁 是细菌细胞的最外层结构，包绕在细胞膜的周围，坚韧而富有弹性，平均厚度 10 ~30nm。

（1）主要功能 ①维持细菌细胞的固有外形，保护细菌抵抗低渗环境；②与细胞膜共同完成细胞内外的物质交换；③决定细菌的某些抗原性；④与细菌致病性有关，革兰阴性菌细胞壁上的脂多糖具有内毒素作用。

（2）结构与化学组成 细胞壁的结构和化学组成比较复杂，并因细菌不同而异。用革兰染色法（详见第四篇实验一）可将细菌分为两大类，即革兰阳性（G⁺）菌和革兰阴性（G⁻）菌。两类细菌细胞壁的结构和化学组成有明显的差异（表 2 - 1）。

表 2 - 1 G⁺ 菌和 G⁻ 菌的细胞壁比较

细胞壁	G⁺ 菌	G⁻ 菌
强度	较坚韧	较疏松
厚度	厚，20 ~80nm	薄，10 ~15nm
肽聚糖层数	多，可达 50 层	少，1 ~2 层
肽聚糖含量	多，占细胞壁干重 50% ~80%	少，占 5% ~20%
肽聚糖组成	聚糖骨架、四肽侧链、五肽交联桥	聚糖骨架、四肽侧链
磷壁酸	有	无
外膜	无	有
对青霉素、溶菌酶的敏感性	敏感	不敏感

1）肽聚糖：又称粘肽，是细菌细胞壁的主要成分，为革兰阳性菌和革兰阴性菌细胞壁所共有（图2 - 3）。革兰阳性菌肽聚糖的组成成分有：①聚糖骨架，由 N - 乙酰葡萄糖胺和 N - 乙酰胞壁酸交替排

列，经 β－1，4 糖苷键连接而成，溶菌酶正是通过破坏此化学键引起细菌裂解；②四肽侧链，是由四种氨基酸组成的短肽，连接在聚糖骨架的 N－乙酰胞壁酸分子上，其氨基酸组成及连接方式随细菌不同而异；③五肽交联桥，是由五个甘氨酸组成的短肽，将位于相邻聚糖骨架上的四肽侧链连接起来，组成肽聚糖的三维立体网状结构。青霉素就是通过干扰五肽交联桥与四肽侧链的连接进行杀菌的。革兰阳性菌细胞壁中肽聚糖层数多，15～50 层，含量高，占细胞壁干重的 50%～80%。革兰阴性菌的肽聚糖由聚糖骨架和四肽侧链连接而成，形成较为疏松的单层平面二维结构。革兰阴性菌细胞壁肽聚糖层数少，只有 1～2 层，含量低，占细胞壁干重的 5%～20%。

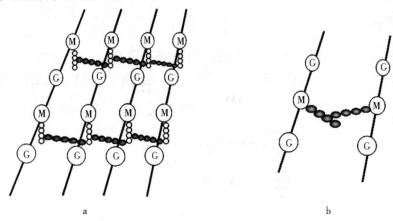

图 2－3　革兰阳性菌（a）和革兰阴性菌（b）肽聚糖结构示意图

? 想一想

为何青霉素对革兰阳性菌作用强，而对革兰阴性菌作用弱？

答案解析

2）磷壁酸：革兰阳性菌细胞壁的特有组分，按其结合部位不同分为壁磷壁酸和膜磷壁酸。前者的一端与肽聚糖的 N－乙酰胞壁酸相连，后者的一端与细胞膜相连，两者另一端均游离于细胞壁外（图 2－4），成为革兰阳性菌重要的表面抗原。某些细菌的磷壁酸与细胞壁的其他成分协同，能黏附在人体细胞表面，与细菌的致病性有关。

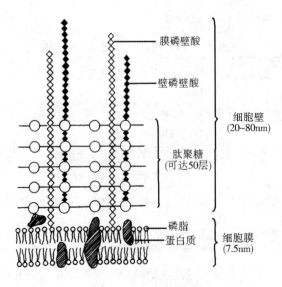

图 2－4　革兰阳性菌细胞壁结构示意图

3）外膜：革兰阴性菌细胞壁的特有组分，位于细胞壁肽聚糖的外侧，由内向外依次为脂蛋白、脂质双层和脂多糖（图 2 – 5）。脂多糖（LPS）为革兰阴性菌的内毒素，与细菌的致病性有关。

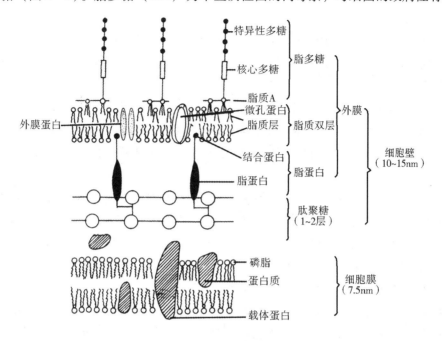

图 2 – 5 革兰阴性菌细胞壁结构示意图

练一练

以下不属于 G⁻菌细胞壁化学成分的是（　　）

A. 肽聚糖　　　　　　　　　B. 脂蛋白　　　　　　　　　C. 磷壁酸

D. 脂多糖　　　　　　　　　E. 脂质双层

答案解析

看一看

细菌 L 型

在理化和生物因素作用下，有些细菌的细胞壁缺陷或缺失但仍可存活，称为细菌细胞壁缺陷型，因该型细菌首先被 Lister 研究院发现故又称细菌 L 型。此型细菌因缺乏完整细胞壁的保护而呈高度的多形性，如球状、杆状或丝状等，大多革兰染色阴性，需在高渗、低琼脂、含血清的培养基中才能缓慢生长，形成中间厚、四周薄的"荷包蛋"样细小菌落。细菌 L 型在临床上可导致慢性反复发作性感染，如肾盂肾炎、心内膜炎、骨髓炎等。如果临床上遇到有明显症状而标本常规细菌培养阴性时，应考虑细菌 L 型感染的可能。因细菌 L 型对 β – 内酰胺类和其他作用于细胞壁的抗生素具有抵抗力，所以应注意更换抗菌药物。

2. 细胞膜　是位于细胞壁内侧紧包在细胞质外面的一层柔软、致密、富有弹性的半透明性的生物膜，约 7.5nm，主要化学成分为脂类、蛋白质及少量多糖，但不含胆固醇，此为与真核细胞的不同。细菌细胞膜与其他生物细胞膜基本相同，由脂质双层构成，其内镶嵌着具有特殊作用的酶和载体蛋白。

细胞膜的主要功能如下。

（1）渗透和运输作用　细胞膜与细胞壁共同完成菌体内外物质的交换。

（2）呼吸作用　细胞膜上有多种呼吸酶，如细胞色素酶和脱氢酶，可以运转电子，完成氧化磷酸化，参与细胞呼吸过程，与能量产生、贮存和利用有关。

（3）生物合成作用　细胞膜上有多种合成酶，是细菌生物合成的重要场所，如肽聚糖、磷壁酸、脂多糖等均可由细胞膜合成。

（4）形成中介体　中介体为细胞膜内陷、折叠形成囊状结构，电镜下可见，多见于革兰阳性菌。中介体扩大了细胞膜的表面积，增加了酶的含量，增强了细胞膜的生理功能，与细菌分裂、呼吸、细胞壁合成和芽孢形成等有关。

3. 细胞质　为细胞膜包裹的透明胶状物，基本成分有水、无机盐、蛋白质、脂类、核酸及少量的糖。细胞质中核酸（主要为 RNA）含量很高，具有较强的嗜碱性，易被碱性染料着色。其内含有多种酶系统，是细菌新陈代谢的主要场所。细胞质中还含有多种重要超微结构，如核糖体、质粒、胞质颗粒。

（1）核糖体　又称核蛋白体，是游离于细胞质中的微小颗粒，数量可达数万个，由 RNA 和蛋白质组成，是细菌合成蛋白质的场所。细菌核糖体的沉降系数为 70S，由 50S 和 30S 两个亚基组成（人和真核生物细胞的沉降系数为 80S，由 60S 和 40S 两个亚基组成）。链霉素、红霉素分别与 30S 和 50S 亚基结合，干扰蛋白质合成导致细菌死亡，而对人体细胞无影响。

（2）质粒　细菌染色体外的遗传物质，为环状闭合的双股 DNA 分子，携带遗传信息，控制细菌某些特定的遗传性状。质粒能自我复制，并随细菌的分裂遗传到子代细胞中；还可通过接合或转导方式在细菌间传递；多种质粒可共存，也可自然丢失或经人工消除，非细菌生命活动所必需的遗传物质。医学上重要的质粒有 F 质粒（致育性质粒）、R 质粒（耐药性质粒）、Vi 质粒（毒力质粒）、Col 质粒（细菌素质粒）等。

（3）胞质颗粒　细胞质中含有多种颗粒，多为细菌贮存的营养物质，包括多糖、脂类、磷酸盐等。较常见的是异染颗粒，主要成分是 RNA 与多偏磷酸盐，嗜碱性强，经染色后颜色明显不同于菌体的其他部位，如白喉棒状杆菌具有此颗粒，可帮助鉴别细菌。

4. 核质　又称拟核，由一条双股环状的 DNA 分子反复盘绕卷曲而成，与细胞质界限不明显，多位于菌体中央。核质具有真核生物细胞核的功能，是细菌遗传变异的物质基础。

（二）细菌的特殊结构

细菌的特殊结构是指某些细菌特有的结构，包括荚膜、鞭毛、菌毛和芽孢。

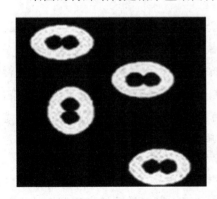

图 2-6　肺炎球菌荚膜

1. 荚膜　是某些细菌细胞壁外包绕的一层较厚的黏液性物质，厚度一般超过 0.2μm，如肺炎球菌的荚膜；小于 0.2μm 的称微荚膜，如 A 族链球菌的 M 蛋白。荚膜用一般染色法不易着色，在显微镜下只能看到菌体周围有一层透明圈，用墨汁负染，则荚膜显现更为清楚（图 2-6），用特殊的荚膜染色法可将荚膜染成与菌体不同的颜色。

荚膜的形成与环境有关，一般在动物体内或营养丰富的培养基中容易形成，而在普通培养基上生长或连续传代则易消失。荚膜的化学成分因种而异，多数细菌的荚膜为多糖，如肺炎链球菌；少数细菌的荚膜为多肽，如炭疽芽孢杆菌。

荚膜的主要意义：①荚膜具有免疫原性，可作为细菌鉴别和分型的依据；②荚膜与细菌致病性有关，它不仅具有强大的抗吞噬作用，且能保护细菌免受溶菌酶、补体、抗体及抗菌药物的损害，因而与细菌的毒力有关；同时荚膜多糖具有黏附作用，可黏附于组织细胞或无生命物体表面，是引起感染的重要因素；③荚膜具有抗干燥作用，因其中贮有大量水分，可保护细菌免受干燥环境的影响，从而维持菌体的正常代谢。

2. 鞭毛　是某些菌体上附着的细长呈波状弯曲的蛋白性丝状物，经特殊的鞭毛染色后普通显微镜下可见。根据鞭毛的数目和部位，可将有鞭毛的细菌分为单毛菌、双毛菌、丛毛菌和周毛菌四类（图2-7）。

鞭毛的主要意义：①鞭毛是细菌的运动器官，有鞭毛的细菌能位移运动，可作为鉴别细菌的一个指标，如伤寒沙门菌与志贺菌形态相似，但前者有鞭毛能运动，后者无鞭毛不能运动，借此可区别两菌；②鞭毛的化学成分主要是蛋白质，具抗原性，称为H抗原，有助于细菌的鉴别、分型；③有些细菌的鞭毛与致病性有关，如霍乱弧菌、空肠弯曲菌等借鞭毛的运动穿透小肠黏膜表面的黏液层，使菌体黏附于肠黏膜上皮细胞而导致病变。📱微课1

3. 菌毛　是存在于许多革兰阴性菌和少数革兰阳性菌菌体表面的比鞭毛细短而直硬的丝状物，只能在电镜下观察到。根据其功能不同，菌毛可分为以下几种。

（1）**普通菌毛**　遍布于菌体表面，短而直，每个细菌可有数百根（图2-2）。普通菌毛是细菌的黏附器官，细菌借此可黏附于呼吸道、消化道、泌尿生殖道黏膜上皮细胞表面，与细菌的致病性有关。

（2）**性菌毛**　数量少，只有1~4根，比普通菌毛长而粗，为中空管状，仅见于少数革兰阴性菌（图2-2）。通常把有性菌毛的细菌称为雄性菌（F^+菌），无性菌毛的细菌称为雌性菌（F^-菌）。性菌毛能将F^+菌的某些遗传物质转移给F^-菌，使F^-菌获得F^+菌的某些性状，如细菌的耐药性、毒力等（图2-8）。

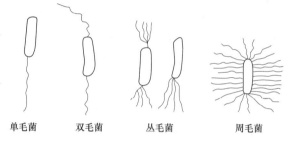

单毛菌　　双毛菌　　丛毛菌　　周毛菌

图2-7　鞭毛菌的类型

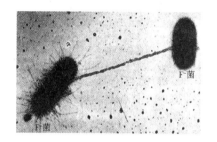

图2-8　细菌的性菌毛

4. 芽孢　是某些革兰阳性菌在一定环境条件下，细胞质脱水浓缩，在菌体内形成的一个圆形或椭圆形小体。芽孢的折光性强，壁厚，需经特殊染色后才能着色。芽孢形成后，菌体逐渐崩解消失，芽孢从菌体脱落游离出来。芽孢具有菌体的核质和完整的酶系统等，能保存细菌全部生命活性，但代谢相对静止，不能分裂繁殖，是细菌抵抗不良环境形成的休眠状态。当环境条件适宜时，芽孢可发育成新的菌体。一个细菌只能形成一个芽孢，一个芽孢也只能形成一个菌体（繁殖体）。

芽孢的主要意义：①芽孢的大小、形状和在菌体中的位置随种而异，可用以鉴别细菌（图2-9）；②芽孢抵抗力强，帮助细菌抵抗不良环境，芽孢具有致密的多层膜结构，含水量少且含有大量耐热的吡啶二羧酸盐，对高温、干燥、辐射等理化因素具有很强的抵抗力，一般方法不易将其杀死，杀灭芽孢最可靠的方法是高压蒸汽灭菌；③由于芽孢抵抗力很强，故医疗器械、敷料、培养基等进行灭菌时，通常以杀灭芽孢为标准。

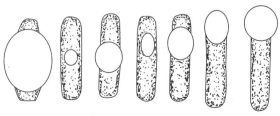

图2-9　细菌芽孢的形态和位置模式图

第二节 细菌的生理

细菌虽小，但也具有独立的生命活动，必须从外界环境中摄取营养物质，进行新陈代谢与生长繁殖。在代谢过程中，细菌可产生多种对人类的生活及医学实践有重要意义的产物。

一、细菌的生长与繁殖

细菌的生长繁殖与环境条件密切相关，条件适宜时，细菌的生长繁殖及代谢旺盛，条件改变时可使细菌生命活动受到抑制甚至死亡。研究细菌生长繁殖的条件、规律及代谢产物，对细菌进行人工培养、分离与鉴定，探讨病原菌的致病机制以及对细菌性疾病的诊断、治疗及预防均有重要意义。

（一）细菌的化学组成

细菌不仅具有其他生物细胞的化学成分，如水（细菌最重要的组成部分，占其总重量的70%～90%）、无机盐、蛋白质、糖类、脂类和核酸等，尚含有一些原核细胞型微生物所特有的化学组成，如肽聚糖、胞壁酸、磷壁酸、D－型氨基酸、二氨基庚二酸、吡啶二羧酸等。

（二）细菌生长繁殖的条件

细菌的生长繁殖需要适宜的环境条件，不同种类的细菌，生长繁殖的条件不完全相同，个别种类要求特殊的环境条件，但基本条件包括以下几个方面。

1. 充足的营养物质 营养物质是细菌进行新陈代谢、生长繁殖的物质基础，在一定的条件下，菌体生长繁殖速度与营养物质浓度有关。细菌的生长繁殖需要一个平衡、充足的混合营养。

（1）水 既是细菌的主要组成成分，又是良好的溶剂，可使营养物质溶解，以利于细菌吸收。此外，水还是细菌调节温度、新陈代谢的重要媒介。

（2）碳源 既是细菌合成蛋白质、核酸、糖、脂类、酶类等菌体成分的原料，同时也为细菌新陈代谢提供能量。细菌主要从糖类、有机酸等获得碳源。

（3）氮源 主要为细菌提供合成菌体成分的原料，一般不提供能量。细菌多以蛋白质、氨基酸等有机氮化合物作为氮源，有的可利用无机氮化合物，如铵盐、硝酸盐等。

（4）无机盐 细菌需要多种无机盐以提供其生长繁殖所需的各种元素，如磷、硫、钾、钠、钙、镁、铁，以及微量元素钴、锌、锰、铜等。无机盐除构成菌体成分以外，还参与酶的组成、能量的储存和转运以及调节菌体内外渗透压。

（5）生长因子 某些细菌生长繁殖必需的，但自身不能合成的物质，如B族维生素、氨基酸、嘌呤、嘧啶和某些凝血因子等。

2. 适宜的酸碱度 大多数病原菌的最适酸碱度为pH 7.2～7.6，此时细菌的酶活性强，新陈代谢旺盛。但个别细菌更适宜在碱性或酸性环境中生长，如霍乱弧菌在pH 8.4～9.2、结核分枝杆菌在pH 6.4～6.8的环境中生长最好。许多细菌在代谢过程中会分解糖产酸，使培养基的pH下降，影响细菌继续生长。

3. 合适的温度 细菌生长的最适温度因种而异。病原菌在长期进化过程中适应了人体环境，其最适生长温度多为37℃。但个别细菌如小肠结肠炎耶尔森菌的最适生长温度为20～28℃，空肠弯曲菌的最适生长温度为36～43℃。

4. 必要的气体环境 细菌生长繁殖需要的气体主要是O_2和CO_2。一般细菌在代谢过程中产生的及空气中的CO_2即可满足其需要。某些细菌如脑膜炎奈瑟菌、淋病奈瑟菌等，在初次分离培养时，必须供给5%～10%的CO_2才能生长。不同种类的细菌对O_2的需求不一，由此将细菌分为4类。

（1）专性需氧菌　此类细菌必须在有氧环境中才能生长，如结核分枝杆菌等。

（2）专性厌氧菌　此类细菌只能在无氧环境中才能生长，如破伤风梭菌、脆弱类杆菌等。

（3）兼性厌氧菌　此类细菌在有氧或无氧环境中均能生长，但在有氧时生长较好，大多数病原菌属此类，如葡萄球菌、伤寒沙门菌等。

（4）微需氧菌　此类细菌宜在5%左右的低氧环境中生长，而氧浓度高于10%则对其有抑制作用，如幽门螺杆菌、空肠弯曲菌等。

（三）细菌生长繁殖的规律 📱微课2

1. 繁殖方式　细菌一般以二分裂方式进行无性繁殖。球菌沿一个或多个平面分裂，可形成链状、葡萄状等不同排列方式；杆菌则一般沿横轴分裂。

2. 繁殖速度　由于菌种不同和营养条件的差异，各种细菌的繁殖速度也不相同。在适宜条件下，大多数细菌20~30分钟即可繁殖一代；但个别细菌繁殖速度较慢，繁殖一代需时较长，如结核分枝杆菌需18~20小时，梅毒螺旋体则需要33小时。

3. 生长规律　细菌繁殖速度快，如按每20分钟繁殖一代计算，10小时后，1个细菌可达10亿以上。但实际上，由于营养物质被逐渐消耗，毒性代谢产物的逐渐积累，以及环境pH的改变，细菌繁殖速度会递减，死亡细菌数量逐渐增加。将定量的细菌接种于定量的液体培养基中，间隔一定时间取样检测活菌数目。以培养时间为横坐标，培养物中细菌数的对数为纵坐标，可绘出一条反映细菌繁殖规律的曲线，称为生长曲线（图2-10）。生长曲线反映细菌群体生长繁殖规律，分为4个时期。

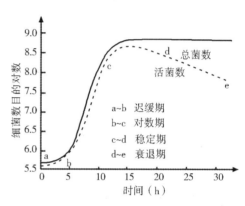

图2-10　细菌的生长曲线

（1）迟缓期　细菌进入新环境后的适应阶段，1~4小时。此期细菌几乎不繁殖，但体积增大、代谢活跃，合成各种酶、辅酶及代谢产物，为之后的生长繁殖做准备。迟缓期的长短与细菌种类、培养基性质有关。

（2）对数期　细菌培养至8~18小时，细菌生长迅速，以最快且相对恒定的速度进行分裂繁殖，菌数以几何级数增长。在生长曲线上活菌数的对数呈直线上升至顶峰。对数期的细菌大小、形态、染色性、生理活性等都较典型，对抗生素等外界环境的作用也较为敏感，是研究细菌的生物学性状的最佳时期。

（3）稳定期　由于细菌繁殖导致培养基中营养物质被消耗、毒性代谢产物积聚、pH下降，因此对数期后，细菌的繁殖速度逐渐减慢，死亡数逐渐增多，细菌繁殖数和死亡数大致平衡，生长曲线趋于平稳。稳定期细菌的形态、生理特性常有变异，如革兰阳性菌可能被染成革兰阴性菌；同时细菌产生和积累代谢产物，如外毒素、抗生素等；细菌芽孢也多在此期形成。

（4）衰亡期　由于营养物质的消耗，毒性产物的积聚，pH下降，导致细菌生存环境不断恶化，其繁殖速度越来越慢以至于停止，活菌数不断减少，死亡菌数逐步上升，超过活菌数。此期的细菌形态显著改变，出现畸形或衰退等多种形态，有的菌体自溶，难以辨认，代谢活动停滞。

细菌生长曲线只有在体外人工培养的条件下才能观察到，在自然界或人和动物体内，由于受环境和机体免疫等多因素影响，不可能出现典型的生长曲线。

二、细菌的人工培养

根据细菌生长繁殖的条件与规律，可在体外对细菌进行人工培养，以研究细菌的生物学性状、生物制品的制备及各种细菌性疾病的诊断与治疗等。

（一）培养基及其分类

培养基是由人工方法配制而成的，供细菌生长繁殖所需要的营养基质，制成后必须灭菌处理。按培养基物理性状不同分为液体、固体和半固体培养基 3 类。在液体培养基中加入 2% ~3% 或 0.3% ~0.5% 的琼脂即为固体培养基或半固体培养基。按照培养基的营养组成和用途不同，分为 5 类。

1. 基础培养基 含有多数细菌生长繁殖所需要的基本营养成分，如肉汤培养基和普通琼脂培养基。

2. 营养培养基 在基础培养基中加入葡萄糖、血液、血清、酵母浸液等营养物质即可配成营养培养基，供营养要求较高的或有特殊营养需求的细菌生长，如血平板、巧克力平板等。

3. 选择培养基 在培养基中加入某些化学物质以抑制某些细菌生长而促进另一些细菌生长，以从混杂标本中分离出目的菌株，如常用于肠道致病菌分离与培养的 SS 琼脂培养基。

4. 鉴别培养基 利用细菌分解糖类和蛋白质的能力及其代谢产物不同，在培养基中加入特定的作用底物和指示剂，观察细菌分解底物的情况，从而鉴别细菌，如糖发酵管、双糖铁培养基、伊红 - 亚甲蓝琼脂培养基等。

5. 厌氧培养基 用于厌氧菌的分离、培养和鉴别。常采用在培养基中加入还原剂，并用石蜡或凡士林封口，隔绝空气，如疱肉培养基。

👁 **看一看**

培养基配制的基本步骤

不同培养基的制备过程不尽相同，但配制一般培养基的步骤基本相似，具体如下。

1. 配制溶液 按照培养基的配方称取各成分，置于盛有蒸馏水的三角烧瓶中，充分混匀。加热至完全融化，并不断搅拌。

2. 调节 pH 用 pH 比色剂、精密 pH 试纸或比色法可测试培养基 pH，一般将培养基 pH 矫正至 7.4 ~7.6。

3. 过滤 用滤纸、纱布或棉花趁热过滤。

4. 分装灭菌 将已过滤的培养基分装于试管或锥形瓶内，塞好棉塞，盖上厚纸，用绳捆扎，灭菌后备用。半固体培养基、液体培养基直立放置待用；斜面培养基趁热斜面放置，凝固后待用；平板培养基需将三角烧瓶内培养基按照无菌操作倾入无菌平板内，凝固后备用。

另外，应注意培养基制备后需进行质量检查。

（二）细菌在培养基中的生长现象

将细菌接种到培养基中，置 37℃ 培养 18 ~24 小时后，即可观察生长现象，个别生长缓慢的细菌需数天甚至数周后才能观察。不同细菌在不同培养基中的生长现象不同，以此可鉴别细菌。

1. 在液体培养基中的生长现象 细菌在液体培养基中生长可有三种现象：大多数细菌在液体培养基中生长后呈均匀混浊状态，如葡萄球菌；少数呈链状生长的细菌在液体培养基底部形成沉淀，培养液较清，如链球菌；专性需氧菌多在液体培养基表面生长形成菌膜，如枯草芽孢杆菌。

2. 在半固体培养基中的生长现象 细菌经穿刺接种后，有鞭毛的细菌可沿穿刺线向四周扩散生长呈羽毛或云雾状，穿刺线模糊不清；无鞭毛的细菌只沿穿刺线生长，其周围培养基仍保持原状。所以，半固体培养基常用来检查细菌有无鞭毛或动力。

3. 在固体培养基中的生长现象 细菌在固体培养基上可出现由单个细菌生长繁殖形成的肉眼可见的细菌集团，称为菌落。各种细菌在固体培养基上形成菌落的大小、形状、颜色、表面、边缘、透明度、湿润度以及在血平板上的溶血情况各有特点。因此，菌落的特征是鉴别细菌的重要依据之一。当细菌在固体培养基表面密集生长时，多个菌落融在一起，则形成菌苔。

（三）人工培养细菌的意义

人工培养细菌应用广泛，主要体现在以下领域。

1. 细菌的鉴定和研究　对细菌进行鉴定，研究其形态、生理、抗原结构、致病性、遗传与变异等生物学性状，均需人工培养细菌才能实现。

2. 感染性疾病的诊断和治疗　从患者体内分离出病原菌，同时对分离出的病原菌做药物敏感试验，指导临床选择有效的药物进行治疗。

3. 生物制品的制备　人工分离培养所得的纯细菌及其代谢产物，可制成疫苗、诊断用标准菌液、免疫血清、抗毒素等生物制品，用于感染性疾病的诊断、预防与治疗。

4. 在基因工程中的应用　由于细菌具有繁殖快、易培养的特点，故基因工程研究中常以细菌为载体，以达到规模化生产基因产物的目的。如将人和动物细胞中编码胰岛素的基因重组到质粒上，再把该质粒导入大肠埃希菌，通过培养大肠埃希菌，从其培养液中获得大量胰岛素。干扰素、乙型肝炎疫苗等的生产也应用了这一原理。

5. 在工农业生产中的应用　细菌在培养过程产生多种代谢产物，经过加工处理，可制成酱油、维生素、有机溶剂、酒、味精等产品。细菌培养物还可用于处理废水和垃圾、制造菌肥和农药以及生产酶制剂等。

三、细菌的代谢产物及其意义

细菌的生长繁殖实际上是进行物质的分解与合成的新陈代谢过程。通过分解代谢将复杂的营养物质降解为简单的化合物，同时获得能量；通过合成代谢将简单的小分子合成复杂的菌体成分，同时消耗能量。两种代谢过程均可生成多种代谢产物，其中有些在医学上具有重要意义。

（一）细菌的合成代谢产物及其意义

1. 与致病有关的合成代谢产物

（1）**热原质**　又称致热原，是大多数革兰阴性菌和少数革兰阳性菌在代谢过程中所合成的多糖，注入人或动物体内能引起发热反应，故名热原质，是产生输液反应的主要因素。革兰阴性菌的热原质就是细胞壁中的脂多糖。热原质耐高温，高压蒸汽灭菌法不被破坏，玻璃器皿等耐高温物品需在250℃高温下干烤45分钟才能破坏热原质，液体中的热原质则需用离子交换剂和特殊石棉滤板去除，蒸馏法的效果更好。因此，在制备和使用注射液、抗生素等过程中应严格无菌操作，防止细菌污染，以保证无热原质存在。

（2）**毒素**　是病原菌在代谢过程中合成的对机体有毒害作用的物质，包括外毒素和内毒素。外毒素是大多数革兰阳性菌和少数革兰阴性菌合成并分泌释放到菌体外的蛋白质；内毒素是革兰阴性菌细胞壁中的脂多糖，当细菌死亡或崩解后释放出来。

（3）**侵袭性酶类**　是某些病原菌产生的损伤机体组织、促使细菌侵袭和扩散的致病性物质，如金黄色葡萄球菌产生的血浆凝固酶，化脓性链球菌产生的透明质酸酶等。

2. 与治疗疾病有关的合成代谢产物

（1）**抗生素**　是某些微生物在代谢过程中产生的一类能抑制或杀死其他微生物和肿瘤细胞的物质。抗生素多数由放线菌或真菌产生，如链霉素和青霉素；少数由细菌产生如多黏菌素、杆菌肽等。

（2）**维生素**　某些细菌能合成维生素，除供自身需要外，还能分泌到菌体外供人体吸收利用，如人体肠道内大肠埃希菌能合成维生素 B_6、维生素 B_{12} 和维生素 K 等。

3. 与鉴别细菌有关的合成代谢产物

（1）色素 有些细菌代谢过程中能合成色素，对细菌鉴别有一定意义。色素有脂溶性色素和水溶性色素两类，前者不溶于水，只存在于菌体，仅使菌落显色而培养基颜色不变，如金黄色葡萄球菌产生的金黄色色素；后者能扩散至培养基或周围组织，使培养基、脓汁呈绿色，如铜绿假单胞菌产生的水溶性绿色色素。

（2）细菌素 是某些细菌产生的仅对近缘菌株有抗菌作用的蛋白质。细菌素的产生受质粒的控制，多由外界因素诱发产生。细菌素种类很多，常以产生的菌种命名，如绿脓菌素、弧菌素、葡萄球菌素。由于细菌素的抗菌谱窄，目前在治疗疾病方面应用价值不大，多用于细菌的分型鉴定和流行病学调查。

（二）细菌的分解代谢产物与生化反应

不同的细菌具有不同的酶，对营养物质的分解能力不同，代谢产物也不同。利用生物化学的方法通过检测细菌的分解代谢产物以鉴别细菌的方法，称为细菌的生化反应。

1. 糖的分解产物 细菌分解糖可产生各种酸、醇类、酮类和气体等。不同的细菌所含的酶类不同，对糖的分解能力及生成产物也不同。如大肠埃希菌分解葡萄糖和乳糖，既产酸又产气；而痢疾杆菌分解葡萄糖只产酸不产气，且不分解乳糖。这一类通过检测糖代谢产物的不同而鉴别细菌的方法称为糖发酵试验。另外，常用的糖分解试验还有 V - P 试验、甲基红试验等。

2. 蛋白质的分解产物 不同细菌分解蛋白质和氨基酸的能力不同，以此鉴别细菌。如大肠埃希菌含有色氨酸酶，能分解色氨酸产生靛基质，加入相应指示剂后形成玫瑰红色，为靛基质试验阳性，而伤寒沙门菌为阴性；伤寒沙门菌能分解含硫氨基酸产生 H_2S，H_2S 与培养基中的硫酸亚铁或醋酸铅等化合物作用，可生成黑色的硫化亚铁或硫化铅沉淀，为 H_2S 试验阳性，而大肠埃希菌为阴性；变形杆菌有尿素酶，可将尿素分解成氨，如加入苯酚红指示剂，培养基显出红色（碱性），为尿素酶试验阳性，而伤寒沙门菌为阴性。

四、细菌的遗传与变异

细菌和其他生物一样，具有遗传和变异的生命特征。遗传是指生物子代与亲代之间性状的相似性，变异则是指生物子代与亲代之间性状的差异性。遗传使细菌性状保持其相对的稳定性，而变异可使细菌产生变种和新种，有利于细菌的生存和进化。

细菌的变异分为遗传性变异和非遗传性变异。前者是因为细菌的基因组发生改变，变异的性状能稳定地传给子代，且不可逆转，又称基因型变异；后者是细菌在一定的环境条件影响下引起的变异，不能传给子代，常因环境中的影响因素去除，变异的性状又可逆复原，故称表型变异。

（一）细菌的变异现象

1. 形态与结构变异 细菌的形态、大小及结构受外界环境条件的影响可发生变异。细菌在青霉素、补体和溶菌酶等因素影响下，细胞壁合成受阻，出现细菌 L 型；有些细菌变异后可失去特殊结构，如有鞭毛的伤寒沙门菌变异后可失去鞭毛，称为 H - O 变异，肺炎链球菌变异可失去荚膜，同时毒力也减弱。

2. 菌落变异 细菌的菌落主要有光滑型（S 型）与粗糙型（R 型）两种。在一定培养条件下，细菌的菌落性状可由 S 型变异成为 R 型，称为 S-R 变异，多见于肠道杆菌（图 2 - 11）。S - R 变异时，细菌的毒

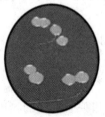
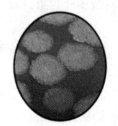

光滑型菌落（S）　　　　粗糙型菌落（R）

图 2 - 11 细菌菌落变异（S-R 变异）

力、生化反应性、抗原性等往往也发生改变。一般 S 型菌落的致病性强。但有少数细菌如炭疽芽孢杆菌、结核分枝杆菌，其典型的有毒力的菌落是粗糙型，而变异的无毒力的菌落却为光滑型。

3. 毒力变异 细菌的毒力变异可表现为毒力增强或减弱。无毒的白喉棒状杆菌被 β - 棒状杆菌噬菌体感染发生溶原化后，可成为能产生白喉外毒素的致病株；目前用于预防结核病的减毒活疫苗，即卡介苗（BCG），就是将有毒力的牛型结核分枝杆菌在含有胆汁、甘油和马铃薯的培养基中，经 13 年的人工培养，连续传 230 代，获得的弱毒力变异菌株制备而成。

4. 耐药性变异 细菌对某种抗菌药物从敏感变为不敏感的变异现象，称为耐药性变异。有的细菌表现为同时对多种抗菌药物耐药，称为多重耐药菌株；有的细菌甚至变异为对某种药物的依赖，如金黄色葡萄球菌耐青霉素 G 的菌株、痢疾志贺菌链霉素依赖减毒株。细菌耐药性变异为感染性疾病的治疗带来很大困难，成为当今医学上的重要难题。为了减少耐药菌株的出现，用药前应尽量先做药物敏感试验，根据其结果选择敏感药物，避免盲目使用抗生素。

（二）细菌遗传变异的物质基础

细菌的遗传物质是 DNA 分子，其为基因的载体，携带各种遗传信息。决定细菌遗传特性的物质，包括染色体、质粒和噬菌体。

1. 染色体 是细菌生命活动所必需的遗传物质，多为一条环状闭合的双螺旋 DNA 长链，不含组蛋白，无核膜包裹。其 DNA 的复制也按碱基配对原则进行，复制过程中子代 DNA 碱基对若发生变化，就会使子代发生变异而出现新的性状。

2. 质粒 详见第二章第一节。

3. 噬菌体 是侵袭细菌、真菌等微生物的病毒，因它在遗传物质转移过程中可起到载体作用，也可以直接参与遗传性状控制，如溶原性转换，所以与细菌的变异密切相关。

噬菌体个体微小，电子显微镜下可见，多呈蝌蚪形，分为头部和尾部两部分。头部为六棱柱体，由蛋白质外壳包绕核酸组成，尾部为细管状，由蛋白质组成（图 2 - 12）。

噬菌体感染细菌有两种结果。

（1）裂解细菌 噬菌体通过吸附、穿入、脱壳、生物合成、装配与释放等步骤（详见第十一章第一节），在宿主菌内形成大量子代噬菌体，并最终裂解细菌，这类噬菌体称为毒性噬菌体，此过程为溶菌周期。

（2）形成溶原状态 噬菌体基因与宿主菌基因整合，不产生子代噬菌体，但随细菌 DNA 进行复制、传代，细菌不裂解，形成溶原状态，此种噬菌体称温和噬菌体。整合在宿主菌上的温和噬菌体基因称为前噬菌体。带有前噬菌体的细菌称为溶原性细菌。由于前噬菌体偶尔可自发或在诱导下脱离宿主染色体进入溶菌性周期，故温和噬菌体既有溶原周期又有溶菌周期，而毒性噬菌体只有溶菌周期。

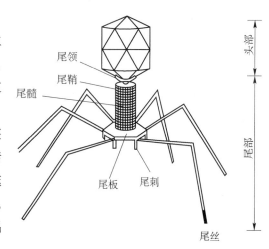

图 2 - 12 蝌蚪形噬菌体结构示意图

4. 转位因子 是一段具有自行转位特性的独立 DNA 序列，可在染色体、质粒或噬菌体之间自行移动。伴随转位因子的移动，可出现插入突变或基因转移与重组。

（三）细菌变异的发生机制

细菌的遗传型变异是由于基因结构改变而引起的，主要包括基因突变、基因转移与重组。

1. 基因突变 突变是由于细菌遗传物质的结构发生突然而稳定的改变，导致细菌性状的变异，可分为点突变和染色体畸变。

（1）点突变 是指细菌DNA核苷酸序列上个别碱基的置换、插入或缺失，影响一个或几个基因的改变，涉及的变化范围较小。

（2）染色体畸变 是指染色体上大段核苷酸序列的缺失、重复、易位或倒位等，引起较大范围内遗传物质结构的改变，此种突变常导致细菌死亡。

正常情况下细菌的遗传物质自然发生突变的频率极低，$10^{-10} \sim 10^{-6}$，若用高温、紫外线、X射线、烷化剂、亚硝酸盐等理化因素诱导细菌突变，可使诱导突变率提高10~1000倍。

2. 基因转移与重组 细菌从外源取得DNA（包括供体菌的染色体DNA片段、可转移的质粒DNA片段及噬菌体基因等），并与自身染色体DNA进行重组，引起细菌原有基因组的改变，导致细菌遗传性状的变异，称基因的转移与重组。在基因转移中，提供DNA的细菌称供体菌，接受DNA的细菌称受体菌。基因转移与重组的方式有转化、接合、转导、溶原性转换、原生质体融合等。

（1）转化 受体菌直接摄取环境中供体菌游离的DNA片段，并将其整合至自身DNA中，从而获得供体菌部分遗传性状，这种方式称为转化。

（2）接合 通过性菌毛相互沟通，将遗传物质从供体菌直接转移给受体菌，这种方式称为接合。许多质粒DNA都可通过接合的方式进行转移，如F质粒和R质粒等。

（3）转导 以噬菌体为载体，将供体菌的遗传物质转移到受体菌，经重组而使受体菌获得供体菌的某些遗传性状，这种方式称为转导。

（4）溶原性转换 温和噬菌体感染细菌使其成为溶原性细菌时，噬菌体的遗传物质与宿主菌DNA发生重组，从而使宿主菌基因型改变并获得新的性状，这种方式称为溶原性转换。

（5）原生质体融合 将两个不同的细菌经溶菌酶或青霉素处理分别去除细胞壁形成原生质体，然后在高渗条件下借助融合剂（如聚乙二醇）使两者融合，融合后的细胞通过基因交换与重组而产生新的遗传性状。

（四）细菌变异在医学上的应用

细菌的变异现象在医学实践工作中已得到广泛应用。

1. 在诊断疾病方面的应用 由于细菌在形态、菌落、生化反应、毒力、抗原性等方面都可能发生变异而使细菌的生物学性状不典型，使临床细菌学诊断变得困难。例如，细菌失去细胞壁形成的细菌L型，用常规方法分离培养呈阴性，必须用含血清的高渗培养基培养才可以得到变异菌株。故掌握细菌变异的规律，对正确诊断细菌感染尤为重要。

2. 在治疗疾病方面的应用 由于抗菌药物的广泛使用，耐药变异菌株逐年增多，而且许多细菌常对多种药物具有耐药性。为了提高药物的疗效，在治疗前应做药物敏感试验，根据试验结果选择敏感药物进行治疗。对于需要长期用药的慢性病患者，应考虑联合用药，以减小细菌耐药性变异的概率。因一般细菌对两种以上抗菌药物同时产生耐药性突变的机会比对一种药物少得多。此外，加强细菌耐药性监测，注意耐药谱的变化和耐药机制的研究，将有利于指导正确选择抗菌药物和防止耐药菌株的扩散。

3. 在预防疾病方面的应用 利用细菌毒力变异的原理，可人工诱变细菌获得保留免疫原性的弱毒或无毒菌株，以制备减毒活疫苗，用于感染性疾病的预防，如卡介苗、炭疽疫苗等，均取得了良好的免疫效果。

4. 在检测致癌物质方面的应用　基因突变是导致细胞恶性转化的重要原因，凡能诱导细菌突变的物质均为可疑致癌物。因此通过检测某物质是否能诱导细菌发生基因变异，便可知其是否具有致癌性。

5. 在基因工程方面的应用　是根据细菌基因可通过转移、重组等方式而获得新性状的原理，从供体细胞基因组中剪切带有目的基因的 DNA 片段，将其结合到质粒、噬菌体或其他载体上形成重组 DNA 分子，然后将此重组的 DNA 分子转移至受体菌内使其表达性状。基因工程技术在控制疾病、制造生物制剂和改造生物品系等方面有着重要意义。

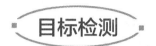

答案解析

一、单项选择题

1. 以下属于细菌特殊结构的是（　　）

　　A. 质粒　　　　　　　　B. 细胞核　　　　　　　　C. 菌毛

　　D. 细胞壁　　　　　　　E. 中间体

2. 以下关于细菌 L 型的叙述，错误的是（　　）

　　A. 细胞壁缺陷型　　　　　　　　B. 革兰染色多为阴性

　　C. 呈多态性　　　　　　　　　　D. 失去产生毒素的能力，无致病性

　　E. 需要在高渗透压培养基中分离培养

3. 细菌的运动器官是（　　）

　　A. 芽孢　　　　　　　　B. 荚膜　　　　　　　　C. 鞭毛

　　D. 菌毛　　　　　　　　E. 纤毛

4. 在适宜的条件下，多数病原菌繁殖一代所需的时间是（　　）

　　A. 2～3 分钟　　　　　　B. 20～30 分钟　　　　　C. 2～3 小时

　　D. 20～30 小时　　　　　E. 18～24 小时

5. 细菌的繁殖方式是（　　）

　　A. 有丝分裂　　　　　　B. 二分裂　　　　　　　C. 孢子生殖

　　D. 复制　　　　　　　　E. 出芽生殖

6. 细菌的生物学性状最典型的时期是（　　）

　　A. 迟缓期　　　　　　　B. 对数期　　　　　　　C. 稳定期

　　D. 衰亡期　　　　　　　E. 以上都不是

7. 观察细菌动力最常使用的培养基是（　　）

　　A. 液体培养基　　　　　　B. 半固体培养基　　　　　C. 血琼脂平板培养基

　　D. 巧克力色琼脂平板培养基　　E. 厌氧培养基

8. 大多数细菌生长最适宜的 pH 是（　　）

　　A. pH 2.0～3.0　　　　　B. pH 4.0～5.0　　　　　C. pH 6.5～6.8

　　D. pH 7.2～7.6　　　　　E. pH 8.8～9.2

9. 下列与致病性有关的细菌的合成代谢产物是（ ）

    A. 细菌素　　　　　　　B. 抗生素　　　　　　　C. 维生素

    D. 内毒素　　　　　　　E. 色素

10. 下列有鉴别意义的细菌的合成代谢产物是（ ）

    A. 硫化氢　　　　　　　B. 色素　　　　　　　　C. 外毒素

    D. 热原质　　　　　　　E. 抗生素

11. 下列属于对数生长期细菌特点的是（ ）

    A. 生长缓慢　　　　　　B. 生长最快　　　　　　C. 易形成芽孢

    D. 形态不典型　　　　　E. 不生长

12. 下列与细菌耐药性有关的遗传物质是（ ）

    A. 性菌毛　　　　　　　B. 细菌染色体　　　　　C. 质粒

    D. 毒性噬菌体　　　　　E. 异染颗粒

13. S－R 变异属于（ ）

    A. 形态变异　　　　　　B. 鞭毛变异　　　　　　C. 菌落变异

    D. 毒力变异　　　　　　E. 耐药性变异

14. 溶原性细菌是（ ）

    A. 带有毒性噬菌体的细菌　　　　　　B. 整合有前噬菌体基因组的细菌

    C. 能产生细菌素的细菌　　　　　　　D. 带有 R 质粒的细菌

    E. 带有 F 质粒的细菌

二、多项选择题

1. 下列属于细菌的合成代谢产物的是（ ）

    A. 色素　　　　　　　　B. 细菌素　　　　　　　C. 干扰素

    D. 维生素　　　　　　　E. 毒素

2. 细菌在液体中的生长现象有（ ）

    A. 菌落　　　　　　　　B. 菌膜　　　　　　　　C. 浑浊

    D. 沉淀　　　　　　　　E. 变色

3. 细菌的基本结构包括（ ）

    A. 细胞壁　　　　　　　B. 细胞膜　　　　　　　C. 鞭毛

    D. 细胞质　　　　　　　E. 核质

4. 细菌的特殊结构包括（ ）

    A. 芽孢　　　　　　　　B. 荚膜　　　　　　　　C. 鞭毛

    D. 菌毛　　　　　　　　E. 纤毛

5. 下列属于细菌生长繁殖基本条件的有（ ）

    A. 充足的营养　　　　　B. 合适的酸碱度　　　　C. 适宜的温度

    D. 必需的气体　　　　　E. 充足的光线

6. 下列属于噬菌体特性的是（ ）

    A. 个体微小　　　　　　B. 具有完整的细胞结构　　　C. 由核酸和蛋白质组成

    D. 严格细胞内寄生　　　E. 对理化因素的抵抗力强

7. 下列关于质粒的叙述，正确的是（　　）

    A. 是细菌染色体外的遗传物质　　　　B. 是细菌生命活动所必需的

    C. 可自主复制　　　　　　　　　　　D. 是双股环状的 DNA

    E. 质粒丢失，细菌生命活动不受影响

（宇芙蓉）

书网融合……

重点回顾　　　　　　微课1　　　　　　微课2　　　　　　习题

第三章 细菌的分布与控制

PPT

学习目标

知识目标：

1. 掌握 正常菌群、消毒、灭菌、无菌操作、生物安全的概念。

2. 熟悉 细菌在自然界与人体的分布；物理因素、化学因素对细菌的控制方法；生物危害等级。

3. 了解 病原生物实验室的分级、风险评估。

技能目标：

能通过学习理化因素对细菌的控制，理解临床工作中消毒灭菌方法的基本原理；初步学会常用消毒剂以及灭菌设备的临床实践应用。

素质目标：

树立生物安全意识和"有菌"观念，并能在临床护理工作中应用。

　　微生物无处不在，不仅与人们的生活息息相关，更与我们的健康密不可分。只有清楚地知晓细菌在自然界和在正常人体的分布，才能更好地"惩恶扬善"——发挥或诱变有利菌，造福人类；消灭或去除致病菌，为人类健康事业保驾护航。

📖 导学情景

　　情景描述： 患者，男，25 岁，进入森林寻找野生菌，行进过程中被带刺的干树枝刮伤左小腿，因伤口不深，出血较少，故未及时处理。第二天伤口出现红肿，并伴有轻微疼痛，于是到卫生所就诊。医生检查发现线状伤口长约 3cm，微红，肿胀，并有少量脓性分泌物覆盖其上，于是先用过氧化氢、无菌盐水冲洗伤口，后用 75% 乙醇消毒，给予包扎处理。换药三天后伤口结痂。

　　情景分析： 正常人体的皮肤黏膜具有天然屏障作用，可以抵御病原体进入机体。一旦皮肤、黏膜完整性遭受破坏，天然屏障作用减弱，病原体的入侵成为可能，感染就容易发生。但可以利用一些物理或化学方法对细菌的生长繁殖加以干扰，从而控制感染发生。

　　讨论： 细菌在自然界和正常人体是如何分布的？医学上有哪些因素可以控制细菌的生长繁殖，从而降低或减缓感染呢？

　　学前导语： 微生物无处不在，对我们来说，是"好"还是"不好"，我们又该如何"趋利避害"？

第一节 细菌的分布

　　细菌种类繁多、繁殖迅速、适应环境能力极强，因此，广泛分布于自然界与人体中，与外界环境及人体一起构成相对平衡的生态体系。多数细菌对人类是无害的，或是人类生存必不可少的组成部分。少数细菌及其他微生物能引起人类疾病、生物制剂污染或药品变质。

一、细菌在自然界的分布

1. 土壤　含有丰富的有机物质、适量的水和无机盐，是细菌生长繁殖的适宜环境，故含有种类和数量较多的细菌，其中绝大部分分布在距离地面 10～20cm 深的土层里，土层浅表面因日光照射和干燥，而过于深层的土壤里因缺少营养物质、气体等，皆不利于细菌生存，故数量少。土壤中的细菌多数为非致病菌，在自然的物质循环中发挥重要作用。土壤中的病原菌主要来自人和动物的排泄物以及死于传染病的人畜尸体。多数病原菌在土壤中容易死亡，但能形成芽孢的细菌如破伤风梭菌、产气荚膜梭菌、肉毒梭菌等可在土壤中存活多年，可通过伤口引起感染。因此，劳作时若受到刺伤或损伤，应予以高度重视。

2. 水　也是微生物存在的较好天然环境。水中的细菌来自尘埃、污水、土壤、人畜排泄物、动物尸体及垃圾等。不同水源水中微生物种类及数量不同。一般地表水比地下水含菌数量多，并易被病原菌污染。水中的病原菌主要有伤寒沙门菌、痢疾志贺菌、霍乱弧菌、钩端螺旋体等，主要源于人和动物的排泄物，因此做好"两管"，即管理水源和粪便，是控制和消灭消化道传染病重要措施。

3. 空气　由于空气中缺乏细菌生存所需的营养物和水分，且受阳光照射，细菌不易繁殖，故细菌较少，只有对环境抵抗力较强的细菌、真菌或细菌芽孢才能留存较久。空气中的病原菌主要来源于人或动物呼吸道的飞沫及地面飘扬起来的尘埃，可引起呼吸道或伤口感染。空气中的非致病菌常可造成生物制品、药物制剂和培养基的污染。因此医院的手术室、病房、制剂室、实验室等要经常进行空气消毒，适当加强空气流通，并严格按照有关制度进行无菌操作，以防止疾病的传播及医院感染的发生。

？ 想一想

护士在给患者做诊疗的过程中，为何要戴口罩、手套，着工作衣帽？

答案解析

二、细菌在正常人体的分布

（一）正常菌群及其在人体的分布

人出生后，微生物就随着饮食等方式逐渐进入人体或寄居于体表。在正常人体皮肤、黏膜及与外界相通的腔道表面，皆存在着不同种类和一定数量微生物，这些在正常情况下对人体无害甚至有益的微生物群，称为正常菌群（normal flora）或正常微生物群（normal flora of microbe）。正常菌群可以是常居菌，也可以是过路菌。

1. 皮肤　因个人卫生习惯及环境情况而异。最常见的是革兰阳性球菌，其中以表皮葡萄球菌最为多见，少数可见金黄色葡萄球菌。

2. 鼻腔和咽部　经常会有葡萄球菌、类白喉杆菌、甲型链球菌、卡他球菌、肺炎球菌、流感杆菌、乙型链球菌等。

3. 口腔　因有食物残渣留存，细菌生长条件良好，故其含量较多，有乳酸杆菌、各种球菌、梭杆菌、螺旋体和真菌等。餐后刷牙，减少食物残渣残留可有效降低细菌含量，有利于保护牙齿。

4. 胃肠道　细菌分布情况不一。胃部因有胃酸的杀菌作用，所以健康人的胃通常无菌。但若胃酸分泌降低，则会出现八叠球菌、乳酸杆菌、芽孢杆菌等。成人的回肠上部和空肠中细菌很少，甚至无菌，下段肠道细菌逐渐增多。大肠中食物残渣多，微生物的种类较多，主要有大肠埃希菌、脆弱类杆菌、双歧杆菌、厌氧性球菌等。

5. 阴道　随着内分泌的变化而变化。正常情况下，健康妇女阴道内存在一定量的乳酸杆菌，该菌能分解上皮中的糖原产生乳酸，保持阴道局部环境呈酸性从而抑制其他细菌生长，称为阴道的自净作用。

6. 尿道　在正常情况下仅在泌尿道外部有细菌存在，在女性多见耻垢杆菌、葡萄球菌、类白喉杆菌和大肠埃希菌等，男性生殖器多见耻垢杆菌、葡萄球菌和革兰阴性球菌及杆菌等。

寄居人体各部位的正常菌群见表 3 - 1。

表 3 - 1　人体各部位常见的正常菌群

部位	微生物种类
皮肤	葡萄球菌、类白喉棒状杆菌、大肠埃希菌、铜绿假单胞菌、短小棒状杆菌、非致病性分枝杆菌等
外耳道	葡萄球菌、类白喉棒状杆菌、铜绿假单胞菌等
眼结膜	葡萄球菌、结膜干燥杆菌等
口腔	葡萄球菌、甲型链球菌、卡他莫拉菌、奈瑟菌、大肠埃希菌、类白喉棒状杆菌、乳杆菌、消化球菌、消化链球菌、梭杆菌、类杆菌、白假丝酵母菌等
鼻腔	葡萄球菌、甲型链球菌、卡他莫拉菌、流感嗜血杆菌、大肠埃希菌、铜绿假单胞菌、类杆菌、非致病性分枝杆菌等
肠道	大肠埃希菌、产气肠杆菌、变形杆菌、铜绿假单胞菌、肠球菌、葡萄球菌、产气荚膜梭菌、破伤风梭菌、真杆菌、类杆菌、双歧杆菌、消化球菌、消化链球菌、白假丝酵母菌、ECHO 病毒等
阴道	阴道杆菌（乳酸杆菌类）、类白喉棒状杆菌、非致病性奈瑟菌、白假丝酵母菌等
尿道	表皮葡萄球菌、类白喉杆菌、耻垢杆菌、革兰阴性球菌及杆菌、非致病性分枝杆菌等

（二）正常菌群的生理作用

正常菌群对保持人体生态平衡和内环境的稳定具有重要作用。

1. 生物拮抗作用　正常菌群可以发挥生物屏障作用，对抗致病菌的侵入。正常菌群除与病原菌争夺营养物质和空间位置外，还可以通过其代谢产物以及产生抗生素、细菌素等以对抗其他细菌，如大肠埃希菌产生的大肠菌素能抑制痢疾杆菌的生长繁殖，唾液链球菌产生的过氧化氢对脑膜炎奈瑟菌有抑制作用。

2. 免疫作用　正常菌群作为抗原，既能促进宿主免疫器官的发育，又能刺激免疫系统发生免疫应答，产生的免疫物质，从而对具有交叉抗原组分的致病菌有一定程度的抑制或杀灭作用，如双歧杆菌诱导机体产生的 sIgA 可与含有肠道寄生菌共同抗原的大肠埃希菌等发生反应，以阻断其对肠道黏膜上皮细胞的黏附和穿透作用。

3. 营养作用　正常菌群参与了机体的物质代谢、营养物质转化和合成，如肠道内类杆菌和大肠埃希菌可产生维生素 K 和 B 族维生素，乳杆菌和双歧杆菌等可合成烟酸、叶酸及 B 族维生素供人体利用，所以人体对 B 族维生素不容易缺乏。

4. 抗衰老作用　肠道中双歧杆菌、乳杆菌等许多细菌产生的超氧化物歧化酶（SOD），能催化自由基 $[O_2^-]$ 歧化，以清除 $[O_2^-]$ 的毒性，保护组织细胞免受其损伤，延缓组织细胞衰老。

此外，正常菌群能转化某些前致癌物或致癌物质变成非致癌性物质，或激活巨噬细胞免疫功能等，因此具有一定的抑癌作用。

（三）正常菌群的病理意义

在特定条件下，正常菌群与宿主间、正常菌群中的各种细菌之间的生态平衡被打破，这些不致病的正常菌群即可借机转移或大量繁殖，成为机会致病菌而引起宿主发生感染，此类正常菌群即为条件致病菌。特定条件通常如下。

1. 正常菌群的寄居部位发生改变 例如大肠埃希菌从原寄居的肠道进入泌尿道，或手术时通过切口进入腹腔、血流，可引发尿道炎、肾盂肾炎、腹膜炎，甚至败血症等。

2. 宿主免疫功能低下 如身体受凉、过度疲劳、慢性消耗性疾病，大剂量使用糖皮质激素、抗肿瘤药物或放射治疗以及 AIDS 患者晚期等，可造成机体免疫功能降低，使一些正常菌群在原寄居部位能穿透黏膜等屏障，引起局部组织或全身性感染，严重者可因败血症而死亡。

3. 菌群失调与菌群失调症 由于某些原因导致正常菌群的种类、数量和比例发生较大的变化，导致微生态平衡失调称为菌群失调。由于严重的菌群失调而使机体出现一系列临床症状，则称之为菌群失调症。菌群失调症是指在抗菌药物治疗原发感染性疾病过程中，发生了新的继发感染，称为二重感染或重叠感染。

引起二重感染或重叠感染的原因是长期或大量应用（广谱）抗菌药物后，大多数正常菌群（敏感菌）被抑制或杀灭，而原处于少数劣势的菌群，或外来耐药菌此时便会大量繁殖而致病。引起二重感染的常见病原菌有金黄色葡萄球菌、白假丝酵母菌和一些革兰阴性杆菌。临床表现有假膜性肠炎、鹅口疮（雪口病）、肺炎、泌尿道感染或败血症等。

菌群失调的常见诱因主要是不合理地使用抗生素、同位素、激素；患有慢性消耗性疾病时，呼吸道、泌尿生殖道、肠道的功能失常也是重要因素。去除诱因后一般可使菌群复常，也有长期失调难于逆转的情况，在临床工作中应该引起高度重视。

第二节 细菌的控制

细菌寄居的环境条件发生变化时，细菌的代谢和性状也会发生变异；若环境条件改变剧烈，可使细菌生长受到抑制或导致死亡。掌握微生物对外界环境的依赖关系，在医疗工作中，一方面可创造有利条件，促进微生物的生长繁殖，如从临床标本中分离培养出病原微生物，有助于感染性疾病的诊断，同时还可用于制备疫苗，预防某些传染病；另一方面，利用环境对细菌的不利影响，抑制或杀灭病原微生物，以达到消毒灭菌的目的。

一、控制细菌的常用术语

1. 灭菌（sterilization） 杀灭物体上所有的微生物（包括病原体和非病原体的繁殖体和芽孢）的方法。

2. 消毒（disinfection） 杀灭物体上或环境中病原微生物（但不一定能杀死细菌芽孢）的方法。用以消毒的化学制剂称为消毒剂（disinfectants），一般消毒剂在常用浓度下，只对细菌繁殖体有效。对于芽孢则需要提高消毒剂的浓度和延长作用的时间。实际生活中，消毒与灭菌的概念经常是混淆的，多数人更喜欢使用"消毒"一词。

3. 无菌（asepsis）和无菌操作（aseptic operation） 无菌是指物体上或容器中无活的微生物存在的意思。无菌操作是防止微生物进入机体或其他物品的操作方法。例如，进行外科手术或微生物学实验时，必须注意无菌操作。此项技术也是所有医务工作者必备的基本技能。

4. 防腐（antisepsis） 防止或抑制微生物生长繁殖的方法。用于防腐的化学药品称为防腐剂。许多药物在低浓度时只有抑菌作用，浓度增高或延长作用时间，则有杀菌作用。

二、控制细菌的常用方法

（一）物理学控制法

许多物理因素，如温度、射线、微波、电离辐射等，对细菌都能产生一定的影响。

1. 热力灭菌法 主要是利用高温使菌体蛋白变性或凝固，酶失去活性，而使细菌死亡。此外，高温亦可导致胞膜功能损伤而使小分子物质以及降解的核糖体漏出。热力灭菌是最可靠而普遍应用的灭菌法包括湿热灭菌和干热灭菌法。

（1）湿热灭菌法 在同样的温度下，湿热的杀菌效果比干热好，其原因有：①湿热灭菌过程中蒸汽放出大量潜热（气体变成液体时放出大量热能），加速提高灭菌物品的温度，因而湿热灭菌比干热所需温度低，如在同一温度下，则湿热灭菌所需时间比干热短；②蛋白质凝固所需的温度与其含水量有关，含水量越大，发生凝固所需的温度越低，湿热灭菌的菌体蛋白质吸收水分，较同一温度的干热空气中易于凝固；③湿热的穿透力比干热大，使深部也能达到灭菌温度，故湿热比干热收效好。

湿热灭菌法有以下几种。

1）煮沸法：煮沸100℃ 5分钟，能杀死一般细菌的繁殖体。许多芽孢需经煮沸5～6小时才死亡。水中加入10～20g/L碳酸氢钠，可提高其沸点达到105℃。既可促进芽孢的杀灭，又能防止金属器皿生锈。煮沸法可用于饮水和一般器械（刀剪、注射器等）的消毒。

2）流通蒸汽灭菌法：利用100℃左右的水蒸气进行消毒，一般采用流通蒸汽灭菌器（类似蒸笼），加热15～30分钟，可杀死细菌繁殖体。包装的消毒物品不宜过大、过紧，以利于水蒸气穿透。

3）间歇灭菌法：利用反复多次的流通水蒸气，以达到灭菌的目的。一般用流通蒸汽灭菌器可杀死其中的繁殖体，但芽孢尚有残存。取出后放35℃恒温箱过夜，促使芽孢发育成繁殖体，次日再蒸一次，如此连续三次以上。本法适用于不耐高温的营养物（如鸡蛋血清培养基）的灭菌。

4）巴氏消毒法（Pasteurization）：利用热力杀死液体中的病原菌或一般的杂菌，同时不致严重损害物品质量的消毒方法。因巴斯德所创而得名。加热61.1～62.8℃作用30分钟，或71.7℃维持15～30秒。牛奶和酒类等消毒常用此法。

5）高压蒸汽灭菌法：热力灭菌中使用最普遍、效果最可靠的一种方法。因穿透力强，灭菌效果可靠，能杀灭所有微生物，故为临床工作中最常用的方法。适用于耐高温、耐高湿、耐高压物品的灭菌。将物品经过适当包扎（便于无菌操作），放入压力锅内，松紧适当，不可过挤，利于水蒸气流通，一般情况下加热至121～123℃，压力0.103MPa，维持15～30分钟，可达到灭菌水平。

（2）干热灭菌法 干热灭菌比湿热灭菌需要更高的温度与更长的时间。

1）干烤：利用干烤箱，加热160～180℃ 2小时，可杀灭一切微生物，包括芽孢在内。主要用于玻璃器皿、瓷器等的灭菌。

2）烧灼和焚烧：烧灼是用火焰直接杀死微生物，适用于微生物实验室的接种针等耐热的金属器材的灭菌。焚烧是彻底的消毒方法，只限于处理废弃的污染物品，如无用的衣物、纸张、垃圾等。焚烧应按规定在专用的焚烧炉内进行，注意环境保护。

3）红外线：红外线辐射是一种0.77～1000μm波长的电磁波，有较好的热效应，尤以1～10μm波长的热效应最强。红外线的杀菌机理与干热相似，红外线烤箱灭菌的所需温度和时间与干烤相类似。多用于医疗器械（非锐器如刀、剪）的灭菌。微生物学实验室常用红外灭菌灯取代酒精灯来灭菌接种环等物品。

红外线照射较长会使人感觉眼睛疲劳及头疼；长期照射会造成眼睛损伤。使用者应佩戴能防红外线伤害的护目镜，加强自身保护。

练一练

热力灭菌法中，使用最普遍、灭菌效果最可靠的方法是（　　）

A. 煮沸法　　　　　　　B. 高压蒸汽灭菌法　　　　　C. 干烤法

D. 间歇灭菌法　　　　　E. 紫外线法

答案解析

2. 紫外线与电离辐射杀菌法

（1）日光与紫外线　日光是有效的天然杀菌法，主要的作用因子是紫外线。但如有烟尘笼罩的空气、玻璃及有机物等，都能减弱日光中紫外线的穿透力，而降低杀菌效力。

紫外线是一种低能量的电磁辐射，杀菌波长范围为 240～280nm，杀菌能力最强的波长为 260～265nm。杀菌原理是紫外线易被核蛋白吸收，使 DNA 的构型改变，从而干扰 DNA 的复制，导致细菌死亡或变异。紫外线的穿透能力不强，仅用于物体表面及手术室、无菌操作实验室及病房等的空气消毒。紫外线对人体皮肤、角膜均有损伤作用，使用时应注意防护。

（2）电离辐射　包括阴极射线（高速电子）、X 射线和 γ 射线等。具有较高的能量与穿透力，可在常温下对不耐热的物品灭菌，故又称"冷灭菌"。其机理在于产生游离基，破坏 DNA。临床上多用于不耐热塑料注射器和医学诊疗导管等的消毒。

3. 滤过除菌法　将液体或空气通过含有微小细孔的滤器，只允许小于孔径的物体（如液体和空气）通过，大于孔径的物体不能通过。主要用于一些不耐热的血清、毒素、抗生素、药液、空气等的除菌。该方法对除去病毒、支原体和细菌 L 型的效果不佳。常用滤菌器有蔡氏、滤膜、玻璃滤菌器 3 种。

许多实验室中应用的超净工作台和层流室，利用高效空气过滤器（HEPA），就是利用 HEPA 膜过滤除菌的原理去除进入工作台空气中的细菌。

4. 超声与超声波　频率超过 20KHz 的声波不被人耳感受，即超声波。微生物对强度高的超声波很敏感，以革兰阴性菌最敏感，而葡萄球菌抵抗力最强。超声波灭菌的机理是超声波通过液体时，发生的空化作用，破坏细菌原生质胶体状态致使细菌崩解而死亡。目前主要用于细菌细胞粉碎以提取细胞的组分或制备抗原。

5. 干燥　多数细菌的繁殖体在空气中干燥时水分丢失，很快死亡，例如脑膜炎奈瑟菌、淋病奈瑟菌、霍乱弧菌、梅毒螺旋体等。干燥法常用于保存食物或药材，防止染菌和霉变。盐渍或糖渍食品，可造成生理性干燥（脱水），使细菌的生命活动停止。

6. 低温　在低温状态下，细菌的代谢速度减慢，当温度回升到适宜范围又能恢复生长繁殖，故低温常用作保存菌种。生活中食品置于冰箱内冷藏区（2～8℃）或冷冻区（-2～-18℃）保鲜，也可减慢微生物生长速度和代谢。

（二）化学控制法

化学药剂能影响细菌的化学组成、物理结构和生理活动，从而发挥防腐、消毒，甚至灭菌的作用。防腐剂的浓度高或作用时间长，也可达到消毒的目的。消毒剂及防腐剂对人体组织有害，只能外用或用于环境消毒。

1. 化学消毒剂

（1）种类　化学消毒剂的种类很多，其杀菌作用亦不尽相同。一般可根据用途与消毒剂的特点选择使用（表3-2）。

表3-2　常见消毒剂种类、性质与用途

类别	名称	主要特性	常用浓度	用途
重金属盐类	升汞	杀菌作用强，腐蚀金属器械	0.05%～0.1%溶液	非金属器皿消毒，或杀菌
	硫柳汞	杀菌力弱，抑菌力强，不沉淀蛋白质	0.01%溶液 0.1%溶液	生物制品防腐，皮肤、手术部位消毒
	硝酸银	有腐蚀性	1%溶液	新生儿滴眼，预防淋病奈瑟菌感染眼及尿道黏膜

续表

类别	名称	主要特性	常用浓度	用途
氧化剂	过氧乙酸	20%市售品无爆炸易燃危险，性质不稳定，原液对皮肤、金属有强烈腐蚀性	0.2%～0.5%	塑料、玻璃、人造纤维消毒，皮肤消毒（洗手）
	高锰酸钾	强氧化剂，稳定	1%	皮肤、尿道消毒，蔬菜、水果消毒
	过氧化氢	新生氧杀菌，不稳定	3%	口腔黏膜消毒，预防厌氧菌感染
卤素及其化合物	氯	刺激性强，有毒	0.2～0.5ppm*	饮水及游泳池消毒
	碘	碘酊刺激皮肤，不能与红汞同用，碘伏刺激性较小	2.5%碘酊（酒）2%碘伏	皮肤消毒
	漂白粉	白色粉末，有效氯易挥发，腐蚀金属、棉织品，刺激皮肤，易潮解	10%～20%乳液	地面、厕所、排泄物消毒，空气、物品表面（0.5%～1%喷雾）消毒
	84消毒液	强氧化性的次氯酸	有效氯含量5.5%～6.5%	手术器械、温度计、餐具、桌椅、马桶等消毒
醛类	甲醛	挥发慢，刺激性强	10%溶液	浸泡物品，物品表面消毒，空气消毒
	戊二醛	挥发慢，刺激性小，碱性溶液有强大杀菌作用	2%水溶液	消毒不能用热力灭菌的物品（如精密仪器、内窥镜等）
酚类	苯酚（石炭酸）	杀菌力强，有特殊气味	3%～5%	地面、家具、器皿表面消毒，2%皮肤消毒
烷基化合物	环氧乙烷	常温下气体，易燃、有毒（100～200ppm*对人能致死）	50mg/1000ml	手术器械、敷料等消毒灭菌
表面活性剂	新洁尔灭（苯扎溴铵）	易溶于水，刺激性小，稳定，对芽孢无效；遇肥皂或其他合成洗涤剂效果减弱	0.05%～0.1%	外科洗手及皮肤黏膜消毒，浸泡手术器械
醇类	乙醇	消毒力不强，对芽孢无效	70%～75%溶液	皮肤、体温表消毒
染料	甲紫	溶于75%乙醇，有抑菌作用，刺激性小，对葡萄球菌作用强	2%～4%水溶液	浅表创伤消毒
酸碱类	醋酸	浓烈醋味	5～10ml/m³加等量水蒸发	消毒房间，控制呼吸道感染
	生石灰	杀菌力强，腐蚀性大	加水1:4或1:8配成糊状	排泄物及地面消毒

*注：1ppm = 10⁻⁶。

（2）作用机制 不同的化学消毒剂其作用原理也不尽相同，大致归纳为三个方面。

1）改变细胞膜通透性：如表面活性剂、酚类及醇类可导致细胞质膜结构紊乱并干扰其正常功能，使小分子代谢物质溢出胞外，影响细胞膜通透活性和能量代谢，甚至引起细胞破裂。

2）蛋白变性或凝固：如乙醇、大多数重金属盐、氧化剂、醛类、染料和酸碱等可改变蛋白构型而扰乱多肽链的折叠方式，造成蛋白变性。

3）干扰或破坏细菌的酶系统和代谢：如某些氧化剂和重金属盐类能与细菌的 –SH 基结合并使之失去活性。

（3）影响因素 消毒剂的作用效果受环境、微生物种类及消毒剂本身等多种因素的影响。正确使用可提高消毒效果，否则会减弱消毒效果，在使用过程中应加以注意。影响消毒剂的主要因素如下。

1）消毒剂的性质、浓度和作用时间：各种消毒剂的理化性质不同，对微生物作用大小各异。如表面活性剂对革兰阳性菌的杀菌效果比对革兰阴性菌好；对葡萄球菌作用较强。同一种消毒剂的浓度不同，其消毒效果也不同。一般浓度越大，消毒效果越强（但醇类例外）。同一浓度下作用时间越长，消毒效果也越强。另外，消毒剂之间的拮抗作用也会影响其消毒效果，如氧化剂不能与还原剂、酸不能与碱同时使用，否则会降低消毒效果。

2）微生物的种类与数量：同一消毒剂对不同微生物的杀菌效果不同。例如70%乙醇可杀死一般细菌繁殖体，但不能杀灭细菌的芽孢；5%苯酚5分钟可杀灭沙门菌，但杀死金黄色葡萄球菌则需10~15分钟；一般消毒剂对结核分枝杆菌的作用要比对其他细菌繁殖体作用弱。因此，必须根据消毒对象选择合适的消毒剂。微生物的数量越大，所需消毒时间就越长。

3）环境因素：被消毒物品的温度、pH、环境中的有机物的存在等都影响消毒剂的作用。一般温度升高，可提高消毒效果，例如2%戊二醛杀灭炭疽芽孢杆菌20℃时需15分钟，40℃需2分钟，56℃时需1分钟。细菌在适宜的pH环境中抵抗力较强，酚类在酸性溶液中效果最好。环境中的有机物常与消毒剂结合而影响其杀菌效果。酸碱度的变化可影响杀灭微生物的作用。例如，戊二醛在碱性环境中杀灭微生物效果较好；酚类和次氯酸盐药剂则在酸性条件下杀灭微生物的作用较强。在对皮肤或器械消毒时，应先清洁洗净再用消毒剂；对痰、排泄物的消毒，应选用受有机物影响小的消毒剂。

2. 防腐剂　生物制剂（如疫苗、类毒素、抗毒素等）中常加入适量防腐剂，用来防止杂菌生长。常用防腐剂有0.5%苯酚、0.01%硫柳汞和0.1%~0.2%甲醛等。

3. 化学疗剂　用于治疗由微生物或寄生虫所致感染性疾病的化学药物，称为化学治疗剂，其具有选择性毒性作用，能在体内抑制微生物的生长繁殖或使其死亡，对人体细胞一般毒性较小，可以口服、注射。化学治疗剂的种类很多，常用的有磺胺类（磺胺嘧啶、磺胺甲基异噁唑等）、呋喃类（呋喃妥因、呋喃唑酮、呋喃西林等）和异烟肼等。

👁 **看一看**

水的卫生学指标

为了饮用水安全，确保人民生活用水清洁安全。不仅要对生活污水进行治理，同时也要加大对生态环境的保护与修复，积极倡导"绿水青山就是金山银山"的发展理念，使得我们生态更趋好转，人与自然和谐发展。原卫生部和中国国家标准化管理委员会等相关部门对生活饮用水制定了《生活饮用水卫生标准》（GB 5749—2006）。GB 5749—2022已于2022年3月发布，自2023年4月起实施。上述标准的制定，反映出党和国家对饮水安全的高度重视，体现了"人民至上，生命至上"。

第三节　生物安全 📱微课

生物安全（biosafety）是生物技术安全（safety of biotechnology）的简称，是指国家有效防范和应对危险生物因子及相关因素的威胁，生物技术能够稳定健康发展，人民生命健康和生态系统相对处于没有危险和不受威胁的状态，生物领域具备维护国家安全和持续发展的能力。具体来说，就是指现代生物技术的研究、开发、应用以及转基因生物可能对生物多样性、生态环境和人类健康产生潜在的危害，而对其所采取的一系列有效预防和控制措施。

病原微生物所导致的安全问题，如病原微生物实验室的安全隐患、生物武器、生物恐怖、重大传染病的暴发流行等，是人类社会所面临的最现实的生物安全问题。

一、实验室生物安全

实验室生物安全是指用以防止发生病原体或毒素无意中暴露及意外释放所采取的防护原则、技术以及实践。病原微生物实验室生物安全的核心是防扩散和防感染。具体是指在安全的实验室内、外环境中使用安全的方法从事与病原微生物菌（毒）种、样本有关的研究、教学、检测、诊断等活动，以保护实验室工作人员和公众的健康。《中华人民共和国生物安全法》自 2021 年 4 月 15 日起施行，为生物安全提供法律保障。

我国颁布了针对生物安全实验室的行业标准《病原微生物实验室生物安全通用准测》（WS 233—2017），其主要内容是参照美国国立卫生研究院（NIH）及美国疾控中心（CDC）的标准制定的，用于指导各级生物安全实验室的设计建造及使用。

二、病原微生物危害程度分级

生物危害程度的分级：根据微生物以及各种生物活性因子对个体和群体的危害将其分为四级，等级从 I ~ IV 级，危害程度逐步增高。

1. 危害等级 I （低个体危害，低群体危害） 不会导致健康工作者和动物致病的细菌、真菌、病毒和寄生虫等生物因子。它们中绝大部分因为种系屏障而不感染人类，例如某些对人不致病的动物病毒等。

2. 危害等级 II （中个体危害，有限群体危害） 能引起人或动物发病，但一般情况下对健康工作者、群体、家畜或环境不会引起严重危害的病原体。实验室感染不导致严重疾病，具备有效治疗和预防措施，并且传播风险有限。对于其所致的感染有高效药物或疫苗防治，例如铜绿假单胞菌等。

3. 危害等级 III （高个体危害，低群体危害） 能引起人类或动物严重疾病，或造成严重经济损失，但通常不因偶然接触而在个体间传播，或能使用抗生素、抗寄生虫治疗的病原体，例如产毒的结核分枝杆菌、炭疽芽孢杆菌、立克次体等。

4. 危害等级 IV （高个体危害，高群体危害） 能引起人类或动物非常严重的疾病，一般不能治愈，容易直接或间接或因偶然接触，在人与人，或动物与人，或人与动物，动物与动物间传播的病原体，如出血热病毒、埃博拉病毒等。

三、病原微生物实验室分级

根据不同危害等级微生物所需的实验室设计特点、建筑构造、防护设施、仪器、操作以及操作程序（SOP），实验室的生物安全防护水平（biosafty level，BSL）可以分为基础实验室（BSL - 1）、基础实验室（BSL - 2）、防护实验室（BSL - 3）和最高防护实验室（BSL - 4）四个等级。

生物安全等级通常可安全进行相关研究工作的条件的整合，与不同工作中的生物安全要求相匹配。控制生物安全风险的根本措施，就是根据生物安全评估结果，为所要开展的工作设定相应的生物安全等级。

各实验室的生物安全级别根据物理控制水平所对应的能够在内安全操作的微生物危险度等级（I ~ IV级）确定，国际上分为 BSL - 1、BSL - 2、BSL - 3、BSL - 4（表3-3）。

BSL - 1、BSL - 2 两类实验室不得从事高致病性病原微生物的实验活动，BSL - 3、BSL - 4 两类实验室可以从事高致病性病原微生物的实验活动，但必须 2 名工作人员同时进行，同一实验室同一独立安全区域内只能同时进行一种高致病性病原微生物的实验活动，并要切实防范被盗、被抢、丢失和意外泄露的事件发生，确保实验室及病原微生物的安全。

表 3 – 3　生物安全防护等级、病原特征及相关配置要求

防护水平	病原特征	安全操作配置
BSL – 1	不会经常引发健康成人疾病	标准的微生物操作技术规范
BSL – 2	人类病原菌，因皮肤伤口、吸入、黏膜暴露而发生危险	BSL – 1 操作外加：①限制进入；②有生物危险警告标志；③ "锐器" 安全措施；④生物安全手册，其中规定废物消毒和医疗观察；⑤二级生物安全柜；⑥防护服
BSL – 3	内源性和外源性病原，可通过气溶胶传播，能导致严重后果或生命危险	BSL – 1、BSL – 2 操作外加：①控制进入；②所有废物消毒；③洗涤前实验服消毒；④有基础免疫血清配备；⑤二级或三级生物安全柜
BSL – 4	对生命有高度危险的病原或外源性病原：致命，通过气溶胶而致实验室感染，或未知传播风险的有关病原	BSL – 3 操作外加：①进入前换衣服；②出实验室前淋浴；③带出设施的所有材料消毒；④三级生物安全柜

四、病原微生物实验室的风险评估

当实验室活动涉及传染或潜在传染性生物因子时，应进行危害风险评估。危害风险评估应至少包括下列内容：生物因子的种类（已知的、未知的、基因修饰的或未知传染性的生物材料）、来源、传染性、致病性、传播途径、在环境中的稳定性、感染剂量、浓度、动物实验数据、预防和治疗。

病原微生物风险评估的原则可遵照 GB/Z 21235—2007《微生物危险性评估的原则和指南》的规定；病原微生物实验室风险评估可遵照 RB/T 040—2020《病原微生物实验室生物安全风险管理指南》的规定进行，应由有经验的适当的专业人员进行。

💗 护爱生命

传染病的发生必须具备三个要素：传染源、传播途径和易感人群。只要我们对三个因素中任何一个加以控制，传染病即可得到有效控制。尤其值得一提的是，有效正确地佩戴口罩如医用外科口罩，能够有效减少通过呼吸道传播病原体的机会，不仅保护自己，更是保护他人。作为一名医务工作者，不仅自身要严格执行生物安全防护要求，而且有义务加大力度宣传传染病发生的三个要素，引导广大民众加强自我保护意识。

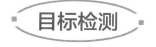 目标检测

答案解析

一、单项选择题

1. 杀灭细菌芽孢最常用而有效的方法是（　　）

　　A. 干烤灭菌法　　　　　　　B. 间歇灭菌法　　　　　　　C. 紫外线照射

　　D. 流通蒸汽灭菌法　　　　　E. 高压蒸汽灭菌法

2. 灭菌是指（　　）

　　A. 杀死物体上病原微生物的方法

　　B. 杀死物体上所有微生物的方法

　　C. 抑制微生物生长繁殖的方法

　　D. 物体中无活菌存在

　　E. 杀死细菌繁殖体的方法

3. 干热灭菌法的时间和温度是（　　）

    A. 100℃ 30 分钟　　　　　　B. 120℃ 120 分钟　　　　　C. 120～140℃ 120 分钟

    D. 160～180℃ 120 分钟　　　E. 160～180℃ 30 分钟

4. 用于饮水、游泳池水消毒的常用消毒剂是（　　）

    A. 高锰酸钾　　　　　　　　B. 苯酚　　　　　　　　　　C. 液态氯

    D. 过氧乙酸　　　　　　　　E. 烷化剂

5. 乙醇消毒最适宜的浓度是（　　）

    A. 100%　　　　　　　　　　B. 95%　　　　　　　　　　C. 75%

    D. 50%　　　　　　　　　　　E. 30%

6. 紫外线杀菌的原理是（　　）

    A. 使菌体 DNA 变性　　　　　B. 使菌体蛋白凝固　　　　　C. 使菌体酶失去活性

    D. 破坏细菌细胞膜　　　　　E. 以上均正确

7. 血清、抗毒素等的除菌可用（　　）

    A. 加热 56℃ 30 分钟　　　　　B. 紫外线照射　　　　　　　C. 滤菌器过滤

    D. 高压蒸汽灭菌　　　　　　E. 巴氏消毒法

8. 判断消毒灭菌是否彻底的主要依据是（　　）

    A. 鞭毛蛋白变性　　　　　　B. 芽孢被完全消灭　　　　　C. 繁殖体被完全消灭

    D. 菌体 DNA 变性　　　　　　E. 以上都不是

9. 通常教学用临床微生物实验室的生物安全等级为（　　）

    A. BSL－1　　　　　　　　　B. BSL－2　　　　　　　　　C. BSL－3

    D. BSL－4　　　　　　　　　E. BSL－5

10. 下列不属于实验室一级防护屏障的是（　　）

    A. 生物安全柜　　　　　　　B. 防护服　　　　　　　　　C. 口罩

    D. 缓冲间　　　　　　　　　E. 手套

二、多项选择题

1. 以下对二级生物安全实验室要求的说法，正确的有（　　）

    A. 无关人员可随意进入实验室

    B. 应设置实施各种消毒方法的设施

    C. 实验室如有可开启的窗户，应设置纱窗

    D. 有可靠和充足的电力供应和应急照明

    E. 安全系统应包括消防、应急供电、洗眼器以及应急喷淋装置

2. 下列可用于微生物危害评价的依据有（　　）

    A. 病原微生物的致病性和感染量

    B. 特定的病原体是否存在于国内

    C. 暴露的潜在后果

    D. 病原微生物的传播途径

    E. 当地是否能进行有效的预防或治疗

3. 正常情况下，存在正常菌群的器官有（　　）

    A. 鼻咽腔　　　　　　　　　B. 外耳道　　　　　　　　　C. 胃

    D. 外阴部　　　　　　　　　E. 肺泡腔

4. 一般情况下，可利用高压蒸汽灭菌器灭菌的有（　　）

    A. 手术敷料 　　　　　　B. 输血胶管 　　　　　　C. 医用凡士林

    D. 抗血清 　　　　　　　E. 细菌培养基

5. 临床上影响消毒剂作用的因素有（　　）

    A. 细菌的种类和数量 　　B. 消毒剂的性质和浓度 　　C. 消毒作用时间

    D. 环境中有无有机物存在 　E. 以上都不对

（张加林）

书网融合……

    📑 重点回顾 　　　　　　📱 微课 　　　　　　⏱ 习题

第四章 细菌的感染与免疫

PPT

细菌进入宿主体内，可破坏机体的免疫屏障而生长繁殖，并释放出大量毒性产物，与机体发生相互作用，引起宿主组织细胞发生病理改变的过程称为细菌感染。而细菌进入机体内则可发生免疫系统产生抗感染的免疫应答，以清除或抑制病原菌的破坏作用，称抗感染免疫。

第一节 细菌的致病性

导学情景

情景描述：患者，女，12 岁，因狗咬伤 4 小时来院就诊。查体：生命体征平稳，右小腿中部后侧有 6 个牙印，少量血迹覆盖其上。询问后得知被家犬咬伤，因害怕得"狂犬病"前来就医。医生给其用苯扎溴铵溶液和过氧化氢冲洗伤口，皮试后伤口周围抗狂犬病病毒血清封闭注射，外加狂犬疫苗按程序进行预防注射。

情景分析：在日常生活中，人们免不了受伤，一旦皮肤黏膜有破溃，机体的屏障功能即被破坏，病原体就能进入机体，引起感染。

讨论：感染是怎么发生的？影响感染发生的主要因素有哪些？

学前导语：一般来讲，感染就是病原体与机体的一场"战争"，而这场"战争"的"敌我双方"就是病原体与机体。机体怎么进行此番战役的布局，能否取得"战争"的全胜呢？

凡能引起人类或动、植物疾病的细菌，统称为病原菌或致病菌（pathogenic bacterium）。细菌在人体内寄居、增殖并引起疾病的特性称为细菌的致病性。致病性是细菌种的特征之一，为质的概念。致病性强弱程度以毒力（virulence）表示，为量的概念。各种细菌的毒力不同，并可因宿主种类及环境条件不同而发生变化，同一种细菌也有强毒、弱毒与无毒菌株之分。细菌的毒力常用半数致死量（Median lethal dose，LD_{50}）或半数感染量（Median infective dose，ID_{50}）来表示，是指在单位时间内，通过一定途径，使一定体重的某种实验动物半数死亡或被感染所需的最少量的细菌数或细菌毒素量。

病原菌的致病作用与其毒力、侵入机体的数量、侵入途径及机体的免疫状态密切相关。

一、细菌的毒力

侵袭力和毒素是构成病原菌毒力的主要因素。

1. 侵袭力 是指细菌突破机体的防御机能，在体内定居、繁殖及扩散、蔓延的能力。细菌的酶、荚膜及其他表面结构物质是侵袭力的主要物质基础。

（1）细菌的胞外酶 本身无毒性，可促使细菌感染发生。

1）血浆凝固酶：大多数致病性金黄色葡萄球菌能产生一种血浆凝固酶（游离血浆凝固酶），能加速人或兔血浆的凝固，保护病原菌不被吞噬或免受抗体等的作用。

2）链激酶：又称链球菌溶纤维蛋白酶，大多数引起人类感染的链球菌能产生链激酶。其作用是能激活纤维蛋白溶酶原成为纤维蛋白溶酶，而使纤维蛋白凝块溶解。链球菌感染由于容易溶解感染局部的纤维蛋白屏障而促使细菌和毒素扩散。

3）透明质酸酶：或称扩散因子，可溶解机体结缔组织中的透明质酸，使结缔组织疏松，通透性增加。如 A 群链球菌产生透明质酸酶，可使病原菌易于在组织中扩散，造成全身性感染。

产气荚膜梭菌产生的胶原酶是一种蛋白分解酶，在气性坏疽中起致病作用。许多细菌的神经氨酸酶是一种黏液酶，能分解细胞表面的黏蛋白，使之易于感染。

4）链道酶：又称链球菌脱氧核糖核酸酶。多由乙型溶血链球菌产生，能分解脓液中黏稠的 DNA，因此，该菌感染的脓液稀薄而不黏稠，利于细菌向周边扩散。

（2）荚膜与其他表面结构物质 细菌的荚膜具有抵抗吞噬及体液中杀菌物质的作用。肺炎链球菌、A 群和 C 群乙型链球菌、炭疽芽孢杆菌、鼠疫耶尔森菌、肺炎克雷伯菌及流感嗜血杆菌的荚膜是很重要的毒力因素。例如：将无荚膜细菌注射到易感的动物体内，细菌易被吞噬而消除，有荚膜则引起动物病变，甚至死亡。

有些细菌表面有其他表面物质或类似荚膜的物质，如链球菌的微荚膜（透明质酸荚膜）、M 蛋白，沙门菌的 Vi 抗原和致病性大肠埃希菌的 K 抗原等。不仅能阻止吞噬，并有抵抗抗体和补体的作用。此外黏附因子，如革兰阴性菌的菌毛，革兰阳性菌的膜磷壁酸在细菌感染中也起作用。

2. 毒素（toxin） 根据菌种来源、产生方式、主要特性及作用等可分为外毒素和内毒素两大类。

（1）外毒素（exotoxin） 多数革兰阳性细菌和少数革兰阴性细菌在生长过程中，会分泌蛋白质产物——外毒素，并可从菌体内扩散到环境中。若将产生外毒素细菌的液体培养基用滤菌器过滤除菌，即能获取外毒素。

主要特性：①外毒素毒性极强，如纯化的肉毒毒素 1mg 即可杀死 2 亿只小白鼠，是目前所知毒性最强的生物毒素。②毒素作用具有组织选择性，不同种类细菌产生的外毒素选择性地作用于某些组织和器官，引起特征性病变。例如破伤风梭菌、肉毒梭菌及白喉棒状杆菌所产生的外毒素，虽对神经系统都有作用，但作用部位不同，临床症状亦不相同。肉毒梭菌毒素能阻断胆碱能神经末梢传递介质（乙酰胆碱）的释放，出现眼及咽肌等的麻痹；白喉棒状杆菌外毒素对周围神经末梢及特殊组织（如心肌）有亲和力，通过抑制蛋白质合成可引起心肌炎、肾上腺出血及神经麻痹等；破伤风痉挛毒素作用于脊髓前角运动神经元，引起骨骼肌强直性收缩——痉挛。有些外毒素已证实是一种特殊酶，例如产气荚膜梭菌的 α 毒素是卵磷脂酶，作用于细胞膜的磷脂上，引起溶血和细胞坏死等。③外毒素化学成分是蛋白质，不耐热。多数毒素加温 60 ~ 80℃ 30 分钟即可被破坏，如破伤风痉挛毒素加热至 60℃ 20 分钟即可被破坏，但金黄色葡萄球菌肠毒素和大肠埃希菌耐热肠毒素（ST）例外，可耐受 100℃ 30 分钟。④具有较强的免疫原性，外毒素刺激机体可产生特异性抗体，对机体具有免疫保护作用。该抗体即抗毒素，可用于紧急预防和治疗。外毒素在 0.4% 甲醛溶液作用下可以失去毒性（脱毒）而成类毒素，但保留抗原性，能刺激机体产生特异性的抗毒素，可用于免疫接种。常见的外毒素的种类、来源、主要特性及致病机理参见表 4－1。

表 4－1　常见的细菌外毒素主要种类及所致疾病

类型	细菌	外毒素	所致疾病	作用机制
神经毒素	破伤风梭菌	痉挛毒素	破伤风	阻断神经元间抑制性神经冲动传递
	肉毒梭菌	肉毒毒素	肉毒中毒	抑制胆碱能运动神经释放乙酰胆碱
细胞毒素	白喉棒状杆菌	白喉毒素	白喉	抑制细胞蛋白合成
	金黄色葡萄球菌	毒性休克综合症毒素 I	毒性休克综合征	增强对内毒素作用的敏感性
		表皮剥脱毒素	剥脱性皮炎	表皮剥脱性病变
	A 群链球菌	致热外毒素	猩红热	破坏毛细血管内皮细胞
肠毒素	霍乱弧菌	肠毒素	霍乱	激活肠黏膜腺苷环化酶，增高细胞内 cAMP 水平
	产毒素型大肠埃希菌	肠毒素	腹泻	不耐热肠毒素作用同霍乱肠毒素，耐热肠毒素使细胞内 cGMP 增高
	产气荚膜梭菌	肠毒素	食物中毒	作用同霍乱肠毒素
	金黄色葡萄球菌	肠毒素	食物中毒	作用于呕吐中枢

（2）内毒素（endotoxin）　存在于菌体内，是菌体的结构成分，当菌体自溶或用人工方法使细菌裂解后才释放。大多数革兰阴性菌都有内毒素，如沙门菌、痢疾志贺菌、大肠埃希菌、奈瑟菌等。

1）化学成分：内毒素是磷脂－多糖－蛋白质复合体，主要成分为脂多糖。各种细菌内毒素的成分基本相同，都是由脂质 A、核心多糖和特异性多糖（O 特异性多糖）三部分组成。脂质 A 是一种特殊的糖磷脂，是内毒素的主要毒性成分。

2）主要特性：①内毒素对理化因素稳定，加热 100℃ 1 小时或强酸强碱不被破坏，必须加热 160℃ 经 2 ~ 4 小时，或用强碱、强酸或强氧化剂煮沸 30 分钟才能破坏其生物学活性；②内毒素多由革兰阴性菌产生；③化学成分是脂多糖；④毒素毒性作用相对较弱，而且对组织细胞无选择性，所有内毒素的毒性作用大致类似；⑤不能被甲醛脱毒制成类毒素，但能刺激机体产生具有中和内毒素活性的抗体，但抗体无保护作用。

3）主要生物学作用：①发热反应：内毒素作为外源性致热原（热原质）作用于粒细胞和单核细胞等，使之释放内源性致热原，极微量（1 ~ 5ng/kg）即引起发热反应。②白细胞的反应：血液出现内毒素时，血循环中的中性粒细胞骤减，与粒细胞黏附毛细血管壁及游出有关。数小时后内毒素诱生的中性粒细胞释放因子刺激骨髓释放中性粒细胞入血，导致数量显著增加。③内毒素血症及内毒素休克：当血液中革兰阴性菌大量生长繁殖（败血症），或病灶内释放内毒素、输入液体中含有内毒素时，即发生内毒素血症。内毒素激活了血管活性物质（5－羟色胺、激肽释放酶与激肽）的释放。末梢血管扩张，通透性增高，静脉回流减少，心脏输出量减低，导致血压降低并可发生休克。内毒素能活化凝血系统的 Ⅻ 因子，当凝血作用开始后，使纤维蛋白原转变为纤维蛋白，造成 DIC；由于血小板与纤维蛋白原大量消耗，以及内毒素活化纤维蛋白溶酶原为纤维蛋白溶酶，分解纤维蛋白，进而产生出血倾向。严重可致死亡。细菌外毒素与内毒素的区别见表 4－2。

表4－2　外毒素与内毒素的主要区别

区别要点	外毒素	内毒素
来源	革兰阳性菌，少数革兰阴性菌	革兰阴性菌
存在部位	活菌分泌出，少数菌裂解后释出	细胞壁组分，菌体裂解后释出
化学成分	蛋白质	脂多糖（LPS）
稳定性	60～80℃ 30分钟被破坏	160℃ 2～4小时被破坏
毒性作用	强，对组织细胞有选择性毒害效应，引起特殊临床表现	较弱，毒性效应相似，引起发热、白细胞增多、微循环障碍、休克等
免疫原性	强，刺激宿主产生抗毒素，甲醛液处理后脱毒成类毒素	弱，甲醛液处理后不形成类毒素

二、细菌的侵入数量

病原菌引起感染，除必须有一定毒力外，还必须有足够的数量。引起感染的数量与病原菌毒力呈反比关系，即病原菌毒力越强引起感染所需的数量就越少，反之则越大。有些病原菌毒力极强，极少量的侵入即可引起机体发病，如鼠疫耶尔森菌；而对大多数病原菌而言，需要一定的数量，才能引起感染，侵入量少，易被机体防御机能所清除，比如引起食物中毒的沙门菌，常需要数亿个才能引起急性胃肠炎。

三、细菌的侵入途径

病原菌的侵入部位也与感染发生有密切关系，多数病原菌只有经过特定的门户侵入，并在特定部位定居繁殖，才能造成感染。如痢疾志贺菌必须经口侵入，定居于结肠内，才能引起疾病（细菌性痢疾）。而破伤风梭菌，只有经伤口侵入，厌氧条件下，在局部组织生长繁殖，产生外毒素，才引发疾病（破伤风），若随食物经口食入则不能引起感染。常见的细菌感染途径主要有如下几类。

1. 消化道感染　主要是因病菌污染食物或水，或通过手媒介引起，如沙门菌、霍乱弧菌等。

2. 呼吸道感染　主要通过吸入污染病菌的飞沫或尘埃引起，所致疾病有肺炎、肺结核、白喉、百日咳等。

3. 接触感染　通过人与人、人与动物直接或间接接触而感染，常见的疾病有淋病、艾滋病等。

4. 皮肤黏膜、创伤感染　主要经皮肤黏膜或因其创伤、破损而感染，如破伤风梭菌、产气荚膜梭菌等通过破损皮肤黏膜进入人体而发生感染。

5. 虫媒感染　病原菌以节肢动物为媒介而引起感染，如被吸血昆虫叮咬而感染，鼠疫耶尔森菌由鼠蚤叮咬传播。

某些病原菌可经多种途径感染，如结核分枝杆菌、葡萄球菌、链球菌、炭疽芽孢杆菌等。

? 想一想

细菌进入人体后，一定会出现（显性）感染吗？为什么？

答案解析

第二节　机体的抗菌免疫

抗细菌感染的免疫是指机体抵御细菌感染的能力，是由机体的非特异性免疫和特异性免疫共同协调来完成的。病原菌侵入机体后，由于其生物学特性的不同，致病物质的不同，机体对它们的免疫反应也各有差别。

一、非特异性免疫

非特异性免疫又称为固有性免疫，其参与成分主要包括屏障结构、固有免疫细胞及固有免疫分子。它们各自发挥效应，并相互协调，共同构成固有免疫的物质基础（详见第二十六章第一节）。

二、特异性免疫

主要由体液免疫与细胞免疫协调完成。

1. 胞外菌的抗感染免疫　主要以体液免疫为主，在抗体参与下同补体和溶菌酶一起溶解某些细菌；还可通过抗毒素与外毒素的中和作用达到抗感染作用。

2. 胞内菌的抗感染免疫　主要依靠细胞免疫来完成，常见于结核分枝杆菌、麻风分枝杆菌、沙门菌和布鲁菌等的感染。通过致敏淋巴细胞释放的各种细胞因子，激活吞噬细胞，增强其吞噬消化能力，抑制病原菌在吞噬细胞内生存，从而获得防御再感染的免疫力。

第三节　感染的来源与分类

一、感染的来源

（一）外源性感染

是指来自宿主体外的病原菌所引起的感染。传染源主要包括传染病患者、恢复期患者、健康带菌者，以及病畜、带菌动物、媒介昆虫等。

（二）内源性感染

来自宿主本身（体腔或体表）的病原菌所引起的感染称之为内源性感染。有少数细菌在正常情况下，虽寄生于人体内，但不致病。当机体免疫力减低时，或由于外界因素的影响，如长期大量使用抗生素引起体内正常菌群失调时，条件致病菌会迅速繁殖而引起感染性疾病。目前内源性感染逐渐增多，应引起医护人员的高度重视。

二、感染的分类

感染的发生、发展与结局是机体和病原菌相互作用的复杂过程。根据病原菌与宿主力量的对比，感染类型主要有隐性感染、显性感染和带菌或带菌状态等不同的临床表现。

（一）隐性感染

当机体免疫力较强，或侵入的病原菌数量不多，毒力较弱时，感染后对人体损害较轻，不出现明显的临床症状，称隐性感染或称亚临床感染。通过隐性感染，机体仍可获得特异性免疫力，在防止同种病原菌感染上有重要意义。如流行性脑脊髓膜炎（流脑）等大多通过隐性感染而获得免疫力。

（二）显性感染

当机体免疫力较弱，或入侵的病原菌毒力较强，数量较多时，则病原菌可在机体内生长繁殖，产生毒性物质，经过一定时间相互作用（潜伏期），使机体组织细胞受到一定程度的损害，出现较为明显的临床症状，称为显性感染，有时也称传染病，按发生、发展及转归，临床上可分为潜伏期、前驱期、症状明显期（发病期）及恢复期等四个发病阶段。

1. 按病情发展缓急分类 分为急性感染和慢性感染。

（1）急性感染 发病突然，病程较短，一般数日至数周。病愈后，病原体从宿主体内消失。如霍乱弧菌、脑膜炎奈瑟菌等。

（2）慢性感染 起病缓慢，病程较长，持续数月至数年。细胞内感染的细菌最常引起慢性感染。如结核分枝杆菌、麻风分枝杆菌等。

2. 按感染的部位分类 分为局部感染和全身感染。

（1）局部感染 指病原菌侵入机体后，在一定部位定居，生长繁殖，产生毒性产物，不断侵害机体的感染过程。这归功于免疫系统发挥的作用，将侵入的病原菌限制在局部，阻止蔓延扩散。如化脓性球菌引起的疖、痈、脓肿等。

（2）全身感染 由于机体的免疫功能被削弱，机体与病原菌相互作用后不能将病原菌局限，导致病原菌及其毒素向周围扩散，侵入血流，引起全身感染。主要有下列几种类型。

1）菌血症：病原菌自局部病灶不断地侵入血流中，病原菌仅一时性在血液经过，不能在血流中生长繁殖，到达适宜组织器官后再生长繁殖。如伤寒早期的菌血症、布鲁菌菌血症等。

2）毒血症：病原菌在局部生长繁殖，细菌不侵入血流，但其产生的毒素进入血流，引起独特的中毒症状，如白喉、破伤风、肉毒中毒等。

3）败血症：在机体的防御功能严重减弱时，病原菌不断侵入血流，并且在血流中大量繁殖，释放毒素，造成机体损害，引起全身严重的中毒症状，可出现不规则高热，皮肤及黏膜出血点，肝大、脾大等。

4）脓毒血症：由化脓性细菌引起的败血症，细菌随血流扩散，在身体多个器官（如肝、肺、肾等）引起新的化脓病灶。例如金黄色葡萄球菌严重感染时导致的脓毒血症。

（三）带菌状态

隐性感染或显性感染痊愈后，病原菌在体内仍然存在，并不断排出体外，形成带菌状态。处于带菌状态的人称为带菌者。可分为恢复期带菌者和健康带菌者两类。健康人（包括隐性感染者）体内带有病原菌，叫健康带菌者。如流行性脑脊髓膜炎或白喉流行期间，有些人鼻咽腔内可带有脑膜炎奈瑟菌或白喉棒状杆菌。健康带菌者在传染病流行的过程中成为重要传染源，应引起重视。显性感染（治疗过）痊愈之后，体内还带有病原菌的人，称恢复期带菌者。如痢疾、伤寒、白喉恢复期带菌者都比较常见。因此健康体检，不仅能筛查出机体的异常数据，更能查出隐藏的病原体（携带者），降低传染的风险。尤其是餐饮服务、幼儿保育机构的从业人员，应该定期体检。

第四节 医院感染 ⓔ微课

医院感染是指医院内各类人群所获得的感染，主要指患者在住院期间发生的感染和在医院内获得而出院后显现的感染，但不包括入院前已开始或者入院时已处于潜伏期的感染。对于无明确潜伏期的感染，入院 48 小时后或出院 48 小时内发生的感染归入医院内感染范畴；医院工作人员在医院内获得的感染，也属于医院内感染。

WHO 规定：凡住院患者、陪护人员或医院工作人员因医疗、护理工作而被感染所引起的任何临床显示症状的微生物性疾病，不管受害对象在医院期间是否出现症状，均视为医院感染。

一、医院感染的分类

1. 内源性感染 或称自身感染，是由患者自己体内正常菌群引起的感染。

2. 外源性感染

（1）交叉感染 在医院内，由患者或医务人员直接或间接传播引起的感染。

（2）医源性感染 在治疗、诊断或预防过程中，因所用器械等消毒不彻底而造成的感染。

二、医院感染常见病原体及其特点

引起医院感染的病原体大多是条件致病菌和耐药菌，特别是多重耐药菌株，常见病原体见表 4-3。

表 4-3 医院感染的常见微生物

类别	常见的微生物
呼吸道感染	金黄色葡萄球菌、铜绿假单胞菌、肺炎克雷伯菌、肠球菌、大肠埃希菌、流感嗜血杆菌、肺炎链球菌、呼吸道病毒等
泌尿道感染	大肠埃希菌、肠球菌、铜绿假单胞菌、肺炎克雷伯菌、变形杆菌、白假丝酵母菌等
肠道感染	沙门菌、志贺菌、轮状病毒等
手术部位感染	铜绿假单胞菌、肠杆菌科、金黄色葡萄球菌、肠球菌、无芽孢厌氧菌
与输血有关的感染	人类免疫缺陷病毒、梅毒螺旋体、乙型肝炎病毒、丙型肝炎病毒等

医院感染的特点：①以条件致病菌为主；②流行的菌株大多为多重耐药性，难以治疗；③多侵犯免疫力低下者；④病原体种类随时间在变迁；⑤既可一种病原体引发多部位感染，也可多种病原体引发同一部位感染。

三、医院感染常见诱发因素

1. 侵入性诊疗技术增加 如内窥镜、泌尿系导管、动静脉导管、气管切开、气管插管、吸入装置、脏器移植、牙钻、采血针、吸血管、监控仪器探头等侵入性诊疗技术手段，不仅把外界的微生物导入体内，而且损伤了机体的防御屏障，使病原体容易侵入机体。

2. 免疫系统损伤因素 如放射治疗、化学治疗和激素治疗，均能不同程度地降低机体免疫力。

3. 感染对象免疫力低下 老人、婴幼儿更易发生医院感染；患者原有如肿瘤、糖尿病等基础疾病时，抗感染能力减弱，更易发生医院感染。

4. 其他因素 不当使用抗生素、外科手术及各种引流和住院时间过长等，也可增加医院感染的发生。

👁 **看一看**

超级细菌

超级细菌是一种耐药性细菌，其能在人体内形成化脓性炎症（脓疱），甚至导致肌肉坏死。更可悲的是，抗菌药物对它不起作用，患者可出现炎症，高热、痉挛、昏迷直到最后死亡。

超级细菌一般指对绝大多数抗生素均不敏感的"泛耐药性"（pan - drug resistance，PDR）细菌，以及部分对临床使用的三类或三类以上的抗菌药物同时呈现耐药的"多药耐药"细菌（multi resistance，MDR）。

超级细菌主要有：MRSA（耐甲氧西林金黄色葡萄球菌）；VRSA（耐万古霉素金黄色葡萄球菌）；VRE（耐万古霉素肠球菌）；MDRSP（耐多药肺炎链球菌）；KPC（耐碳青霉烯酶肺炎克雷伯菌）和产NDM-1（New Delhi metallo - β - lactamase 1 ［Ⅰ型新德里金属β-内酰胺酶］）大肠埃希菌。

我们必须认识超级细菌的危害，为了降低耐药性产生，应该合理使用抗生素，尤其是广谱抗生素。

四、医院感染的预防与控制

医院感染对患者的健康产生较为严重的不利影响，同时造成巨大的经济损失，所有医务工作者必须意识到控制医院感染的重要性和紧迫性。只要加强管理，采取切实有效的措施，绝大部分的医院感染是可预防和控制的。

1. 认真执行国家对医院感染控制的相关法律法规 主要有《中华人民共和国传染病防治法》《医院感染管理规范》《医疗机构消毒技术规范》《医院隔离技术规范》《医务人员手卫生规范》《医疗废物管理条例》等，严格按要求进行各项诊疗技术操作。

2. 加强医德及专业教育，建立医院感染控制制度 医院感染很大程度是经过医务人员直接或间接传播的。加强各类医疗工作人员的医德医风教育和医院感染专业知识学习，提高医院感染防控意识，自觉遵守各种规章制度，在降低医院感染中起着十分重要的作用。建立医院感染控制相关制度，分层管理，切实落实，在工作中不断完善和改进。

3. 不断完善并落实标准预防措施 标准预防措施是针对医院所有患者和医务人员采用的一组预防感染措施。包括手卫生，根据预期可能的暴露选用手套、隔离衣、口罩、护目镜或防护面罩，以及安全注射，还包括穿戴合适的防护用品，处理医院环境中污染的物品与医疗器械。

加强手卫生、清洁与消毒、隔离等工作，严格按照《抗菌药物临床应用管理办法》及《抗菌药物临床应用指导原则》（2015年版）合理选用抗菌药物。医疗废物及污水必须经无害化处理后才能丢弃和排放，减少对环境的污染，也是预防医院感染的重要举措。

💗 **护爱生命**

在日常生活、工作中，手接触的东西是最多的，有人戏称人体上"最脏"的部位就是手，这就意味着手在疾病传播中有着不可或缺的"地位"。

根据《医务人员手卫生规范》（WS/T 313—2019），下列情况医务人员应洗手和（或）使用手消毒剂进行卫生手消毒：①接触患者前；②清洁、无菌操作前，包括进行侵入性操作前；③暴露患者体液风险后，包括接触患者黏膜、破损皮肤或伤口、血液、体液、分泌物、排泄物、伤口敷料等之后；④接触患者后；⑤接触患者周围环境后，包括接触患者周围的医疗相关器械、用具等物体表面后。

作为医务工作者，在临床治疗、护理，尤其是手术过程中，应严格执行《医务人员手卫生规范》的相关要求，讲卫生、勤洗手、常消毒，防止医源性感染的发生。

答案解析

目标检测

一、单项选择题

1. 病原菌在局部生长繁殖，一过性侵入血流，不在其中生长繁殖的是（ ）
   - A. 毒血症
   - B. 菌血症
   - C. 脓毒血症
   - D. 败血症
   - E. 病毒血症

2. 外毒素经甲醛脱毒后，仍保持抗原性的物质是（ ）
   - A. 抗毒素
   - B. 细菌素
   - C. 类毒素
   - D. 抗生素
   - E. 干扰素

3. 与细菌致病性无关的代谢产物是（ ）
   - A. 内毒素
   - B. 外毒素
   - C. 色素
   - D. 热原质
   - E. 血浆凝固酶

4. 病原菌在局部生长繁殖，不入血，但其毒素入血而引起全身症状的是（ ）
   - A. 毒血症
   - B. 菌血症
   - C. 病毒血症
   - D. 败血症
   - E. 脓毒血症

5. 与机体对病原体的抵抗力无关的是（ ）
   - A. 完整的皮肤
   - B. 血－脑脊液屏障
   - C. 分泌黏液层
   - D. 体表面积
   - E. 正常菌群的拮抗

6. 能使纤维蛋白凝块溶解，利于细菌扩散的物质是（ ）
   - A. 血浆凝固酶
   - B. 透明质酸酶
   - C. 链激酶
   - D. 胶原酶
   - E. 磷脂酶

7. 对细胞内寄生菌感染的免疫主要依靠（ ）
   - A. 抗毒素免疫
   - B. 固有免疫
   - C. 中和免疫
   - D. 细胞免疫
   - E. 溶菌免疫

8. 从病原微生物侵入人体开始，至出现临床症状为止的时期是（ ）
   - A. 潜伏期
   - C. 症状明显期
   - B. 前驱期
   - D. 恢复期
   - E. 发病期

9. 长期使用广谱抗菌药物可能引起（ ）
   - A. 菌血症
   - B. 败血症
   - C. 毒血症
   - D. 脓毒血症
   - E. 菌群失调症

10. 细菌的内毒素的化学成分是（ ）
    - A. 多肽
    - B. 蛋白质
    - C. 磷酸
    - D. 脂多糖
    - E. 磷脂

二、多项选择题

1. 下列属于外毒素的毒素是（ ）
   - A. 破伤风痉挛毒素
   - B. 霍乱肠毒素
   - C. 白喉毒素
   - D. 肉毒毒素
   - E. 金黄色葡萄球菌肠毒素

2. 内毒素入体后产生的作用有（ ）
   - A. 发热
   - B. 休克

C. DIC

D. 对组织器官有选择性，引起特殊症状

E. 白细胞反应

3. 对外毒素的描述，正确的是 （   ）

A. 大多由革兰阴性菌产生，少数阳性菌也能产生

B. 多为细菌分泌，少数裂解释放

C. 性质稳定，耐热

D. 毒性强，对组织具有选择性

E. 抗原性强，可制成类毒素

4. 细菌的致病因素包括 （   ）

A. 细菌毒力   B. 侵袭性酶类   C. 表面结构

D. 侵入数量   E. 侵入门户或途径

5. 下列属于全身感染的是 （   ）

A. 败血症   B. 脓毒血症   C. 痈

D. 脓肿   E. 毒血症

（张加林）

书网融合……

重点回顾   微课   习题

第五章　呼吸道感染细菌

知识目标：

1. 掌握　结核分枝杆菌和脑膜炎奈瑟菌的致病因素及所致疾病；结核菌素试验的临床意义。

2. 熟悉　结核分枝杆菌和脑膜炎奈瑟菌典型的生物学性状、微生物学检查及防治原则。

3. 了解　其他呼吸道感染细菌典型的生物学性状、致病性、微生物学检查及防治原则。

技能目标：

能熟练完成结核菌素试验的操作，并能解释试验的原理和结果。

素质目标：

强化传染病的预防意识，加强无菌操作的观念，培养良好的卫生习惯；深刻理解国家提出对部分结核病患者进行免费救治的意义。

经呼吸道感染的细菌种类很多，包括结核分枝杆菌、脑膜炎奈瑟菌、流感嗜血杆菌、白喉棒状杆菌、嗜肺军团菌、百日咳鲍特菌等，它们均以呼吸道作为主要侵入门户，引起呼吸道或呼吸道外的病变。

📖 导学情景

情景描述： 患者，男，31 岁。因发热、咳嗽、咳血痰 1 周左右来院就诊。患者近 2 个月出现低热、午后体温增高、夜间盗汗，伴有咳嗽、厌食、消瘦等症状，曾自行服用感冒药无效。X 线平片显示双肺纹理增粗，右肺尖有片状阴影。

情景分析： 在日常生活中，常见有人出现低热、盗汗、乏力、咳嗽等症状，多数被误认为感冒，因此延误了疾病的治疗，使得病情恶化甚至不可逆发展。

讨论： 该患者最有可能患哪种疾病？为进一步确诊应做哪些微生物学检查？该病是如何传播的？怎样进行预防和治疗？

学前导语： 结核病是一种由来已久的呼吸道传染病，俗称"痨病"。随着生活水平的提高，卡介苗的普遍接种，结核病的发病率和病死率大大降低。但是由于结核分枝杆菌的生物学特性和结核病的社会因素，使得结核病的流行卷土重来。WHO 已经将结核病列为重点控制的三种传染病之一，宣布全球结核病处于紧急状态。学习下面的内容，相信你对结核病会有更深刻的了解。

第一节　结核分枝杆菌 📱微课1

结核分枝杆菌（*M. tuberculosis*）俗称结核杆菌，属于分枝杆菌属，是引起结核病的病原菌。该菌可侵犯全身各器官，但以肺部最多见。结核病是危害全球尤其是发展中国家最为严重的传染病之一，全球每年 100 多万人因结核病死亡。我国每年新报告肺结核患者约 80 万，是全球结核病、耐多药/利福平耐药结核病（MDR/RR - TB）、结核菌/人类免疫缺陷病毒（TB/HIV）双重感染高负担国家之一。

一、生物学性状

（一）形态与染色

该菌细长略带弯曲，大小（1~4）μm×0.4μm，呈单个或分枝状排列，常聚集成团。在陈旧病灶或培养物中，形态常不典型，出现多形性。无鞭毛，无芽孢，有荚膜。常用抗酸染色法染色，结核分枝杆菌被染成红色，为抗酸阳性菌。

（二）培养特性

专性需氧，营养要求高，常需要含有蛋黄、马铃薯、甘油和天冬酰胺的罗氏（Lowenstein - Jensen）培养基才能生长。最适温度为 37℃，最适 pH 为 6.5~6.8。该菌生长缓慢，18~24 小时繁殖一代，故接种后 3~4 周才能出现肉眼可见的菌落，菌落干燥、坚硬，表面呈颗粒状，乳白色或米黄色，形似菜花状。在液体培养基中因其脂质含量较多，且有疏水性，易形成皱褶状菌膜生长。

（三）抵抗力

结核分枝杆菌的细胞壁脂质含量高，对干燥抵抗力强，在干燥痰内可存活 6~8 个月。在 3% HCl、6% H_2SO_4、4% NaOH 中 30 分钟内不受影响，故常用酸碱处理杂菌污染的标本。本菌对湿热、紫外线和 75% 的乙醇敏感，加热 62~63℃ 15 分钟、阳光直射 2~7 小时或在 75% 乙醇溶液中 2 分钟即可死亡。对链霉素、异烟肼、利福平、乙胺丁醇等多种药物敏感，但容易产生耐药性。

（四）变异性

结核分枝杆菌可发生形态、菌落、毒力、免疫原性和耐药性等变异。卡介苗（BCG）即为牛型结核分枝杆菌经多次传代后变异制成的减毒活疫苗，用于结核病的预防。

二、致病性与免疫性

（一）致病性

结核分枝杆菌不产生内、外毒素和侵袭性酶类，其致病性可能与细菌在组织细胞内大量繁殖引起的炎症、代谢物质的毒性作用以及菌体成分诱导机体产生的迟发型超敏反应有关。

1. 致病物质

（1）脂质　约占细胞壁干重的 60%，与细菌的致病性密切相关。

1）磷脂：能刺激单核细胞增生，并抑制蛋白酶的分解作用，形成结核结节和干酪样坏死。

2）分枝菌酸：与分枝杆菌的抗酸性有关，又名索状因子。能破坏细胞线粒体膜，抑制中性粒细胞游走，引起慢性肉芽肿。

3）蜡质 D：能引起迟发型超敏反应。

4）硫酸脑苷脂：能抑制吞噬细胞中吞噬体与溶酶体的结合，使结核分枝杆菌在细胞内长期存活。

（2）蛋白质　结核分枝杆菌含有多种蛋白质，以结核菌素为主，与蜡质 D 结合后可引发迟发型超敏反应。

（3）荚膜　能辅助细菌的黏附和入侵，防止宿主有害物质的进入，还可降解宿主组织中的大分子物质为细菌生长提供营养物质。

2. 所致疾病　结核分枝杆菌可通过呼吸道、消化道或破损的皮肤黏膜侵入机体，引起相应器官的结核病，以肺结核最多见。肺结核可分为原发感染和原发后感染两大类。

（1）原发感染　为初次感染，多见于儿童。结核分枝杆菌经呼吸道进入肺泡后，被巨噬细胞吞噬，由于细菌细胞壁中的脂质成分能抑制吞噬体与溶菌酶的结合，使细菌在细胞内大量增殖，导致巨噬细胞崩解死亡。如此循环往复引起渗出性炎症病灶，称为原发灶。初次感染的机体因缺乏特异性免疫，原发灶内的细菌经淋巴管扩散至肺门淋巴结，引起肺门淋巴管炎和淋巴结肿大，在 X 线胸片显示为哑铃形病灶，称为原发复合征。大多数原发感染可纤维化或钙化而自愈。但原发灶中有少量结核分枝杆菌可长期潜伏，强化机体的抗结核免疫，亦可作为以后内源性感染的来源。极少数免疫力低下者，细菌可经血流、淋巴扩散至全身，引起全身粟粒性结核或结核性脑膜炎。

（2）原发后感染　多见于成人，以内源性感染为主，极少数为外源性感染。由于机体已建立特异性细胞免疫，对再感染的结核分枝杆菌具有较强的局限能力，病灶常局限，一般不累及邻近的淋巴结，主要表现为慢性肉芽肿，形成结核结节，发生纤维化或干酪样坏死。若干酪样坏死液化，排入邻近支气管，可形成空洞，大量结核分枝杆菌随痰液排出，称为开放性肺结核，传染性很强。

（二）免疫性

1. 免疫与超敏反应　抗结核免疫以细胞免疫为主，称为感染免疫或带菌免疫，其免疫力的持久性有赖于菌体或其组分在体内的存在。当机体内结核分枝杆菌或其组分全部消失后，抗结核免疫力也随之消失。机体对结核分枝杆菌建立细胞免疫的同时，也引发强烈的迟发型超敏反应，故结核分枝杆菌感染时，细胞免疫与超敏反应同时存在。

2. 结核菌素试验

（1）原理和试剂　结核菌素试验是应用结核菌素来检测机体对结核分枝杆菌是否存在迟发型超敏反应的一种皮肤试验。结核菌素试剂包括旧结核菌素（OT）和纯蛋白衍生物（PPD）。PPD 有两种：来自人结核分枝杆菌的 PPDC 和来自卡介苗的 BCGPPD。

（2）试验方法　目前多采用 PPD 法。取 PPDC 和 BCGPPD 各 5 单位分别注入前臂掌侧皮内（亦可单侧注射），48～72 小时后观察，若注射局部出现红肿、硬结，且直径介于 5～15mm，称为阳性；小于 5mm 称为阴性；≥15mm 者称为强阳性。若两侧红肿，则 PPDC 侧大于 BCGPPD 侧时为感染，反之可能为接种卡介苗所致。

（3）结果分析　阴性反应表明受试者可能未感染过结核分枝杆菌，未接种过卡介苗，但应排除原发感染早期、严重结核病患者或正患有其他疾病导致细胞免疫功能低下者。阳性反应表明受试者已感染过结核分枝杆菌或接种过卡介苗，对结核分枝杆菌有特异性免疫。强阳性反应表明可能有活动性结核，尤其是婴儿。

（4）实际应用　①选择卡介苗接种对象及测定卡介苗接种效果；②辅助诊断婴幼儿结核病；③测定肿瘤患者的细胞免疫功能；④对未接种卡介苗的人群进行结核分枝杆菌感染的流行病学调查。

？ 想一想

分析结核菌素试验结果时，都应考虑哪些情况？

答案解析

三、微生物学检查及防治原则

（一）微生物学检查

1. 标本采集　根据结核分枝杆菌感染部位的不同采集不同的标本，如痰液、支气管灌洗液、尿液、粪便、胸水、腹水、脑脊液等。有杂菌的标本如痰、支气管灌洗液、尿液、粪便等，需先经酸碱处理杀死杂菌后再浓缩集菌检查，含菌量较少的标应先集菌再检查，儿童可取胃灌洗液检查。

2. 直接涂片染色镜检　标本直接涂片或浓缩后集菌涂片，用抗酸染色法染色镜检，若找到抗酸阳性菌，结合症状可初步诊断。若用金胺染色，在荧光显微镜下结核分枝杆菌显金黄色荧光，可提高阳性率 10 ~ 30 倍。

3. 分离培养与鉴定　将标本接种于固体培养基上，以蜡封口，置于 37℃ 培养 4 ~ 6 周后观察结果。为了缩短培养时间，也可采用液体快速玻片培养法，此法培养时间约 1 周，但需进一步与非结核分枝杆菌鉴别。

近年来 PCR 技术已应用到结核分枝杆菌的 DNA 鉴定，PCR 检查结核分枝杆菌的 DNA，可对结核病进行早期和快速诊断。

（二）防治原则

预防结核病的主要措施是接种卡介苗。目前，我国规定新生儿出生后即接种卡介苗，7 岁复种，农村 12 岁再复种 1 次。接种后 2 ~ 3 个月再做结核菌素试验，若为阴性者需再次接种，若为阳性者其免疫力可维持 5 年左右。

练一练

卡介苗的接种对象主要是（　　）

A. 结核菌素试验阳性者

B. 重症结核病患者和结核菌素试验阴性患者

C. 新生儿和结合菌素试验阴性的儿童

D. 结核菌素试验阴性的细胞免疫缺陷患者

E. 重症结核病患者和新生儿

答案解析

结核病的治疗原则是早期、联合、足量、规范、全程用药。常用的治疗药物有链霉素、异烟肼、对氨基水杨酸、利福平、乙胺丁醇等。联合用药可减少细菌耐药性的产生，减少毒性。

看一看

世界防治结核病日

1995 年底，WHO 将每年 3 月 24 日作为世界防治结核病日（World Tuberculosis Day），是为了纪念 1882 年德国微生物学家罗伯特·科赫向一群德国柏林医生发表他对结核病病原菌的发现，以此提醒公众加深对结核病的认识。近年来，全球结核病防治形势依然严峻。尽管我国不断加大对结核病的防控力度，但结核病疫情仍十分严重。2022 年世界防治结核病日宣传主题为"生命至上，全民行动，共享健康，终结结核"，旨在倡导每个人都积极行动起来，形成全民防治结核病的强大合力，为实现终结结核病目标而共同努力。

第二节　脑膜炎奈瑟菌 微课2

脑膜炎奈瑟菌（*N. meningitidis*）俗称脑膜炎球菌（meningococcus），是流行性脑脊髓膜炎（流脑）的病原菌。

一、生物学性状

（一）形态与染色

呈肾形或豆形，直径 0.6 ~ 0.8μm，成双排列，凹面相对，革兰染色阴性。在患者脑脊液中，多位于中性粒细胞内，形态典型。新分离的菌株大多有荚膜和菌毛。

（二）培养特性

营养要求高，常用巧克力色血琼脂培养基进行培养。专性需氧，初次培养需 5% ~ 10% CO_2，在37℃培养24小时后可形成圆形、无色透明似露滴状菌落。人工培养超过48小时常因菌体产生自溶酶而裂解死亡。

（三）抗原成分与分类

本菌主要有三种抗原，即荚膜多糖群特异性抗原、外膜蛋白型特异性抗原和脂寡糖抗原（Lipooligosaccharide，LOS）。根据荚膜多糖群特异性抗原，可将脑膜炎奈瑟菌分为 A、B、C、D、H、I 等13个血清群，对人类致病的主要是 A、B、C 群，我国95%以上为 A 群。

（四）抵抗力

抵抗力极弱，对干燥、冷、热、一般消毒剂等十分敏感。对磺胺、青霉素、氯霉素等敏感。

二、致病性与免疫性

（一）致病性

1. 致病物质 包括荚膜、菌毛和 LOS。荚膜具有抗吞噬作用，能增强细菌的侵袭力；菌毛可使细菌黏附于宿主细胞表面，有利于进一步入侵；LOS 是主要的致病物质，可导致皮肤瘀斑和微循环障碍，严重时导致 DIC 及中毒性休克。

2. 所致疾病 脑膜炎奈瑟菌感染引起流行性脑脊髓膜炎，人类是脑膜炎奈瑟菌的唯一易感宿主。传染源主要是流脑患者和带菌者，病菌经飞沫传播侵入人体的鼻咽部，并在局部增殖。在流行期间正常人群带菌率可达70%以上。流脑的潜伏期为 2 ~ 3 天，病情复杂多变，轻重不一，一般表现为 3 种临床类型，即普通型、暴发型和慢性败血症型。90%的患者属于普通型。细菌首先黏附于鼻咽部，引起上呼吸道炎症，抵抗力较强的机体一般无症状或表现为轻微的上呼吸道症状，抵抗力弱者大量繁殖的细菌侵入血流，引起菌血症或败血症。患者可出现寒战、高热、恶心、皮肤黏膜出血斑。极少数儿童因细菌突破血－脑屏障可引起化脓性脑脊髓膜炎，产生剧烈头痛、喷射性呕吐、颈项强直等脑膜刺激征，重者可出现中毒性休克，预后不良。

（二）免疫性

以体液免疫为主，且免疫力较牢固。成人对脑膜炎奈瑟菌有较强免疫力，6 个月 ~ 2 岁的儿童为易感者。6 个月以内的婴儿可从母体获得抗体，故患流脑者极少。

三、微生物学检查及防治原则

（一）微生物学检查

1. 标本采集 根据患者病变部位不同采集相应标本，可采集患者的脑脊液、血液或刺破出血瘀斑取其渗出液，带菌者可取鼻咽拭子。采集后的标本应注意保温保湿，立即送检，最好床边接种。

2. 直接涂片染色镜检 涂片后行革兰染色，如在中性粒细胞内、外发现革兰阴性双球菌，即可初步诊断。

3. 分离培养与鉴定　血液或脑脊液增菌培养阳性者，应做生化反应和玻片凝集试验鉴定。另外，可采用对流免疫电泳、SPA 协同凝集试验和 ELISA 等方法快速诊断血液或脑脊液中的可溶性抗原。

（二）防治原则

要做到早发现、早诊断、早治疗。对易感儿童接种流脑荚膜多糖疫苗进行特异性预防，常用 A、C 二价或 A、C、Y 和 W135 四价混合疫苗。流行期间儿童可口服磺胺等药物预防。治疗首选大剂量青霉素 G，过敏者可用红霉素。

第三节　其他呼吸道感染细菌

其他呼吸道感染细菌包括白喉棒状杆菌、流感嗜血杆菌、百日咳鲍特菌等，其主要生物学性状、致病物质、所致疾病及特异性防治见表 5 - 1。

表 5 - 1　其他呼吸道感染细菌

菌名	生物学性状	致病物质	所致疾病	特异性防治
白喉棒状杆菌	G⁺ 棒状杆菌，Neisser 或 Albert 染色可见异染颗粒，无荚膜、鞭毛和芽孢	白喉外毒素	白喉	接种白喉类毒素用于预防；接种白喉抗毒素用于紧急预防和治疗
流感嗜血杆菌	G⁻ 小杆菌，呈多形性，无鞭毛，无芽孢，多数菌株有菌毛，毒力菌株产生荚膜	荚膜、菌毛和内毒素	原发性感染、继发性感染	接种 Hib 结合型疫苗
百日咳鲍特菌	G⁻ 小杆菌，两端浓染，无鞭毛和芽孢，光滑型菌株有荚膜和菌毛	荚膜、菌毛、内毒素和外毒素	百日咳	接种百白破三联疫苗

护爱生命

呼吸道感染是临床常见疾病，可导致呼吸道出现炎症反应，影响身体健康。引起呼吸道感染的病原体有很多，细菌为其中之一。要想避免呼吸道感染的发生，有效预防非常重要。

1. 注意消毒隔离　很多呼吸道感染性疾病都具有传染性，如结核病等，因此，隔离不仅可以让患者安心治疗，也可以隔离传染源，避免他人受到感染。

2. 注意个人防护　呼吸道感染性疾病主要通过飞沫传播，因此，在流行期间尽量不去或少去公共场所，外出要佩戴口罩，减少直接感染的机会。除此，还要注意居室空气流通，经常打开窗户通风，减少室内污染。

3. 加强锻炼、增强体质、改善营养、规律生活　引起呼吸道感染的细菌在进入人体后多数是会被人体免疫系统识别并杀灭的。因此，生活中要注意劳逸结合、戒烟戒酒、调整饮食等，增强自身的免疫力。

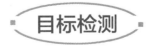

目标检测

答案解析

一、单项选择题

1. 下列有关结核分枝杆菌生物学特性的描述，错误的是（　　）

　　A. 抗酸染色呈蓝色　　　　　　B. 专性需氧，生长缓慢　　　　　C. 菌落表面粗糙并呈菜花状

D. 耐酸碱，抗干燥   E. 有分枝生长的趋势

2. 下列有关结核分枝杆菌抵抗力的描述，错误的是（ ）

    A. 对干燥抵抗力强   B. 对紫外线抵抗力强   C. 对稀酸稀碱抵抗力强

    D. 对乙醇敏感   E. 对湿热敏感

3. 卡介苗是牛型结核杆菌的（ ）

    A. 细菌形态结构变异   B. 细菌菌落变异   C. 细菌耐药性变异

    D. 细菌毒力变异   E. 以上均不对

4. 一健康儿童，结核菌素试验阴性，应考虑接种的疫苗是（ ）

    A. 卡介苗   B. 乙脑疫苗   C. 白喉类毒素

    D. 百日咳疫苗   E. 破伤风类毒素

5. 结核菌素试验阳性说明（ ）

    A. 正在患结核病   B. 结核病已治愈   C. 未感染结核杆菌

    D. 细胞免疫功能低下   E. 体内有结核杆菌或接种过卡介苗有免疫力

6. 感染脑膜炎奈瑟菌所导致的疾病为（ ）

    A. 流行性乙型脑炎   B. 流行性脑脊髓膜炎   C. 流行性腮腺炎

    D. 流行性出血热   E. 百日咳

7. 流行性脑脊髓膜炎的典型临床症状是（ ）

    A. 咯血   B. 乏力   C. 咳嗽

    D. 脑膜刺激征   E. 消瘦

8. 感染百日咳鲍特菌所导致的疾病为（ ）

    A. 白喉   B. 流行性脑脊髓膜炎   C. 百日咳

    D. 结核病   E. 咽喉炎

9. 白喉棒状杆菌特有的结构是（ ）

    A. 荚膜   B. 芽孢   C. 异染颗粒

    D. 鞭毛   E. 菌毛

10. 白喉的紧急预防应用（ ）

    A. 干扰素   B. 抗生素   C. 转移因子

    D. 白喉类毒素   E. 白喉抗毒素

二、多项选择题

1. 引起结核分枝杆菌超敏反应的成分有（ ）

    A. 索状因子   B. 结核菌素   C. 磷脂

    D. 蜡质 D   E. 磷壁酸

2. 结核分枝杆菌的脂质成分与其致病性密切相关，主要有（ ）

    A. 索状因子   B. 磷脂   C. 硫酸脑苷脂

    D. 蜡质 D   E. 卵磷脂

3. 结核菌素试验的实际应用有（ ）

    A. 选择卡介苗接种对象

    B. 测定肿瘤患者的细胞免疫功能

    C. 对未接种卡介苗的人群做结核分枝杆菌感染的流行病学调查

    D. 婴幼儿（尚未接种卡介苗）结核病的辅助诊断

　　E. 对结核病患者进行治疗

4. 以下符合脑膜炎奈瑟菌标本采集与送检的要求有（　　）

　　A. 采集标本应注意无菌操作

　　B. 根据该病原菌主要存在部位取材

　　C. 一般应在使用抗菌药物之前采集标本

　　D. 采集的标本要立即送检

　　E. 标本送检过程中要保持低温和干燥

5. 以下白喉棒状杆菌致病的主要因素不包括（　　）

　　A. 侵袭性物质　　　　　　B. 内毒素　　　　　　　C. 外毒素

　　D. 黏附素　　　　　　　　E. 荚膜

（燕　杰）

书网融合……

□ 重点回顾

e 微课1

e 微课2

□ 习题

第六章　消化道感染细菌

PPT

<table>
<tr><td rowspan="9" style="writing-mode:vertical;">学习目标</td><td>

知识目标：

1. **掌握**　消化道感染细菌的致病因素及所致疾病；肥达反应的临床意义。
2. **熟悉**　消化道感染细菌典型的生物学性状和微生物学检查。
3. **了解**　消化道感染细菌的防治原则。

技能目标：

能应用消化道感染细菌的致病性和生物学性状初步推断致病菌的类型；学会分析肥达反应的试验结果。

素质目标：

培养良好的卫生习惯，防止病从口入；加强无菌操作的观念，防止医源性交叉感染的发生。

</td></tr>
</table>

导学情景

情景描述： 患者，女，20 岁，因腹泻 3 天左右来院就诊。患者自述 2 天前开始出现腹泻症状，且腹泻次数逐渐增多，伴有低热、腹痛、乏力等症状，曾自行服用腹泻药无效。粪便呈鲜红黏冻状的稀便，镜检可见大量脓细胞和红细胞，血常规：白细胞 $12.0 \times 10^9/L$。

情景分析： 在日常生活中，常见有人出现腹痛、腹泻等症状，多数容易被患者忽视而自行服药解决，从而延误了疾病的治疗，尤其是体弱的老年人和儿童，如治疗不彻底，甚至有危及生命的情况出现。

讨论： 该患者最有可能患哪种疾病？为进一步确诊应做哪些微生物学检查？该病应如何预防？

学前导语： 消化道传染病主要是通过患者的排泄物传播的，属于病从口入的疾病。病原体随排泄物排出患者或携带者体外，经过接触污染了的手、水、食品和食具吃入体内而感染。因此，在生活中应保持良好的生活习惯，注意饮食卫生，防止病从口入。

消化道感染细菌是指一群经粪 – 口途径进入机体，在消化道中增殖，引起消化道疾病或全身性疾病的细菌。主要包括肠杆菌科中的埃希菌属、志贺菌属、沙门菌属、变形杆菌属等，弧菌科中的霍乱弧菌和副溶血弧菌，以及螺杆菌属和弯曲菌属的细菌。其中，肠杆菌科的细菌与医学的关系最为密切，它们中的大多数为肠道的常居菌，当机体免疫力低下或细菌侵入肠道以外组织时，成为条件致病菌，引起感染；少数是致病菌，如痢疾志贺菌、伤寒沙门菌、致病性大肠埃希菌等，可引起人类某些传染病。

看一看

肠杆菌科细菌的共性

肠杆菌科细菌是一大群生物学性状相似的革兰阴性杆菌，主要寄居于人和动物肠道中，其共同特征有：①均为中等大小的革兰阴性杆菌，大多有菌毛，多数有周鞭毛，少数有荚膜，无芽孢；②需氧或兼性厌氧，营养要求不高；③生化反应活泼，乳糖发酵试验可初步鉴别肠道致病菌和非致病菌；④抗原构造复杂，包括菌体 O 抗原、鞭毛 H 抗原和荚膜抗原；⑤抵抗力不强，对热和一般化学消毒剂敏感；⑥易出现变异菌株，最常见的是耐药性变异。

第一节　埃希菌属 [e]微课1

埃希菌属（*Escherichia*）有 6 个种，临床最常见、最重要的是大肠埃希菌（*E. coli*）。大肠埃希菌俗称大肠杆菌，大多数为肠道中的正常菌群，在一定条件下可成为条件致病菌，引起肠道外感染；某些血清型能导致肠道内感染。

一、生物学性状

革兰阴性杆菌，大小为（0.4 ~ 0.7）μm ×（1 ~ 3）μm，多数有周鞭毛和菌毛，无芽孢。兼性厌氧，营养要求不高，生化反应活泼，能分解葡萄糖等多种糖类产酸产气。绝大多数菌株发酵乳糖。IMViC 试验（吲哚、甲基红、V – P、枸橼酸盐试验）为"＋＋－－"。大肠埃希菌的 O、H、K 3 种抗原是血清学分型的依据。

二、致病性与免疫性

（一）致病性

1. 致病物质　主要包括黏附素、外毒素和 K 抗原等。黏附素能使细菌黏附于泌尿道和肠道细胞表面；外毒素包括志贺样毒素、耐热肠毒素、不耐热肠毒素和溶血素等；K 抗原有抗吞噬作用。

2. 所致疾病

（1）肠道外感染　为内源性感染（新生儿脑膜炎除外），以化脓性感染和泌尿道感染最为常见。化脓性感染如腹膜炎、胆囊炎、手术创口感染、败血症和新生儿脑膜炎等；泌尿系感染如尿道炎、膀胱炎、肾盂肾炎等。

（2）肠道内感染　为外源性感染，致病性大肠埃希菌为其病原体。根据致病机制不同，可以分为 5 种类型。

1）肠产毒性大肠埃希菌（enterotoxigenic *E. coli*，ETEC）：旅游者和 5 岁以下婴幼儿腹泻的重要病原菌。其致病物质主要是肠毒素和定植因子，经污染的水源和食物传播。临床症状可从轻度腹泻至严重的霍乱样腹泻，平均病程 3 ~ 4 天。

2）肠侵袭性大肠埃希菌（enteroinvasive *E. coli*，EIEC）：主要侵犯较大儿童和成人，引起类似于菌痢的腹泻。EIEC 不产生肠毒素，能侵袭结肠黏膜上皮细胞并在其内增殖，导致组织破坏和炎症发生。

3）肠致病性大肠埃希菌（enterooathogenic *E. coli*，EPEC）：最早发现的引起腹泻的大肠埃希菌，主要导致婴幼儿腹泻。EPEC 不产生肠毒素和其他外毒素，主要通过黏附和破坏肠黏膜结构引起腹泻。

4）肠出血性大肠埃希菌（enterohemorrhagic *E. coli*，EHEC）：出血性结肠炎和溶血性尿毒综合征的病原体。5 岁以下儿童易感，症状轻重不一，可为轻度水泻至伴剧烈腹痛的血便。约有 10% 年龄 < 10 岁的患儿可并发溶血性尿毒综合征，表现为急性肾功能衰竭、血小板减少和溶血性贫血。其主要致病物质是志贺样毒素，常见血清型为 O157：H7，其来源包括受感染的肉类制品、牛奶、果汁和生的蔬菜和水果等。

5）肠集聚性大肠埃希菌（enteroaggregative *E. coli*，EAEC）：不侵袭细胞，能在细胞表面自动聚集，形成砖状排列，导致感染。主要引起婴儿和旅游者持续性水样腹泻，伴脱水，偶有血便。

（二）免疫性

埃希菌属引起的消化道感染，病后免疫力维持时间短暂，且不牢固，不能防止再次感染，可能与引起感染的各型之间较少发生交叉反应有关。

三、微生物学检查及防治原则

（一）微生物学检查

1. 标本采集　肠道外感染可无菌采集中段尿、血液、脓汁、脑脊液等，置无菌容器中送检；肠道感染可取粪便。

2. 分离培养与鉴定　将标本直接划线分离于血琼脂平板，若为血液标本，可先接种肉汤增菌后再移种至血琼脂平板。初步鉴定主要依据 IMViC 试验，最终鉴定需系列生化反应。尿路感染尚需计数菌落，每毫升≥10 万才具有诊断价值。肠道感染可将粪便标本接种于鉴别培养基，再分别利用 ELISA、核酸杂交、PCR 等方法进行检测。

3. 卫生细菌学检查　寄居于肠道中的大肠埃希菌不断随粪便排出体外，污染周围环境、水源、饮料及食品。因此，卫生细菌学常以"大肠菌群数"作为饮用水、食品等被粪便污染的指标之一。大肠菌群数是指在 37℃ 24 小时发酵乳糖产酸产气的肠道杆菌，包括埃希菌属、枸橼酸盐杆菌属、克雷伯菌属和肠杆菌属等。我国《生活饮用水卫生标准》（GB 5749—2006）规定，在 100ml 饮用水中不得检出大肠菌群。

（二）防治原则

注意饮食卫生。污染的水和食品是 ETEC 最重要的传播媒介，污染的肉类和未消毒的牛奶常引起 EHEC 的感染。人工合成的肠毒素疫苗目前可以预防人类 ETEC 的感染，其他疫苗正在研究过程中。治疗时应根据药物敏感试验选择合适的抗菌药物。

第二节　志贺菌属 🅔 微课2

志贺菌属（*Shigella*）是引起人类细菌性痢疾的病原菌，俗称痢疾杆菌。1898 年，Shiga 首次分离出该种细菌，故命名为志贺菌属。

一、生物学性状

（一）形态与染色

革兰阴性短小杆菌，大小为 (0.5~0.7)μm×(2~3)μm，无荚膜，无鞭毛，无芽孢，有菌毛。

（二）培养特性与生化反应

1. 培养特性　营养要求不高，在普通琼脂平板上形成直径约 2mm 半透明的光滑型菌落，宋氏志贺菌可形成扁平、粗糙型菌落。

2. 生化反应　分解葡萄糖，产酸不产气。除宋内志贺菌个别菌株迟缓发酵乳糖外，均不发酵乳糖。动力试验阴性，可与沙门菌、大肠埃希菌等区别。

（三）抗原成分与分类

志贺菌属的抗原主要包括 O 和 K 两种。O 抗原有群和型特异性，是分类的依据。借此可将志贺菌分为 4 群和 40 多个血清型。A 群为痢疾志贺菌，B 群为福氏志贺菌，C 群为鲍氏志贺菌，D 群为宋内志贺菌。我国最多见的是福氏志贺菌，其次是宋内志贺菌。

（四）抵抗力

抵抗力较弱，加热 60℃ 10 分钟可被杀死。对酸及一般消毒剂敏感。在粪便中，由于其他肠道菌产酸或噬菌体的作用常使本菌在数小时内死亡，故粪便标本采集后应迅速送检。对多种抗生素敏感，但易出现多重耐药性。

二、致病性与免疫性

（一）致病性

1. 致病物质

（1）侵袭力　志贺菌借助菌毛黏附于回肠末端和结肠黏膜的黏膜上皮细胞（M 细胞），然后侵入细胞内生长繁殖，在黏膜固有层形成感染病灶。志贺菌感染只局限于肠道，细菌一般不入血。

（2）内毒素　是主要致病物质。内毒素作用于肠黏膜，使肠壁通透性增高，促进内毒素的吸收，引起发热、神志障碍、中毒性休克等；内毒素能破坏肠黏膜，引起炎症、溃疡、坏死和出血，出现脓血黏液便；内毒素还可作用于肠壁自主神经系统，使肠功能紊乱，肠蠕动失调和痉挛，以直肠肛门括约肌痉挛最明显，出现腹痛、腹泻、里急后重等症状。

（3）外毒素　由 A 群志贺菌产生，称为志贺毒素。具有神经毒性、细胞毒性和肠毒性，其基本表现是上皮细胞的损伤，可引起神经麻痹、细胞变性坏死和水样腹泻。

2. 所致疾病　志贺菌引起细菌性痢疾。传染源是患者和带菌者，经粪－口途径传播，人群对志贺菌普遍易感，10 ～ 150 个志贺菌即可导致典型的菌痢，常见感染剂量为 10^3 个细菌。

（1）急性细菌性痢疾　潜伏期 1 ～ 3 天，发病急，表现为发热、腹痛、水样腹泻，约 1 天转为黏液脓血便，伴有里急后重感。个别病例可引起溶血性尿毒综合征，甚至死亡。痢疾志贺菌引起的细菌性痢疾特别严重，病死率可达 20%。

（2）慢性细菌性痢疾　有 10% ～ 20% 的急性期患者因治疗不彻底或机体抵抗力较低，病情反复发作，迁延不愈，若病程超过 2 个月以上，称为慢性菌痢。多见于福氏志贺菌感染。

（3）急性中毒性痢疾　多见于小儿，常无明显消化道症状而表现为全身中毒症状。临床表现以高热、惊厥、昏迷、中毒性脑病为主，可迅速发展为循环及呼吸衰竭。原因是小儿对内毒素特别敏感，内毒素引起微血管痉挛、缺血和缺氧，导致 DIC、多器官衰竭和脑水肿。如抢救不及时，往往造成死亡。

（二）免疫性

以消化道黏膜表面的 sIgA 抗感染为主，但病后免疫力不持久，不能防止再次感染，主要与志贺菌感染只停留在肠壁局部而不侵入血流有关。

三、微生物学检查及防治原则

（一）微生物学检查

1. 标本采集　取患者用药前的新鲜粪便的脓血或黏液部分立即送检。不能立即送检的标本应保存于 30% 甘油缓冲盐水或专门送检的培养基内。注意粪、尿不能混合。中毒性痢疾患者可取肛拭子。

2. 分离培养与鉴定　标本接种肠道选择培养基上，37℃ 培养 18 ～ 24 小时后选取无色半透明可疑菌落，做生化反应和血清学试验。测定志贺菌的侵袭力可采用毒力试验（Sereny 试验）。还可采用免疫染色法、免疫荧光菌球法、协同凝集试验和分子生物学方法等快速诊断方法。

（二）防治原则

早期诊断、隔离及治疗患者，及时检出和治疗带菌者。注意饮食卫生。特异性预防可口服多价 Sd 活疫苗。治疗上可选用磺胺、庆大霉素、喹诺酮类等，尽可能根据药物敏感试验选择有效抗菌药物。

第三节　沙门菌属 🔤 微课3

沙门菌属（*Salmonella*）是一大群寄生于人和动物肠道内，生化反应及抗原构造相似的革兰阴性杆菌。其血清型已达 2500 多种，仅少数对人致病，如伤寒沙门菌、甲型副伤寒沙门菌。部分能引起人畜共患病，如鼠伤寒沙门菌、猪霍乱沙门菌和肠炎沙门菌等。

一、生物学性状

（一）形态与染色

革兰阴性杆菌，大小为（0.6~1）μm×（2~4）μm，有菌毛，多数有周鞭毛，无芽孢，一般无荚膜。

（二）培养特性与生化反应

1. 培养特性　兼性厌氧，营养要求不高，在 SS 选择培养基上形成无色、半透明、中等大小的 S 型菌落。

2. 生化反应　分解葡萄糖产酸产气（伤寒沙门菌除外），不发酵乳糖，IMViC 试验结果为"－＋－＋"，产硫化氢，不分解尿素。

（三）抗原成分与分类

抗原结构复杂，主要包括 O 和 H 两种抗原，有的菌株尚有 Vi 抗原和 M 抗原。O 和 H 抗原是沙门菌分型的主要依据。新分离的伤寒沙门菌和希氏沙门菌有 Vi 抗原，可阻止 O 抗原与其相应抗体的凝集反应。

（四）抵抗力

抵抗力不强，湿热 65℃ 15~30 分钟即可灭活，对一般消毒剂敏感。在水中可存活 2~3 周，粪便中可存活 1~2 个月，在冰冻土壤中能过冬。对氨苄西林和喹诺酮类药物敏感，对氯霉素高度敏感。

二、致病性与免疫性

（一）致病性

1. 致病物质

（1）侵袭力　有毒株可借助菌毛黏附于黏膜上皮细胞的 M 细胞，被细胞内吞后在其内生长繁殖，导致宿主细胞死亡，细菌扩散并侵入毗邻的淋巴组织，被吞噬细胞吞噬。由于 Vi 抗原的保护作用形成了不完全吞噬，使细菌可随吞噬细胞游走到达机体其他部位。

（2）内毒素　是其主要致病物质，可引起宿主发热、白细胞减少、中毒症状和休克。

（3）肠毒素　某些沙门菌如鼠伤寒沙门菌能产生肠毒素，类似 ETEC 产生的肠毒素，可引起水样腹泻。

2. 所致疾病　传染源为患者和带菌者（包括恢复期带菌者和健康带菌者），通过污染的食品或水源经消化道感染，引起沙门菌病。人类感染沙门菌主要有 4 个类型。

（1）肠热症　包括伤寒沙门菌引起的伤寒和甲型副伤寒沙门菌、肖氏沙门菌和希氏沙门菌引起的副伤寒。伤寒和副伤寒的致病机制和临床表现相似，但副伤寒病程较短、病情较轻。沙门菌是胞内寄生菌。当细菌经口进入消化道，经 M 细胞被吞噬细胞吞噬，部分细菌经淋巴液至肠系膜淋巴结大量增殖，再经胸导管进入血流引起第一次菌血症，患者出现发热、全身不适、乏力及全身疼痛等前驱症状。此时大约为病程的第 1 周。细菌随血流到达肝、脾、肾、胆囊等器官增殖后再次入血，引起第二次菌血症，患者出现持续高热（39～40℃），相对缓脉，肝大、脾大，全身中毒症状，皮肤出现玫瑰疹，外周血白细胞明显下降。在胆囊中增殖的细菌随胆汁进入肠道，一部分随粪便排出体外，另一部分可再次侵入肠壁淋巴组织，使已致敏的组织出现超敏反应，导致局部坏死和溃疡，重者出现肠出血或肠穿孔等并发症。同时，肾脏中的细菌可随尿液排出。此为病程的第 2～3 周。若无并发症，患者自第 3～4 周进入恢复期。未经治疗的典型伤寒患者病死率大约为 20%。

？ 想一想

沙门菌在体内引起了几次菌血症？患者会出现哪些相应的症状？

答案解析

（2）胃肠炎（食物中毒）　最为常见。常因大量摄入（>10^8CFU）鼠伤寒沙门菌、猪霍乱沙门菌、肠炎沙门菌等污染的食物引起。潜伏期为 6～24 小时，起病急，表现为发热、恶心、呕吐、腹痛、水样腹泻等，偶有黏液或脓性腹泻。多在 2～3 天自愈。

（3）败血症　常见于猪霍乱沙门菌、丙型副伤寒沙门菌、鼠伤寒沙门菌、肠炎沙门菌等感染。患者多为儿童和免疫力低下的成人。细菌经口感染后，早期即可侵入血流，引起败血症。主要表现为高热、寒战、贫血、厌食等，但胃肠道症状少见。约有 10% 的患者因体内细菌播散，出现局部化脓性感染，如脑膜炎、心内膜炎、骨髓炎、胆囊炎、关节炎等。

（4）无症状带菌者　1%～5% 肠热症患者转变为无症状（健康）带菌者，在症状消失后 1 年仍可在其粪便中检出有相应沙门菌。细菌存在部位主要在胆囊，少数在尿道。

（二）免疫性

肠热症病后免疫力牢固，很少发生再感染，以细胞免疫为主。体液免疫对血流中和细胞外的沙门菌有辅助杀菌的作用。胃肠炎的免疫主要依靠肠道黏膜局部的 sIgA。

三、微生物学检查及防治原则

（一）微生物学检查

1. 标本采集　肠热症患者应根据不同病程采集不同标本，第 1 周采取血液，第 2 周起取粪便，第 3 周起还可取尿液，整个病程均可采集骨髓液；胃肠炎患者取粪便、呕吐物和可疑食物；败血症患者取血液；胆囊带菌者可留取十二指肠引流液。

2. 分离培养与鉴定　血液和骨髓需先增菌培养再接种于肠道选择鉴别培养基；粪便及离心沉淀的尿液标本直接接种于肠道选择鉴别培养基上分离培养，挑取无色半透明菌落（乳糖不发酵菌落）进行生化反应和血清学鉴定。亦可采取 SPA 协同凝集试验、对流免疫电泳、乳胶凝集试验、ELISA 法等免疫学方法及 PCR 等分子生物学技术进行快速早期诊断。

3. 血清学试验 肠热症的血清学试验包括肥达试验（Widal test）、间接血凝试验、ELISA 法等，其中最常用的是肥达试验。

（1）肥达试验的原理 用已知伤寒沙门菌的 O、H 抗原和甲型副伤寒沙门菌、肖氏沙门菌和希氏沙门菌的 H 抗原与待检患者血清做定量凝集试验，测定待检血清中有无相应抗体及其效价，从而辅助诊断肠热症。

（2）肥达反应的结果判断 必须结合临床表现、病程、病史和地区流行病学进行分析。通常伤寒沙门菌 O 凝集效价≥1∶80，H 凝集效价≥1∶160，副伤寒沙门菌 H 凝集效价≥1∶80，有诊断意义。动态观察中，若抗体效价逐次递增或恢复期抗体效价比初期效价≥4 倍者有诊断意义。

（二）防治原则

加强水源和食品的卫生管理，及时发现、隔离、治疗患者及带菌者；特异性预防可接种伤寒 Vi 荚膜多糖疫苗。由于氯霉素抗性菌株的出现，目前使用的有效药物主要是环丙沙星，对分离到的细菌进行药物敏感试验是选择抗菌药物的最佳方法。

第四节 霍乱弧菌 🅔 微课 4

霍乱弧菌（*V. cholerae*）属于弧菌属（*Vibrio*），是烈性传染病霍乱的病原菌。能引起霍乱的霍乱弧菌的生物型别主要有两个：古典生物型和 EI Tor 生物型。1992 年，在印度和孟加拉等国发现一个新的流行株 O139 群，这是首次由非 O1 群霍乱弧菌引起的霍乱流行。

一、生物学性状

（一）形态与染色

从患者体内新分离出的霍乱弧菌形态典型，呈弧形或逗点状，大小为（0.5～0.8）μm×（1.5～3）μm，革兰染色阴性。有菌毛，无芽孢，有些菌株有荚膜。菌体一端有一根单鞭毛，运动活泼，取患者米泔水样粪便做悬滴观察，可见细菌呈穿梭样或流星状运动。粪便直接涂片染色镜检，可见细菌排列如"鱼群状"。

（二）培养特性与生化反应

1. 培养特性 营养要求不高，兼性厌氧，耐碱不耐酸，在 pH 8.8～9.0 的碱性蛋白胨水或碱性琼脂平板中生长良好。

2. 生化反应 过氧化氢酶阳性，氧化酶阳性，能发酵多种糖类产酸不产气。

（三）抗原成分与分类

霍乱弧菌有菌体 O 抗原和鞭毛 H 抗原。根据 O 抗原不同，将霍乱弧菌分为 155 个血清群，其中 O1 群和 O139 可引起霍乱流行，其余的血清群可引起人类胃肠炎等疾病，但不引起霍乱流行。O1 群霍乱弧菌根据菌体抗原成分不同又可分为三个血清型：小川型、稻叶型和彦岛型。每个血清型均可分为两个生物型，即古典生物型和 EI Tor 生物型。

（四）抵抗力

对热、酸、干燥、日光及一般化学消毒剂敏感，100℃ 1～2 分钟或 55℃ 10 分钟即可死亡；在正常胃酸中仅能存活 4 分钟；以 1∶4 比例漂白粉处理患者排泄物或呕吐物 1 小时可达到消毒的目的。EI Tor 生物型和其他非 O1 群霍乱弧菌在自然界生存能力较古典生物型强。在河水、井水及海水中可存活 1～3 周。对链霉素、氯霉素敏感，对多黏菌素 B 和庆大霉素耐药。

二、致病性与免疫性

（一）致病性

1. 致病物质

（1）霍乱肠毒素（cholera toxin）　是目前已知的致泻毒素中最强的毒素。是由 1 个 A 亚单位和 5 个相同的 B 亚单位构成的一种不耐热的蛋白质外毒素。B 亚单位能与小肠黏膜上皮细胞 GM1 神经节苷脂受体结合，介导 A 亚单位进入细胞，然后裂解为 A1、A2 两条多肽。A1 作为腺苷二磷酸核糖基转移酶能将 NAD（辅酶Ⅰ）上的腺苷二磷酸核糖转移至 G 蛋白上形成 Gs，Gs 活化使细胞内 cAMP 浓度升高，肠黏膜上皮细胞分泌功能亢进，主动分泌 Na^+、K^+、HCO_3^- 和水，导致大量肠液潴留于肠腔，出现严重的腹泻与呕吐。

（2）鞭毛、菌毛及其他毒力因子　霍乱弧菌的鞭毛运动有助于细菌穿过肠黏膜表面黏液层而接近肠壁上皮细胞。普通菌毛能帮助细菌定居于小肠，黏附定居是细菌致病的前提条件。

2. 所致疾病　霍乱为我国法定甲类传染病。人是霍乱弧菌的唯一易感者，传染源是患者和带菌者，主要通过污染的水源或食品经口摄入。正常胃酸条件下需要大量细菌（10^8 CFU）进入方可感染，但当胃酸降低时，少量细菌（$10^3 \sim 10^5$ CFU）进入即可感染。病菌不侵入肠上皮细胞和肠腺，仅黏附于肠黏膜表面迅速生长繁殖，产生肠毒素致病。典型病例表现为摄入病菌后 2～3 天突然出现剧烈腹泻和呕吐，腹泻物呈米泔水样。由于丧失大量水分和电解质，导致代谢性酸中毒，低钾血症，低血容量性休克，心律失常和肾衰竭，未及时治疗者，死亡率高达 60%。O139 群感染表现更为严重，患者可出现严重脱水及高死亡率。

病愈后部分患者可短期带菌，一般不超过 2 周，少数 EI Tor 生物型患者病后带菌时间可长达数月或数年，带菌部位主要是胆囊。

练一练

霍乱患者排泄物的特点是（　　）

A. 脓血便　　　　　　　　B. 水样便　　　　　　　　C. 米泔水样便
D. 果酱样便　　　　　　　E. 柏油样便

答案解析

（二）免疫性

霍乱弧菌感染后，机体可获得牢固免疫力，以体液免疫为主。肠道黏膜局部产生的 sIgA 是保护性免疫的基础。O1 群和 O139 群之间无交叉免疫。

三、微生物学检查及防治原则

（一）微生物学检查

霍乱是烈性传染病，对首例患者的病原学诊断应迅速、准确，并及时上报疫情。

1. 标本采集　取患者米泔水样粪便、肛拭或呕吐物，注意粪、尿不能混合，标本应及时培养或放入 Cary - Blair 保存液中运输，必须严密包装，专人送检。

2. 直接涂片染色镜检　悬滴法观察细菌呈穿梭样运动，涂片染色镜检发现"鱼群状"排列的革兰阴性弧菌，可初步报告。

3. 分离培养与鉴定　标本首先接种碱性蛋白胨水增菌，37℃孵育 6～8 小时后直接镜检并做分离培养。目前常用的选择培养基为 TCBS，霍乱弧菌因分解蔗糖而呈黄色菌落。挑选可疑菌落进行生化反应及与血清学鉴定。

（二）防治原则

加强水源、食品管理，改善居住环境，养成良好的卫生习惯等是预防霍乱感染和流行的重要措施。加强国际检疫，严格隔离患者。接种霍乱弧菌死疫苗可进行特异性预防，但保护力仅为50%左右，且抗体持续时间仅为3~6个月。口服疫苗正在研制过程中。

及时补充液体和电解质，预防大量失水导致的水、电解质平衡紊乱及低血容量性休克是治疗霍乱的关键。抗生素的使用可加速细菌的清除，减少外毒素的产生。常用的有四环素、呋喃唑酮、氯霉素、多西环素和复方SMZ-TMP等。

第五节　幽门螺杆菌

幽门螺杆菌（*Helicobacter pylori*，Hp）属于螺杆菌属，与胃窦炎、十二指肠溃疡、胃溃疡、胃腺癌和胃黏膜相关B细胞淋巴瘤（MALT）的发生关系密切。

一、生物学性状

幽门螺杆菌是一种单极、多鞭毛、末端钝圆、螺旋形弯曲的细菌，大小为（2.5~4.0）μm×（0.5~1.0）μm，常排列成"S形"或"海鸥状"，革兰染色阴性。营养要求高，属微需氧菌，生长时需要5%的O_2和5%~10%的CO_2，最适温度为37℃，相对湿度98%。本菌生长缓慢，培养3~6天可见针尖状无色透明菌落。生化反应不活泼，不分解糖类，含丰富的尿素酶，能迅速分解尿素释放氨，是鉴定该菌的重要依据之一。

二、致病性与免疫性

人群对幽门螺杆菌的感染非常普遍。传染源主要是人，传播途径是粪-口途径。致病物质和致病机制尚不明确。其疾病特征包括胃部炎症、胃酸产生的改变和组织破坏。临床证据表明，幽门螺杆菌是绝大多数胃炎、十二指肠溃疡的病因，与胃窦和胃体部位的胃腺癌，以及胃黏膜相关B细胞淋巴瘤关系密切。

本菌感染可刺激机体产生IgM、IgG和IgA型抗体，但抗体对机体是否有保护作用尚不清楚。

三、微生物学检查及防治原则

胃镜下取胃黏膜活组织标本进行组织学检查或细菌培养，还可采取血清学检测及核酸检测等方法。目前尚无有效预防措施。治疗多采用三联疗法，即以枸橼酸铋钾或抑酸剂为基础，再加两种抗生素。

👁 **看一看**

肠胃中的诺贝尔奖

1979年，澳大利亚珀斯皇家医院的研究人员罗宾·沃伦在一份胃黏膜活体标本中意外地发现一条奇怪的蓝线，他用高倍显微镜观察，发现是无数细菌紧黏着胃上皮细胞。1982年，该院的消化科医生巴里·马歇尔从胃活检组织中分离培养出这种细菌。1983年，两人在英国权威医学期刊《柳叶刀》上发表了他们的研究发现，并给该细菌定名为幽门螺杆菌，从此在全世界掀起了一股研究热潮，他们也因此获得2005年诺贝尔生理学或医学奖。

第六节　其他消化道感染细菌

其他消化道感染细菌包括副溶血性弧菌、肉毒梭菌、空肠弯曲菌、变形杆菌等，其主要生物学性状、致病物质、所致疾病及标本采集见表6-1。

表6-1　其他消化道感染细菌

菌名	生物学性状	致病物质	所致疾病	标本采集
副溶血性弧菌	G⁻弧菌，无芽孢，无荚膜，有鞭毛，为嗜盐菌	侵袭力、毒素	食物中毒	粪便、肛拭或剩余食物
肉毒梭菌	G⁺粗短杆菌，无荚膜，有鞭毛，有芽孢，菌体呈"汤匙状"或"网球拍状"，为厌氧菌	肉毒毒素	食物中毒、婴儿肉毒病、创伤感染中毒	粪便、剩余食物、血液
空肠弯曲菌	G⁻螺形菌，无芽孢，无荚膜，有鞭毛，为微需氧菌	侵袭力、毒素	细菌性胃肠炎	粪便
变形杆菌	G⁻杆菌，无荚膜，无芽孢，有菌毛及周鞭毛，固体培养基上呈现迁徙生长现象	侵袭力、毒素	泌尿系统感染、脑膜炎、腹膜炎、败血症和食物中毒等	尿液、脑脊液、腹水、血液、粪便、剩余食物等

❤ 护爱生命

消化道传染病为夏秋季节高发疾病，常因为食入被细菌、病毒等病原体污染的饮用水及食物所致，这些病原体经口进入胃肠道，可引起胃肠道功能紊乱或损害，严重影响患者的身体健康。

要想预防消化道传染病的发生，我们在生活中要严把"病从口入"关，做好"三管一灭"。"第一管"就是要管好饮食，做到不吃不干净的、生的或半生的以及腐败变质的食物，饭前便后要洗手，生熟食品要分开处理；"第二管"就是要管好饮水，不喝生水，饮用自然水源前要加热、消毒；"第三管"就是要管好排泄物，不能随地大小便，消化道传染病患者的呕吐物、粪便等排泄物未经消毒不能乱倒；"一灭"即要消灭苍蝇、蟑螂、老鼠等可以携带致病菌的有害昆虫和动物。作为护理工作者，应加大宣传力度，主动把学到的知识应用到工作及生活中。

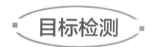 目标检测

答案解析

一、单项选择题

1. 鉴别消化道致病菌与非致病菌，经常选用（　　）
   A. 吲哚试验　　　　　　　B. 菊糖发酵试验　　　　　　C. 乳糖发酵试验
   D. 葡萄糖发酵试验　　　　E. 甘露醇发酵试验

2. 志贺菌定居于机体的主要因素是（　　）
   A. 内毒素　　　　　　　　B. 外毒素　　　　　　　　　C. 菌毛
   D. 荚膜　　　　　　　　　E. 鞭毛

3. 急性中毒性菌痢的主要临床表现有（　　）
   A. 全身中毒症状　　　　　B. 呕吐　　　　　　　　　　C. 腹泻、腹痛
   D. 脓血便　　　　　　　　E. 里急后重感

4. 急性细菌性痢疾患者，粪便标本的性状是（ ）

    A. 黏液脓血便   B. 果酱色腥臭便   C. 米泔水样便

    D. 形成黄软便   E. 黑色有金属光泽便

5. 沙门菌属不引起的病症是（ ）

    A. 肠热症   B. 菌血症   C. 败血症

    D. 食物中毒   E. 脓毒血症

6. 最常见的沙门菌感染是（ ）

    A. 腹泻   B. 肠热症   C. 食物中毒（急性胃肠炎）

    D. 败血症   E. 菌血症

7. 诊断伤寒和副伤寒的血清学试验是（ ）

    A. OT 试验   B. 锡克试验   C. 抗链 O 试验

    D. 肥达反应   E. 血浆凝固酶试验

8. 霍乱弧菌属于（ ）

    A. 周毛菌   B. 单毛菌   C. 丛毛菌

    D. 双毛菌   E. 以上均不是

9. 关于霍乱下述错误的是（ ）

    A. 为烈性传染病

    B. 人类是霍乱弧菌的唯一易感者

    C. 经口传播

    D. 病后可获得短暂的免疫力

    E. 霍乱肠毒素是主要致病物质

10. 幽门螺杆菌的主要传播途径是（ ）

    A. 呼吸道   B. 消化道   C. 泌尿道

    D. 血液   E. 皮肤

二、多项选择题

1. 埃希菌属中能引起人类胃肠炎的主要有（ ）

    A. ETEC   B. EPEC   C. EIEC

    D. EHEC   E. EAEC

2. 志贺菌引起的细菌性痢疾的典型临床症状是（ ）

    A. 大小便失禁   B. 腹痛   C. 里急后重感

    D. 黏液脓血便   E. 肝大、脾大

3. 志贺菌的致病物质有（ ）

    A. 菌毛   B. 鞭毛   C. 内毒素

    D. 外毒素   E. 侵袭性酶

4. 消灭霍乱传染源的正确措施是（ ）

    A. 及时隔离患者，对其粪便、呕吐物严格消毒

    B. 及时诊断、彻底治疗患者

    C. 接种菌苗，保护易感者

    D. 管理好水源，注意饮水和食物卫生

    E. 对献血员筛查霍乱弧菌抗体

5. 与幽门螺杆菌感染有关的疾病是（　　）

A. 胃炎　　　　　　　　B. 胃溃疡　　　　　　　　C. 十二指肠溃疡

D. 胃腺癌　　　　　　　E. B 细胞淋巴瘤

（燕　杰）

书网融合……

 重点回顾　　　 微课1　　　 微课2

 微课3　　　 微课4　　　 习题

第七章　创伤感染细菌

PPT

可通过皮肤伤口感染的细菌称为创伤感染细菌。经创伤感染的细菌种类很多，如葡萄球菌、链球菌、厌氧芽孢梭菌、铜绿假单胞菌等。其中有些细菌除经创伤途径感染机体之外，还可经其他途径感染，引起身体局部或全身的临床症状。

导学情景

情景描述：患者，男，40岁。在建筑工地工作时，被钉子扎伤。未及时就医，自行消毒处理包扎。2周后，患者出现张口困难，牙关紧闭，于是入院就医。入院后抽取伤口局部穿刺液送检，经48小时厌氧培养，血平板上出现狭窄透明溶血环的扁平菌落，涂片染色为有芽孢的革兰阳性杆菌。

情景分析：在日常生活中，常见有人被扎伤、咬伤或刺伤，多数人选择自行消毒处理，未及时到医院就诊，从而耽误了疾病的治疗，甚至导致死亡。

讨论：该患者可能的诊断是什么？应给予哪些治疗措施？

学前导语：创伤性感染多数是由于形成了符合细菌生长的创口，因此在生活和工作中若造成了伤口，应及时消毒就医，以防止意外的发生。

第一节　葡萄球菌属 微课1

葡萄球菌属（*Staphylococcus*）广泛分布于自然界、人和动物的体表及其与外界相通的腔道中，绝大多数不致病，属于腐物寄生菌及人体正常菌群，对人类致病的主要是金黄色葡萄球菌（*S. aureus*），也是医院内交叉感染的重要来源。金黄色葡萄球菌是检测药品致病菌的指标之一，凡外用药及眼科制剂均不得检出。

一、生物学性状

（一）形态与染色

球形或椭圆形，直径约1μm，呈单个、成双或葡萄串状。无芽孢，无鞭毛，少数菌株可形成荚膜。

革兰染色阳性，在衰老、陈旧、死亡培养物中或被中性粒细胞吞噬后常转为革兰阴性。

（二）培养特性与生化反应

1. 培养特性 营养要求不高，需氧或兼性厌氧。在普通培养基中37℃生长良好。24~48小时后可形成圆形、凸起、边缘整齐、表面光滑、湿润、不透明的直径约2mm的菌落。不同菌种可产生不同的脂溶性色素，如金黄色、白色、柠檬色等并使菌落着色。金黄色葡萄球菌在血琼脂平板上生长后，菌落周围形成完全透明溶血环（β溶血环）。

2. 生化反应 多数葡萄球菌能分解葡萄糖、蔗糖和麦芽糖，产酸不产气。触酶试验阳性，能与链球菌鉴别。致病性菌株能分解甘露醇产酸。

（三）抗原成分与分类

1. 抗原成分 结构复杂，已发现的有30种以上，包括多糖抗原、蛋白质抗原及细胞壁成分抗原。比较重要的是葡萄球菌A蛋白。

葡萄球菌A蛋白（staphylococcal protein A，SPA）存在于90%以上的金黄色葡萄球菌细胞壁表面，能与人及多种哺乳动物血清中的IgG的Fc段发生非特异性结合，在体内发挥抗吞噬、促细胞分裂、损伤血小板、引起超敏反应等多种生物学活性。和SPA结合的IgG分子的Fab段仍能与相应抗原发生特异性结合，利用此原理建立的协同凝集试验目前广泛用于多种微生物抗原的检测。

2. 抗原分类

（1）根据产生的色素和生化反应分类 葡萄球菌属可分为多种，临床常见的有金黄色葡萄球菌、表皮葡萄球菌和腐生葡萄球菌（表7-1）。

表7-1 三种葡萄球菌的主要生物学性状

性状	金黄色葡萄球菌	表皮葡萄球菌	腐生葡萄球菌
菌落色素	金黄色	白色	白色或柠檬色
血浆凝固酶	+	−	−
耐热核酸酶	+	−	−
α溶血素	+	−	−
发酵甘露醇	+	−	−
SPA	+	−	−
致病性	强	弱	无

（2）根据有无凝固酶产生分类 葡萄球菌分为凝固酶阳性菌株和凝固酶阴性菌株两大类。

（四）抵抗力

葡萄球菌对外界理化因素的抵抗力强于其他无芽孢细菌。在干燥的脓汁或痰液中可存活2~3个月；加热60℃1小时或80℃30分钟才被杀死；耐盐性强，在含有10%~15%NaCl培养基中仍能生长。对甲紫等染料敏感，对青霉素、红霉素、金霉素和庆大霉素高度敏感，但容易产生耐药性。近年来对青霉素G的耐药菌株已达90%以上，尤其是耐甲氧西林金黄色葡萄球菌（methicillin - resistant *S. aureus*，MRSA）已经成为医院感染最常见的病原菌。

二、致病性与免疫性

（一）致病性

1. 致病物质

（1）凝固酶 多数致病菌株能产生凝固酶，此酶能使含有抗凝剂的人或兔血浆发生凝固，常作为鉴别致病性葡萄球菌的重要标志。凝固酶能阻碍吞噬细胞的吞噬作用，保护病菌不受血清中杀菌物质的破坏，同时使葡萄球菌引起的感染病灶容易局限化和形成血栓。

（2）葡萄球菌溶素　是一种外毒素，分为α、β、γ、δ、ε五型，其中α溶素对人类致病能力最强。对多种哺乳动物的红细胞及其他组织细胞具有损伤破坏作用。

（3）杀白细胞素　该毒素只攻击中性粒细胞和巨噬细胞，白细胞的死亡成分可形成脓栓，加重组织损伤。

（4）肠毒素　是一种耐热的可溶性蛋白质，对胃肠液中蛋白酶的水解作用具有抵抗力。肠毒素主要刺激呕吐中枢，引起以呕吐为主要表现的急性胃肠炎，即食物中毒。

（5）表皮剥脱毒素　又称表皮溶解毒素，是一种蛋白质，在新生儿、婴幼儿和免疫功能低下的成人中，能引起烫伤样皮肤综合征，又称剥脱样皮炎。

（6）毒性休克综合征毒素Ⅰ（toxic shock syndrome toxin－1，TSST－1）　属于外毒素，引起毒性休克综合征（TSS），导致机体发热、休克和脱屑性皮炎。同时，能增加机体对内毒素的敏感性，引起多器官功能紊乱或 TSS。

2. 所致疾病　葡萄球菌通过多种途径进入人体，导致侵袭性疾病和毒素性疾病。

（1）侵袭性疾病（化脓性感染）

1）皮肤化脓性感染：常见的有毛囊炎、疖、痈、睑腺炎（麦粒肿）、伤口化脓等。脓汁金黄而黏稠，病灶多局限，与周围组织界限清楚。

2）内脏器官感染：如肺炎、中耳炎、气管炎、骨髓炎、心内膜炎等。

3）全身感染：如败血症、脓毒血症等。

（2）毒素性疾病　由金黄色葡萄球菌产生的外毒素引起的中毒性疾病。

1）食物中毒：摄入金黄色葡萄球菌产生的肠毒素污染的食物后 1～6 小时即可发病，可出现恶心、呕吐、腹痛、腹泻等急性胃肠炎症状，一般不发热，1～2 日内迅速恢复，严重者可发生虚脱或休克。该菌引起的食物中毒是夏秋季节常见的胃肠道疾病。

2）烫伤样皮肤综合征：多见于新生儿、幼儿和免疫功能低下的成人。皮肤上先出现红斑，1～2 天表皮起皱，继而形成内含清亮、无菌液体的水疱，触之可破，最后表皮脱落，病死率高达 20%。

3）毒性休克综合征（TSS）：主要表现为突然高热、呕吐、腹泻、低血压、弥漫性红疹伴脱屑，严重者可出现心、肾功能衰竭，甚至发生休克。

（二）免疫性

人类对葡萄球菌具有一定的天然免疫力。只有当皮肤、黏膜受损或宿主免疫力降低时才易引起感染。病后免疫力不强，难以防止再次感染。

👁 **看一看** ━━━

凝固酶阴性的葡萄球菌

凝固酶阴性的葡萄球菌（coagulase negative staphylococcus，CNS）是人体皮肤和黏膜的正常菌群，以往认为并不致病，但近年来临床和实验室检测结果表明 CNS 是医源性感染的常见重要病原菌。它们在机体免疫功能低下或寄居部位改变时，可引起多种感染，在各类感染中仅次于大肠埃希菌，位居病原菌的第二位。常见疾病有泌尿系统感染、细菌性心内膜炎、败血症、术后及植入医用器械引起的感染等。

三、微生物学检查及防治原则

（一）微生物学检查

1. 标本采集　根据病情不同采集不同的标本，如脓汁、血液、脑脊液、尿液和骨髓穿刺物等，食物中毒者可取剩余食物、患者呕吐物及粪便等。

2. 直接涂片染色镜检　取标本涂片，革兰染色镜检，根据细菌形态、排列和染色性可做出初步诊断。

3. 分离培养与鉴定　将标本接种于血琼脂平板，37℃培养 18～24 小时后挑取可疑典型菌落做鉴定。金黄色葡萄球菌的主要特点：能产生金黄色色素，血平板上有 β 溶血现象，凝固酶试验阳性，耐热核酸酶试验阳性，发酵甘露醇产酸。

4. 肠毒素检查　以往多采用小猫呕吐试验，即将细菌培养液过滤后注射到幼猫腹腔。现多采用 ELISA 法检测微量肠毒素，也可用特异性核酸杂交和 PCR 技术检测葡萄球菌菌株型别是否为产肠毒素菌株。

（二）防治原则

注意个人卫生、对皮肤黏膜创伤及时进行消毒处理，防止发生感染。皮肤有化脓感染者未治愈前不宜从事食品制作或饮食行业。对反复发作的顽固性疖疮，可采用自身菌苗疗法或注射类毒素。加强医院管理，严格无菌操作及防止医源性感染。目前葡萄球菌耐药十分严重，治疗前应根据药敏试验结果合理选择抗菌药物。

第二节　链球菌属 ⓔ微课2

链球菌属（*Streptococcus*）是另一类常见的化脓性球菌，广泛分布于自然界、人和动物粪便以及健康人的鼻咽部。大多数为正常菌群，对人致病的主要是 A 群链球菌和肺炎链球菌。

一、生物学性状

（一）形态与染色

球形或椭圆形，直径 0.6～1.0μm，呈链状排列，长短不一，革兰染色阳性。在液体培养基中形成长链，固体培养基上为短链。培养早期有透明质酸荚膜，随着培养时间的延长，细菌自身可产生透明质酸酶，使得荚膜消失。无芽孢，无鞭毛，有菌毛样结构。

（二）培养特性与生化反应

1. 培养特性　兼性厌氧菌，营养要求较高。在含有血液、血清、葡萄糖的培养基上生长良好。在血琼脂平板上形成灰白色、表面光滑、边缘整齐、凸起的直径 0.5～0.75mm 的细小菌落。多数菌株有溶血现象。

2. 生化反应　触酶试验阴性，分解葡萄糖产酸不产气。一般不分解菊糖、不被胆汁溶解，这两个特性可用来鉴别甲型溶血性链球菌和肺炎链球菌。

（三）抗原成分与分类

1. 抗原成分　主要有多糖抗原（C 抗原）为细胞壁的多糖组分，为群特异性抗原，是链球菌分群的依据；蛋白质抗原（表面抗原），为细胞壁外的菌毛样结构，含 M 蛋白，具有型特异性，与致病性有关；核蛋白抗原（P 抗原），与葡萄球菌有交叉，无特异性。

2. 抗原分类

（1）根据溶血现象分类　根据链球菌在血琼脂平板上的溶血现象分为 3 类。

1）甲型溶血性链球菌：亦称草绿色链球菌，菌落周围有 1～2mm 宽的草绿色溶血环，称甲型溶血或 α 溶血。此类链球菌多为条件致病菌。

2）乙型溶血性链球菌：亦称溶血性链球菌，菌落周围有一个 2～4mm 宽、界限分明、完全透明的溶血环，称乙型溶血或 β 溶血。此类链球菌致病力强。

3）丙型溶血链球菌：亦称不溶血链球菌，不产生溶血素，菌落周围无溶血环，一般不致病。

（2）根据抗原结构分类　根据细胞壁中多糖抗原不同，可将链球菌分为 A～H、K～V 20 个血清群。对人致病的链球菌菌株 90% 属于 A 群。

（四）抵抗力

抵抗力不强，大多数链球菌 60℃ 30 分钟可被杀死。对常用消毒剂敏感。乙型溶血性链球菌对青霉素、红霉素、头孢菌素、磺胺、四环素等均敏感。

二、致病性与免疫性

（一）致病性

1. 致病物质　A 群链球菌除胞壁成分外，可产生多种侵袭性酶和外毒素。

（1）胞壁成分

1）黏附素：包括脂磷壁酸（Lipoteichoic acid，LTA）与 M 蛋白，它们与细胞膜有高度的亲和力，是决定链球菌在机体皮肤和呼吸道黏膜等表面定植的主要侵袭因素。脂磷壁酸包绕在 M 蛋白的外层，二者共同组成 A 群链球菌的菌毛结构。

2）M 蛋白：具有抗吞噬、抗杀菌能力，是链球菌的主要致病因子。由于 M 蛋白与肾小球基底膜、心肌和关节滑膜有共同抗原，可刺激机体产生特异性抗体，导致超敏反应性疾病。

（2）外毒素

1）致热外毒素：又称红疹毒素或猩红热毒素，是引起人类猩红热的主要毒性物质。化学组成为蛋白质，能引起发热和皮疹。该毒素抗原性强，可刺激机体产生抗毒素。

2）链球菌溶血素：根据其对 O_2 的敏感性不同，分为溶血素 O 和溶血素 S 两种。溶血素 O（streptolysin O，SLO）为含 -SH 的蛋白质，对氧敏感，对中性粒细胞、血小板、心肌细胞、巨噬细胞和神经细胞等具有毒性作用。其抗原性强，感染后 2～3 周至病愈后数月到 1 年内，85%～90% 以上患者可检出 SLO 抗体。风湿热活动期患者血清 SLO 抗体含量显著增高，可作为链球菌新近感染或风湿热及其活动性的辅助诊断指标。溶血素 S（streptolysin S，SLS）是一种小分子糖肽，无免疫原性，对氧稳定，能引起 β 溶血现象，对多种组织细胞和白细胞有破坏作用。

（3）侵袭性酶　均为扩散因子，与致病有关的主要如下。

1）透明质酸酶：能分解细胞间质的透明质酸，使病菌在组织中容易扩散。

2）链激酶（streptokinase，SK）：又称链球菌溶纤维蛋白酶。能使血液中的纤维蛋白酶原转化为纤维蛋白酶，可溶解血块或阻止血浆凝固，有利于细菌在组织中的扩散。

3）链道酶（streptodomase，SD）：又称为链球菌 DNA 酶。能分解脓液中具有高度黏稠性的 DNA，使脓汁稀薄，易于病菌扩散。

2. 所致疾病　链球菌所致疾病中，90% 是由 A 群链球菌引起的，传播方式包括经空气飞沫或皮肤伤口感染等途径，常见疾病包括 3 类。

（1）化脓性感染

1）皮肤及皮下组织化脓性炎症：如淋巴管炎、淋巴结炎、蜂窝组织炎、痈、丹毒、脓疱疮、产褥热等。

2）其他系统感染：如急性扁桃体炎、咽峡炎、咽炎、鼻窦炎、中耳炎、产褥热等。

3）全身感染：如败血症。

（2）中毒性疾病　包括猩红热和链球菌毒素休克综合征。

（3）超敏反应性疾病　包括风湿热和急性肾小球肾炎。

B 群链球菌（group B streptococcus，GBS）学名为无乳链球菌，能引起牛乳房炎，感染新生儿可导致败血症、脑膜炎和肺炎等，死亡率极高。

D 群链球菌正常寄居在皮肤、上呼吸道、消化道和泌尿生殖道。感染者多见于老年人、中青年女性、体弱或肿瘤患者，可引起泌尿生殖道感染和败血症等。

甲型溶血性链球菌是引起感染性心内膜炎最常见的病原菌。当拔牙或摘除扁桃体时，寄居在口腔中的此类细菌可侵入血流引起菌血症。一般情况下，这些细菌可被吞噬细胞清除。但在人工瓣膜患者或心瓣膜有病变的患者体内，细菌可停留繁殖，引起亚急性细菌性心内膜炎。变异链球菌属于厌氧菌，可导致龋齿的发生。

练一练

与 A 群链球菌感染无关的疾病是（　　）

A. 猩红热　　　　　　B. 急性肾小球肾炎　　　　　　C. 急性扁桃体炎

D. 波浪热　　　　　　E. 皮肤化脓感染

答案解析

（二）免疫性

A 群链球菌感染后，机体产生多种抗体，同型链球菌可使机体获得特异性免疫力。链球菌型别较多，各型之间无交叉免疫力，所以机体可反复感染。患猩红热后可产生同型的致热外毒素抗体，能建立牢固的同型抗毒素免疫。

三、微生物学检查及防治原则

（一）微生物学检查

1. 标本采集　根据不同的病变部位采集不同的标本。如创伤感染的脓汁、鼻咽腔等病灶的棉拭子、败血症的血液等。风湿热患者取血清做抗链球菌溶血素 O 抗体测定。

2. 直接涂片染色镜检　涂片行革兰染色，镜下发现有典型的链状排列球菌可初步诊断。

3. 分离培养与鉴定　将标本直接（血液标本需先增菌）接种于血平板，37℃培养 18～24 小时后挑取可疑菌落进行鉴定。

4. 血清学试验　抗链球菌溶血素 O 试验（antistreptolysin O test，ASO test），简称抗 O 试验，用链球菌溶血素"O"做抗原，检测患者血清中抗链球菌溶血素 O 抗体，常用于风湿热、风湿性关节炎、急性肾小球肾炎等疾病的辅助诊断。效价超过 400 单位为阳性，结合临床有诊断意义。

（二）防治原则

及时治疗患者和带菌者，减少传染源。预防感冒，注意对空气、器械和敷料等的消毒。对急性咽喉炎和扁桃体炎的患者必须早期彻底治疗，以防止超敏反应性疾病及亚急性细菌性心内膜炎的发生。治疗 A 群链球菌感染时，首选青霉素 G。

看一看

肺炎链球菌

肺炎链球菌（*S. pneumoniae*）又名肺炎球菌（*pneumococcus*），为革兰阳性双球菌，主要的致病物质是荚膜，此外还包括溶血素 O、脂磷壁酸和神经氨酸酶等。肺炎链球菌为人体鼻咽部的正常菌群，多数不致病或致病力弱，但当机体免疫力低下时，尤其伴有病毒感染、吸入麻药、胸部外伤等因素时才引起感染，主要引起大叶性肺炎，其次为支气管炎。可继发胸膜炎、脓胸、中耳炎、脑膜炎及败血症等。肺炎链球菌感染后，可建立较牢固的型特异性免疫，主要产生的是荚膜多糖型特异性抗体。

第三节　破伤风梭菌 微课3

破伤风梭菌（*C. tetani*）是破伤风的病原菌，属于外源性感染。当机体受外伤且伤口窄而深，伴泥土或异物污染，或分娩时使用不洁净的器械剪断脐带时，破伤风梭菌及其芽孢可侵入伤口并生长繁殖，释放外毒素，引起破伤风。

一、生物学性状

菌体细长，$(0.5 \sim 1.7)\mu m \times (2.1 \sim 18.1)\mu m$，革兰染色阳性。有周鞭毛，无荚膜。芽孢位于菌体顶端，呈正圆形，直径大于菌体，使细菌呈鼓槌状，为本菌的典型特征。严格厌氧，在血平板上37℃培养48小时后可见膜状爬行生长物，有β溶血现象。芽孢抵抗力强，100℃ 1小时才能被完全破坏，在干燥的土壤和尘埃中可存活数十年。

二、致病性与免疫性

（一）致病性

1. 致病条件　破伤风梭菌主要经伤口侵入机体导致感染。其感染的重要条件是伤口需形成厌氧微环境：①伤口窄而深（如刺伤），伴泥土或异物污染；②大面积烧伤、创伤，坏死组织多，局部缺血；③同时伴有需氧菌或兼性厌氧菌的混合感染。此类情况均易造成厌氧微环境，有利于细菌的繁殖。

2. 致病物质　破伤风梭菌能产生两种外毒素：破伤风溶血毒素和破伤风痉挛毒素。该毒素属于神经毒素，是引起破伤风的主要致病物质。该毒素可入血引起毒血症，被神经细胞吸收，或经淋巴循环和血液循环到达中枢神经系统，对脑干和脊髓前角运动神经细胞有高度亲和力，能与神经组织中的神经节苷脂受体结合，封闭脊髓抑制性突触，阻止抑制性神经递质（γ - 氨基丁酸和甘氨酸）的释放，从而破坏上、下神经元之间正常抑制性神经冲动的传递，导致骨骼肌出现强直性痉挛。

3. 所致疾病　破伤风。其潜伏期为7～14天，与原发感染部位距离中枢神经系统的远近有关。典型表现为苦笑面容，牙关紧闭，颈部及四肢肌肉发生强直收缩，身体呈角弓反张，发病早期有发热、头痛、不适、肌肉酸痛等前驱症状，继而局部肌肉抽搐。还可因自主神经功能紊乱，出现心律失常、血压波动、脱水，严重者可因窒息而导致死亡。

（二）免疫性

破伤风免疫主要是抗毒素发挥中和作用。但由于极少量毒素即可致病，此剂量的毒素尚不足以引起机体发生免疫应答，故一般病后不会获得牢固免疫力。获得有效抗毒素的途径是人工免疫。

三、微生物学检查及防治原则

（一）微生物学检查

由于破伤风梭菌的分离培养需要严苛的培养条件和高质量的标本，因此其分离培养的阳性率较低，临床一般不进行涂片镜检和分离培养，根据患者的典型症状和病史即可做出诊断。

（二）防治原则

正确处理创口，及时清创扩创，防止厌氧微环境的形成。对 3~6 个月儿童可接种百白破三联疫苗（含有百日咳疫苗、白喉类毒素、破伤风类毒素），可同时获得三种常见疾病的免疫力。有基础免疫者若出现可能引发破伤风的外伤，可立即再接种一针类毒素，促使血清抗体效价在几天之内迅速升高。

对有厌氧伤口而无基础免疫者，可立即注射破伤风抗毒素（tetanus antitoxin，TAT）1500~3000 单位进行紧急预防，同时可给予类毒素进行主动免疫。注意 TAT 在使用前必须先做皮肤试验，测试有无超敏反应。必要时可采用脱敏疗法。

对已发病者，应早期、足量使用 TAT（10 万~20 万单位），以中和游离的外毒素。抗菌治疗可使用红霉素、青霉素、四环素等。

？ 想一想

在给患者注射破伤风抗毒素前，应先进行什么操作？为什么？

答案解析

第四节　产气荚膜梭菌

产气荚膜梭菌（*C. perfringens*）广泛存在于土壤、人和动物肠道中，能引起人和动物多种疾病。

一、生物学性状

大小为（0.6~2.4）μm ×（2.1~18.1）μm，为革兰阳性粗大杆菌，两端近乎平切。芽孢椭圆形，小于菌体，位于菌体次极端。无鞭毛，在人和动物体内有明显的荚膜。厌氧，但不十分严格。在蛋黄琼脂平板上可出现 Nagler 反应。在牛奶培养基中，能分解乳糖产酸使酪蛋白凝固，同时产生大量气体将凝固的酪蛋白充成蜂窝状，并将液面上的凡士林向上推挤，甚至冲开棉塞，称为"汹涌发酵"现象，为本菌的特点。根据毒素产生情况，可将其分为 A~E 共 5 个血清型，对人致病的主要是 A 型。

二、致病性

（一）致病物质

致病物质包括外毒素、侵袭性酶类和荚膜，三者共同构成产气荚膜梭菌强大的侵袭力，其中外毒素是主要致病物质。外毒素中 α 毒素毒性最强，能引起细胞破裂和血管通透性增加，出现溶血和组织坏死，导致肝脏和心功能受损，是形成气性坏疽的主要原因。部分菌株还能产生不耐热肠毒素，作用于回肠和空肠，引起腹泻。

（二）所致疾病

1. 气性坏疽　60%~80% 的病例由 A 型产气荚膜梭菌引起。多发生于战争和自然灾害，偶见于严重的创伤和车祸等。本病的潜伏期较短，一般为8~48小时。随后出现组织剧烈胀痛，水气夹杂，触摸有捻发音，最后大块组织坏死并伴有恶臭。当毒素或其他毒性物质被吸收入血，可引起毒血症或感染性休克，病死率可达100%。

2. 食物中毒　主要是食入被本菌污染的肉类引起，潜伏期8~22个小时，临床表现为腹痛、腹泻、水样便，但较少出现发热、呕吐，一般1~2天自愈。

3. 坏死性肠炎　因食入被C型产气荚膜梭菌污染的食物所致，表现为严重的腹痛、腹泻、便血等，并发肠梗阻、腹膜炎或水样腹泻，病死率高达40%。

三、微生物学检查及防治原则

（一）微生物学检查

1. 标本采集　一般采集创伤深部的分泌物、穿刺液、坏死组织块；菌血症患者取血液；食物中毒患者取可疑食物、呕吐物及粪便等。

2. 直接涂片染色镜检　是检测本菌极有价值的快速诊断法。从深部创口取材涂片，镜检可见革兰阳性大肠杆菌，白细胞较少且形态不典型，并伴有杂菌，可初步诊断。

3. 分离培养与鉴定　一般取坏死物研磨成浆液接种于血平板或庖肉培养基，厌氧培养。根据生长特点进行判断，必要时做生化鉴定。

4. 动物实验　将0.3~0.5ml的细菌培养液注射入小鼠尾静脉，10~20分钟后处死，置37℃温箱孵育6小时后，观察是否有"泡沫肝"，或腹腔渗出液涂片镜检并可做分离培养。

（二）防治原则

对局部感染应尽早清创扩创，去除感染和坏死组织，必要时截肢以防止病变扩散。治疗可使用大剂量青霉素，有条件者还可使用多价抗毒素血清和高压氧舱疗法。

第五节　无芽孢厌氧菌

无芽孢厌氧菌主要分布于人的皮肤、口腔、上呼吸道及泌尿生殖道等部位，多为正常菌群。但在某些特定情况下，无芽孢厌氧菌作为条件致病菌导致内源性感染，占所有厌氧菌感染比例的90%左右。

一、生物学性状

无芽孢厌氧菌有30多个属，近200个种类，与人类有关的主要有10个属，包括革兰阳性和革兰阴性球菌或杆菌（表7-2）。

表7-2　感染人类常见的无芽孢厌氧菌属（代表种）

	革兰阳性菌	革兰阴性菌
球菌	消化球菌属（黑色消化球菌）	韦荣菌属（小韦荣球菌）
	消化链球菌属（消化链球菌）	
杆菌	短棒菌苗属（痤疮丙酸杆菌）	类杆菌属（脆弱类杆菌）
	普雷沃菌属（产黑色素普雷沃菌）	真（优）杆菌属［黏液真（优）杆菌］
	梭杆菌属（具核梭杆菌）	双歧杆菌属（两歧双歧杆菌）
	卟啉（紫）单胞菌属（不解糖卟啉单胞菌）	乳杆菌属

二、致病性

（一）致病条件及感染特征

无芽孢厌氧菌在寄居部位改变、宿主免疫力下降或菌群失调等情况下，若伴有局部血供障碍和坏死组织等厌氧微环境，则可引发内源性感染。感染主要有以下特征。

（1）多呈慢性过程，主要发生在口腔、胸腔、腹腔、盆腔和会阴等附近，引出现炎症、脓肿、组织坏死等，并可侵入血流引起败血症。

（2）分泌物黏稠带血，呈黑色或红色，有恶臭，偶有气体。

（3）长期使用氨基糖苷类抗生素治疗无效。分泌物涂片镜检可见细菌，一般（需氧）培养无细菌生长。

（二）致病物质

无芽孢厌氧菌的主要通过以下因素致病。

（1）产生多种毒素、胞外酶和可溶性代谢物，如肠毒素、胶原酶、蛋白酶、纤溶酶、溶血素、DNA 酶和透明质酸酶等。

（2）通过菌毛、荚膜等表面结构吸附和侵入上皮细胞和组织。

（3）与需氧菌或兼性厌氧菌感染协同感染。

（4）分泌超氧化物歧化酶，增强菌株对局部含氧微环境的耐受性。

（三）所致疾病

无芽孢厌氧菌感染所致的疾病主要包括败血症、中枢神经系统感染、口腔感染、呼吸道感染、腹部和会阴感染、女性生殖道与盆腔感染等。

三、微生物学检查及防治原则

（一）微生物学检查

1. 标本采集　从感染的中心部位无菌采集标本，采集后放入专用厌氧容器中，迅速送检。理想的标本为组织标本，其次是从感染深部取得的脓液。

2. 直接涂片染色镜检　取得的标本常规涂片革兰染色镜检，观察细菌的形态、染色性及数量，对早期诊断和培养结果的判断均具有重要意义。

3. 分离培养与鉴定　为证实无芽孢厌氧菌感染的"金标准"。无氧条件下接种于牛心脑浸液血平板，37℃培养 2~3 天，如无细菌生长，培养延至 7 天。分离纯化后，用生化反应、气液相色谱及 PCR 等方法进行鉴定。

（二）防治原则

首先应做好创面的清洁消毒，去除坏死组织，确保局部血供正常，避免出现厌氧微环境。临床上 95% 以上的厌氧菌对甲硝唑、氯霉素、哌拉西林和克林霉素等敏感，革兰阳性厌氧菌对万古霉素敏感。

第六节　铜绿假单胞菌

铜绿假单胞菌（*P. aeruginosa*）又名绿脓杆菌，因其在生长过程中可以产生绿色水溶性色素，使脓汁、渗出液或敷料上呈现绿色而得名，是一种常见的条件致病菌。

一、生物学性状

革兰阴性杆菌，直或稍弯，大小为 $(0.5 \sim 1.0) \mu m \times (1.5 \sim 3.0) \mu m$。无芽孢，有荚膜，常有菌毛，有单端鞭毛 $1 \sim 3$ 根，运动活泼。专性需氧，营养要求不高，最适生长温度为 35℃。生长时可产生多种水溶性色素，包括绿脓素和青脓素，使培养基呈亮绿色。较其他革兰染色阴性菌抵抗力强，能耐受 56℃ 1 小时，对多种化学消毒剂和抗生素不敏感。

二、致病性

铜绿假单胞菌属于条件致病菌，也是引起医院感染的重要病原菌。内毒素是其主要致病物质，此外致病因子还包括菌毛、荚膜、外毒素和胞外酶等。铜绿假单胞菌的感染可以见于人体的任何部位和组织，但以皮肤黏膜受损处最为多见，如大面积烧伤、创伤、手术切口等，亦可见于长期接受化疗或使用免疫抑制剂治疗的患者。主要引起继发感染，表现为局部化脓性炎症；也可引起中耳炎、角膜炎、尿道炎、心瓣膜炎、脓胸、尿道感染、菌血症、败血症等。

三、微生物学检查及防治原则

临床上可根据感染部位、疾病类型和检查目的不同采取不同的标本，将细菌接种于血琼脂平板上，根据菌落特征、色素、生化反应等鉴定。

铜绿假单胞菌传播途径多样化，可以通过污染医疗器具和带菌医护人员导致医源性感染，因此在医疗工作中必须严格执行无菌操作，防止医院感染。特异性预防可采用 OEP 疫苗，治疗可选用多黏菌素 B、庆大霉素等。

❤ 护爱生命

生活中，导致身体出现伤口的现象时常发生，如果不及时做出恰当的处理，伤口部位很可能会发生感染，甚至还可能引起全身疾病，危及生命。那么，预防伤口感染的措施有哪些呢？

1. 做好清创工作 受伤创口表面可能会带有泥土或者是其他的污染物，应使用淡盐水或干净的自来水将伤口清洗干净。清洁后要及时进行消毒，可以使用 75% 乙醇、碘酊等来擦拭伤口周围，这样能够起到一定的消毒效果，预防感染的发生。

2. 做好包扎工作 可以使用清洁的布块或者是消毒纱布将伤口包扎起来。同时，要注意保持伤口创面的清洁干燥，在创面结痂之前不要沾到水，否则很容易引发感染。但如果出现大面积创伤或类似厌氧环境的伤口，一定不要包扎，要到正规的医疗机构进行科学处理，避免严重后果的发生。

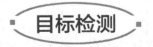

答案解析

一、单项选择题

1. 金黄色葡萄球菌所致的皮肤化脓性感染多为局限性，是因为产生了（ ）

　　A. 溶血素　　　　　　　　B. 杀白细胞素　　　　　　　　C. 血浆凝固酶

　　D. DNA 酶　　　　　　　　E. 透明质酸酶

2. 引起医院交叉感染最常见的细菌是（　　）

    A. 伤寒杆菌   B. 结核杆菌   C. 耐药性金黄色葡萄球菌

    D. 乙型溶血性链球菌   E. 变形杆菌

3. 在无芽孢的细菌中，抵抗力最强的是（　　）

    A. 痢疾杆菌   B. 伤寒杆菌   C. 金黄色葡萄球菌

    D. 乙型溶血性链球菌   E. 甲型溶血性链球菌

4. 在血平板上产生透明溶血环的是

    A. 甲型溶血性链球菌   B. 乙型溶血性链球菌   C. 丙型链球菌

    D. 消化链球菌   E. 粪链球菌

5. 乙型溶血性链球菌与人肾小球基底膜、心肌组织具有的共同抗原是（　　）

    A. M蛋白   B. P蛋白   C. T蛋白

    D. R蛋白   E. S蛋白

6. 能引起猩红热的细菌是（　　）

    A. 脑膜炎球菌   B. 乙型链球菌   C. 甲型链球菌

    D. 金黄色葡萄球菌   E. 白色葡萄球菌

7. 与乙型链球菌感染无关的疾病是（　　）

    A. 猩红热   B. 急性肾小球肾炎   C. 急性扁桃体炎

    D. 波浪热   E. 皮肤化脓感染

8. 破伤风芽孢梭菌的特性是（　　）

    A. 兼性厌氧   B. 致病物质为内毒素   C. 可引起毒血症和败血症

    D. 通过皮肤伤口感染   E. 引起菌血症

9. 破伤风芽孢梭菌的主要致病物质是（　　）

    A. 痉挛毒素   B. 溶血素   C. 内毒素

    D. 类毒素   E. 抗毒素

10. 破伤风的主动预防应采用（　　）

    A. 抗生素   B. 干扰素   C. 破伤风类毒素

    D. 破伤风抗毒素   E. 破伤风疫苗

二、多项选择题

1. 根据色素和生化反应的不同，葡萄球菌可分为（　　）

    A. 金黄色葡萄球菌   B. 白色葡萄球菌   C. 柠檬色葡萄球菌

    D. 表皮葡萄球菌   E. 腐生葡萄球菌

2. 乙型链球菌的致病物质有（　　）

    A. 血浆凝固酶   B. 透明质酸酶   C. 溶血素

    D. 红疹毒素   E. 链道酶

3. 乙型链球菌引起的疾病有（　　）

    A. 产褥热   B. 猩红热   C. 淋病

    D. 淋巴管炎   E. 丹毒

4. 能引起食物中毒的细菌是（　　）

    A. 金黄色葡萄球菌   B. 副溶血性弧菌   C. 沙门菌

    D. 福氏痢疾杆菌   E. 产气荚膜梭菌

5. 在体内造成厌氧环境的条件有（　　）

A. 浅表伤口

B. 窄而深的伤口

C. 坏死组织多的创伤

D. 同时有需氧菌或兼性厌氧菌混合感染的创伤

E. 开放性伤口

（燕　杰）

书网融合……

 重点回顾　　微课1　　微课2　　微课3　　习题

第八章 性传播细菌 ℯ微课

PPT

性传播疾病（sexually transmitted disease，STD）是由病毒、细菌、真菌或原生生物引起的全身或身体局部的病理状态；通过性接触传播，其中细菌性感染的病原体主要是淋病奈瑟菌。本章主要介绍淋病奈瑟菌。

📖 导学情景

情景描述：患者，男，28岁。因尿频、尿痛、尿道流脓、排尿困难就诊，取尿道脓性分泌物，涂片进行革兰染色镜检，发现在中性粒细胞内有革兰阴性双球菌。诊断为急性淋球菌性尿道炎。

情景分析：淋病是淋菌性尿道炎的简称，是一种常见的性传播疾病。急性淋病以排出脓性分泌物为主要特征，好发于青壮年，为我国性传播疾病中发病率最高的疾病，患者临床表现尿痛、尿频、尿道流脓等症状。

讨论：淋病奈瑟菌的生物学性状有何特点？传播方式有哪些？

学前导语：淋病是淋病奈瑟菌引起的性传播疾病，传染性强，发病率居各种性传播疾病之首。

淋病奈瑟菌（*N. gonorrhoeae*）俗称淋球菌，是人类淋病的病原菌。人是淋病奈瑟菌的唯一天然宿主。

一、生物学性状

（一）形态与染色

革兰阴性双球菌，与脑膜炎球菌相似，两菌接触面平坦，形似一对咖啡豆。无芽孢和鞭毛，有荚膜，致病菌株有菌毛。在脓液标本中，大多数淋病奈瑟菌常位于中性粒细胞内，但慢性淋病患者的淋病奈瑟菌多分布在细胞外。

（二）培养特性与生化反应

1. 培养特性　营养要求高，一般多用巧克力色血琼脂平板，专性需氧，初次分离培养时必须供给 5%CO_2，最适生长温度为 35～36℃，48 小时后形成圆形、凸起、灰白色的光滑型菌落。

2. 生化反应　只分解葡萄糖产酸，而不分解麦芽糖等糖类，据此可与脑膜炎奈瑟菌相区别，氧化酶试验阳性。

（三）抵抗力

抵抗力弱，对干燥、热、寒冷和常用消毒剂均敏感。

练一练

淋病的病原体是（　）

A. 人类乳头瘤病毒　　　　B. 衣原体　　　　　　C. 支原体

D. 阴道毛滴虫　　　　　　E. 淋病奈瑟菌

答案解析

二、致病性与免疫性

（一）致病性

1. 致病物质　淋病奈瑟菌的致病物质主要是表面结构，如菌毛、外膜蛋白、脂多糖、内毒素等。菌毛使菌体黏附到泌尿生殖道上皮细胞上，从而进入细胞内增殖。外膜蛋白 I 可直接插入中性粒细胞膜中，使细胞膜损伤；蛋白 II 参与淋球菌与宿主细胞间的黏附；蛋白 III 有抑制抗体的杀菌作用。脂多糖能使黏膜上皮细胞坏死脱落、中性粒细胞聚集。

2. 所致疾病　淋病奈瑟菌主要经性接触传染，也可经患者分泌物污染的衣服、毛巾、浴盆等方式传播。淋病奈瑟菌通过菌毛黏附上皮细胞，侵入泌尿生殖道，潜伏期为 2～5 天，在男性主要引起尿道炎，尿道口有脓性分泌物自行溢出，有尿频、尿急、尿痛、排尿困难等症状，还可引起前列腺炎、输精管炎、附睾炎等；在女性主要引起子宫颈炎及尿道炎，还可伴发阴道炎及外阴炎等，是导致不育原因之一。如不及时治疗，可引起慢性感染、不育症或宫外孕。患淋病的孕妇可引起胎儿宫内感染，导致流产、早产等，新生儿经产道时可被淋病奈瑟菌感染，引起眼结膜炎，患儿眼内有大量脓性分泌物，称为脓漏眼。

想一想

新生儿为什么会发生淋菌性结膜炎？

答案解析

（二）免疫性

人类对淋病奈瑟菌的感染无天然抵抗力，普遍易感，多数患者病后可产生相应的细胞免疫及特异性抗体 IgM 和分泌型抗体 IgA 的体液免疫，但免疫力不持久，不能防止再次感染。

三、微生物学检查及防治原则

（一）微生物学检查

1. 标本采集　用无菌棉签蘸取泌尿生殖道脓性分泌物或子宫颈口表面分泌物；采集尿道分泌物时

应弃去前段脓性分泌物，留取后段标本；中段尿液可作为检验标本；新生儿结膜炎时应采取眼结膜表面分泌物；标本采集后应注意保温、保湿、立即送检。

2. 直接涂片染色镜检 取脓性分泌物涂片，革兰染色后镜检，如发现中性粒细胞内有革兰阴性双球菌，有诊断价值。男性尿道分泌物阳性检出率可达98%，女性较低，仅为50%~70%。

3. 分离培养与鉴定 细菌培养是目前世界卫生组织推荐的筛选淋病患者唯一可靠方法。将脓性分泌物及时接种于含多种抗生素（万古霉素、多黏菌素 B 等）的巧克力色血琼脂平板，置5% CO_2 中，37℃孵育1~2天后，取可疑菌落涂片染色镜检，并做生化反应鉴定，慢性淋病的检查多用此法。子宫颈内拭子培养诊断女性淋病，一次阳性检出率高达80%~90%。

4. 快速诊断 采用免疫酶试验和 PCR 技术直接检测标本中淋病奈瑟菌的抗原或核酸可进行快速诊断和流行病学调查。

👁 **看一看**

花柳病

花柳病也就是常说的性病，其中感染率较高的有梅毒、淋病、尖锐湿疣。梅毒分为三期，特点是生殖器上出现红斑以及部位肿大，尽早治疗恢复的可能性还是很大的，拖到三期就很难说了。淋病是由细菌引起的，发病非常急，尤以私处瘙痒发热为典型，及时治疗可用抗生素控制。相对于前面两大恶魔的直接折磨，尖锐湿疣潜伏期长，复发率高，初期时常不痛不痒，皮疹也不明显，多数患者一般无症状。尖锐湿疣如果能早发现，早治疗，问题就简单得多。疣体不大，用物理方法，直接将疣体去掉即可，这样对患者来说也无多大痛苦。如发现太迟，或不及时进行治疗，导致疣体长得较大或广泛发展的时候，通常需要经过多次治疗，才可以将疣体完全去除。

（二）防治原则

淋病是一种性传播疾病，因而是一个社会问题，目前尚无有效的疫苗供特异性预防，大力开展防治性病知识教育是预防的重要环节。淋病主要经无症状患者，或虽有症状却被忽视或未去求医者所传播，所以对患者及其性伴侣的检查和治疗成为控制淋病传播至关重要的环节。治疗首选青霉素 G，由于耐药菌株不断增加，还应做药物敏感试验以指导合理选择抗菌药物。婴儿出生时，不论母亲有无淋病，均应对新生儿立即用1%硝酸银滴眼，以预防新生儿淋菌性眼结膜炎。

💗 **护爱生命**

淋病是一种危害极大，传染性极强且复发率高的性病。做好该病的预防非常重要，主要措施如下。

（1）使用淋浴，不要在公共澡堂泡澡，洗浴后不要坐在公共澡堂的座椅上；在公共厕所尽量使用蹲式马桶。

（2）避免不洁性接触及不正当的性关系，洁身自好，淋病患者要禁止与他人发生性关系。

（3）讲好个人卫生，尽量每日清洗外阴和换洗内裤、内衣，注意消毒，分开洗涤。夫妻之间不要共用毛巾、盆具和泳衣，若一人患病，双方应同时进行治疗。

（4）家中有人患淋病时，患者的内衣、床单以及被患者分泌物污染的用具可用煮沸或消毒液浸泡法消毒。

（5）避孕套可以减少疾病的传播，尤其是在无症状排毒期，但出现生殖器损害时，使用避孕套也不能避免传播。

（6）注意预防感冒、受凉、劳累、饮酒等诱发因素。

目标检测

答案解析

一、单项选择题

1. 淋病的致病菌是淋病奈瑟菌，其属于（　　）

    A. 链球菌 　　　　　　　B. 苍白密螺旋体 　　　　　C. 革兰阴性杆菌

    D. 革兰阴性双球菌 　　　　E. 革兰阳性双球菌

2. 在自然情况下，以人类为唯一宿主的化脓性球菌是（　　）

    A. 金黄色葡萄球菌 　　　　B. 丙型链球菌 　　　　　　C. B 群链球菌

    D. 脑膜炎奈瑟菌 　　　　　E. 淋病奈瑟菌

3. 目前我国发病率最高的性传播疾病是（　　）

    A. 淋病 　　　　　　　　　B. 生殖器疱疹 　　　　　　C. 梅毒

    D. 尖锐湿疣 　　　　　　　E. 获得性免疫缺陷综合征

4. 淋病的传播途径是（　　）

    A. 食用生的污染贝类

    B. 直接接触有传染性的分泌物

    C. 破损的皮肤接触被病原菌污染的物品

    D. 输血

    E. 吸入被病原菌污染的空气

5. 淋病诊断的"金标准"是（　　）

    A. 病原体培养 　　　　　　B. 镜检 　　　　　　　　　C. 血清学试验

    D. PCR 　　　　　　　　　E. 以上都不是

6. 以下关于淋病的特点，错误的是（　　）

    A. 易侵袭黏膜

    B. 以性传播为主

    C. 是世界上发病率最高的性传播疾病

    D. 感染最早期表现为阴道炎

    E. 病原体为革兰阴性双球菌

7. 淋病奈瑟菌的培养要求较高，通常使用的培养基是（　　）

    A. 巧克力色血琼脂 　　　　B. 精制琼脂肉汤培养基 　　C. 5% 葡萄糖肉汤

    D. 麦芽糖肉汤 　　　　　　E. 半固体培养基

8. 淋病奈瑟菌可引起（　　）

    A. 性病淋巴肉芽肿 　　　　B. 包涵体结膜炎 　　　　　C. 新生儿脓漏眼

    D. 沙眼 　　　　　　　　　E. 青光眼

9. 某孕妇产前检查时发现有淋病性子宫颈炎。分娩后应对新生儿采取的措施是（　　）

    A. 迅速将新生儿放入无菌隔离室 　　　B. 用 1% 硝酸银滴眼

    C. 给新生儿口服诺氟沙星 　　　　　　D. 给新生儿注射青霉素

    E. 0.01% 氯己定清洗新生儿皮肤

10. 治疗淋病首选 （　　）

　　A. 青霉素　　　　　　　B. 头孢曲松钠　　　　　C. 红霉素

　　D. 不需要特殊治疗　　　E. 头孢曲松钠＋红霉素

二、多项选择题

1. 有关淋病奈瑟菌的叙述，正确的是 （　　）

　　A. 人是本菌的唯一宿主　　B. 为革兰阴性肾形双球菌　　C. 主要通过性接触传播

　　D. 菌毛不具有抗吞噬作用　　E. 不易产生耐药性

2. 淋病奈瑟菌的侵袭力包括 （　　）

　　A. 菌毛　　　　　　　　　B. 荚膜　　　　　　　　　C. 外膜蛋白

　　D. IgA 蛋白酶　　　　　　E. 胞壁脂多糖

3. 从临床标本中分离培养淋病奈瑟菌时，应注意的事项包括 （　　）

　　A. 标本要保湿冷藏　　　　B. 标本要立即送检　　　　C. 应选用巧克力色血琼脂平板

　　D. 需补充 5% CO_2　　　　E. 可采集泌尿生殖道脓性分泌物

4. 淋病奈瑟菌可引起 （　　）

　　A. 阴道炎　　　　　　　　B. 化脓性结膜炎　　　　　C. 子宫颈炎

　　D. 梅毒　　　　　　　　　E. 外阴炎

5. 有关淋病奈瑟菌的说法，正确的是

　　A. 淋病奈瑟菌是一种革兰阴性双球菌　　　B. 人是淋病奈瑟菌的唯一自然宿主

　　C. 女性感染者比男性严重　　　　　　　　D. 通过性接触传播

　　E. 新生儿可经产道传播

（卫　茹）

书网融合……

重点回顾　　　　　　微课　　　　　　习题

PPT

第九章　动物源性细菌

学习目标

知识目标：

1. **掌握**　布鲁菌属的致病性与防治原则；炭疽芽孢杆菌的致病性与防治原则。
2. **熟悉**　炭疽芽孢杆菌、鼠疫耶尔森菌的生物学性状。
3. **了解**　布鲁菌属、炭疽芽孢杆菌、鼠疫耶尔森菌的微生物学检查。

技能目标：

能运用动物源性细菌的传播途径分析该类细菌感染的预防方法；能对动物源性细菌所致疾病进行初步诊断。

素质目标：

具备为控制或消灭动物源性疾病、保障人民健康服务的情怀；认真勤奋、诚实守信、严谨求实的科学态度；团队协作能力和社会适应能力。

以动物为传染源，能引起人类和动物发生人畜共患病的病原菌称为动物源性细菌。主要包括炭疽芽孢杆菌、鼠疫耶氏菌、布鲁菌属等。

第一节　布鲁菌属 微课

布鲁菌属（*Brucella*）是一种人畜共患病的病原菌。能使人致病的有牛布鲁菌、羊布鲁菌、犬布鲁菌和猪布鲁菌，在我国流行的主要是羊布鲁菌病，其次为牛布鲁菌病。

导学情景

情景描述：患者，男，22岁，东北某大学动物医学专业学生。近期出现发烧、头晕，并伴有左膝关节疼痛症状，经校医院诊治2天后效果不明显转院治疗。检验结果表明，该患者布鲁菌病血清学试验阳性。患者发病前2个月有动物接触史。

情景分析：结合临床表现和体格检查等，诊断为布鲁菌病。患者为动物医学专业学生；布鲁菌病血清学试验阳性，发病前2个月有动物接触史，结合临床症状体征可初步诊断。

讨论：根据该患者的症状和检查结果，初步判断为何种疾病？该病诊断依据是什么？该病的传播途径是什么？应如何预防和治疗？

学前导语：布鲁菌病又称波状热，是动物源性传染病，属于乙类传染病。本病呈世界性流行，各国均有不同程度的发生。人类与病畜或带菌动物及流产物接触，食用未经消毒的病畜肉、乳及乳制品，均可招致感染而发生波浪热。因此，本病具有重要的公共卫生学意义。除布鲁菌之外，还有哪些细菌属于动物源性细菌？又有哪些危害？

一、生物学性状

（一）形态与染色

革兰染色为阴性短小球杆菌，两端钝圆，无芽孢，无鞭毛，光滑型菌落有微荚膜。

（二）培养特性与生化反应

1. 培养特性 专性需氧菌，初次分离培养时需 $5\% \sim 10\%\ CO_2$。营养要求较高，在培养基上生长缓慢，若加入血清或肝浸液可促进生长。最适生长温度为 $35 \sim 37℃$，最适 pH 为 $6.6 \sim 6.8$。经 37℃ 培养 48 小时可长出微小、透明、无色的光滑型（S）菌落，但经人工传代培养后转变为粗糙型（R）菌落。在血琼脂平板上不溶血，在液体培养基中可形成轻度混浊并有沉淀。

2. 生化反应 本属细菌大多能分解尿素和产生 H_2S。根据产生 H_2S 的多少和在含碱性染料培养基中的生长情况，可鉴别牛、羊、猪等三种布鲁菌。

（三）抗原成分与分类

布鲁菌有两种抗原物质，即 A 抗原（牛布鲁菌抗原）和 M 抗原（羊布鲁菌抗原）两种，两种抗原在不同的布鲁菌菌种含量不同，根据两种抗原比例不同可以鉴别菌种。

（四）抵抗力

抵抗力较强，在土壤、毛皮、病畜的脏器和肉、分泌物和乳制品中可存活数周至数月。对湿热、日光、常用消毒剂较敏感。对常用的广谱抗生素也较敏感。

二、致病性与免疫性

（一）致病性

1. 致病物质 主要致病物质是内毒素。另外，荚膜与侵袭性酶增强了该菌的侵袭力，促使细菌通过完整皮肤、黏膜进入宿主体内，并在宿主脏器内大量繁殖和快速扩散入血流。

2. 所致疾病 人类感染布鲁菌主要通过与病畜接触，或是接触了被病畜污染的相关畜产品，细菌通过完整皮肤、黏膜、眼结膜、呼吸道、消化道等途径侵入人体。进入机体后细菌被中性粒细胞和巨噬细胞吞噬成为胞内寄生菌。细菌在局部淋巴结增殖一定数量后突破淋巴结而侵入血流形成菌血症。细菌随血流进入肝、脾、淋巴结、骨髓等脏器细胞增殖，发热逐渐消退。在相关脏器细胞繁殖到一定数量后再次入血形成菌血症，致体温再次升高。如此反复形成菌血症，使患者的热型呈波浪式，故临床称为"波浪热"。患者感染后极易转为慢性，并伴随发热、关节痛和全身乏力等症状，临床体征主要表现有肝大、脾大。

（二）免疫性

以细胞免疫为主，各菌种和生物型之间存在交叉免疫。一般认为，此免疫力是有菌免疫，即当机体内有菌时，对再次感染有较强的抵抗力。但近年来认为，随着病程延续和机体免疫力增强，病菌不断被消灭，最终可变成无菌免疫。

三、微生物学检查及防治原则

（一）微生物学检查

1. 标本采集 无菌采集血液和骨髓标本，急性期血培养阳性率可高达 70%。在急性期、亚急性期患者可取骨髓，对儿童常用骨髓分离；病畜的子宫分泌物、羊水，流产动物的肝、脾、骨髓等也可作为细菌分离培养的标本。

2. 分离培养与鉴定 将标本接种于双相肝浸液培养基，37℃ 5% ~ 10% CO_2 培养 4 ~ 7 天可形成肉眼可见菌落，若 30 天时仍无菌生长可报告为阴性。若有菌生长，可根据涂片染色镜检、H_2S 产生、染料抑菌试验、玻片血清凝集试验等确定型别。

（二）防治原则

预防的关键是控制并消灭家畜布鲁菌病的流行，切断传播途径和免疫接种。免疫接种是目前主要的预防措施。免疫接种以畜群为主，人群接种对象是牧场、屠宰场工作人员及相关职业的人群，有效期约 1 年。急性期患者选用利福平和四环素等抗菌药物联合治疗，慢性期患者在应用抗菌药物治疗的基础上，配合对症治疗。

❓ **想一想**

如何预防牛、羊的布鲁病，做好养殖者自身的防护？

答案解析

第二节　炭疽芽孢杆菌

炭疽芽孢杆菌（*B. anthracis*）是人类和动物炭疽病的病原菌，也是人类历史上第一个被发现的病原菌，俗称炭疽杆菌。牛、羊等食草动物感染率较高，人类感染主要是经摄食或与病畜及相关畜产品接触而感染。

一、生物学性状

（一）形态与染色

为革兰阳性粗大杆菌，是致病菌中最大的细菌。长 5 ~ 10μm，宽 1 ~ 3μm，两端平切，无鞭毛。新鲜标本直接涂片时，常单个或呈短链状排列；培养后标本则呈"竹节样"排列。有氧条件下在菌体中央形成椭圆形芽孢。

（二）培养特性

需氧或兼性厌氧，最适温度为 30 ~ 35℃，营养要求不高，在普通琼脂培养基上培养 24 小时，形成灰白色粗糙型菌落，低倍镜下观察菌落边缘不整，呈"卷发状"；在血琼脂平板上无溶血环；肉汤培养基中呈絮状沉淀生长；明胶培养基中经 37℃ 24 小时培养可使表面液化呈"漏斗状"。

（三）抗原成分

炭疽芽孢杆菌抗原由两部分组成：结构抗原和炭疽毒素复合物。其中结构抗原主要由荚膜抗原、芽孢抗原和菌体抗原等组成；炭疽毒素复合物由保护性抗原、致死因子和水肿因子三种蛋白质组成的复合物组成，具有抗吞噬功能和免疫原性。

（四）抵抗力

繁殖体的抵抗力与一般无芽孢细菌相似，抵抗力不强，易被一般消毒剂杀灭，但其芽孢对外界抵抗力很强。芽孢在干燥土壤与皮毛中能存活数年至二十余年，牧场一旦被污染，传染性可维持数十年。本菌对青霉素、红霉素、氯霉素等均敏感。

二、致病性与免疫性

（一）致病性

1. 致病物质　主要致病物质是荚膜抗原和炭疽毒素。荚膜具有抗吞噬作用，有利于细菌在组织中繁殖扩散；炭疽毒素可直接损伤微血管内皮细胞，引起血管通透性增加而形成水肿，易使患者发生 DIC 和感染性休克而导致死亡。

2. 所致疾病　炭疽芽孢杆菌感染主要引起皮肤炭疽、肠炭疽和肺炭疽。皮肤炭疽是最常见的一种，主要是人接触病畜或受染皮毛而引起，病菌从皮肤小伤口入侵，引起局部炎症，继而在伤口局部出现脓疱、水疱，最后出现组织坏死和黑色结痂，故此称为炭疽；肠炭疽较少见，由于食入未煮熟的病畜肉类、奶制品或被间接污染的食物引起，表现为持续呕吐、血便等，以全身中毒症状为主，患者最终死于毒血症；肺炭疽由吸入含有大量病菌芽孢的尘埃引起，以呼吸道症状为主，很快并发全身中毒症状死亡。上述三型均可并发败血症，偶见引起炭疽性脑膜炎，死亡率较高。

（二）免疫性

炭疽芽孢杆菌感后可获得持久免疫力，很少再次感染。

三、微生物学检查及防治原则

（一）微生物学检查

1. 标本采集　根据炭疽病不同类型取不同部位的标本。皮肤炭疽早期取水疱、脓疱内容物，晚期取血液；肠炭疽取粪便、血液及畜肉等；肺炭疽取痰、病灶渗出液及血液等。采取标本时要做好个人防护，严禁室外解剖炭疽动物尸体，一般在无菌条件下割取耳尖或舌尖组织送检，避免细菌芽孢污染牧场及周围环境。

2. 直接涂片染色镜检　标本革兰染色后，镜下观察有荚膜或呈"竹节状"排列的革兰阳性大杆菌，或采用特异性荧光抗体染色镜检等方法，结合临床症状可做出初步诊断，最终确诊需结合分离培养及相关鉴别试验确定。

（二）防治原则

预防炭疽病的根本措施是加强对病畜的管理，病畜应该隔离或处死深埋，严禁病畜剥皮或煮食。特异性预防采用炭疽减毒活疫苗，皮上划痕接种，免疫力可持续 1 年。青霉素是治疗炭疽病的首选药物，青霉素过敏也可选用红霉素、环丙沙星等。

第三节　鼠疫耶尔森菌

❤ **护爱生命**

1910 年夏，俄罗斯境内西伯利亚由于旱獭传染发生鼠疫，并传入中国。10 月 25 日，满洲里首次出现客栈暴死患者。11 月 7 日，鼠疫在哈尔滨蔓延开来。疫情发生仅 1 个多月，吉林、黑龙江就有近 2 万人死亡。时任清政府天津陆军军医学堂副监督的伍连德临危受命，以"东三省防疫全权总医官"的身份火速抵达哈尔滨抗击疫情。在与疫情的斗争中，伍连德设计、推广使用了一种缝制简单的双层纱布口罩，用于隔离病患，后来被称作"伍氏口罩"，从而阻断了鼠疫的飞沫传播。中国人率先普及应用口罩这种简单的防护工具，为各国抗击鼠疫疫情提供了宝贵的经验。

鼠疫耶尔森菌（*Y. pestis*）俗称鼠疫杆菌，是烈性传染病鼠疫的病原菌。人类鼠疫是通过接触带菌动物或蚤叮咬而被传染的。近年来，我国在鼠疫防治方面取得显著成绩，但一些地区仍有鼠疫的散在发生。

一、生物学性状

（一）形态与染色

革兰阴性短小杆菌，两端钝圆，两极浓染的呈卵圆形。有荚膜，无芽孢，无鞭毛。在陈旧培养物或含 3% NaCl 的培养基上呈明显的多形态性，可见到球形、杆形、丝状、哑铃状等。

（二）培养特性

兼性厌氧，最适生长温度为 27~30℃，pH 为 6.9~7.2。营养要求不高，在普通培养基上能生长，但生长缓慢。在含血液或组织液的增菌培养基上生长，24~48 小时可形成柔软、细小黏稠的粗糙型菌落。在肉汤培养管底部出现絮状沉淀物，48 小时后在肉汤表面形成菌膜，稍加摇动菌膜呈"钟乳石状"下沉。

（三）抗原成分与分类

抗原构造比较复杂，种类较多，至少有 18 种抗原，其中比较重要的有 F1 抗原、V/W 抗原、外膜蛋白和鼠毒素抗原。均由质粒 DNA 编码。

（四）抵抗力

对理化因素抵抗力较弱，在湿热 70~80℃ 10 分钟或 100℃ 1 分钟即可死亡。但在自然环境中的生存能力强，在蚤粪和土壤中能存活 1 年左右，在痰液中能存活 36 天。

👁 **看一看**

鼠疫

鼠疫是由鼠疫耶尔森菌所致的烈性传染病。鼠疫的可怕性不仅仅在于它强大的感染性，还在于它极高的致死率，未经治疗的腺鼠疫的致死率达到 50%~60%，而且极少出现轻微症状。还有更可怕的原发性败血性鼠疫以及肺鼠疫，未经治疗的致死率则是 100%。即使是经过先进的现代医疗的治疗，腺鼠疫的致死率依然高达 10%，死亡率高于严重急性呼吸综合征（传染性非典型肺炎）。

二、致病性与免疫性

（一）致病性

1. 致病物质 鼠疫耶尔森菌的致病性极强，少数几个细菌即可使人患病。致病物质主要与 F1 抗原、V/W 抗原、外膜抗原及鼠毒素有关。

2. 所致疾病 鼠疫属于自然疫源性传染病，鼠蚤是主要的传播媒介，啮齿类动物是主要的储存宿主。人类患鼠疫后可通过人蚤或呼吸道等途径在人群中流行。临床常见有腺鼠疫、肺鼠疫和败血症型鼠疫三型。腺鼠疫多在腹股沟和腋下引起严重的淋巴结炎，局部肿胀、化脓和坏死；肺鼠疫主要经呼吸道感染引起原发性肺鼠疫或通过腺鼠疫和败血症型鼠疫蔓延扩散引起继发性肺鼠疫，患者死亡时皮肤常呈黑紫色，故鼠疫有"黑死病"之称；败血症型鼠疫主要由肺鼠疫或重症腺鼠疫患者体内的病原菌侵入血流，并在血液中大量繁殖，导致败血症型鼠疫。患者出现高热、休克、DIC 等全身中毒症状，皮肤黏膜可见出血点和瘀斑，病死率较高。

（二）免疫性

鼠疫耶尔森菌感染后可获得牢固免疫力，再次感染罕见。

练一练

鼠疫耶尔森菌的传播媒介是（　）

A. 鼠蚤　　　　　　　B. 鼠虱　　　　　　　C. 恙螨

D. 羔螨　　　　　　　E. 蜱

答案解析

三、微生物学检查及防治原则

（一）微生物学检查

1. 标本采集　鼠疫属法定甲类传染病，标本应送到有严格防护措施的专用实验室检测。对疑似鼠疫的患者，必须在服用抗菌药物前，按不同症状或体征，采集淋巴结穿刺液、痰液（肺炎）、脑脊液（脑膜炎）、血液、咽喉分泌液等。人或动物尸体应取肝、脾、肺、淋巴结和心血等，分别装入无菌容器。腐败尸体需取骨髓。

2. 实验室检查　标本直接涂片或印片，进行革兰染色或亚甲蓝染色，镜检观察典型形态与染色性。快速诊断可选用免疫荧光试验。进一步鉴定可采用分离培养、免疫学和分子生物学等方法。

（二）防治原则

灭鼠、灭蚤是切断鼠疫传播的主要环节，消灭鼠疫传染源的根本措施。发现患者立即隔离，和患者接触者可口服磺胺类药物预防，有潜在感染者可预防接种。治疗的关键是应早期足量用药，采用链霉素、四环素、磺胺类、阿米卡星等药物均有效。

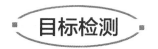 目标检测

答案解析

一、单项选择题

1. 布鲁菌属在中国流行的菌种主要是（　）

　　A. 猪种布鲁菌　　　　　　B. 犬种布鲁菌　　　　　　C. 羊种布鲁菌

　　D. 牛种布鲁菌　　　　　　E. 沙林鼠种布鲁菌

2. 布鲁菌感染后，辅助诊断可采取的标本检查是（　）

　　A. 尿液　　　　　　　　　B. 粪便　　　　　　　　　C. 血液

　　D. 咽部分泌物　　　　　　E. 眼结膜分泌物

3. 布鲁菌感染时，细菌可反复入血形成（　）

　　A. 菌血症　　　　　　　　B. 败血症　　　　　　　　C. 毒血症

　　D. 脓毒血症　　　　　　　E. 内毒素血症

4. 下列属于甲类传染病的是（　）

　　A. 布鲁菌病　　　　　　　B. 鼠疫　　　　　　　　　C. 流行性脑脊髓膜炎

　　D. 淋病　　　　　　　　　E. 伤寒和副伤寒

5. 预防鼠疫的根本措施是（　）

　　A. 灭鼠、灭蚤　　　　　　B. 保护易感人群　　　　　C. 接种鼠疫类毒素

　　D. 接种鼠疫减毒活疫苗　　E. 接种鼠疫抗毒素

6. 人类最常见的炭疽病是（　）

　　A. 肺炭疽　　　　　　　　B. 肠炭疽　　　　　　　　C. 皮肤炭疽

    D. 肝炭疽   E. 脑膜炎炭疽

7. 主要引起食草动物传染病的细菌是（　　）

    A. 炭疽芽孢杆菌   B. 结核分枝杆菌   C. 鼠疫耶尔森菌

    D. 枯草芽孢杆菌   E. 小肠结肠炎耶尔森菌

8. 炭疽毒素毒性作用主要是直接损伤（　　）

    A. 白细胞   B. 红细胞   C. 微血管内皮细胞

    D. 肝细胞   E. 脾细胞

9. 鼠疫耶尔森菌在形态染色上不同于布鲁菌的是（　　）

    A. 可形成荚膜   B. 不形成芽孢   C. 无鞭毛

    D. 革兰染色阴性短杆菌   E. 菌体大小形态因环境因素不同而有差异

10. 鼠疫耶尔森菌在肉汤培养液中生长不能形成（　　）

    A. 浑浊生长   B. 絮状沉淀   C. 菌膜

    D. 钟乳石状下沉   E. 颗粒状沉淀

二、多项选择题

1. 属于动物源性细菌的是（　　）

    A. 鼠疫耶尔森菌   B. 幽门螺杆菌   C. 炭疽杆菌

    D. 破伤风梭菌   E. 霍乱弧菌

2. 炭疽的预防措施为（　　）

    A. 病畜应及时焚烧后深埋   B. 炭疽患者应严格隔离

    C. 污染敷料衣被应焚烧   D. 医护人员应戴手套、口罩

    E. 易感的有关职业人员应注射疫苗

3. 关于布鲁菌的描述，正确的是（　　）

    A. 为革兰阳性球菌   B. 无鞭毛   C. 不形成芽孢

    D. 毒力菌株有微荚膜   E. 初次分离多呈球状、球杆状

4. 对于炭疽病的描述，正确的是（　　）

    A. 是动物源性传染病

    B. 家畜、家禽极易受染

    C. 人类经接触、吸入、食入等方式发生皮肤炭疽、肺炭疽等

    D. 肺炭疽、炭疽脑炎病情严重，被列为烈性传染病

    E. 炭疽杆菌被当作生化武器用于战争

5. 有关鼠疫耶尔森菌的说法，正确的是（　　）

    A. G⁻杆菌，两极浓染   B. 在3% NaCl培养基上呈多形性

    C. 跳蚤为传播媒介   D. 是乙类病原菌

    E. 可引起腺鼠疫、肺鼠疫及败血型鼠疫

（卫　茹）

书网融合……

重点回顾

微课

习题

第十章 其他原核细胞型微生物

PPT

> **学习目标**
>
> **知识目标：**
> 1. **掌握** 支原体、衣原体、立克次体、螺旋体的致病性与免疫性。
> 2. **熟悉** 支原体、衣原体、立克次体、螺旋体的微生物学检查及防治原则。
> 3. **了解** 支原体、衣原体、立克次体、螺旋体的生物学性状。
>
> **技能目标：**
> 具备对其他原核细胞型微生物所致疾病的预防、护理以及健康教育的能力。
>
> **素质目标：**
> 具有慎独、严谨、求实的工作态度；良好的职业道德和为护理事业献身的精神；关爱护理对象，为其减轻痛苦，维护健康的情怀。

第一节 支原体

支原体是一类缺乏细胞壁，呈高度多形态性，能通过细菌滤器，可用人工培养基培养增殖的最小原核细胞型微生物。因能形成分枝的长丝，故称为支原体（Mycoplasma）。支原体在自然界中分布广泛，迄今已分离到 150 多种，多数对人类不致病。对人致病的主要有肺炎支原体（*M. pneumoniae*）、解脲脲原体（*Ureaplasma urealytium*）、人型支原体（*M. hominis*）、生殖支原体（*M. genitalium*）和穿透支原体（*M. penetrans*）等。

📖 导学情景

情景描述： 患者，女，8 岁，因咳嗽伴发热 4 天入院。入院查体：体温 39℃，神清、精神尚好，热性病容，口周无发绀，呼吸促，咽充血，双侧扁桃体Ⅱ度肿大、充血，呼吸 35 次/分，右肺上呼吸音减低，心腹未见异常。初步诊断为支原体肺炎。

情景分析： 肺炎支原体感染多发生于青少年，其病变以间质性肺炎为主，主要通过飞沫传播。临床症状以发热、头痛、咳嗽、咽喉痛等症状为主。

讨论： 支原体的生物学性状有何特点？主要病原性支原体的种类有哪些？

学前导语： 肺炎支原体属于原核细胞型微生物，是引起呼吸道感染的一种病原体，主要经飞沫传播，主要在学校、家庭和军队流行，具有传染性、间歇性、长期缓慢播散等特点，应注意隔离。本章将会带领大家走进学习其他原核细胞型微生物的大门。

一、生物学性状

（一）形态与染色

支原体体积微小，大小为 0.3~0.5μm，由于没有细胞壁，不能维持固定的形态而呈高度多形性：

球形、杆状、丝状和分枝状。革兰染色阴性，但不易着色，吉姆萨染色（Giemsa stain）呈淡紫色。支原体的细胞膜有内、中、外三层，内、外层为蛋白质和糖类，中层为脂类。脂质中胆固醇含量较多，对保持细胞膜的完整性具有一定作用，故凡能破坏胆固醇的物质均能破坏细胞膜的完整性从而导致支原体死亡，如皂素、两性霉素 B 等。有的支原体在细胞膜外有一层多聚糖组成的荚膜或微荚膜，与支原体的致病性有关。肺炎支原体的一端有一种特殊的末端结构，能使支原体黏附于呼吸道黏膜上皮细胞，与支原体的定植和致病有关。

（二）培养特性与生化反应

1. 培养特性 支原体的营养要求高于一般细菌，培养基中必须添加 10% ~ 20% 的人和动物血清以提供支原体所需的胆固醇和长链脂肪酸。繁殖方式主要以二分裂繁殖为主，也有断裂、出芽等繁殖方式。生长缓慢，在低琼脂（<1.5%）平板上培养 2 ~ 3 天后出现典型的"油煎蛋样"菌落。

2. 生化反应 根据支原体是否分解葡萄糖、精氨酸、尿素进行鉴别。肺炎支原体可利用葡萄糖，人型支原体可利用精氨酸，溶脲脲原体可利用尿素。

（三）抵抗力

对理化因素比较敏感，易被消毒剂灭活，但对结晶紫、亚碲酸钾等有抵抗力。对影响细胞壁的抗生素如青霉素天然耐药，对干扰蛋白质合成的抗生素敏感，如红霉素、氯霉素、多西环素等。

二、主要病原性支原体

（一）肺炎支原体

肺炎支原体（*M. pneumoniae*，Mp）是人类支原体肺炎的病原体。支原体肺炎的病理改变以间质性肺炎为主，有时并发支气管肺炎。主要经飞沫传染，一年四季均可发病。但多发于夏末秋初，发病率以青少年为高。临床症状较轻，甚至根本无症状，常以发热、头痛、咳嗽、咽喉痛等症状为主，有些可并发支气管肺炎，个别患者可并发循环系统、血液系统、泌尿系统和消化系统等呼吸道外并发症。

呼吸道局部黏膜产生 sIgA 对再次感染有一定的防御作用，但不够牢固。治疗主要选用大环内酯类抗生素及氯霉素等药物，长期应用有耐药株产生。

（二）解脲脲原体

解脲脲原体（*Ureaplasma urealytium*，Uu）是人类泌尿生殖道较常见的寄生菌之一，为条件性致病菌，是引起非淋菌性尿道炎病原体感染中常见致病菌之一。主要传播途径为性接触传播和母婴传播，引起非淋菌性尿道炎、阴道炎、前列腺炎、尿路结石、男性不育症等。亦可通过胎盘或产道感染胎儿或新生儿，引起流产、死产、畸形或新生儿呼吸道感染。治疗可选多西环素、红霉素、氯霉素等。

（三）其他支原体

人型支原体、生殖支原体是引起人类泌尿生殖道感染的病原体，通过性接触传播，引起尿道炎、前列腺炎等泌尿生殖道感染；亦可通过胎盘传播引起早产、自然流产、先天畸形、死胎和不孕症等，经产道感染可致新生儿肺炎或脑膜炎。

三、微生物学检查及防治原则

（一）微生物学检查

1. 标本采集

（1）疑为肺炎支原体感染者　可取患者痰液、鼻咽拭子、支气管分泌物、血清标本等，取材后应注意保温保湿、立即送检。

（2）疑为解脲脲原体感染者 无菌收集患者中段尿、前列腺液、精液、阴道或宫颈分泌物等。

2. 分离培养与鉴定

（1）疑为肺炎支原体感染者 将标本接种于含血清或酵母浸膏的琼脂培养基，5～10日后观察有无直径30～100μm的圆形"房顶样"菌落。多次传代后可变为典型的"油煎蛋样"菌落。

（2）疑为解脲脲原体感染者 将标本接种于解脲脲原体专用液体培养基，观察酚红指示剂颜色是否改变，再进一步培养鉴定。

3. 血清学试验 用患者血清与 O 型血人体红细胞（RBC）或自身 RBC 混合，4℃隔夜可发生凝集，37℃时凝集消散，此为冷凝现象。此反应为非特异性，仅50%患者会出现阳性反应。

（二）防治原则

由于支原体肺炎具有传染性，应注意消毒隔离；溶脲脲原体感染的预防主要是提高性卫生意识，杜绝性乱交；治疗支原体引起的感染，可选用阿奇霉素、红霉素、多西环素等。

第二节 螺旋体

螺旋体（Spirochete）是一类细长、柔软有弹性、弯曲呈螺旋状、运动活泼的原核细胞型微生物。螺旋体在自然界和动物体内广泛存在，种类很多。根据其大小、螺旋数目、螺旋规则程度和螺旋间距不同，可分为9个属，对人致病的螺旋体主要有钩端螺旋体属、密螺旋体属和疏螺旋体属。

一、钩端螺旋体

钩端螺旋体简称钩体，包括问号状螺旋体和双曲钩端螺旋体等。问号状螺旋体是引起人和动物钩体病的病原体，该病为人畜共患传染病，呈世界性分布，东南亚地区尤为严重，我国以长江以南地区常见；双曲钩端螺旋体为腐生性螺旋体，一般无致病性。

（一）生物学性状

1. 形态与染色 钩端螺旋体长6～20μm，宽0.1～0.2μm，螺旋细密、规则，形似细小珍珠排列的细链。一端或两端带小钩，菌体呈"S""C"或"8"字形，运动活泼。革兰染色阴性，但不易着色，常用镀银染色法将菌体染成棕褐色。

2. 培养特性 需氧或微需氧，营养要求较高，常用含10%兔血清的 Korthof 培养基，最适温度28～30℃，生长缓慢，1～2周后呈透明、不规则、扁平小菌落，液体中呈半透明云雾状生长。

3. 抵抗力 较弱，60℃加热1分钟即可杀死，对常用消毒剂、青霉素敏感。但在水或潮湿的土壤中可存活数周甚至数月，这对钩端螺旋体的传播有重要意义。

（二）致病性与免疫性

1. 致病性

（1）致病物质 主要是内毒素样物质、溶血素、细胞毒性因子。内毒素样物质为胞壁中的脂多糖，毒性低，可引起发热、炎症和组织坏死。溶血素能破坏红细胞膜导致贫血、出血、血尿、肝大与黄疸等。细胞毒因子可导致肌肉痉挛、呼吸困难。

（2）所致疾病 钩端螺旋体病是一种人畜共患病，也是一种自然疫源性传染病。在野生动物和家畜中广泛流行，其中猪和鼠类为主要传染源及储存宿主。感染动物多无症状或仅为带菌状态，但在肾小管中生长繁殖，病原体不断从尿液排出体外污染水和土壤，人与污染的水和土壤接触而被感染。

（3）**致病机制** 钩端螺旋体可通过破损甚至完整的人体皮肤、黏膜进入血液和淋巴系统，并在体内繁殖，引起钩端螺旋体血症，临床表现有乏力、发热、头痛、腓肠肌疼痛、眼结膜充血、淋巴结肿大等。早期症状可归纳为"寒热、酸痛、一身乏，眼红、腿痛、淋巴大"。随后，钩端螺旋体经血液循环侵犯心、肝、脾、肺、肾及中枢神经系统等，引起相应组织或器官病变。轻微者仅有发热，重者可出现黄疸、出血、休克、弥散性血管内凝血，甚至死亡。

2. 免疫性 钩端螺旋体抗感染免疫主要依赖特异性体液免疫。特异性抗体能明显增强吞噬细胞的吞噬作用，及时清除体内病原体。病愈后可获得对同一血清型钩端螺旋体的持久免疫力，但各血清群、型间交叉保护作用不明显。

（三）微生物学检查及防治原则

1. 微生物检查

（1）**标本采集** 可采集患者病变皮肤组织、淋巴结穿刺液、血液、关节液、尿液等，有脑膜刺激征者采集脑脊液，立即送检。

（2）**实验室检查** 取相应部位的标本，做适当处理，可做暗视野检查或镀银染色镜检；也可采集双份血清，检测抗体效价，相差4倍及以上具有诊断意义；用PCR或DNA探针等检测标本中的螺旋体核酸较培养快速、敏感。

2. 防治原则 消灭传染源是钩体病的主要预防措施，切断传播途径和增强机体抗钩体免疫力亦很关键。搞好防鼠、灭鼠，加强带菌家畜的管理。保护水源，避免或减少与污染的水和土壤接触。对易感人群进行疫苗接种。治疗首选青霉素，也可选用庆大霉素或多西环素。

二、梅毒螺旋体

梅毒螺旋体是引起人类梅毒的病原体，因其透明，不易着色，故又称为苍白螺旋体。梅毒是一种广泛流行而较为严重的性传播疾病（STD），人是梅毒的唯一传染源。

（一）生物学性状

1. 形态与染色 梅毒螺旋体致密而规则，两端尖直，运动活泼，有8~14个致密而规则的螺旋。革兰染色阴性，但不易着色，常用Fontana镀银染色，呈棕褐色。在暗视野显微镜下可观察到典型形态及"弹簧样"或"翻滚样"运动。

2. 培养特性 梅毒螺旋体至今尚不能用人工培养基培养。有些菌株可在家兔睾丸或眼前房内生长，但繁殖很慢，可用来传种。

3. 抵抗力 不强，对温度、干燥均特别敏感，离体后干燥1~2小时死亡，血液中4℃冰箱置3日即可死亡。对化学消毒剂敏感，对青霉素、四环素、砷剂等敏感。

（二）致病性与免疫性

1. 致病性

（1）**致病物质** 主要致病物质为菌体表面的黏多糖和唾液酸、透明质酸酶等。

（2）**所致疾病** 梅毒可分为先天性和获得性两种。前者从母体经胎盘感染胎儿，称为胎传梅毒。后者通过性接触感染，称为性病梅毒。获得性梅毒分为三期。

1）Ⅰ期（初期）梅毒：主要表现为生殖器局部出现无痛性硬结及溃疡，称为硬性下疳，个别患者病灶见于肛门、直肠和口腔，多在感染2~10周出现。此期维持1~2月，硬性下疳可自愈。

2）Ⅱ期（中期）梅毒：主要表现为全身皮肤黏膜常出现梅毒疹、全身淋巴结肿大，有时亦累及骨、关节、眼及其他器官。在梅毒疹和淋巴结中含有大量梅毒螺旋体，如不经治疗，一般3周至3个月后上述体征可自行消退，部分患者发展成Ⅲ期梅毒。Ⅰ、Ⅱ期传染性极强，但破坏性小。

3）Ⅲ期（晚期）梅毒：多见于初次感染 2 年后或潜伏期达 10～15 年的患者。此期不仅出现皮肤黏膜溃疡性坏死病灶，并侵犯内脏器官或组织引起慢性肉芽肿样病变，重症患者可侵犯心血管及神经系统。Ⅲ期梅毒传染性小，病程长，破坏性大，可危及生命。

（3）致病机制　先天性梅毒是梅毒孕妇通过胎盘将梅毒螺旋体直接传给了胎儿，可导致流产、早产或死胎；出生后病儿呈现锯齿形牙、间质性角膜炎、先天性耳聋等症状。

2. 免疫性　梅毒的免疫是传染性免疫或有菌免疫，梅毒螺旋体感染可诱发细胞免疫和体液免疫。梅毒感染个体对梅毒再次感染有抵抗力，但免疫力随梅毒螺旋体的清除而消失。

❓ 想一想

先天性梅毒如何诊断？

答案解析

（三）微生物学检查及防治原则

1. 微生物学检查

（1）标本采集　无菌采集硬下疳渗出液、梅毒疹或淋巴结穿刺液、血液等。

（2）直接涂片染色镜检　取硬下疳的渗出物、梅毒疹或淋巴结的抽取液直接暗视野镜检，如检查见有"弹簧样"运动活泼的密螺旋体即可诊断。

（3）血清学试验　诊断梅毒的血清学试验分非特异性试验和特异性试验两类。非特异性试验的抗原为牛心脂质，测定患者血清中的反应素，为初筛试验；特异性试验的抗原为梅毒螺旋体，检查患者血清中的特异性抗体，为确证试验。

2. 防治原则　梅毒危害极大，应以预防为主。主要措施是加强卫生宣传教育和社会管理，取缔娼妓。对患者应早诊断，彻底治疗。治疗首选青霉素，疗程 3 个月至 1 年，以血清中抗体转阴为治愈指标。

第三节　衣原体 🄴微课

衣原体（*Chlamydia*）是一类专性活细胞内寄生，有独特发育周期，能通过细菌滤器的原核细胞型微生物。衣原体广泛寄生于人类、鸟类及哺乳动物。能引起人类疾病的有沙眼衣原体、肺炎衣原体、鹦鹉热衣原体。

衣原体的共同特征：①单细胞结构，圆形或椭圆形，体积大于病毒，在光学显微镜下可查见；②含有 DNA 和 RNA 两类核酸；③有细胞壁，革兰阴性；④具有独特发育周期，仅在活细胞内以二分裂方式繁殖；⑤有核糖体，具有较复杂的酶系统，能进行多种代谢，但缺乏产生能量的代谢作用，要由宿主细胞提供，必须严格胞内寄生；⑥对多数抗生素敏感。

一、生物学性状

（一）形态与染色

衣原体在宿主细胞内生长繁殖有特殊发育周期，显微镜下可见两种不同的形态。一种是原体（elementary body，EB），呈球形，亦可呈椭圆形或梨形，有细胞壁，吉姆萨染色呈紫色；另一种是网状体

（reticulate body，RB）或称始体（initial body，RB），呈圆形或椭圆形，无细胞壁，吉姆萨染色呈蓝色。

（二）发育周期

原体是发育成熟的衣原体，具有高度感染性，在宿主细胞外较稳定，无繁殖能力。当感染宿主细胞后，被宿主细胞膜包绕形成空泡，在空泡内增殖形成网状体，亦称始体。始体是衣原体独特发育周期的繁殖型，无感染性，以二分裂方式繁殖，在空泡内发育成许多子代原体，成熟的原体从被破坏的宿主细胞中释放，再感染新的易感细胞。

（三）培养特性

专性细胞内寄生，不能用人工培养基培养，通常采用 6～8 日龄的鸡胚，将衣原体接种在卵黄囊内，大多数衣原体可以在卵黄囊内繁殖，形成始体、原体和包涵体。体外组织细胞培养，常用 HeLa、BHK‑21、McCoy 和 HL 等细胞株。

（四）抵抗力

耐冷不耐热，60℃下仅能存活 5～10 分钟。对消毒剂敏感，紫外线照射可迅速死亡，对四环素、红霉素、多西环素、螺旋霉素等敏感。

二、主要病原性衣原体

（一）沙眼衣原体

我国微生物学家汤飞凡教授于 1956 年采用鸡胚卵黄囊接种法在世界上首次成功分离出沙眼衣原体，结束了半个世纪以来沙眼病原的争论。不同种类的沙眼衣原体感染部位不同，引起的疾病也不同。

1. 沙眼　由沙眼生物型 A、B、Ba 和 C 血清型引起。主要通过眼－眼或眼－手－眼传播，传播媒介为玩具、公用毛巾和洗脸盆等。沙眼衣原体侵袭眼结膜上皮细胞引起炎症，沙眼发病缓慢，早期出现眼睑结膜急性或亚急性炎症，表现流泪、有黏液脓性分泌物、结膜充血等症状；晚期炎症灶出现纤维组织增生，瘢痕挛缩，引起眼睑内翻、倒睫以及角膜血管翳而影响视力，甚至致盲。

练一练

沙眼是指（　）
A. 由沙眼支原体引起的慢性传染性眼病
B. 由沙眼衣原体引起的慢性传染性眼病
C. 由沙眼支原体引起的慢性非传染性眼病
D. 由沙眼衣原体引起的慢性非传染性眼病
E. 由沙眼衣原体引起的急性传染性眼病

答案解析

2. 包涵体结膜炎　由沙眼生物生物型 B、Ba、D～K 血清型引起。包括婴儿及成人两种感染类型。

（1）新生儿包涵体结膜炎　系新生儿通过产道时被感染，通常不侵犯角膜，能够自愈。

（2）成人包涵体结膜炎　系两性接触、经手传染至眼；亦可通过游泳池水传染至眼。

两型均引起滤泡性结膜炎，分泌物中有大量的衣原体，症状类似沙眼，但无沙眼的晚期症状，一般经过数周或数月可痊愈，无后遗症。

3. 泌尿生殖道感染　经性接触传播，由生殖生物型 D～K 血清型引起。男性多表现为非淋菌性尿道炎，不及时治疗易转变为慢性，可合并前列腺炎、附睾炎等。女性感染可引起宫颈炎、输卵管炎、盆腔炎等，若输卵管炎反复发作，可引发女性不孕或宫外孕等并发症。

4. 性病淋巴肉芽肿　由性病淋巴肉芽肿生物型引起。经性接触传播。男性侵犯腹股沟淋巴结，引起化脓性淋巴结炎和慢性淋巴肉芽肿，常引起瘘管。女性侵犯会阴、肛门和直肠，可形成直肠 – 皮肤瘘管，也可引起会阴 – 肛门 – 直肠狭窄和梗阻。亦能引起结膜炎，伴有耳前、颌下和颈部淋巴结肿大。

♥ 护爱生命

沙眼是由沙眼衣原体引起的一种慢性传染性结膜角膜炎，可致盲。1956 年，汤飞凡首次分离出沙眼衣原体，是世界上发现重要病原体的第一个中国人，为预防和治疗沙眼做出了杰出贡献。

沙眼主要是由含沙眼衣原体的眼分泌物通过接触方式传播的。因此，养成良好的个人卫生习惯是预防沙眼的有效措施之一。

（1）搞好个人卫生，养成良好的卫生习惯，毛巾、手帕、脸盆等卫生用品要专人专用，且经常消毒。

（2）教育儿童不要用手揉眼睛，要用清洁的手帕擦眼。

（3）提倡用流水洗脸。在没有流动水的情况下，要一人一盆洗脸水，不要和他人同用一盆水。

（4）对患者眼分泌物污染的物品应进行消毒，特别是脸盆、毛巾、手帕等。

（二）肺炎衣原体

肺炎衣原体是衣原体属的一个新种，只有一个血清型，是人类重要的呼吸道病原体，主要通过飞沫或呼吸道分泌物在人群传播。易引起肺炎、支气管炎、咽炎等。起病缓慢，表现为发热、咳嗽、咳痰等，部分患者可并发严重哮喘。目前证实，肺炎衣原体感染与冠心病、动脉粥样硬化的发生密切相关。

（三）鹦鹉热衣原体

鹦鹉热衣原体引起的鹦鹉热是一种自然疫源性疾病，主要在鸟类与家禽中传播。人类感染主要是通过呼吸道吸入病鸟粪便、分泌物、羽毛等，也可通过破损皮肤或黏膜感染。临床主要表现为非典型肺炎，可并发心肌炎。

三、微生物学检查及防治原则

（一）微生物学检查

1. 衣原体检查 直接涂片找包涵体。结膜、尿道和子宫颈刮片或组织切片，Giemsa 染色包涵体呈现蓝色或暗紫色，碘染色显示褐色。采用荧光素标记的抗衣原体单克隆抗体，主要用衣原体外膜蛋白（MOMP）的单克隆抗体的商品试剂来检测细胞涂片中的衣原体，使用较为方便。结果判断：衣原体数大于 10 个才能判断为阳性。

2. 衣原体培养 对沙眼衣原体敏感的细胞株为 MeCoy 细胞、HeLa – 229 细胞和 BHK 细胞。最常用的是经放线菌酮处理的单层 MeCoy 细胞，孵育后，用单克隆荧光抗体染色，可迅速诊断，但操作人员一定要熟练，需专业培训。培养法的敏感性为 80% ~90%，阳性即可确立诊断。

3. 快速诊断胶体 胶体金法定性沙眼衣原体快速检测有着快速、方便、准确性高的优点。

（二）防治原则

预防衣原体感染，加强个人卫生，注意避免共用浴具；重视性卫生，杜绝不洁性行为，减少交叉感染；加强对病鸟的检测和管理，避免接触患鹦鹉热的鸟类。积极治疗患者，应用红霉素和喹诺酮类抗生素。孕妇只限用红霉素治疗。

第四节　立克次体

立克次体（Rickettsia）是一类严格细胞内寄生的原核细胞型微生物。大多数立克次体引起人畜共患病，绝大多数是自然疫源性疾病，主要寄生于节肢动物，有的会通过蚤、虱、蜱、螨传入人体，如斑疹伤寒、战壕热等。

一、生物学性状

（一）形态与染色

多形态性，以球杆状或杆状为主。有细胞壁和细胞膜，革兰染色阴性，但不易着色。Giemsa 法染色呈紫色或蓝色。

（二）培养特性

多数立克次体只能在活细胞内生长，以二分裂方式繁殖。常用的培养方法有细胞培养、鸡胚卵黄囊接种和动物接种。多种病原性立克次体在小鼠和豚鼠体内繁殖良好。目前采用鸡胚成纤维细胞、L929 细胞和 Vero 单层细胞进行分离、鉴定、传代和培养，最适温度为 37℃。

（三）抗原成分与分类

主要有群特异性抗原和型特异性抗原两种，群特异性可溶性抗原，是细胞壁的脂多糖成分，耐热；型特异性抗原，为细胞壁外膜蛋白，不耐热。立克次体的脂多糖成分与变形杆菌菌体抗原有共同成分（有相同或相似的抗原决定簇），可引起交叉反应。根据这一原理，用易于制备的变形杆菌 O 抗原代替立克次体抗原建立一种非特异性直接凝集试验，称外斐反应（Well - Felix reaction），用于检测患者体内是否有抗立克次体抗体，以辅助诊断立克次体病。

（四）抵抗力

对热、光照、干燥及化学药剂抵抗力差，56℃ 30 分钟即被杀死，对氯霉素和四环素类抗生素敏感，但磺胺类药物可刺激其生长繁殖。

二、主要病原性立克次体

（一）普氏立克次体

普氏立克次体（R. prowazekii）是流行性斑疹伤寒（虱传斑疹伤寒）的病原体，流行性斑疹伤寒在世界各地均可发生流行。人是唯一的储存宿主和传染源，传播媒介是人虱，传播方式是虱 - 人 - 虱。当人受到感染后，经 10 ~ 14 日的潜伏期，骤然发病，有剧烈头痛、周身痛和高热，4 ~ 7 日后出现皮疹，严重的为出血性皮疹。有的还伴有神经系统、心血管系统等症状和其他实质器官损害。流行性斑疹伤寒在人口密集和昆虫繁盛的环境里比较严重，多在冬春季流行，与生活条件、卫生状况有关。

普氏立克次体严格细胞内寄生，抗感染以细胞免疫为主，体液免疫为辅。病后获得牢固的免疫力，与斑疹伤寒立克次体的感染有交叉免疫力。

（二）地方性斑疹伤寒立克次体

地方性斑疹伤寒立克次体（莫氏立克次体）是地方性斑疹伤寒（亦称鼠型斑疹伤寒）的病原体。传播方式与普氏立克次体不同。其自然宿主是家鼠，主要由鼠蚤在鼠群中传播，如果鼠死亡，鼠蚤才离开鼠，转而叮吸人血，而使人受传染。带有立克次体的干蚤粪经口、眼、鼻等进入人体，使人致病。

症状和体征与流行性（虱传）斑疹伤寒相似。斑疹伤寒立克次体严格细胞内寄生，以细胞免疫为主，体液免疫为辅。可出现二次立克次体血症，病愈后能获得牢固的免疫力，与普氏立克次体的感染有交叉免疫力。

👁 看一看

流行性斑疹伤寒及地方性斑疹伤寒有何异同？

流行性斑疹伤寒又叫虱传斑疹伤寒，是普氏立克次体通过体虱传播的急性传染病。临床特点：稽留型高热、头痛、皮疹、中枢神经系统症状，病程 2～3 天。地方性斑疹伤寒又称鼠型或蚤型斑疹伤寒，为地方性斑疹伤寒立克次体通过鼠蚤传播的急性传染病。其临床特点与轻型流行性斑疹伤寒非常相似，只能根据血清学和动物试验进行鉴别。患者是流行性斑疹伤寒唯一的传染源，体虱是主要传播媒介。本病的流行与人虱消长密切相关，故常流行于冬季，北方寒冷地区较易发生，战争灾荒时期、个人卫生不良则易流行。地方斑疹伤寒主要是在鼠间传播，本病散发于全球的热带和亚热带的部分地区，常发生于夏秋季。家鼠为本病主要传染源，鼠蚤是主要传播媒介。

（三）恙虫病东方体

恙虫病东方体（*O. tsutsugamushi*）是恙虫病（丛林斑疹伤寒）的病原体，于 1920 年 Hayashi 首先发现于日本。主要流行于东南亚和我国的东南与西南地区，故有"东方立克次体"之称。我国见于东南沿海地区和西南地区。恙虫病为自然性疫源性疾病，主要流行于啮齿类动物之间，野鼠和家鼠为主要传染源，鸟类和兔类也可携带恙螨而成传染源。恙螨既是传播媒介，又是储存宿主。这种病原体由恙螨叮咬侵入人体，随血液扩散至血管内皮细胞中生长、发病。储存病原体的动物为野生啮齿动物并借螨传播。恙虫病患者先是被叮咬处出现红色丘疹，继而成水疱后破裂、溃疡，周围绕有红晕，溃疡上盖有黑色痂皮（焦痂），这是本病的特征之一。此外，还有皮疹，并造成神经系统、循环系统，以及肝、肺、脾等损害症状。病后获得较为牢固的免疫力，主要是细胞免疫。

三、微生物学检查及防治原则

（一）微生物学检查

1. 标本采集　一般在发病急性期、尚未用抗生素之前采集血液标本。

2. 血清学试验　血清学诊断立克次体感染的"金标准"是用特异性外膜蛋白抗原或者脂多糖抗原，通过间接免疫荧光法检测特异性抗体。其他方法包括酶联免疫测定、外斐反应等。

3. 分子生物学测定　PCR、RT - PCR、基因测序分析等可用于立克次体鉴定。

（二）防治原则

预防立克次体病的重点是灭虱、灭蚤和灭鼠，防止节肢动物叮咬及注意个人卫生。特异性预防主要是接种疫苗。治疗可用氯霉素、四环素和多西环素类抗生素，严禁使用磺胺类药物。

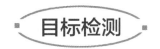

答案解析

一、单项选择题

1. 下列微生物中不属于严格细胞内寄生的是（　　）

　A. 病毒　　　　　　　　B. 立克次体　　　　　　　　C. 沙眼衣原体

    D. 肺炎衣原体   E. 肺炎支原体

2. 立克次体与病毒的共同点是（　　）

    A. 对抗生素不敏感   B. 以二分裂方式繁殖   C. 专性细胞内寄生

    D. 没有细胞壁和细胞膜   E. 必须以节肢动物作为传播媒介

3. 引起沙眼的微生物是（　　）

    A. 螺旋体   B. 立克次体   C. 支原体

    D. 衣原体   E. 病毒

4. 关于梅毒，下述错误的是（　　）

    A. 病原体是螺旋体   B. 病后可获得终身免疫   C. 可通过性接触或垂直传播

    D. 患者是唯一传染源   E. 治疗不及时易成慢性

5. 梅毒的唯一传染源是（　　）

    A. 猫   B. 人   C. 鼠

    D. 蚤   E. 蚊

6. 能在无生命培养基上繁殖的最小生物是（　　）

    A. 病毒   B. 衣原体   C. 支原体

    D. 立克次体   E. 螺旋体

7. 与立克次体有共同抗原的细菌是（　　）

    A. 大肠埃希菌   B. 变形杆菌   C. 白喉杆菌

    D. 痢疾杆菌   E. 伤寒沙门菌

8. 斑疹伤寒的主要感染途径是（　　）

    A. 消化道   B. 呼吸道   C. 蚊叮咬

    D. 性接触   E. 虱或蚤叮咬

9. 对青霉素 G 敏感的病原体是（　　）

    A. 病毒   B. 支原体   C. L 型细菌

    D. 螺旋体   E. 真菌

10. 支原体与细菌的不同点是（　　）

    A. 无细胞壁   B. 含两种类型核酸   C. 含核糖体

    D. 无核膜及核仁，仅有核质   E. 能在人工培养基上生长

11. 立克次体与细菌的主要区别是（　　）

    A. 有细胞壁和核糖体   B. 含两种类型核酸   C. 严格细胞内寄生

    D. 以二分裂方式繁殖   E. 对抗生素敏感

12. 支原体的特性不包括（　　）

    A. 无细胞壁   B. 能通过滤菌器   C. 多形态性

    D. 有独特生活周期   E. 细胞膜中含固醇

二、多项选择题

1. 专性细胞内寄生的微生物为（　　）

    A. 细菌   B. 支原体   C. 衣原体

    D. 螺旋体   E. 立克次体

2. 病毒与衣原体的相同点是（　　）

    A. 对抗生素不敏感　　　　B. 无肽聚糖　　　　　　C. 以复制方式繁殖

    D. 能通过细菌滤器　　　　E. 严格的细胞内寄生

3. 衣原体的培养方法有（　　）

    A. 二氧化碳培养　　　　　B. 厌氧培养　　　　　　C. 动物接种

    D. 鸡胚卵黄囊接种　　　　E. 组织培养

4. 下列能引起性传播性疾病的病原体有（　　）

    A. 溶脲脲原体　　　　　　B. 人型支原体　　　　　C. 生殖器支原体

    D. 立克次体　　　　　　　E. 沙眼衣原体

5. 钩体病的主要传染源和储存宿主是

    A. 患者　　　　　　　　　B. 猪　　　　　　　　　C. 节肢动物

    D. 鼠　　　　　　　　　　E. 带菌者

（卫　茹）

书网融合……

  重点回顾　　　　　　　微课　　　　　　　习题

第十一章 病 毒

PPT

知识目标:

1. 掌握 病毒的特征;病毒的结构及其功能;病毒的复制周期。

2. 熟悉 病毒的大小、形态及化学组成;病毒感染的类型、理化因素对病毒的影响、病毒感染的防治原则、干扰素抗病毒的特点;病毒感染的血清学诊断和快速诊断技术。

3. 了解 病毒的变异及致病机制;病毒的传播途径;机体的抗病毒免疫。

技能目标:

能通过病毒的特点初步判断病毒感染的类型,并采取合理有效的防治措施治理和护理患者。

素质目标:

具有科学的分析问题的思路;具备探索新事物、新技术的优秀品质。

病毒(virus)是一类体积微小、结构简单、易感活细胞内寄生、只有一种遗传物质(DNA 或 RNA),必须借助于电子显微镜放大几万至几十万倍后方可观察到的非细胞型微生物。病毒与人类疾病的关系密切,在微生物所引起的疾病中,75% ~ 80% 与病毒感染有关。有些病毒如流感病毒、SARS (severe acute respiratory syndrome) 冠状病毒、埃博拉病毒等传染性强、流行广、危害大;有的病毒病死率高,如人类免疫缺陷病毒、朊粒、狂犬病病毒等;有的病毒感染可引起人的肿瘤,如乙肝病毒、人乳头瘤病毒、人类嗜 T 细胞病毒、人类单纯疱疹病毒 8 型、EB 病毒等;有的病毒感染可垂直传播由亲代转给子代,如人类单纯疱疹病毒 2 型、巨细胞病毒、风疹病毒等。

📖 导学情景

情景描述: 患者,男,20 岁,因乙型肝炎病毒感染来院就诊。患者住院后入住传染病房,医护人员采集血液标本,给予抗原、抗体及核酸检测,对患者进行相应的治疗和护理。

情景分析: 乙型肝炎病毒传染性强,医护人员在操作时要严格做好相应的防护,注意生物安全。生活中,各种各样的病毒随时随地会侵犯人体,医护人员在接触患者时要根据病毒的特点做好相应的防护,同时运用所掌握的知识和技能控制病毒的播散。

讨论: 病毒的传播途径都有哪些?病毒对理化因素的敏感性有何特点?

学前导语: 多数病毒的感染传染性强,流行性广,在临床工作中需要近距离地接触患者,那如何做好防护,保护好自己和周围的人和环境呢?知己知彼,百战百胜。

第一节 病毒的生物学性状

病毒属非细胞微生物,尽管其结构简单、体形微小,但具有独特的形态、结构、增殖、遗传变异等性状。

一、病毒的形态与结构

（一）大小与形态

1. 病毒的大小　结构完整、成熟、具有感染性的病毒颗粒称为病毒体（virion）。病毒体是病毒在细胞外的结构形式，具有典型的形态结构。病毒体的测量单位是纳米（nm），病毒体大多介于 20 ~ 250nm 之间。极少数病毒为大病毒，如痘类病毒，其大小约 300nm，在光学显微镜下勉强可以看到其轮廓；脊髓灰质炎病毒是较小的病毒，大小只有 30nm 左右。

2. 病毒的形态　病毒形态多种多样。多数感染人类和动物的病毒呈球形，如流感病毒、乙肝病毒、人类免疫缺陷病毒等；也有其他形状，如狂犬病病毒呈子弹状、痘类病毒为砖形、埃博拉病毒为丝状；植物病毒多为杆状；噬菌体呈蝌蚪形。

（二）结构与化学组成

1. 病毒的结构　病毒的基本结构由核心和衣壳组成，核心和衣壳构成核衣壳。只有核衣壳的病毒称为裸露病毒；有些病毒在核衣壳外面还有包膜，有包膜的病毒称为包膜病毒，有的病毒包膜上镶嵌刺突糖蛋白（图 11 - 1）。

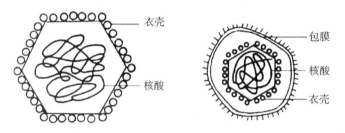

图 11 - 1　病毒的结构

（1）核心（core）　主要成分是核酸，构成病毒的基因组。病毒的核酸携带病毒的遗传信息，控制着病毒的复制、遗传和变异等性状。

（2）衣壳（capsid）　指包围在病毒核心外面的一层蛋白质，由一定数量的壳粒组成。壳粒是衣壳的亚单位，每个壳粒由一个或几个多肽分子组成。壳粒按一定的对称形式围绕核酸排列，不同的病毒体其衣壳所含的壳粒数目及排列方式不同。病毒的衣壳有三种对称类型。

1）螺旋对称：壳粒沿着螺旋形病毒核酸链对称排列，如流感病毒、狂犬病病毒等。

2）20 面体立体对称：病毒核酸浓集在一起呈球状，壳粒在外周排列成 20 面体对称形式，即由 20 个三角形的面构成的立体结构，如脊髓灰质炎病毒、腺病毒等。以 20 面体构成的衣壳最为坚固，内部容积最大，能包装更多的病毒核酸。

3）复合对称：壳粒排列既有螺旋对称又有 20 面体立体对称者称，如噬菌体、痘病毒等。

（3）包膜（envelope）　指包围在核衣壳外面的脂质双层膜，是某些病毒在宿主细胞内以出芽方式释放时，由宿主细胞膜、核膜或空泡等衍生而来的。包膜的主要成分为脂类和糖蛋白，脂类来自宿主细胞，糖蛋白是由病毒的基因组编码产生的。有些病毒包膜的表面常有糖蛋白突起，称为刺突（spike）。

2. 病毒的化学组成

（1）核酸　位于病毒体的中央，为病毒的核心成分，化学组成为 DNA 或 RNA。一种病毒只含有一种类型的核酸，即 DNA 或 RNA，因此，根据核酸的类型可将病毒分为 DNA 病毒和 RNA 病毒两大类。病毒的核酸具有多样性，可以是单链，也可以是双链，DNA 病毒大多为双链，而 RNA 病毒大多为单链。单链 RNA 病毒又分为单正链 RNA 病毒和单负链 RNA 病毒。单正链 RNA 可直接起 mRNA 的作用，而单负链 RNA 则需要先合成具有 mRNA 功能的互补链。病毒核酸携带病毒的全部遗传信息，是主导病毒复制、遗传和变异的物质基础。其主要功能如下。

1）病毒复制：病毒的增殖以其基因组为模板，合成子代的核酸，以子代的核酸为模板转录、翻译合成蛋白，最后装配成子代的病毒体。

2）决定病毒的特性：病毒核酸带有病毒的全部遗传信息，决定了病毒的大小、形态、结构、抗原性、致病性、免疫性等。

3）部分核酸具有感染性：去除病毒衣壳的核酸进入宿主细胞，如果也能复制出成熟的子代病毒，则称为感染性核酸。由于感染性核酸不受病毒衣壳蛋白和宿主细胞表面受体的限制，所以，易感细胞范围较广，同时也易被环境中核酸酶等破坏，因此，其感染性比完整的病毒体低。

（2）蛋白质　约占病毒体总重量的 70%，是病毒的主要组成部分，由病毒基因组编码，具有特异性。病毒蛋白分为结构蛋白和非结构蛋白。参与组成病毒体的蛋白质为结构蛋白，如病毒的核衣壳、包膜和基质的主体成分是结构蛋白。非结构蛋白为功能性蛋白，包括与病毒复制有关的一些酶类，如DNA 聚合酶、RNA 聚合酶、逆转录酶及调节因子等。病毒结构蛋白的功能如下。

1）保护病毒核酸：衣壳蛋白包绕着核酸，可避免环境中的核酸酶及其他理化因素对核酸的破坏。

2）参与感染过程：衣壳的病毒吸附蛋白能与宿主细胞表面受体结合，介导病毒核酸进入宿主细胞，引起感染，同时也决定了病毒感染的宿主范围与组织亲嗜性。

3）具有抗原性：病毒的衣壳蛋白及包膜蛋白质均为良好抗原，病毒进入机体后能引起特异性体液免疫和细胞免疫。

4）具有毒性作用：某些病毒衣壳蛋白具有毒性作用，可引起人体发热等。

（3）脂类和糖　脂类主要存在于病毒体的包膜中，来自宿主细胞膜或核膜，具有与宿主胞膜亲和及融合的性能。有些病毒含有少量糖类，主要以糖蛋白的形式存在，也是包膜的表面成分之一。包膜的主要功能有：①维护病毒体结构的完整性；②具有与宿主细胞膜的亲和与融合性能，也具有辅助病毒感染的作用；③具有病毒种和型抗原的特异性，是病毒鉴定与分型的依据之一。有的病毒包膜的刺突具有致病性作用，能引起人体发热、红细胞凝集等。

包膜对干燥、热、酸及脂溶剂敏感，乙醚等脂溶剂可去除病毒的包膜而使其失去感染性，在实验室中常用该方法鉴定病毒有无包膜。

二、病毒的增殖

病毒缺乏完善的酶系统，因此只能在易感的活细胞内增殖，需要依靠宿主细胞提供合成病毒核酸和蛋白质所需的原料、能量以及场所。病毒的增殖方式是以其核酸为模板，在 DNA 聚合酶、RNA 聚合酶、逆转录酶等因素作用下，经过复杂的生物合成过程，复制出子代核酸，合成大量的病毒结构蛋白，经过装配，释放出成熟的子代病毒，病毒的这种增殖方式称为复制（replication）。

（一）病毒的复制周期

从病毒体侵入易感的宿主细胞到子代病毒释放，称为一个复制周期（replication cycle），包括吸附、穿入、脱壳、生物合成、装配成熟与释放 5 个步骤（图 11-2）。

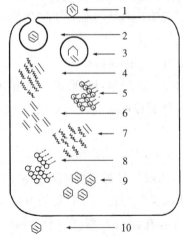

图 11-2　病毒的复制周期

1. 吸附；2. 穿入；3. 脱壳；4. 早期 mRNA 的转录；5. 早期蛋白质的翻译；6. 病毒 DNA 的复制；7. 晚期 mRNA 的转录；8. 晚期蛋白质的翻译；9. 装配；10. 释放

1. 吸附（adsorption） 与细胞表面受体特异性结合的病毒表面结构称为病毒吸附蛋白。病毒通过合适的途径到达敏感细胞，病毒吸附蛋白与细胞表面受体特异性结合，介导病毒吸附到细胞表面。特异性吸附决定了病毒的组织亲嗜性和感染宿主的范围，如人类免疫缺陷病毒感染灵长类和人类，狂犬病病毒感染多种动物和人类，麻疹病毒只感染人类，流感病毒感染呼吸道黏膜细胞等。

2. 穿入（penetration） 病毒吸附到易感宿主细胞膜后，随即穿过细胞膜进入细胞内。有包膜病毒通过病毒包膜与宿主细胞膜融合，病毒的核衣壳进入细胞质，如流感病毒、疱疹病毒等以融合的方式穿入细胞；多数没有包膜的病毒与细胞表面受体结合后，通过细胞膜内吞的方式，病毒进入细胞质内；噬菌体吸附于宿主菌后，借助于噬菌体尾部末端的溶菌酶在宿主菌细胞壁上溶一小孔，然后通过尾鞘的收缩，将其头部的核酸直接注入菌体内，蛋白质衣壳则留在菌体外。

3. 脱壳（uncoating） 进入宿主细胞后多数病毒必须脱去蛋白质衣壳，释放核酸，才能进行下一步的生物合成。不同病毒的脱壳方式不同，多数病毒被吞饮后，在溶酶体酶的作用下，水解衣壳蛋白质，释放出病毒核酸；小 RNA 病毒与受体结合，通过衣壳蛋白的变构释放病毒的核酸；而痘病毒脱壳较为复杂，先有溶酶体酶作用脱去部分衣壳蛋白，再经病毒基因编码产生一种脱壳酶，在脱壳酶的作用下，使病毒 DNA 从衣壳中完全释放至细胞质。

4. 生物合成（biosynthesis） 病毒核酸一旦从衣壳中释放，病毒复制就进入生物合成阶段。

（1）早期蛋白合成 病毒核酸转录早期 mRNA、翻译出非结构蛋白，即病毒所需的复制酶及抑制宿主细胞自身核酸复制与蛋白质合成的酶和抑制宿主细胞代谢的酶。

（2）子代核酸合成 在非结构蛋白的帮助下，合成子代的核酸，DNA 大多在细胞核内合成，RNA 大多在细胞质内合成。病毒基因组各不相同，其复制形式亦有多种，如半保留复制、全保留复制、复制中间体型复制和逆转录形式复制等。

（3）晚期蛋白合成 以病毒核酸为模板，大量转录晚期 mRNA、翻译合成病毒结构蛋白。在生物合成阶段，采用血清学方法和电镜检查，宿主细胞中找不到病毒颗粒，所以将这个阶段称为隐蔽期。各种病毒隐蔽期长短不一，如脊髓灰质炎病毒较短，只有 3~4 小时，而腺病毒则长达 16~17 小时。

5. 装配与释放（assembly and release） 病毒的种类不同，其子代病毒的核酸与结构蛋白在宿主细胞内装配的部位也不同。大多数 DNA 病毒在细胞核内组装，RNA 病毒在细胞质内组装。成熟病毒从宿主细胞游离出来的过程称为释放，释放的形式如下。

（1）宿主细胞裂解释放 无包膜病毒装配成的核衣壳即为成熟的病毒体，通过裂解宿主细胞并一次性地全部释放出子代病毒。由于病毒的增殖引起了宿主细胞的死亡，所以，无包膜病毒也被称为杀细胞性病毒。

（2）出芽方式释放 有包膜的病毒，装配成核衣壳后以出芽方式释放，病毒的释放虽然也可引起宿主细胞膜、核膜等的损伤，但宿主细胞一般不立即死亡，所以，有包膜病毒被称为非杀细胞性病毒。

（二）病毒的异常增殖与干扰现象

1. 异常增殖 进入宿主细胞后，并非所有的病毒都能完成其增殖过程，有些病毒虽然进行了吸附、穿入，甚至完成了部分生物合成，但如果最终没有装配并释放出成熟的子代病毒，则称为病毒的异常增殖。

（1）缺陷病毒 由于基因组不完整或某一基因位点突变而不能正常增殖的病毒体，称为缺陷病毒。当缺陷病毒与另一种病毒共培养时，若后者能够弥补缺陷病毒的不足，该病毒则称为缺陷病毒的辅助病毒。如丁型肝炎病毒为缺陷病毒，在乙型肝炎病毒的辅助下才能完成复制，此时的乙型肝炎病毒是丁型肝炎病毒的辅助病毒。

（2）顿挫感染 病毒进入宿主细胞后，如果细胞不能提供病毒复制所需的酶、能量及必要的成分，不能复制出具有感染性的病毒颗粒的过程称为顿挫感染。引起顿挫感染的细胞称为非容纳细胞；而能支持病毒完成正常增殖的细胞则被称为容纳细胞。例如，人腺病毒感染人胚肾细胞能正常增殖，若感染猴肾细胞则发生顿挫感染。猴肾细胞对人腺病毒而言是非容纳细胞，但人胚肾细胞对腺病毒则是容纳细胞。

2. 干扰现象　当两种病毒同时或先后感染同一细胞时，可发生一种病毒抑制另一种病毒增殖的现象称为干扰现象。干扰现象产生的主要原因：① 宿主细胞产生的干扰素抑制被干扰病毒的生物合成；② 病毒感染宿主细胞时，会竞争病毒吸附的细胞受体，或进入细胞后竞争生物合成所需要的酶等。在使用疫苗预防病毒性疾病时，应避免由于干扰而影响疫苗的免疫效果。

三、病毒的遗传与变异

（一）基因突变

是指由病毒基因组核酸链中碱基序列发生置换、缺失或插入引起的改变。基因突变可以自然产生，也可经诱导出现。RNA 病毒无复制后校正机制，其突变率比 DNA 病毒高。由于基因突变产生的病毒表型性状发生改变的毒株称突变株。突变株可导致特定表型改变，如病毒空斑大小和形态改变，宿主范围、细胞病变和致病性改变，常见的有意义的突变株有以下几种。

1. 温度敏感株　在 28～35℃条件下可以增殖，称容许温度。在 37～40℃条件下不能增殖，称非容许性温度。其原因是在较高温度下，温度敏感株基因编码的蛋白质或酶失去功能，故病毒不能增殖。温度敏感株可来源于基因任何部位的改变，因此能产生各种各样的温度敏感株。

2. 宿主范围变异株　是指由于病毒基因组改变，影响了其对宿主细胞的感染范围，能感染野生型病毒不能感染的细胞。可利用此特性能制备减毒疫苗，如狂犬疫苗。

3. 耐药突变株　因病毒酶基因突变导致药物作用的靶酶特性改变，降低了靶酶对药物的亲和力，导致病毒耐药。

（二）基因重组与重配

指发生在两种以上病毒基因组之间的交换组合所产生的突变。

1. 重组　两种或两种以上有亲缘关系但生物学性状不同的毒株感染同一种细胞时，两者相互作用，发生核酸水平上的互换和重新组合，形成兼有两种病毒特性的子代病毒。把这两种病毒基因组间核酸序列互换、组合的过程称为重组。

2. 重配　在分节段的 RNA 病毒基因组之间（如流感病毒、轮状病毒等），两个病毒株可通过基因片段的交换使子代基因组发生突变，这一过程称为重配。流感病毒不同株之间基因片段的重新分配，是引起该病毒抗原性改变的主要原因。

（三）病毒基因组与宿主细胞基因组的整合

病毒感染细胞的过程中，病毒基因组或基因组中某些片段可整合到宿主细胞染色体 DNA 分子中。病毒基因组的整合可引起宿主细胞基因组变异，使细胞发生恶性转化等改变。

除上述病毒遗传物质变异外，两种病毒之间也会发生非遗传物质变异的相互作用。两种病毒基因产物之间的互补、交换和混合均可导致病毒发生遗传表型的变异。

👁 **看一看**

病毒变异在基因工程中的应用

基因工程是将一个生物体的基因，也就是携带遗传信息的 DNA 片段，转移到另一个生物内，与原有生物体的 DNA 结合，实现遗传性状的转移和重新组合，从而使人们能够定向地控制、干预和改变生物体的变异和遗传。因病毒基因组小、相对简单，很早就成为分子遗传学的研究材料，也被列入基因组计划中的模式生物进行研究。利用病毒专一性寄生和整合特性，对病毒基因组进行分子遗传学改造，设计出基因工程病毒载体。目前广泛应用的有逆转录病毒载体、痘苗病毒载体、腺病毒载体、多角体病毒载体、疱疹病毒载体和脊髓灰质炎病毒载体等。利用病毒载体容量大和繁殖快等特点，把目的基因带入靶细胞中，让其表达目的产物。

四、理化因素对病毒的影响 ⓔ微课

病毒受理化因素作用后丧失感染性称为病毒的灭活（inactivation）。灭活的病毒仍可保留其他一些特性，如抗原性、血凝、红细胞吸附和细胞融合等。掌握理化因素对病毒的影响，可以采取正确的消毒措施，对病毒分离、疫苗制备和预防病毒感染等方面均具有重要的意义。

（一）物理因素

1. 温度 大多数病毒耐冷不耐热。0℃以下，特别是干冰温度（−70℃）、液氮温度（−196℃），可长期保持病毒的感染性。多数病毒室温下存活时间不长，56℃ 30分钟或100℃ 数秒钟即可灭活。少数病毒如甲型肝炎病毒、乙型肝炎病毒较耐热，甲型肝炎病毒100℃ 5分钟、乙型肝炎病毒100℃ 10分钟才被灭活。热对病毒的灭活作用，主要是使病毒的衣壳蛋白或包膜的糖蛋白发生变性，阻止病毒吸附于宿主细胞；热也能破坏病毒复制所需的酶类等。

2. 射线与紫外线 α、β、γ射线和X射线等均能灭活病毒。射线引起核苷酸链发生致死性断裂，紫外线引起病毒的多核苷酸形成双聚体，抑制病毒核酸的复制。但有些病毒经紫外线灭活后，若再用可见光照射，在激活酶的作用下，可使灭活的病毒复活，故不宜用紫外线照射方法制备灭活疫苗。

3. pH 多数病毒在pH 5.0~9.0的范围较稳定，而在pH 5.0以下或pH 9.0以上可迅速被灭活，但有的病毒如肠道病毒在pH 3.0~5.0时稳定。病毒实验室常用酸性或碱性消毒剂处理病毒污染的器材和用具，如1%~3%盐酸溶液浸泡消毒等。保存病毒则以中性或稍偏碱性为宜，如50%中性甘油盐水常用于保存含病毒的组织块。

4. 干燥 病毒在常温干燥条件下易被灭活，但若冷冻后再进行真空干燥，则可使病毒长期存活，故常用于制备病毒毒种或冻干活疫苗。

（二）化学因素

1. 脂溶剂 有包膜的病毒对脂溶剂敏感。乙醚、三氯甲烷、去氧胆酸盐、阴离子去污剂等可使包膜病毒的脂质溶解而灭活病毒。因此，乙醚灭活试验可用于鉴别包膜病毒和无包膜病毒。

2. 化学消毒剂 醛类、酚类、醇类、氯化剂、卤素类等消毒剂对病毒有很强的灭活作用。但消毒剂灭活病毒的效果不如细菌，可能与病毒缺乏酶类有关。不同的病毒对化学消毒剂的敏感性不同。甲醛对病毒蛋白和核酸都有破坏作用，可使病毒失去感染性而保留其免疫原性，常用于制备病毒灭活疫苗；卤素类化学消毒剂对灭活病毒很敏感，是有效的病毒灭活剂；70%乙醇溶液能使大多数包膜病毒灭活；次氯酸、过氧乙酸等对肝炎病毒等有较好的消毒作用。

❓ **想一想**

在使用消毒剂灭活病毒时，应考虑哪些因素？

答案解析

第二节 病毒的感染和免疫

病毒侵入宿主机体并在易感细胞内增殖，与机体发生相互作用的病理过程称为病毒感染（viral infection）。其结果取决于病毒的毒力、数量、感染途径及宿主年龄、遗传、免疫力等多方面因素。

一、病毒的感染

（一）病毒的传播方式

病毒感染是从病毒侵入宿主开始的，病毒侵入机体的方式和途径常决定感染的发生和发展。病毒感染的传播方式有水平传播和垂直传播两种。

1. 水平传播 病毒在不同个体之间的传播称为水平传播，包括病毒在人群不同个体之间的传播，也包括从动物到动物再到人的传播，是大多数病毒的传播方式。病毒主要通过以下途径水平传播：①呼吸道传播，如流感病毒、SARS 冠状病毒、埃博拉病毒、麻疹病毒、风疹病毒等；②消化道传播，如轮状病毒、杯状病毒、脊髓灰质炎病毒、柯萨奇病毒等；③泌尿生殖道传播，如人乳头瘤病毒、疱疹病毒、人类免疫缺陷病毒等；④皮肤和黏膜传播，如疱疹病毒、人乳头瘤病毒、腮腺炎病毒等；⑤皮肤伤口感染，如狂犬病病毒等；⑥血液传播，如人类免疫缺陷病毒、乙型肝炎病毒、丙型肝炎病毒等；⑦蚊虫叮咬传播，如流行性乙型脑炎病毒、出血热病毒等。

2. 垂直传播 指病毒由宿主的亲代直接传给子代的传播方式，主要通过胎盘或产道传播，也可通过产后哺乳和密切接触、卵细胞、精子等方式传播。多种病毒可经垂直传播引起宿主子代感染，如风疹病毒、巨细胞病毒、疱疹病毒、人类免疫缺陷病毒、乙型肝炎病毒等。胎儿在宫内被感染，以及经生殖细胞的遗传获得的感染称为先天性感染。感染后常引起死胎、早产或新生儿畸形等。

病毒多以一种途径进入宿主机体，但有些病毒可通过多种途径进入机体，如人类免疫缺陷病毒、乙型肝炎病毒等可通过性传播、血液传播、垂直传播等；SARS 冠状病毒、出血热病毒、埃博拉病毒可通过呼吸道、眼结膜等多种途径感染。

（二）病毒感染的类型

因病毒的种类、毒力、侵入数量、侵入途径以及宿主免疫力等诸多因素的不同，病毒感染后可表现出不同的感染类型。根据有无临床症状，可将病毒感染分为显性感染和隐性感染。显性感染根据病毒感染机体的过程及其在宿主体内滞留时间的长短，可分为急性感染和持续感染。

1. 隐性感染 病毒侵入机体内但不引起临床症状者称为隐性感染，又称亚临床感染。隐性感染可能是由于侵入的病毒数量少、毒力较弱或机体抵抗力较强，病毒在体内不能大量增殖，对组织细胞的损伤不明显；也可能是由于病毒进入机体后不能到达靶细胞，机体不出现临床症状。大多数隐性感染者可获得对该病毒的特异性免疫力，将病毒清除而终止感染，如流感病毒；少数隐性感染者一直不产生有效的免疫力，病毒在体内增殖并持续向外界排出播散，成为病毒携带者，如乙型肝炎病毒携带者。隐性感染者虽然不表现临床症状，但可持续向体外排放病毒，是重要的传染源。

❤ **护爱生命**

病毒的隐性感染者由于没有症状，但又具有传染性，对防控带来了一定的困难。为应对隐性感染，公众如何做好防护工作？专家给出了关键词"一减一加一防护"。即尽可能地减少人际接触的机会，比如减少外出、不聚会、不聚餐；增加人与人之间的距离；严格和科学地做好个人的防护，比如佩戴口罩、勤洗手等；做好重点场所的消毒工作。

2. 显性感染 病毒侵入机体后引起明显的临床症状者称为显性感染，又称为临床感染。由于侵入机体的病毒毒力强、数量多且机体的免疫力相对较弱，病毒在体内大量增殖，机体的组织细胞受到损伤，导致机体生理功能发生改变，出现明显的症状或体征。显性感染可以是局部感染（如腮腺炎、单纯疱疹），也可以是全身感染（如麻疹）。

（1）急性感染 病毒侵入机体内，经数日至数周的潜伏期后发病，病程仅数日至数周，疾病痊愈后机体内往往不再有该病毒存在，如流行性感冒、流行性乙型脑炎、甲型肝炎等。特点：潜伏期短，发病急，病程短。病后常获得适应性免疫，所以特异性抗体可作为流行病学调查的依据。

（2）持续感染 病毒在宿主体内持续存在数月、数年，甚至数十年，部分病毒存在终生。感染者可出现临床症状，也可不出现症状而成为长期的病毒携带者。根据感染过程和致病机制不同，可将持续性病毒感染分为潜伏感染、慢性感染及慢发感染三种类型。

1）潜伏感染：隐性或显性感染后，病毒长期存在于一定的组织或细胞中，与机体处于相对平衡状态，不产生病毒体，机体也不出现临床症状。在某些条件下，潜伏的病毒被激活后开始增殖，引起感染急性发作，机体出现临床症状。急性发作期可以检测出病毒的存在，而在潜伏期查不出病毒。如单纯疱疹病毒和水痘－带状疱疹病毒是典型的潜伏感染病毒。

2）慢性感染：病毒长期存在于宿主体内，持续增殖并不断排出体外，血液或组织中持续带有病毒。感染者可无症状而长期带毒，在一定的条件下病毒大量增殖，引起症状，反复发作，长期迁延。乙型肝炎病毒引起的慢性乙型肝炎是典型的慢性感染。

3）慢发感染：又称迟发感染，病毒感染后潜伏期很长，可达数月、数年、数十年，甚至终生。机体一旦出现临床症状，呈进行性加重的疾病过程，最终死亡。如人类免疫缺陷病毒感染引起的艾滋病、朊粒（prion）引起的库鲁病（Kulu）、麻疹病毒引起的亚急性硬化性全脑炎（subacute sclerosing panencephalitis，SSPE）等。

（三）病毒的致病机制

病毒的致病机制包括病毒对宿主细胞的直接损伤和病毒感染引起的免疫病理损伤两方面。

1. 病毒对宿主细胞的直接损伤

（1）杀细胞效应 病毒在宿主细胞内增殖并引起细胞裂解死亡的作用称为杀细胞效应。引起杀细胞效应的主要是无包膜、杀伤性强的病毒，如脊髓灰质炎病毒、腺病毒等。某些病毒在细胞内增殖可引起特有的细胞形态学改变，如细胞变圆、坏死、脱落等，称为细胞病变效应（cytopathogenic effect，CPE）。

（2）稳定状态感染 某些有包膜病毒如疱疹病毒、流感病毒等在感染细胞内增殖，不立即引起细胞裂解死亡，但可引起宿主细胞融合及受染细胞表面出现新抗原，称为稳定状态感染。

1）细胞融合：某些病毒在宿主细胞内复制，能使感染细胞膜改变，导致感染细胞与邻近的细胞融合形成多核巨细胞，如麻疹病毒、腮腺炎病毒等。借助于细胞融合，病毒可从感染的细胞扩散到邻近未受感染的细胞，故细胞融合是病毒扩散的方式之一，且具有病理学特征，可以辅助病毒鉴定。

2）细胞表面出现新抗原：某些病毒在感染细胞内复制的过程中，病毒基因编码的抗原如刺突糖蛋白可表达于宿主细胞膜上，如流感病毒感染的细胞表面可表达血凝素。还有些病毒感染可引起宿主细胞表面抗原决定基的改变。这些新抗原可使宿主细胞成为免疫攻击的靶细胞，引起免疫病理损伤。

（3）包涵体形成 某些病毒感染的细胞内，可用普通光学显微镜观察到与正常细胞结构和着色不同的圆形、椭圆形或不规则形的斑块状结构，称为包涵体。包涵体的形态、大小、存在部位、染色性等因病毒种类不同而异，如狂犬病病毒在细胞质内形成嗜酸性包涵体称内氏小体，巨细胞病毒在细胞核内形成嗜酸性包涵体称猫头鹰眼样包涵体，麻疹病毒在细胞核内和细胞质内均可形成嗜酸性包涵体，腺病毒在细胞核内形成嗜碱性包涵体，可用于病毒感染的诊断。

练一练

猫头鹰眼样包涵体可以辅助诊断（　　）

A. 巨细胞病毒　　　　B. 狂犬病病毒　　　　C. 乙肝病毒

D. 丁型肝炎病毒　　　E. 流感病毒

答案解析

（4）**细胞凋亡**　是一种由基因控制的细胞生理性、程序性死亡过程。某些病毒感染后，可由病毒编码的蛋白产物直接诱导细胞凋亡或通过刺激机体产生细胞免疫反应间接诱导细胞凋亡，如人类免疫缺陷病毒包膜蛋白 gp120 与 $CD4^+$ 细胞表面的 CD4 分子结合后可诱导 $CD4^+$ 细胞凋亡。有些病毒感染后可通过多种途径抑制细胞凋亡，进而有利于病毒在宿主体内的存活，如人类单纯疱疹病毒 8 型、丙型肝炎病毒、EB 病毒等可抑制细胞凋亡的过程，还可使细胞发生转化，引起恶性肿瘤。

（5）**基因整合与细胞转化**　某些病毒感染后，将其全部或部分基因插入宿主细胞染色体中，称为基因整合。整合后的病毒基因可使细胞遗传性状改变，细胞增殖加速，失去细胞间接触抑制，引起细胞转化，导致恶性肿瘤的发生，如乙型肝炎病毒引起肝癌、人乳头瘤病毒引起宫颈癌、人类嗜 T 细胞病毒引起白血病、EB 病毒引起鼻咽癌等。

2. 病毒感染的免疫病理损伤　病毒感染可诱导机体产生免疫应答，免疫应答可表现为对机体的保护作用，也可引起一定的免疫病理损伤。免疫病理损伤主要包括特异性体液免疫和特异性细胞免疫造成的损伤，也可能有非特异性免疫造成的损伤。有些病毒感染可直接损伤免疫细胞、免疫器官，或降低免疫系统对抗原的反应性，引起免疫抑制。

（1）**体液免疫病理作用**　病毒的衣壳蛋白和包膜蛋白为良好的抗原，可刺激机体产生相应的抗体。许多病毒感染的细胞膜表面表达病毒基因编码的抗原成分，与特异性抗体结合后，引起 Ⅱ 型超敏反应，通过激活补体、调理吞噬和 ADCC（antibody - dependent cell - mediated cytotoxicity）作用等溶解破坏细胞。病毒抗原与相应抗体结合形成的免疫复合物沉积于机体小血管的基底膜，可引起 Ⅲ 型超敏反应，导致局部组织损伤。如乙型肝炎病毒感染机体后，表面抗原与表面抗体形成的免疫复合物可沉积于肾小球基底膜、关节滑膜等，引起 Ⅲ 型超敏反应，导致肾小球肾炎、关节炎等。

（2）**细胞免疫病理作用**　病毒为专性细胞内寄生的微生物，特异性细胞免疫是清除细胞内病毒的主要机制，在杀伤病毒感染的靶细胞时，造成宿主细胞的损伤。如乙型肝炎病毒感染的肝细胞膜表面可表达表面抗原、核心抗原、e 抗原等病毒抗原，特异性 CTL（cytotoxic lymphocyte）细胞可识别肝细胞表面的病毒抗原，在清除病毒时造成肝细胞的损伤。特异性 Th 细胞通过释放大量的细胞因子引起机体组织损伤和炎症反应。

（3）**自身免疫作用**　某些病毒感染可使宿主细胞表面出现自身抗原，诱导机体产生自身免疫应答，造成组织细胞损伤。如乙型肝炎病毒感染的肝细胞表面可暴露肝特异性蛋白抗原，诱导机体产生特异性抗体和致敏淋巴细胞，导致肝细胞损伤。有些病毒蛋白与宿主细胞之间有共同抗原，病毒蛋白刺激机体产生的免疫应答可损害宿主组织细胞，引起自身免疫损伤。

（4）**免疫抑制作用**　某些病毒感染可抑制机体的免疫功能，甚至可导致免疫缺陷。如人类免疫缺陷病毒主要侵犯表达 CD4 分子的 $CD4^+$ Th 细胞和单核巨噬细胞，可通过多种机制使 $CD4^+$ Th 细胞数量大量减少，引起机体免疫功能下降乃至丧失。麻疹病毒、风疹病毒、巨细胞病毒等感染可减弱机体免疫系统对抗原的反应能力，引起暂时性免疫抑制。病毒感染引起的免疫抑制使机体易合并条件致病微生物的感染或肿瘤。

二、机体抗病毒免疫

机体抗病毒免疫，同抗细菌免疫基本相同，可分为非特异性免疫及特异性免疫。但因病毒为细胞内寄生，故还有其特殊性。

（一）非特异性免疫

机体非特异性免疫中的屏障结构、吞噬细胞和补体等在抗病毒感染中均起作用，但是干扰素和NK细胞在抗病毒过程中起主要作用。

干扰素（interferon，IFN）是由病毒或干扰素诱生剂作用于中性粒细胞、成纤维细胞或其他免疫细胞产生的一种糖蛋白。干扰素具有抗病毒、抗肿瘤及免疫调节等多种生物学活性。根据产生细胞不同，将其分为 α、β 和 γ 干扰素。α 干扰素和 β 干扰素又称为Ⅰ型干扰素，用于防治病毒感染。γ 干扰素称Ⅱ型干扰素，又称免疫干扰素，具有免疫调节作用和抗肿瘤作用。目前应用基因工程技术生产高效价的重组人干扰素，可用于治疗多种病毒感染，如甲型肝炎病毒、乙型肝炎病毒、丙型肝炎病毒、单纯疱疹病毒、人乳头瘤病毒和鼻病毒等。

干扰素的作用特点：①具有广谱抗病毒作用，但只有抑病毒作用而无杀病毒作用，其抗病毒作用是诱导宿主细胞产生抗病毒蛋白发挥抗病毒作用；②抗病毒作用有相对的种属特异性，一般在同种细胞中活性最高。

（二）特异性免疫

病毒抗原一般具有较强的免疫原性，可诱导机体产生有效的体液免疫和细胞免疫。前者主要作用于胞外游离的病毒，后者主要作用于胞内病毒。病毒具有严格的细胞内寄生，因此机体特异性抗病毒免疫以细胞免疫为主。其中具有保护作用的主要是中和抗体 IgM、IgG 和 IgA。它们能与细胞外的游离病毒结合，从而消除病毒的感染能力。对细胞内的病毒，机体主要通过 CD8[+] 细胞毒性 T 细胞（CTL）和 CD4[+] Th1 细胞发挥抗病毒作用。

第三节　病毒感染的微生物学检查及防治原则

正确的病毒诊断方法不仅有助于指导临床治疗，而且可为控制病毒性疾病的传播和流行提供依据。目前对多种病毒感染性疾病尚无理想的治疗药物，因此病毒感染的预防显得尤为重要。

一、微生物学检查

病毒感染的实验室诊断方法主要包括病毒的分离培养鉴定、直接检测病毒体、检测病毒蛋白和核酸、检测抗病毒抗体、病毒所致宿主细胞的病理变化或动物的致病等。

（一）标本的采集与运送

标本采集与运送基本原则同细菌，对于病毒标本应注意以下事项。

1. 标本采集　用于分离病毒或检测病毒成分（蛋白质或核酸）的标本应在疾病的早期或急性期采集。污染标本（如粪便、痰等）应使用抗菌药物抑制标本中的细菌或真菌的生长。

2. 冷藏速送　标本应冷藏速送。若运送时间较长，应将标本置于4℃环境下冷藏运送。暂时不做检查的标本应置于 −70℃保存。粪便、病变组织等标本可置于含抗生素的50%甘油缓冲氯化钠溶液中低温保存。

3. 双份血清　用于血清学诊断的标本，通常在疾病的急性期和恢复期各取 1 份血清，以便于动态观察血清抗体效价变化。

（二）分离与鉴定

常用的方法有动物接种、鸡胚培养和组织培养。病毒的分离鉴定是诊断病毒感染的"金标准"，但因所需时间长、步骤多、操作复杂、要求严格，故多用于实验室研究和流行病学调查。

1. 病毒的分离培养

（1）动物接种　常用的动物有小鼠、大鼠、豚鼠、家兔等，常用的接种途径有鼻内、脑内、腹腔、皮内、皮下、静脉等。可根据病毒的亲嗜性选择敏感动物及适宜的接种方法。接种后以半数实验动物发病、死亡作为感染的指标。

（2）鸡胚培养　鸡胚对多种病毒敏感，常用的接种部位有卵黄囊、羊膜腔、尿囊腔、绒毛尿囊腔和鸡胚脑内等。根据病毒种类不同选用不同的接种部位。接种后孵育 2～3 天，观察鸡胚的活动与死亡情况，并收集相应的囊液或组织进行病毒鉴定。鸡胚对流感病毒最敏感，所以目前除分离流感病毒还继续使用外，其他病毒的分离基本已被细胞培养所取代。

（3）组织培养　包括组织（块）培养、器官培养和细胞培养。多种病毒可以在这些培养的组织细胞内增殖，组织培养法常用于分离培养病毒、研究病毒感染细胞的机制、生产疫苗和抗原等。组织培养的方法中以单层细胞培养最常用。病毒在细胞内增殖的指标有细胞病变效应、红细胞吸附、红细胞吸附抑制等。

2. 病毒的鉴定　常用的方法有：①通过电子显微镜或免疫电镜直接检查病毒的大小、形态、结构；②光学显微镜检查大的病毒颗粒或包涵体；③用已知抗体鉴定病毒的种、型和亚型；④用已知的抗体检查标本中的抗原；⑤利用分子生物学技术检测病毒的核酸；⑥用 50% 组织细胞感染量测定病毒的感染性，用空斑形成试验和红细胞凝集试验测定病毒的数量。

👁 **看一看**

临床上常用的病毒感染诊断方法

1. ELISA　此法用已知抗体直接检测标本中的病毒特异性抗原，或用已知抗原检测血清中的特异性抗体。常用于乙型肝炎病毒的五项指标的检测、甲型肝炎病毒的抗体检测等。

2. 胶体金法　是利用免疫层析和抗原、抗体特异性结合的原理研发的新一代检测试剂。该法使用方便，检测快速、准确。目前广泛应用于风疹病毒、巨细胞病毒、人类单纯疱疹病毒等的检测。

3. PCR 技术　选择特异性和保守性高的基因序列作为靶基因片段，设计相应的引物，体外扩增靶基因片段后电泳检测，现广泛用于病毒感染的诊断，尤其适用于培养困难或增殖缓慢的病毒所引起的感染的诊断。

另外，还有荧光定量 PCR 法、血凝抑制试验等。

二、防治原则

（一）病毒感染的免疫预防

1. 人工主动免疫　是将疫苗接种于人体，刺激机体主动产生抗病毒免疫力，用于预防相应病毒的感染。

（1）灭活病毒疫苗　灭活病毒核酸使之丧失感染性，而保留病毒结构蛋白的抗原性制成。目前常用的有流行性乙型脑炎疫苗、狂犬病疫苗、流感疫苗、甲型肝炎疫苗等。

（2）减毒活疫苗 病毒变异成无毒或低毒株制成。其优点是免疫原性强，一般只需接种一次，接种剂量小、副作用少、可刺激机体产生持久的免疫力；缺点是稳定性差、不易保存、有恢复毒力的潜在危险。目前常用的有脊髓灰质炎疫苗、甲型肝炎疫苗、流感疫苗、麻疹疫苗、腮腺炎疫苗、风疹疫苗等。

（3）亚单位疫苗 选用病毒保护性抗原制成的不含有核酸、能诱导机体产生免疫应答的疫苗。如流感病毒血凝素、狂犬病病毒刺突糖蛋白制成亚单位疫苗等。

（4）基因工程疫苗 保护性抗原基因克隆转入酵母菌等细胞中表达，纯化后制成的疫苗，如乙型肝炎病毒表面抗原制成的疫苗现已广泛使用。

（5）重组载体疫苗 是将编码病毒保护性抗原的基因转入减毒的病毒或减毒的细菌制成的疫苗。常用的载体为痘苗病毒，现已用于乙型肝炎病毒、单纯疱疹病毒、麻疹病毒等重组载体疫苗的研制。

（6）核酸疫苗 目前常用是 DNA 疫苗。是将编码病毒保护性抗原的基因片段重组到质粒真核表达载体上，然后将含有编码病毒抗原基因序列的重组质粒直接导入宿主体内，宿主细胞产生的病毒保护性抗原诱导机体产生免疫应答。

2. 人工被动免疫 是直接给机体输入免疫效应物质，使机体立即获得特异性免疫力，主要用于感染性疾病的紧急预防和治疗。

（1）免疫球蛋白 含有抗多种病毒特异性抗体的血清丙种球蛋白、胎盘丙种球蛋白及含有针对某一特异性病毒的高效价免疫球蛋白，可用于对某些病毒感染性疾病，如甲型肝炎、乙型肝炎、脊髓灰质炎、麻疹等的紧急预防。

（2）细胞免疫制剂 常用的有干扰素、肿瘤坏死因子、白细胞介素、集落刺激因子等细胞因子，以及淋巴因子激活的杀伤细胞（LAK 细胞），主要用于某些病毒感染性疾病和肿瘤的治疗。

（二）病毒感染的治疗

抗病毒治疗的措施包括两方面：一方面抑制病毒复制；另一方面提高机体的免疫力。从理论上讲，阻断病毒复制的任一环节都可抑制病毒增殖，控制病毒感染的发生。目前大部分抗病毒药物集中在抑制病毒的生物合成，少数药物抑制病毒的脱壳、释放和吸附等。中草药具有一定的抗病毒作用，如板蓝根、黄芪、大青叶、贯众、艾叶、空心莲子草等。

👁 看一看

临床上常用的抗病毒化学药物

1. 核苷类药物 在病毒复制时，核苷类药物可以模拟核苷掺入病毒基因组 DNA 中或竞争病毒复制酶，使子代病毒基因的合成和表达受阻，从而抑制病毒的复制。有些核苷类药物可抑制病毒基因的转录。常用核苷类药物有 3′-氮唑核苷即利巴韦林、阿昔洛韦和更昔洛韦、阿糖腺苷、齐多夫定、双脱氧肌苷等。

2. 非核苷类逆转录酶抑制剂 通过抑制逆转录酶的活性来抑制病毒 DNA 的合成，属于非竞争性抑制作用。常用的有奈韦拉平、地拉韦定、依法韦仑等。

3. 病毒蛋白酶抑制剂 通过抑制病毒蛋白酶的活性来抑制病毒的复制。常用的病毒蛋白酶抑制剂有赛科纳瓦、瑞托纳瓦等。

另外，还有金刚烷胺和甲基金刚烷胺、甲酸磷霉素以及奥司他韦等其他抗病毒药物。

目标检测

答案解析

一、单项选择题

1. 病毒严格细胞内寄生是因为（　　）
   - A. 在细胞外抵抗力弱
   - B. 体积小
   - C. 只含单一核酸
   - D. 结构简单
   - E. 缺乏完整的酶系统及细胞器，不能独立进行代谢

2. 与衣壳生物学意义无关的是（　　）
   - A. 保护病毒核酸
   - B. 介导病毒体吸附易感细胞受体
   - C. 构成病毒特异性抗原
   - D. 本身具有传染性
   - E. 病毒分类、鉴定的依据

3. 裸露病毒体的结构是（　　）
   - A. 核酸 + 包膜
   - B. 核心 + 衣壳 + 包膜
   - C. 核衣壳 + 刺突
   - D. 核心 + 衣壳
   - E. 以上均不正确

4. 病毒大小的测量单位是（　　）
   - A. 微米
   - B. 纳米
   - C. 毫米
   - D. 厘米
   - E. 以上均不正确

5. 决定病毒感染性的关键物质是（　　）
   - A. 刺突
   - B. 衣壳
   - C. 核酸
   - D. 包膜
   - E. 蛋白质

6. 细胞融合有利于病毒的（　　）
   - A. 吸附
   - B. 脱壳
   - C. 扩散
   - D. 复制
   - E. 释放

7. 某些受病毒感染的细胞内，用普通光学显微镜可看到有与正常细胞结构和着色不同的圆形或椭圆形斑块状结构，称为（　　）
   - A. 包涵体
   - B. 蚀斑
   - C. 空斑
   - D. 极体
   - E. 异染颗粒

8. 普通光学显微镜镜下可（　　）
   - A. 看见所有病毒
   - B. 看不见病毒
   - C. 看见大小约30纳米的病毒
   - D. 看见裸露病毒
   - E. 看见有包膜的病毒

9. 以下有关干扰素抗病毒的特点，错误的是（　　）
   - A. 抑制病毒生物合成
   - B. 分为 Ⅰ、Ⅱ 型
   - C. 广谱性
   - D. 可直接杀死病毒
   - E. 种属特异性

10. 以下关于病毒包涵体的描述，正确的是（　　）
    - A. 是病毒导致细胞融合的产物
    - B. 是病毒释放到细胞外的产物
    - C. 是病毒在细胞单层上形成的空斑
    - D. 有些是病毒颗粒的聚集体
    - E. 是病毒一种变异形式

11. 病毒生长繁殖的方式为 （　　）

　　A. 二分裂　　　　　　B. 有性繁殖　　　　　C. 出芽繁殖

　　D. 复制　　　　　　　E. 破胞释放

二、多项选择题

1. 病毒的特征中，下列正确的有 （　　）

　　A. 非细胞结构　　　　B. 只含一种核酸　　　C. 必须在活细胞内增殖

　　D. 二分裂法繁殖　　　E. 对干扰素敏感

2. 包涵体检查在病毒感染中的重要意义可体现在 （　　）

　　A. 流感病毒　　　　　B. 巨细胞病毒　　　　C. 呼吸道合胞病毒

　　D. 狂犬病病毒　　　　E. 副流感病毒

3. 病毒感染细胞后可能出现的结果是 （　　）

　　A. 杀细胞效应　　　　B. 细胞膜上出现新抗原　C. 细胞凋亡

　　D. 细胞转化　　　　　E. 形成包涵体

4. 病毒持续性感染包括 （　　）

　　A. 慢性感染　　　　　B. 潜伏感染　　　　　C. 隐性感染

　　D. 慢发病毒感染　　　E. 水平感染

5. 病毒垂直传播的结果可以是 （　　）

　　A. 死胎　　　　　　　B. 流产　　　　　　　C. 畸形

　　D. 早产　　　　　　　E. 宫内感染

6. 干扰素抗病毒的特点是 （　　）

　　A. 广谱性　　　　　　B. 直接灭活病毒　　　C. 种属特异性

　　D. 间接灭活病毒　　　E. 发挥作用早，持续时间长

（孙运芳）

书网融合……

重点回顾

微课

习题

第十二章 呼吸道感染病毒

PPT

呼吸道病毒是指主要以呼吸道为传播途径，侵犯呼吸道黏膜上皮细胞，引起呼吸道以及全身感染的病毒。呼吸道病毒包括流感病毒、麻疹病毒、腮腺炎病毒、风疹病毒、冠状病毒等。据统计，90%～95%以上急性呼吸道感染由病毒引起，其中许多病毒传播快，传染性强，潜伏期短，患者多为小儿，且易继发细菌感染等特点。

导学情景

情景描述：患儿，男，6岁，因患流行性感冒来院就诊。患者家中多名成员先后患流行性感冒，患者入院前服用头孢菌素治疗。

情景分析：流行性感冒在冬季多发，流行时多为聚集性，有时流行的范围大，有时范围小；有的患者感染后比较重，有的感染后比较轻。

讨论：流行性感冒病毒种类如何划分？最常见的流行性感冒病毒是哪种？如何进行防治？

学前导语：流行性感冒在人群中多发，有时对人们的生命构成极大威胁，严重影响社会生活秩序，如何预防流感病毒的流行，感染后治疗措施和其他微生物有何不同？

第一节 流行性感冒病毒

流行性感冒病毒（influenza virus）简称流感病毒，是流行性感冒（简称流感）的病原体。流感病毒可分为甲（A）、乙（B）、丙（C）三型，其中甲型流感病毒抗原性易发生变异，传染性强，传播迅速，易发生大范围流行。

一、生物学性状

（一）形态与结构

流感病毒呈球形或丝状，球形直径为80～120nm，新分离株丝状多于球形，病毒结构从内向外依次为核心、基质蛋白（M 蛋白）及包膜三层。

1. 核心　由 7~8 个分节段的单股负链 RNA、核糖核蛋白（RNP）及 RNA 多聚酶复合体（PB1、PB2、PA）组成。

2. 基质蛋白　又称 M 蛋白，形成膜样结构包裹在核心外部，与核蛋白一样抗原结构稳定，共同组成流感病毒的甲、乙、丙型特异性抗原。

3. 包膜　包裹在 M 蛋白外，为脂质双层，其上镶嵌有两种刺突：①血凝素（HA），呈柱状，能与宿主细胞膜上的唾液酸受体结合并有膜融合活性，是病毒引起感染的关键；②神经氨酸酶（NA），呈蘑菇状，使病毒从宿主细胞膜上解离和扩散，有利于成熟病毒的释放和感染。HA 及 NA 的抗原性极不稳定，常发生变异，HA 较 NA 变异快，是划分流感病毒亚型的重要依据。

✖ 练一练

流感病毒流行范围最广的是（　　）

A. 甲型　　　　　　　　　　B. 乙型　　　　　　　　　　C. 丙型

D. 甲型和乙型　　　　　　　E. 甲型和丙型

答案解析

（二）分型、变异与流行

1. 分型　按 RNP 和 M 蛋白抗原性的不同，流感病毒被分为甲（A）、乙（B）和丙（C）三型；各型流感病毒又根据其表面 HA 及 NA 抗原性的不同再分为若干亚型，目前 HA 有 16 种亚型，NA 有 9 种。

2. 变异与流行　由于核酸分节段的特点，病毒在复制过程中易发生基因重组，导致流感病毒 HA 和 NA 变异。变异有两种形式。

（1）抗原漂移（antigen drift）　是核酸序列的点突变，抗原变异幅度小，属于量变，每 2~5 年出现一个变异株，常引起局部中、小型流行。

（2）抗原转变（antigenic shift）　是由核酸序列不断的突变积累或外来基因片段重组所致，抗原变异幅度大，属于质变，可形成新的亚型，这种抗原性的转变使人群原有的特异性免疫力失效，因此可以引起大规模甚至世界性的流感流行。

（三）培养特性

流感病毒初次分离接种在鸡胚羊膜腔阳性率较高，传代适应后可移种于尿囊腔。可用红细胞吸附试验判定有无病毒增殖。人流感病毒易感动物为雪貂、小鼠等。此外，甲、乙型流感病毒在原代人胚肾、猴肾等组织细胞中也能生长。

（四）抵抗力

流感病毒抵抗力较弱，加热 56℃ 30 分钟即可灭活，室温下感染性很快消失，0~4℃ 可存活数周，−70℃ 或冷冻真空干燥可长期保存。对干燥、日光、紫外线、脂溶剂、氧化剂、酸等均敏感。

二、致病性与免疫性

（一）致病性

1. 传染源　流感为冬、春季呼吸道传染病，传染源主要为患者及隐性感染者，儿童或年老体弱者为易感人群。

2. 传播途径　病毒经飞沫传播，也可通过手和物体接触间接传播，传染性极强。潜伏期为 1~4 天，突然起病。

3. 致病机制　病毒在呼吸道黏膜上皮细胞内增殖，造成细胞变性、坏死脱落、黏膜充血水肿、腺体分泌增加，出现喷嚏、鼻塞、咳嗽等症状。病毒在上皮细胞内复制，很少入血，但病毒代谢的毒素样产物以及细胞坏死释放产物可入血，引起全身中毒症状，如发热、头痛、全身酸痛、疲乏无力等。流感病毒感染一般数日内自愈，病程一般持续 3~5 天，年老体弱、心肺功能不全及婴幼儿感染者，易继发细菌感染，症状加重，如合并肺炎等，病死率高。

（二）免疫性

病后对同型病毒有免疫力，可维持 1~2 年。呼吸道黏膜产生的特异性 sIgA 有阻断病毒感染的作用，血清中抗 HA 抗体为中和性抗体，能阻断病毒的吸附，防止病毒侵入细胞，抗 NA 抗体能抑制病毒从细胞释放，阻止病毒在细胞间扩散，但不能中和病毒的感染性。同型病毒有牢固的免疫力，不同亚型间无交叉免疫，这是流感容易暴发流行的另一个原因。

👁 **看一看**

禽流感

禽流感病毒（AIV）是引起禽类病毒性流行性感冒（禽流感）的病原体，属甲型流感病毒。禽流感容易在鸟类间流行，民间称之为"鸡瘟"，国际兽疫局将其定为甲类传染病。禽流感于 1994 年、1997 年、1999 年和 2003 年分别在澳大利亚、意大利、中国香港、荷兰等地暴发，2005 年则主要在东南亚国家和欧洲暴发。禽流感好发于春冬季，一般不会在人与人之间传染，但近年来人类感染的病例不断出现。预防禽流感应注意以下几点：①勤洗手，远离家禽的分泌物、排泄物，若有接触，应及时清洁、消毒。②养成良好的个人卫生习惯，咳嗽时用手或卫生纸捂嘴；加强室内空气流通，每天 1~2 次开窗换气半小时。③要有充足的睡眠和休息，均衡的饮食，增强免疫力。④不要生食或半生食禽类的肉和蛋等。

三、微生物学检查及防治原则

（一）微生物学检查

在流感暴发流行时，根据典型症状即可做出临床诊断。实验室检查主要用于鉴别诊断和分型、监测变异株、预测流行趋势和制备疫苗。检查方法主要如下。

1. 分离培养与鉴定　可取急性期患者咽漱液或鼻咽拭子，经抗生素处理后接种培养细胞或鸡胚分离病毒，37℃培养 7~10 天，观察细胞病变做出诊断，再用中和试验进一步鉴定其型别。

2. 血清学试验　取发病急性期（5 天内）血清及恢复期（病后 2~4 周）血清做血凝抑制试验等进行抗体检测，若恢复期抗体效价较急性期增长 4 倍以上，可辅助诊断。

3. 快速诊断　用荧光素标记的流感病毒免疫血清进行免疫荧光染色检查抗原，可快速诊断；也可用 PCR、核酸杂交等方法检测流感病毒核酸。

（二）防治原则 🄴微课

流感病毒传染性强，播散迅速，在易感人群中易形成大流行，故做好预防是必要的。流行期间应避免人群聚集，公共场所如剧院、宿舍、学校等应常通风换气，必要时用乳酸空气消毒，方法为 2~4ml 乳酸/100m³ 空间，溶于 10 倍水加热熏蒸，无乳酸时可用食醋。接种疫苗是预防流感的一种有效方法，但疫苗株必须与当前流行株抗原型别基本相同。

治疗主要是对症处理，预防继发细菌感染。流感无特效疗法，用奥司他韦早期治疗，可以减轻症状，缩短疗程，对伴有发热的流感患者效果更好；盐酸金刚烷胺及其衍生物可用于甲型流感的预防，其作用机制主要是抑制病毒的穿入和脱壳，发病 24~48 小时内使用可减轻病状。此外，干扰素及中药板蓝根、大青叶等有一定疗效。

？ 想一想

在治疗流感病毒引起的症状时，可以给予抗生素治疗吗？

第二节 冠状病毒

冠状病毒（coronavirus）属冠状病毒科、冠状病毒属，可引起人和动物呼吸道、消化道、肝脏及神经系统等部位疾病。目前已知可引起感冒、中东呼吸综合征（Middle East Respiratory Syndrome，MERS）、严重急性呼吸综合征（Severe Acute Respiratory Syndrome，SARS）和新型冠状病毒肺炎（Novel coronavirus pneumonia 2019，COVID-19）等较严重的疾病。继 SARS-CoV-2 流行后，不断有新的变异的冠状病毒出现，对世界范围内疫情防控带来严峻的挑战。

一、生物学性状

（一）形态与结构

冠状病毒为多形性，大小 60～200nm，核心为单股正链 RNA，核衣壳呈螺旋状，包膜上有间隙较宽的突起，使整个病毒外形呈"日冕状"或"花冠状"，故命名为冠状病毒。冠状病毒 RNA 具有很高的重组率，极易发生变异。冠状病毒包膜上有刺突糖蛋白（S）、跨膜蛋白（M）、衣壳蛋白（N）和包膜蛋白（E），呈花瓣状突起。其中 S 蛋白与冠状病毒对宿主细胞的感染关系密切。

（二）抵抗力

抵抗力较弱，加热 56℃ 30 分钟、乙醚等脂溶剂、75% 乙醇、0.2%～0.5% 过氧乙酸溶液、紫外线等均可灭活病毒。冠状病毒对高温敏感，低温下存活时间较长，在患者粪便和尿液里能存活 1～2 天，在血液中可存活 10 天左右。

二、致病性与免疫性

（一）普通冠状病毒

该病毒在世界各地普遍存在，可感染各年龄组人群，经飞沫传播引起普通感冒和咽喉炎，某些毒株还可以引起成人腹泻或胃肠炎，有明显的季节性，以冬春季多发。潜伏期约 3 天，病程 6～7 天，病后免疫力不强，可再度感染。

（二）SARS 冠状病毒

该病毒是严重急性呼吸综合征（SARS）的病原体。其传染源为 SARS 患者，以近距离飞沫传播为主，亦可经粪-口途径传播。SARS 在 2002—2003 年冬春季节引起全球暴发流行，起病急、传播快、潜伏期 1～12 天，被传染的人多数都与患者直接或间接接触，患病呈现家庭和医院明显聚集现象。临床上表现为缺氧、发绀、38℃ 以上高热、呼吸加速或呼吸窘迫综合征、气促等，X 线片表现为肺部不同程度改变。严重者出现呼吸困难、低氧血症、休克、DIC 等，病死率极高。

人类对 SARS 冠状病毒缺乏免疫力，人群普遍易感。感染后，患者可产生抗该病毒的特异性抗体。

（三）2019 新型冠状病毒（2019-nCOV）

该病毒是 2019 年开始在全世界范围内大规模流行的新型冠状病毒肺炎的病原体。其变异性极强，

WHO 现已命名的变种包括德尔塔（Delta）、贝塔（Beta）、阿尔法（Alpha）、奥密克戎（Omicron）等，且新的变异毒株仍不断出现。该病毒现已传播至全球几乎所有国家和地区，具有高传染性和高隐蔽性。人感染了冠状病毒后常见体征有呼吸道症状、发热、咳嗽、气促和呼吸困难等。在较严重病例中，感染可导致肺炎、严重急性呼吸综合征、肾衰竭，甚至死亡。病后免疫力不强，可再次感染。

三、微生物学检查及防治原则

（一）微生物学检查

1. 血清学试验　常采取双份血清做中和试验进行血清抗体检测，若恢复期血清抗体滴度较急性期增长 4 倍以上有诊断意义。

2. 快速诊断　可用荧光抗体技术、酶免疫技术和 RT－PCR 技术检测病毒抗原或核酸。

（二）防治原则

1. 普通冠状病毒　加强锻炼，增强机体免疫力。流行期间避免人群聚集，必要时戴口罩。由于该病毒引起的疾病多为自限性疾病，以往对其流行病学的研究不是十分重视。目前尚无疫苗预防，也无特效药物治疗。

2. SARS 冠状病毒　用于 SARS 的特异性预防疫苗正在研制中，目前尚无有疗效的治疗药物，治疗主要采取综合性支持疗法和对症治疗，如早期吸氧及适量激素疗法等。在疾病暴发流行期要严格控制传染源，隔离患者及疑似病例；注意空气流通及消毒；增强体质，避免过度劳累。对重症病例使用肾上腺皮质激素、人干扰素、中医中药、支持疗法等综合治疗措施，有较好疗效。

3. 新型冠状病毒　减少接触及减少传播是疾病预防的关键环节，保持基本的手部和呼吸道卫生，坚持安全饮食习惯，尽可能避免与任何表现出有呼吸道疾病症状（如咳嗽和打喷嚏）的人密切接触，出门戴好口罩并保持安全距离。

第三节　其他呼吸道感染病毒

一、麻疹病毒

麻疹病毒（measles virus）是麻疹的病原体。麻疹为儿童时期常见的急性呼吸道传染病，传染性很强，临床上以发热、呼吸道症状及全身丘疹为特征。易感人群为 6 个月至 5 岁的婴幼儿。

（一）生物学性状

形态结构与流感病毒相似，但颗粒较大，直径约 150nm，球形。核心为单股负链 RNA，不分节段，不易发生重组。衣壳呈螺旋对称，外有包膜，表面有两种刺突：血凝素（H）和融合因子（F）。H 只能凝集猴红细胞，并能与宿主细胞受体吸附；F 能使细胞发生融合形成多核巨细胞。麻疹病毒只有一个血清型，抗原性强且稳定。病毒能在许多原代或传代细胞（如人胚肾、人羊膜、HeLa 等细胞）中增殖，产生多核巨细胞病变。在细胞质及胞核内均可见嗜酸性包涵体。病毒抵抗力较弱，加热 56℃30 分钟和一般消毒剂都能使其灭活，对日光及紫外线敏感。

（二）致病性与免疫性

1. 致病性

（1）传染源　人是麻疹病毒的唯一自然宿主，传染源是急性期患者，患者在出疹前 6 天至出疹后 3 天有传染性。病毒传染性极强，冬春季流行。

（2）传播途径　病毒经飞沫直接传播，潜伏期 10～14 天。

（3）致病机制　病毒先在呼吸道上皮细胞内增殖，然后进入血流，形成第一次病毒血症，患儿出现发热、流泪、眼结膜充血、咳嗽等症状，多数患儿此时口颊黏膜出现 Koplik 斑（科氏斑），具有早期诊断意义。随后病毒侵入全身淋巴组织和单核巨噬细胞系统，在细胞内增殖达一定数量后再次侵入血流，形成第二次病毒血症，损伤血管内皮细胞，使全身相继出现红色斑丘疹，先是颈部，然后为躯干，最后到四肢，出疹期传染性最强。若无并发症，4 天后红疹消退、脱屑，麻疹自然痊愈。此时患儿易并发细菌感染，可引起支气管炎、中耳炎、肺炎等。若患儿抵抗力低下，病死率可高至 25% 以上。最严重的并发症为脑炎，发病率为 0.5% ~ 1.0%，其中死亡率为 5% ~ 30%。最常见的并发症为肺炎，占麻疹病死率的 60%。另外，1/100 万麻疹患者在其恢复后若干年，多在学龄期前出现亚急性硬化性全脑炎（subacute sclerosing panencephalitis，SSPE），SSPE 患者大脑功能渐进性衰退，表现为反应迟钝、精神异常、运动障碍，最终昏迷而死亡，病程 6 ~ 9 个月。

2. 免疫性　麻疹病毒抗原性强，病后可获得终生免疫力。血清中的抗 H 抗体和抗 F 抗体在预防再感染中有重要作用；细胞免疫是清除细胞内病毒，是麻疹痊愈的主要因素，T 细胞缺陷者会产生麻疹持续感染，导致死亡。6 个月内的婴儿因从母体获得 IgG 抗体，故不易感染，但随着年龄增长，抗体逐渐消失，自身免疫尚不健全，易感性也随之增加。

（三）微生物学检查及防治原则

1. 微生物学检查　麻疹诊断一般无须进行实验室检查。病毒分离可采取前驱期呼吸道分泌物接种原代人胚肾或猴肾细胞，观察多核巨细胞及包涵体；亦可取呼吸道、尿沉渣用免疫荧光法检查病毒抗原；血清学检查可取急性期和恢复期双份血清进行血凝抑制试验，抗体滴度增长 4 倍以上有诊断意义。此外，亦可用核酸分子杂交和 PCR 检测细胞内的病毒核酸。

2. 防治原则　麻疹病毒减毒活疫苗是当前最有效的疫苗之一。我国已将接种麻疹减毒活疫苗列入计划免疫，初次免疫为 8 月龄婴儿，7 岁时进行再次免疫 1 次，接种后抗体阳性率可达 90%，免疫力持续 10 ~ 15 年。对已接触麻疹患者的易感儿童，可紧急肌内注射胎盘球蛋白或丙种球蛋白进行人工被动免疫，防止发病或减轻症状。

二、腮腺炎病毒

腮腺炎病毒（mumps virus）是流行性腮腺炎（俗称"痄腮"）的病原体。

（一）生物学性状

病毒呈球形，直径为 100 ~ 200nm。核心为不分节段的单股负链 RNA，核衣壳呈螺旋对称，包膜上有 HA 和 NA 等突起，成分是糖蛋白。病毒可在鸡胚羊膜腔内增殖，仅有一个血清型。该病毒抵抗力较弱，56℃ 30 分钟可被灭活，对紫外线及脂溶剂敏感。

（二）致病性与免疫性

1. 致病性

（1）传染源　人是腮腺炎病毒的唯一宿主，传染源为患者。

（2）传播途径　病毒经飞沫或人与人直接传播，易感者为学龄期儿童和青少年，好发于冬春季。

（3）致病机制　潜伏期 2 ~ 3 周，病毒侵入呼吸道上皮细胞和局部淋巴结内增殖后，进入血流形成病毒血症，病毒很快感染肾脏，大多数患者尿中可检出病毒。病毒再向组织扩散，包括腮腺、睾丸、卵巢、胰腺及中枢神经系统等。

（4）临床表现　主要为一侧或双侧腮腺肿大，伴发热、乏力、肌肉疼痛等。病程 1 ~ 2 周，30% 感染后无症状，儿童感染一般较轻，青春期感染者易并发睾丸炎（20%）或卵巢炎（5%），约 0.1% 的患儿可并发病毒性脑膜炎。腮腺炎可导致男性不育症和儿童期获得性耳聋。

2. 免疫性 病后可获牢固的免疫力，6 个月以内婴儿可从母体获得免疫力。

（三）微生物学检查及防治原则

1. 微生物学检查 典型病例无须实验室检查即可做出诊断。若需要，可取患者唾液、尿液或脑脊液进行病毒分离。腮腺炎病毒易在鸡胚羊膜腔、鸡胚细胞或猴肾细胞内增殖，形成多核巨细胞。血清学诊断包括检测病毒特异性的 IgM 或 ≥4 倍上升的 IgG。

2. 防治原则 及时隔离患者，防止传播。目前使用腮腺炎病毒、麻疹病毒、风疹病毒组成的三联减毒活疫苗（MMR）预防接种。尚无有效药物治疗，可试用中药进行治疗。

三、风疹病毒

风疹病毒（rubella virus）是风疹的病原体。不规则球形，直径约 60nm，核心为单股正链 RNA 病毒，核衣壳为 20 面体对称，包膜刺突有血凝性和溶血活性。该病毒能在多种细胞内增殖，但不出现细胞病变效应。风疹病毒只有一个血清型，与其他包膜病毒无抗原交叉。风疹病毒不耐热，56℃ 30 分钟可大部分失活；对脂溶剂敏感，紫外线可使其失活。

人是风疹病毒唯一的宿主，病毒经呼吸道传播，在局部淋巴结增殖后，经病毒血症播散全身，儿童是主要易感者，潜伏期 10 ~ 21 天，表现为发热、麻疹样皮疹，但较轻，伴耳后和枕下淋巴结肿大。成人感染症状较严重，除出疹外，还有关节炎和关节疼痛、血小板减少、疹后脑炎等，但疾病大多预后良好。

风疹病毒易发生垂直感染，孕妇在妊娠 20 周内感染风疹病毒对胎儿危害最大，胎龄越小危害越严重。病毒可导致胎儿发生先天性风疹综合征，引起胎儿畸形、流产或死胎。畸形主要表现为先天性心脏病、白内障和耳聋三大主症以及智力低下等。孕妇的风疹早期诊断，对优生优育非常重要。常用 ELISA 或血凝抑制试验检测孕妇血清中特异性 IgM，阳性可认为是近期感染。感染后可获得持久免疫力，孕妇血清抗体有保护胎儿免受风疹病毒感染的作用。

为保证优生优育，风疹抗体阴性的育龄妇女和学龄儿童应接种风疹减毒活疫苗，免疫保护一般持续 7 ~ 10 年。风疹减毒活疫苗常与麻疹减毒活疫苗、腮腺炎减毒活疫苗组合成三联疫苗（MMR）使用。我国自己研制的风疹减毒活疫苗 BRD Ⅱ 免疫原性良好。风疹抗体阴性的孕妇，如接触风疹患者应立即大剂量注射丙种球蛋白以被动免疫。

👁 **看一看**

腺病毒

腺病毒（adenovirus）是一种没有包膜的 DNA 病毒，直径为 70 ~ 90nm。目前已发现 100 余个血清型，其中人腺病毒有 49 种，分为 A、B、C、D、E 和 F 6 个亚群。

腺病毒对呼吸道、胃肠道、尿道和膀胱、眼、肝脏等均可感染，人腺病毒约 1/3 的已知血清型通常与人类疾病相关，一种血清型可引起不同的临床疾病；相反，不同血清型也可引起同一种疾病。

机体对腺病毒的再感染能产生有效的免疫，起保护作用的是体内产生的循环中和抗体。母亲的抗体能保护婴儿免受严重的腺病毒呼吸道感染。

血清学检查采取患者急性期和恢复期双份血清进行检测，若恢复期血清抗体效价比急性期增长 4 倍或以上，即有诊断意义。

❤ **护爱生命**

流感大流行给人类健康和社会经济带来沉重打击。过往百年，流感大流行累计数亿人感染，数千万人死亡。

1918 年"西班牙流感"（H1N1 亚型），是人类已知且有翔实记录的最为严重的流感大流行，其感染率、致死率和在世界范围内的传播速度都前所未有。

1957 年"亚洲流感"（H2N2 亚型），短时间内导致超过 25 万人患病。随后经东南亚各国和日本传播到其他国家，形成继"西班牙流感"后最严重的大流行，被称为"亚洲流感"。

1968 年"香港流感"（H3N2 亚型），其强度与 1957 年"亚洲流感"相当，导致全球上百万人死亡。

另外，1977 年"俄罗斯流感"（H1N1 亚型）和 2009 年甲型 H1N1 流感（H1N1 亚型）都同样对人类健康和社会经济产生了极大的影响。

作为医务人员，我们应从流感过往的大流行中汲取经验，并对今后流感大流行可能带来的风险加以警示，做好应对准备。

目标检测

答案解析

一、单项选择题

1. 引起流感世界性大流行的病原体是（　　）

　　A. 流感嗜血杆菌　　　　　B. 甲型流感病毒　　　　　C. 乙型流感病毒

　　D. 丙型流感病毒　　　　　E. 副流感病毒

2. 呼吸道病毒是指（　　）

　　A. 以呼吸道为传播途径的病毒

　　B. 引起呼吸道局部病变的病毒

　　C. 主要以呼吸道为侵入门户，进入血流引起全身症状的病毒

　　D. 主要以呼吸道为侵入门户，引起呼吸道局部病变而不引起全身症状的病毒

　　E. 主要以呼吸道为侵入门户，引起呼吸道局部病变或伴有全身症状的病毒

3. 流感病毒的核酸特点是（　　）

　　A. 一条完整的单负链 RNA　　　B. 分段的单负链 RNA　　　C. 分段的双链 RNA

　　D. 完整的双链 DNA　　　　　　E. 分段的单链 DNA

4. 划分流感病毒亚型的依据是（　　）

　　A. 核蛋白抗原　　　　　　B. M 蛋白抗原　　　　　　C. 血凝素和神经氨酸酶

　　D. 核酸类型　　　　　　　E. 培养特性

5. 与流感病毒流行范围有关的成分主要是（　　）

　　A. 核蛋白　　　　　　　　B. 脂质双层　　　　　　　C. 包膜

　　D. M 蛋白　　　　　　　　E. 血凝素和神经氨酸酶

6. 以下关于甲型流感病毒抗原转变的叙述，错误的是（　　）

　　A. HA 和（或）NA 变异幅度大　　　B. 属质变

　　C. 可形成流感病毒新亚型　　　　　D. 由不同型别的流感病毒基因重组造成

　　E. 由病毒基因点突变造成

7. 最易发生变异的病毒是（　　）

　　A. 流感病毒　　　　　　　B. 腮腺炎病毒　　　　　　C. 风疹病毒

　　D. 麻疹病毒　　　　　　　E. 脊髓灰质炎病毒

8. 儿童预防麻疹最有效的措施是（　　）

    A. 接种麻疹病毒减毒活疫苗　　　B. 接种麻疹病毒死疫苗　　　C. 注射抗生素

    D. 注射干扰素　　　　　　　　　E. 隔离

9. 青春期患腮腺炎常见的并发症是（　　）

    A. 脑炎　　　　　　　　　　　　B. 肺炎　　　　　　　　　　C. 肝炎

    D. 肾炎　　　　　　　　　　　　E. 睾丸炎或卵巢炎

10. 易导致胎儿畸形、流产、死胎的病毒是（　　）

    A. 风疹病毒　　　　　　　　　　B. 腮腺炎病毒　　　　　　　C. 流感病毒

    D. 冠状病毒　　　　　　　　　　E. 麻疹病毒

二、多项选择题

1. 流感病毒最易变异的结构是（　　）

    A. 甲型流感病毒的 HA　　　　　B. 乙型流感病毒的 HA　　　C. 核蛋白

    D. M 蛋白　　　　　　　　　　　E. 甲型流感病毒的 NA

2. 造成流感世界性大流行的原因是（　　）

    A. 流感病毒型别多，毒力强　　　　B. 流感病毒抗原性弱，免疫力不强

    C. HA 和 NA 之间易发生基因重组　　D. 甲型流感病毒易形成新的亚型

    E. HA 和 NA 发生抗原转变

3. 甲型流感病毒分型的依据是（　　）

    A. 核蛋白　　　　　　　　　　　　B. 血凝素

    C. 神经氨酸酶　　　　　　　　　　D. 血凝素和神经氨酸酶

    E. 基质蛋白

4. 下列关于流感病毒及其致病性的描述，正确的是（　　）

    A. 甲型流感病毒易发生抗原转变，而使人群对新病毒株缺乏免疫力

    B. 丙型流感病毒不发生变异，抗原性稳定

    C. 流感病毒不能进行组织细胞培养，只能依靠血清学试验进行病原学诊断

    D. 流感病毒通过空气飞沫传播，主要引起呼吸道感染

    E. 甲型流感较乙型及丙型流感病情严重，且易酿成流行或大流行

5. 关于流感病毒对外界环境抵抗力的说法，正确的是（　　）

    A. 不耐热，56℃ 30 分钟被灭活　　　　B. 耐低温，−70℃可长期保存

    C. 不耐干燥，低温真空干燥下易失活　　D. 对紫外线敏感

    E. 对甲醛、乙醚等化学药物敏感

（孙运芳）

书网融合……

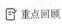
重点回顾

微课

习题

第十三章　消化道感染病毒

PPT

消化道感染病毒是通过消化道感染后，在人类消化道细胞中繁殖，可侵犯多种脏器、引起多种疾病的一类病毒。主要包括肠道病毒（enterovirus，EV）和急性胃肠炎病毒，其中肠道病毒主要包括脊髓灰质炎病毒、柯萨奇病毒、埃可病毒、新型肠道病毒等，新型肠道病毒由数字进行编码命名，如 EV68 ～ 71 等。

消化道感染病毒的共同特点：①病毒体呈球形，直径 20～30nm，核心为单股正链 RNA，衣壳呈 20 面体立体对称，无包膜；②耐受 75% 乙醇、甲酚皂溶液等常见消毒剂和乙醚等脂溶性消毒剂，多数耐酸（pH 3～5）、耐胆汁；对干燥和紫外线敏感，含氯的消毒剂能有效灭活肠道病毒；③在宿主细胞质中增殖，以破胞形式释放，引起细胞病变；④粪 - 口途径传播，但多不引起肠道症状，主要是侵入血流产生病毒血症，致肠道外的多种疾病，不同的肠道病毒有时候引起的症状相似，如麻痹、无菌性脑膜炎、心肌炎、腹泻等。

📖 导学情景

情景描述： 患儿，男，1 岁。发热，多次吐泻，大便为蛋花汤样，无特殊臭味。查体：体温 38.3℃，轻度脱水。

情景分析： 肠道病毒主要经粪 - 口途径传播，多通过污染的物品及食物引起感染。婴幼儿是多数肠道病毒的易感者。

讨论： 目前常见的容易流行的肠道病毒有哪些？如何防治？

学前导语： 肠道病毒主要通过粪 - 口途径传播，病毒在肠道中增殖，引起多种肠道以外的感染性疾病，许多肠道病毒对人类健康威胁比较大。肠道病毒感染后临床表现有何特点，又该如何预防？

第一节　脊髓灰质炎病毒

脊髓灰质炎病毒（poliovirus）是脊髓灰质炎的病原体。病毒侵犯脊髓前角运动神经细胞，导致肢体肌肉的弛缓性麻痹，多见于儿童，故又称小儿麻痹症。该病曾流行于全世界，严重威胁人类健康。1954 年和 1956 年灭活疫苗及减毒活疫苗相继研制成功，为预防和最终消灭脊髓灰质炎奠定了坚实的基础。

一、生物学性状

病毒呈球形，直径 27～30nm，核心为单股正链 RNA，核衣壳呈 20 面体立体对称，无包膜。根据其衣壳蛋白抗原性的不同，脊髓灰质炎病毒分为 Ⅰ、Ⅱ、Ⅲ 型，Ⅱ、Ⅲ 型之间无交叉免疫性，我国以 Ⅰ 型致病为主。

脊髓灰质炎病毒在外界环境中抵抗力较强。在污水和粪便中可存活数月，−70℃ 可存活数年；对乙醚和去污剂不敏感；对 pH 3～9 稳定，能耐受胃酸、蛋白酶和胆汁的作用；56℃ 30 分钟可被灭活。

二、致病性与免疫性

（一）致病性

1. 传统源　脊髓灰质炎病毒的传染源为患者或无症状带毒者。

2. 传播途径　传播主要通过粪 - 口途径，易感者多为 15 岁以下尤其是 5 岁以内的儿童。

3. 致病机制　病毒侵入机体后先在咽、扁桃体等淋巴组织和肠道集合淋巴结中初步增殖，然后释放入血，形成第一次病毒血症，扩散至全身易感组织中再次增殖后，再次侵入血流引起第二次病毒血症。

4. 临床表现　90% 的感染者表现为隐性感染，患者只出现发热、头痛、乏力、咽痛和呕吐等症状，并迅速恢复。只有 1.0%～2.0% 的患者呈现中枢神经系统的病变，病毒在脊髓前角运动神经细胞内增殖，引起细胞变性、坏死，出现肢体麻痹，下肢尤甚，恢复极缓慢，大多可留下下肢痉挛的后遗症。极少数患者发展为延髓麻痹，导致呼吸、循环衰竭死亡。

（二）免疫性

感染病毒后可获得对同型病毒的牢固免疫力，局部可出现特异性 sIgA，阻止病毒进入血流。血清 IgG、IgM 等中和抗体可阻止病毒进入中枢神经系统，血清 IgG 可通过胎盘由母体传给胎儿，故 6 个月内婴儿较少发病。

三、微生物学检查及防治原则

（一）微生物学检查

1. 分离培养与鉴定　在发病初期无菌取粪便标本，经抗生素处理后接种人胚肾细胞或猴肾细胞，37℃ 培养 7～10 天，观察细胞病变做出诊断，再用中和试验进一步鉴定其型别。

2. 血清学试验　在发病早期和恢复期各取 1 份血清，进行中和试验或 ELISA 法检测患者血清抗体效价，若血清抗体效价增高 4 倍以上，则有诊断意义。

3. 快速诊断　用核酸杂交、PCR 等分子生物学方法可检测病毒基因组的存在而进行快速诊断。

（二）防治原则

疾病流行期间注意隔离患者、消毒排泄物、加强饮食卫生、保护水源等措施。对婴幼儿和儿童进行疫苗接种预防。在紧急情况下，易感者可注射丙种球蛋白获得被动免疫，以阻止发病和减轻症状。每年12月5日为我国预防脊髓灰质炎强化免疫日。

第二节　其他消化道感染病毒

一、轮状病毒 🄴微课

轮状病毒（rotavirus，RV）是1973年由澳大利亚学者Bishop等人发现，主要引起婴幼儿非细菌性急性胃肠炎。

（一）生物学性状

轮状病毒呈球形，直径为70～75nm，核心为分11个节段的双股RNA。有双层衣壳，壳粒沿病毒核心边缘呈放射状排列，如车轮的辐条结构，故命名为"轮状病毒"。根据病毒抗原性的不同，可将轮状病毒分为A～G7个组。无包膜。

轮状病毒的抵抗力较强，在粪便中可存活数天至数周，耐乙醚、耐酸、耐碱和耐反复冻融，pH适应范围广（pH 3.5～10.0），在室温下病毒相对稳定，56℃ 30分钟可被灭活。

（二）致病性与免疫性

1. 致病性　A、B、C三组轮状病毒均可引起人类或动物腹泻，其中以A组轮状病毒最为常见，是婴幼儿腹泻的主要病原体，有60%以上婴幼儿急性胃肠炎是由轮状病毒引起，在发展中国家是导致婴幼儿死亡的主要原因之一。患者以6个月至2岁婴幼儿为多见，好发于秋冬季，我国称秋季腹泻。轮状病毒主要经粪-口途径传播，引起严重水样腹泻。常伴有呕吐、腹痛、发热等症状。腹泻严重者，可出现脱水，若不及时治疗，可导致婴儿死亡。

2. 免疫性　机体感染病毒后可产生型特异性抗体IgM、IgG和IgA，对同型病毒有保护作用，特别是肠道sIgA最重要。由于婴幼儿免疫系统发育不够完善，所以患儿病愈后可重复感染。

（三）微生物学检查及防治原则

1. 微生物学检查　运用电镜或免疫电镜检查患者粪便中的病毒颗粒，特异性较高，但由于设备上的限制，较难普遍应用。临床诊断主要检测病毒的抗原和核酸。检测粪便上清液中的轮状病毒抗原，有较高的敏感性和特异性。检测轮状病毒基因组RNA，特异性和敏感性均高。

2. 防治原则　预防主要通过控制传染源，切断传播途径，也可口服特异性疫苗。治疗原则是积极对症治疗，及时补液，纠正电解质失调，防止严重脱水和酸中毒的发生，降低婴幼儿的死亡率。

👁 **看一看**

诺如病毒

诺如病毒（norovirus，NV）是从1968年在美国诺瓦克市暴发的一次急性腹泻的患者粪便中分离的病原体，直径为26～35nm，无包膜，球形，呈20面体对称，基因组为单股正链RNA。

诺如病毒感染性强，以肠道传播为主，可通过污染的水源、食物、物品等传播，常在社区、学校、餐馆、医院、托儿所、孤老院及军队等处引起集体暴发。诺如病毒引起的感染性腹泻，具有发病急、传播速度快、涉及范围广等特点，是引起非细菌性腹泻暴发的病因之一，病毒感染后多为自限性，一般 2 ~ 3 天即可恢复。诺如病毒高度变异，抗体没有显著的保护作用，尤其是没有长期免疫保护作用，极易造成反复感染。

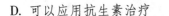 练一练

关于轮状病毒的描述，错误的是（　　）

A. 主要引起婴幼儿秋季腹泻　　B. 粪－口途径传播　　C. 形状像车轮

D. 可以应用抗生素治疗　　E. 耐酸，抵抗力较强

答案解析

二、埃可病毒

埃可病毒（Echo virus）是 1951 年在脊髓灰质炎流行期间，偶然从健康儿童的粪便中分离出来的。埃可病毒呈球形，核心为单股 RNA，无包膜。大小为 24 ~ 30nm。

埃可病毒的主要传染源是患者和带病毒者，经呼吸道、消化道和接触传播。病毒侵入机体后，先在咽部及肠壁细胞内增殖，然后侵入血流引起病毒血症，是一种常见的人类疾病病原体，临床上表现为无菌性脑炎、婴幼儿腹泻、儿童皮疹等。埃可病毒感染后机体产生中和性抗体，对同型病毒感染有持久的免疫力。埃可病毒引起的疾病，目前尚无特效治疗方法和主动免疫预防措施。

三、柯萨奇病毒

柯萨奇病毒（Coxsackie virus）是 1948 年首次从美国纽约州柯萨奇镇两名疑似脊髓灰质炎患儿粪便中分离出来的，故命名为"柯萨奇病毒"。病毒呈球形，大小约为 28nm，核心为单股 RNA，无包膜。该病毒对乳鼠敏感性很高，可用其进行临床分离标本。

人是柯萨奇病毒唯一的天然宿主，传染源为患者和带病毒者，病毒主要通过粪便污染水源和食物，经消化道传染，少数可经呼吸道传染。病毒可在多种组织细胞内增殖，之后进入血液引起病毒血症。多数人表现为隐性感染，少数表现出明显的临床症状。柯萨奇病毒有多个血清型，临床常见的为 A 组和 B 组，致病后临床症状多样化，所致症状有的和埃可病毒相似，可引起无菌性脑炎、疱疹性咽炎、胸痛、心肌炎、心包炎、婴幼儿腹泻和手足口病等，有的和肠道病毒 71 型所致症状相似，是引起手足口病的主要病原体，有的和肠道病毒 70 型相似，是急性出血性结膜炎的主要病原体。柯萨奇病毒感染后，血清中很快出现中和抗体，对同型病毒有持久免疫力。目前，病毒感染多为自限性，无特异性的防治方法。

? 想一想

患者出现手足口病的症状，能否确定就是柯萨奇病毒感染？

答案解析

♥护爱生命

肠道病毒传染性强、传播快，除了上述病毒外还有一些其他的肠道病毒也易于导致大范围的流行和暴发，人群易感性强，主要通过接触传播，常发生于卫生条件差、居住拥挤的学校和工厂。

古语云："上医治未病，中医治欲病，下医治已病。"传染性疾病的流行防控离不开疾病防控知识的宣传教育，医护人员必须具备健康知识宣讲的意识和能力，使全社会人群具备基础的防控常见传染

病的知识，如注意个人饮食卫生，注意人群之间彼此接触时保持距离及卫生习惯等。

答案解析

目标检测

一、单项选择题

1. 小儿麻痹症的病原体是（ ）

    A. 脊髓灰质炎病毒　　　　B. 肠道腺病毒　　　　　　C. 轮状病毒

    D. 埃可病毒　　　　　　　E. 柯萨奇病毒

2. 脊髓灰质炎病毒的主要感染方式是（ ）

    A. 经媒介昆虫叮咬　　　　B. 经口食入　　　　　　　C. 经呼吸道吸入

    D. 经血液输入　　　　　　E. 经皮肤接触

3. 可侵犯脊髓前角运动神经细胞的病毒是（ ）

    A. 柯萨奇病毒　　　　　　B. 埃可病毒　　　　　　　C. 脊髓灰质炎病毒

    D. 风疹病毒　　　　　　　E. 轮状病毒

4. 轮状病毒的命名是根据（ ）

    A. 光学显微镜下可见其轮状包涵体　　　　B. 具有双层衣壳，形似车轮状

    C. 病毒体呈现扁平形　　　　　　　　　　D. 反复周期性地引起婴幼儿急性胃肠炎

    E. 首先发现该病毒者的人名

5. 下列不属于肠道病毒共同特征的是（ ）

    A. 病毒颗粒呈球形，无包膜　　　　　　　B. 核酸为单链 RNA

    C. 耐酸，不易被胃酸和胆汁灭活　　　　　D. 主要引起肠道疾病

    E. 可侵犯神经系统

6. 关于脊髓灰质炎的预防措施，下列错误的是（ ）

    A. 做好患者排泄物消毒　　　　　　　　　B. 接种脊髓灰质炎减毒活疫苗

    C. 加强饮食卫生管理　　　　　　　　　　D. 注射丙种球蛋白

    E. 空气消毒

7. 婴幼儿秋季腹泻最常见的病原体是（ ）

    A. 柯萨奇病毒　　　　　　B. 埃可病毒　　　　　　　C. 轮状病毒

    D. 腺病毒　　　　　　　　E. 呼肠病毒

8. 不属于脊髓灰质炎病毒免疫特点的是（ ）

    A. 抗原性稳定，感染后机体免疫力牢固

    B. 肠道局部 sIgA 可阻止病毒的入侵

    C. 血清 IgG 可阻止病毒入侵中枢神经系统

    D. 只有显性感染才能获得免疫力

    E. sIgA 可通过初乳传递给新生儿

9. 急性出血性结膜炎的病原体是（ ）

    A. 肠道病毒 70 型　　　　B. 埃可病毒　　　　　　　C. 腺病毒

    D. 肠道病毒 69 型　　　　E. 柯萨奇病毒

10. 肠道病毒的敏感物质有（　　）

  A. 胃酸   B. 75% 乙醇   C. 蛋白酶

  D. 氧化剂   E. 胆盐

二、多项选择题

1. 临床上取粪便标本作为检测材料的病毒是（　　）

  A. 肠道病毒71 型   B. 麻疹病毒   C. 脊髓灰质炎病毒

  D. 人类轮状病毒   E. 埃可病毒

2. 下列属于肠道病毒引起的疾病有（　　）

  A. 无菌性脑膜炎   B. 小儿麻痹症   C. 手足口病

  D. 无菌性腹泻   E. 乙型肝炎

3. 脊髓灰质炎病毒的致病特点包括（　　）

  A. 传播方式主要是粪 – 口途径   B. 可形成两次病毒血症

  C. 多表现为隐性感染   D. 易侵入中枢神经系统造成肢体痉挛性瘫痪

  E. 易感者多为 5 岁以下幼儿

4. 下列属于脊髓灰质炎病毒免疫特点的是（　　）

  A. 抗原性稳定，感染后机体免疫力牢固   B. 肠道局部 sIgA 可阻止野毒株的入侵

  C. 血清 IgG 可阻止病毒入侵中枢神经系统   D. 只有显性感染才能获得免疫力

  E. sIgA 可通过初乳传递给新生儿

5. 下列属于肠道病毒共同特征的是（　　）

  A. 属于小 RNA 病毒科   B. 可引起肠道外症状，如脑膜炎等

  C. 病毒在肠道内增殖并从粪便排出   D. 病毒基因组 RNA 不具有传染性

  E. 为 20 面体立体对称的无包膜球形颗粒

（孙运芳）

书网融合……

重点回顾   微课   习题

第十四章 肝炎病毒

PPT

肝炎病毒(hepatitis virus)是指以侵害肝脏为主,引起病毒性肝炎的一组不同种属的病毒。目前已知常见的肝炎病毒有 5 种类型,即甲型肝炎病毒(HAV)、乙型肝炎病毒(HBV)、丙型肝炎病毒(HCV)、丁型肝炎病毒(HDV)和戊型肝炎病毒(HEV)。近年来还发现了庚型肝炎病毒和己型肝炎病毒等。此外,还有一些病毒如黄热病毒、巨细胞病毒、EB 病毒、风疹病毒等也可引起肝脏功能损伤,但未列入肝炎病毒范畴。

📖 导学情景

情景描述: 患者,女,32 岁。因疲乏无力、食欲欠佳、恶心等症状就诊。查体:体温 36.6℃,脉搏 82 次/分,呼吸 22 次/分,血压 100/75mmHg。神志清,精神差,皮肤、巩膜轻度黄染,肝大并有压痛,肝区叩痛。肝功能检查丙氨酸氨基转移酶升高。否认有药物过敏史。初步诊断为病毒性肝炎。

情景分析: 病毒性肝炎是由肝炎病毒引起的一种传染病。肝炎病毒侵入人体后,造成大量的肝细胞死亡,肝脏受损,进而出现肝功能异常及一系列临床表现。同时也可引起其他脏器损伤。

讨论: 常见肝炎病毒有哪些?需要做哪些实验室检查确诊?如何预防?

学前导语: 肝炎病毒是引起病毒性肝炎的病原体。病毒性肝炎是目前危害人类健康最为严重的疾病之一,在传染病中发病率最高,流行最广,危害最大。

第一节 甲型肝炎病毒

甲型肝炎病毒(HAV)生物学特性类似于肠道病毒。国际病毒命名委员会曾在 1983 年将其归类于小 RNA 病毒科肠道病毒属 72 型,1993 年被归类为小 RNA 病毒科嗜肝病毒属。

一、生物学性状

（一）形态与结构

HAV 呈球形，无包膜，直径 27～32nm，核酸为单正链 RNA，核衣壳 20 面体立体对称，HAV 免疫原性稳定，仅有一个血清型。

（二）培养特性

HAV 易感动物为黑猩猩、狨猴、猕猴等，可经易感动物接种培养病毒。HAV 还可以在人胚肺二倍体细胞内增殖和传代，也可通过原代狨猴肝细胞、肝癌细胞系和传代恒河猴胚肾细胞等培养，但其生长缓慢通常不引起细胞病变。

（三）抵抗力

对温度、脂溶剂、酸、碱的抵抗力较强，60℃ 4 小时不被灭活，100℃ 5 分钟可将其灭活。在泥沙、淡水、海水、毛蚶中存活数日至数月。氯、甲醛、紫外线可灭活病毒。

二、致病性与免疫性

（一）致病性

1. 传染源　甲型肝炎急性期患者和隐性感染者为传染源。

2. 传播途径　主要经粪－口途径传播。患者急性期和潜伏期末，病毒随粪便排出体外污染水源、食物，人可经食用污染的海产品等食物、水源、使用污染食具等引起散发或大面积流行。

3. 致病机制　HAV 多感染儿童和青少年，潜伏期为 15～50 天，平均约 30 天。HAV 经口侵入人体后，首先在唾液腺或口咽部、小肠黏膜及局部淋巴结中大量增殖，随后入血形成病毒血症，到达肝脏并侵入肝细胞内增殖。其致病机制除 HAV 的直接损害作用外，机体的免疫应答在肝组织损伤中也起一定的作用。

4. 临床表现　症状轻重不一，大多表现为隐性感染，少数显性感染者出现发热、恶心、呕吐、食欲减退、乏力、肝大、肝区疼痛、黄疸等症状。甲型肝炎为自限性疾病，预后良好，一般不转变为慢性和携带者。

（二）免疫性

机体隐性感染或显性感染后均能产生持久免疫力，抗－HAV IgM 出现于感染早期，消失快；抗－HAV IgG 出现于急性期后期或恢复期早期，维持时间久，对再感染有免疫力。

三、微生物学检查及防治原则

（一）微生物学检查

临床上一般不做病毒分离，主要做血清学检查和病原学检查。血清学检查常用 ELISA 和 RIA 等方法检测患者血清中 HAV－IgM 或 HAV－IgG 抗体，抗－HAV IgM 阳性表明近期感染；抗－HAV IgG 可了解既往感染史或进行流行病学调查。病原学检查主要检粪便标本中 HAV 抗原或 HAV RNA 等。

（二）防治原则

预防甲型肝炎采取的主要措施：①隔离急性期排毒患者，对其排泄物、食物、餐具、衣物及床单等，严格消毒处理；②加强水源、食物、粪便的管理；③接种甲型肝炎减毒活疫苗或灭活疫苗能有效预防感染；④密切接触患者的易感者可给予丙种球蛋白肌内注射进行被动免疫。

　　1988 年初，上海暴发了甲型肝炎的大规模流行。短短 3 个月内，近 30 万人感染。疫情蔓延之势瞬间震惊全国，面对突然出现且数量众多的病患，和每一次疫情一样，医护人员冲到了抗击疫情的第一线。此次疫情暴发的主要原因是市民食用了带有甲型肝炎病毒的不洁毛蚶。在政府的高效动员和人民的通力合作下，短短 2 个月内疫情被迅速控制。这充分体现了党和政府面对重大突发公共卫生事件的综合防控疫情的决心和举措，体现了党和政府以人为本的治国理念。国力强盛需要每一个中国人的力量，作为一名医学生，任重道远，责任重大，应时刻准备着为国家的医学事业尽绵薄之力。

第二节　乙型肝炎病毒

　　乙型肝炎病毒（HBV）属嗜肝 DNA 病毒科，是乙型肝炎的病原体。乙型肝炎呈全球性分布，传播广泛，危害大，部分患者可转为慢性肝炎，甚至发展为肝硬化或肝癌，已成为全球性公共卫生问题。乙型肝炎是我国重点防治的严重传染病之一。

一、生物学性状

（一）形态与结构

　　乙型肝炎患者血清中可见 HBV 有 3 种不同形态颗粒，即大球形颗粒、小球形颗粒和管形颗粒（图 14 - 1）。

　　1. 大球形颗粒　又称 Dane 颗粒，是完整的具有感染性的 HBV 颗粒，直径为 42nm，具有双层衣壳结构。病毒核心为双链环状未闭合 DNA 分子，上附有 DNA 多聚酶。内衣壳呈 20 面体对称，相当于一般病毒的核衣壳，由 HBV 的核心抗原（HBcAg）构成，一般不分泌于血液，用蛋白酶或去垢剂处理后暴露出 HBV 的 e 抗原（HBeAg）。外衣壳相当于病毒的包膜，由来自宿主细胞的脂质双层和 HBV 的表面抗原（HBsAg）、前 S1 抗原（PreS1）、前 S2 抗原（PreS2）构成。

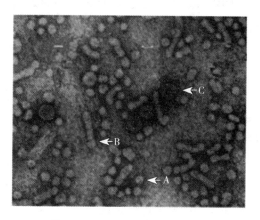

图 14 - 1　乙型肝炎病毒电镜图
A. 小球形；B. 管形；C. 大球形

　　2. 小球形颗粒　大量存在于血液中，直径 22nm，是 HBV 在肝细胞内复制过程中合成的过剩的外衣壳，不含 HBV 的 DNA 和 DNA 多聚酶，无感染性，主要成分为 HBsAg，一般很少有 PreS1 或 PreS2 抗原。

　　3. 管形颗粒　存在于血液中，直径为 22nm，长短不等，是小球形颗粒聚集形成的。

（二）抗原成分与分类　e 微课

　　1. 表面抗原（HBsAg）　化学成分为糖蛋白，HBsAg 存在于 3 种颗粒表面，大量存在于感染者血液中的 HBsAg 是 HBV 感染的主要标志。该抗原有多个亚型，我国汉族以 adr 多见。HBsAg 具有免疫原性，可刺激机体产生特异性抗体，即抗 - HBs（表面抗体），其为中和性抗体，可防御 HBV 的再感染。外衣壳上还有 PreS1 和 PreS2 两抗原成分，也与吸附肝细胞有关，其免疫原性强于 HBsAg，所产生的相应抗体，抗 - PreS1、抗 - PreS2 为中和抗体。HBsAg 也是制备疫苗主要成分。

　　2. 核心抗原（HBcAg）　存在于 Dane 颗粒的内衣壳表面和受感染的肝细胞核内，由于其表面有外衣壳覆盖，故感染者的血清中不易检出。HBcAg 免疫原性强，可刺激机体产生抗－HBc（核心抗体），为非保护性抗体，检出抗－HBc IgM 提示 HBV 在肝细胞内处于复制状态，血清有传染性。

3. e 抗原（HBeAg） 是一种病毒核心颗粒中的可溶性蛋白质。一般情况下，HBeAg 埋藏于 HBcAg 内部，当 HBcAg 裂解时，HBeAg 从肝细胞核内溶入血清，以游离形式存在。HBeAg 与 HBV 及 DNA 多聚酶的消长基本一致，故可作为 HBV 在体内复制且传染性强的指标。HBeAg 可刺激机体产生抗－HBe（e 抗体），对 HBV 感染有一定的保护作用。

练一练

下列具有中和 HBV，防止再感染的血清学指标是（　　）

A. HBsAg　　　　　　B. 抗－HBs　　　　　　C. 抗－HBc

D. HBeAg　　　　　　E. 抗－HBe

答案解析

（三）培养特性

目前 HBV 体外细胞分离培养尚未成功。敏感动物为黑猩猩，是研究疫苗和致病机制的常用动物模型。

（四）抵抗力

HBV 抵抗力较强，对干燥、紫外线、低温、70% 乙醇均有抵抗力。100℃加热 10 分钟或高压蒸汽灭菌法、5% 次氯酸钠溶液、环氧乙烷溶液、0.5% 过氧乙酸溶液可灭活 HBV。

二、致病性与免疫性

1. 传染源 患者或无症状 HBsAg 携带者为乙型肝炎的主要传染源。乙型肝炎潜伏期比较长，处于潜伏期、急性期、慢性活动期的患者血清和体液中均有 HBV 存在，具有传染性，特别是无症状携带者作为传染源的危害性更大。

2. 传播途径 主要经血液和血制品等传播、母婴传播和接触传播。

（1）血液、血制品传播 由于 HBV 大量存在于血液中，人体极易感染，极少量的污染血进入无特异性免疫力的机体即可导致感染。因此，输血、血制品、注射、医疗手术器械（如牙科手术用具）、针刺（针灸、文眉、文身、穿耳）共用剃须刀或牙刷等均可造成传播。

（2）性接触传播及密切接触传播 HBV 可存在于 HBV 感染者或携带者唾液、精液和阴道分泌物等体液中，经性接触传播或日常生活密切接触均可被感染。

（3）垂直传播 多发生于胎儿期和围生期，胎儿期感染即宫内感染，HBV 由母体经胎盘感染胎儿，围生期感染是指分娩时经产道感染新生儿，HBV 也可乳汁传播。

3. 致病机制 临床上表现有急性肝炎、慢性肝炎、重症肝炎和无症状病毒携带者等多种表现。HBV 致病机制仍不完全清楚，通常认为导致肝细胞损伤的主要原因是病毒对宿主细胞的直接损害及免疫病理反应，免疫反应的强弱直接关系到临床过程的轻重及转归情况。

（1）细胞免疫介导的病理损伤 细胞免疫是彻底清除病毒的重要因素，通过效应 CTL 直接杀伤带有病毒抗原的靶细胞。但对于机体来说是双刃剑，具有双重性，过强的细胞免疫反应会导致大面积的肝细胞损伤，发生重症肝炎。细胞免疫功能低下则不能有效清除病毒，易导致感染慢性化。

（2）免疫复合物引起的病理损伤 HBsAg 与抗－HBs 结合形成免疫复合物存在于乙型肝炎患者血循环中，免疫复合物大量沉积于肝内小血管，导致急性重型肝炎，即重症肝炎。沉积于关节滑液囊或肾小球基底膜等部位，引发Ⅲ型超敏反应，表现为关节炎、肾小球肾炎等。

（3）自身免疫反应引起的病理损伤　受 HBV 感染的肝细胞膜上会表达病毒特异性抗原和发生改变的肝细胞表面自身抗原，如暴露出肝特异性脂蛋白，则可诱导机体对肝细胞造成自身免疫反应损害，发生慢性肝炎。

（4）病毒变异与免疫逃逸　HBV 的 Pre C 基因发生变异后不能翻译出完整的 HBcAg，C 基因发生变异后使 HBeAg 抗原位点改变，导致病毒逃避免疫清除，引起肝炎慢性化，形成慢性肝炎。

（5）免疫耐受　免疫耐受的情况下机体不能有效清除 HBV 病毒，导致慢性肝炎或无症状携带者。

另外，部分 HBV 感染者，HBV 的 DNA 整合到肝细胞的 DNA 中，导致细胞转化、发展为原发性肝癌。

三、微生物学检查及防治原则

（一）微生物学检查

主要是检测血清标本中的 HBV 标志物，包括抗原 - 抗体系统和病毒核酸。

1. HBV 抗原、抗体检测　其实际用途包括：①筛选供血员；②乙型肝炎的诊断；③判断传染性；④判断预后；⑤流行病学调查；⑥检测疫苗接种效果和选择疫苗接种对象等。临床上常用 ELISA、RIA 检测 HBV 的抗原和抗体，以 ELISA 法最常用，主要检测患者血清中的 HBsAg、抗 - HBs、HBeAg、抗 - HBe、抗 - HBc（俗称"两对半"或乙肝五项）。

（1）HBsAg 和抗 - HBs　HBsAg 是 HBV 感染的标志，HBsAg 阳性可见于急性肝炎的潜伏期和急性期、慢性肝炎、肝硬化、原发性肝癌或无症状携带者。抗 - HBs 是保护性抗体，阳性见于乙型肝炎恢复期、既往感染或接种过疫苗。

（2）HBcAg 和抗 - HBc　HBcAg 因在血清中不易检出，临床上通常检测其相应的抗体。抗 - HBc IgM 提示病毒处于复制状态，具有传染性；滴度高提示急性感染或慢性活动期，滴度低提示既往感染。抗 - HBc IgG 持续阳性一般为慢性感染的标志。

（3）HBeAg 和抗 - HBe　HBeAg 阳性提示病毒在体内复制，具有强传染性，持续阳性提示有发展成慢性肝炎的可能。抗 - HBe 阳性表示病情趋向恢复，预后较好。

HBV 抗原、抗体的血清学标志与临床关系复杂，必须需要几项指标进行综合分析才能做出正确的临床诊断（表 14 - 1）。

表 14 - 1　HBV 抗原、抗体检测结果的临床分析

HBsAg	HBeAg	抗 - HBs	抗 - HBe	抗 - HBc	结果分析
+	-	-	-	-	感染 HBV 或无症状携带者
+	+	-	-	+	急性或慢性乙型肝炎（传染性强，俗称"大三阳"）
+	-	-	+	+	急性感染趋向恢复（有传染性，俗称"小三阳"）
+	+	-	-	-	急性或慢性乙型肝炎，或无症状携带者
-	-	-	-	+	既往感染
-	-	+	+	-	乙型肝炎恢复期
-	-	+	-	-	既往感染或接种过疫苗（有免疫力）

2. HBV - DNA 检测　常用 PCR、核酸杂交技术等方法，现已广泛用于乙型肝炎的临床诊断及评价药物治疗效果，具有敏感性高、特异性强等优点。

（二）防治原则

乙型肝炎的预防主要通过筛查传染源、切断传播途径和接种乙型肝炎疫苗的综合性措施。①严格

筛选献血员，加强血液制品的管理。②严格消毒灭菌患者、携带者的血液、分泌物、污染的医疗器械和日常用具等；使用一次性注射器、输液器等。③加强育龄妇女 HBsAg 的监测，阻断母婴传播。④接种疫苗对高危人群进行特异性预防，现在普遍采用的 0、1、6 个月的接种程序，在 0、1、6 个月各接种 1 次，共接种 3 次可获得良好的免疫保护。⑤对于已接触过传染源的人群可使用抗 – HBs 人血清免疫球蛋白（HBIG）进行紧急预防。

至今尚无特效药物治疗乙型肝炎，一般采用广谱抗病毒药物、中草药和调节机体免疫功能的药物进行综合治疗。

？ 想一想

若孕妇是乙型肝炎病毒携带者，怎样阻断母婴传播？

答案解析

第三节　其他肝炎病毒

丙型肝炎病毒、丁型肝炎病毒和戊型肝炎病毒的生物学性状、致病性、微生物学检查和防治原则见表 14 – 2。

表 14 – 2　其他肝炎病毒的主要特点

	HCV	HDV	HEV
形态与结构	球形，有包膜	球形，包膜为来自 HBV 的 HBsAg（缺陷病毒）	球形，无包膜
核酸类型	RNA	RNA	RNA
传播途径	血液传播、性传播、垂直传播	血液传播、性传播、垂直传播	粪 – 口传播
所致疾病	慢性丙型肝炎、肝硬化、肾小球肾炎	与 HBV 联合感染和重叠感染使原病情恶化或加重，导致重症丁型肝炎	急性戊型肝炎、重症肝炎，孕妇感染后可发生流产或死胎
预后	较差，可形成慢性肝炎、肝硬化	较差，可形成慢性肝炎、肝硬化	较好，极少转为慢性
与肝癌的关系	有	不明确	无
微生物学检查	抗 – HCV	抗 – HDV	抗 – HEV
防治原则	与 HBV 相似，无疫苗	与 HBV 相似，乙肝疫苗	与 HAV 相似，无疫苗

◉ 看一看

丙型肝炎病毒的发现与命名

20 世纪 60 年代末到 70 年代初，人们先后发现了甲型肝炎病毒和乙型肝炎病毒，也认识到了其传播途径。1974 年，格拉菲尔德（Golafield）首先报告输血后"非甲非乙型肝炎"。科学家们使用多种方法寻找该病毒但均未成功。直到 1989 年，美国科学家迈克尔·侯顿（Michael Houghton）和他的同事们利用一种新的技术手段——分子生物学方法，终于找到这种引起输血后"非甲非乙型肝炎"的病毒基因。由于这种病毒是人们发现的第 3 种专门感染人类肝脏的"嗜肝病毒"，因此被命名为丙型肝炎病毒。

目标检测

一、单项选择题

1. 甲型肝炎病毒的传播途径主要是（　　）

   A. 血液　　　　　　　　　　B. 消化道　　　　　　　　　　C. 呼吸道

   D. 吸血昆虫　　　　　　　　E. 性接触

2. 关于 HBeAg，下列不正确的是（　　）

   A. 是传染性高的指标　　　　　　　　　B. 化学成分为可溶性蛋白

   C. 是体内有 HBV 复制的指标　　　　　D. 存在于 Dane 颗粒的最外层

   E. 具有抗原性，能诱导人体产生相应抗体

3. 乙肝基因工程疫苗的主要成分是（　　）

   A. HBsAg　　　　　　　　　B. HBcAg　　　　　　　　　C. HBeAg

   D. 前 S1 抗原　　　　　　　E. 前 S2 抗原

4. 临床检测乙肝五项指标结果抗 – HBs 阳性，其余皆阴性，说明（　　）

   A. 乙肝病毒感染　　　　　　　　　　B. 急性或慢性肝炎

   C. 无症状携带者　　　　　　　　　　D. 急性感染趋向恢复或慢性肝炎

   E. 既往感染或接种过疫苗，机体有免疫力

5. 在对乙肝进行临床分析时常说的"大三阳"是指（　　）

   A. HBsAg、抗 – HBs、HBeAg 三者阳性

   B. HBeAg、抗 – HBc、HBsAg 三者阳性

   C. 抗 – HBc、抗 – HBe、抗 – HBs 三者阳性

   D. 抗 – HBs、HBeAg、抗 – HBe 三者阳性

   E. HBsAg、抗 – HBs、HBcAg 三者阳性

6. HCV 最主要的传播途径是（　　）

   A. 消化道　　　　　　　　　B. 日常生活接触　　　　　　　C. 血液和血制品

   D. 性接触　　　　　　　　　E. 母婴传播

7. 关于丁型肝炎病毒的描述，错误的是（　　）

   A. 核酸为 RNA　　　　　　　B. 包膜主要为 HBsAg　　　　　C. 是缺陷病毒

   D. 常与 HBV 共同感染　　　　E. 症状较轻

8. HEV 的传播和流行主要是通过（　　）

   A. 血液和血制品　　　　　　B. 性接触　　　　　　　　　　C. 日常生活接触

   D. 水源或食物被粪便污染　　E. 垂直传播

9. 关于乙肝病毒的说法，不正确的是（　　）

   A. 所致乙肝可演变为肝硬化甚至肝癌

   B. 感染者的血清中有三种不同的颗粒

   C. 大球形颗粒是完整的病毒颗粒，具有传染性

   D. 小球形颗粒是完整的病毒颗粒，具有传染性

   E. 主要通过血液传播

10. HBV 的核酸类型是（　　）

    A. 单股 RNA　　　　　　　　B. 双股 RNA　　　　　　　　C. 双股线状 DNA

    D. 双股环状 DNA　　　　　　E. 单股 DNA

二、多项选择题

1. 关于甲型肝炎病毒，正确的叙述是（　　）

    A. 是单股正链 RNA 病毒　　　　　　　B. 无包膜，耐乙醚和酸

    C. 特异性预防可接种疫苗　　　　　　　D. 隐性感染多见

    E. 易引起慢性肝炎

2. 可传播乙型肝炎病毒的途径是（　　）

    A. 分娩和哺乳　　　　　　B. 性行为　　　　　　　C. 注射、手术等

    D. 公用牙刷、剃须刀等　　E. 输血、血浆及血液制品等

3. 血清学检查 HBsAg、HBeAg 和抗 – HBc 三者阳性，下列解释正确的是（　　）

    A. 急性乙型肝炎　　　　B. 慢性乙型肝炎　　　　C. 乙型肝炎恢复期

    D. 无症状抗原携带者　　E. 血清有强传染性

4. 主要通过输血和注射引起感染的肝炎病毒有（　　）

    A. 甲型肝炎病毒　　　　B. 乙型肝炎病毒　　　　C. 丙型肝炎病毒

    D. 丁型肝炎病毒　　　　E. 戊型肝炎病毒

5. 确定乙型肝炎病毒感染的指标包括（　　）

    A. HBsAg　　　　　　　B. 抗 – HBs　　　　　　C. HBeAg

    D. 抗 – HBc　　　　　　E. HBV – DNA

（马学萍）

书网融合……

重点回顾　　　　微课　　　　习题

第十五章 其他病毒

PPT

学习目标

知识目标：

1. 掌握 人类免疫缺陷病毒的生物学性状、致病性及防治原则。

2. 熟悉 虫媒病毒、出血热病毒、疱疹病毒、狂犬病病毒、人乳头瘤病毒的生物学性状、致病性及防治原则。

3. 了解 上述病毒的微生物学检查。

技能目标：

能运用各类病毒的相关知识；具有预防、处置和护理相关疾病的能力。

素质目标：

具有吃苦耐劳、乐于奉献、积极进取的敬业精神，以高度的责任心和爱心全心全意为人类健康服务的优秀品质。

第一节 人类免疫缺陷病毒 🅔微课

人类免疫缺陷病毒（human immunodeficiency virus，HIV）属逆转录病毒科慢病毒属，是获得性免疫缺陷综合征（acquired immunodeficiency syndrome，AIDS，简称艾滋病）的病原体。HIV 主要有 HIV－1、HIV－2 两个血清型。全球 AIDS 大多由 HIV－1 所致，HIV－2 型只流行于西非地区。

📖 导学情景

情景描述：患者，男，42 岁。因不规则发热、咳嗽、伴有间断腹泻、食欲减退及明显消瘦 2 个月就诊。查体：体温 38.6℃，全身淋巴结肿大，质韧、无触痛。白细胞 4.0×10^9/L，X 线检查肺部可见间质性肺纹理增强，未见明显结核病灶。血清 HIV 抗体阳性。1 年前因车祸骨折救治时曾输血 500ml。否认有药物过敏史。初步诊断为艾滋病。

情景分析：结合临床表现、实验室检查和 X 线检查等，患者患有艾滋病。艾滋病的病原体是人类免疫缺陷病毒（HIV），HIV 侵入人体后，进入 $CD4^+T$ 淋巴细胞内增殖，导致 T 细胞被破坏，免疫功能低下，并出现临床症状，即艾滋病。

讨论：艾滋病的传播途径有哪些？如何预防？

学前导语：艾滋病是一种危害性极大的疾病。一旦感染，发展为艾滋病，就会出现各种机会性感染和肿瘤，给患者带来了巨大的痛苦，甚至可能会威胁生命，因此人民"谈艾色变"。为预防职业暴露，控制艾滋病的传播，应做好消毒隔离工作和宣传教育。

一、生物学性状

（一）形态与结构

HIV 呈球形，有包膜，直径 100～120nm。电镜下见一圆锥状核心，包含两条单股正链 RNA 及蛋白酶、逆转录酶、整合酶等。核酸由核衣壳蛋白 p7 包裹，其外包被有双层衣壳蛋白，内层衣壳由衣壳蛋白 p24 构成，呈圆锥状，外层衣壳由基质蛋白 p17 构成。最外层为脂质双层包膜，包膜上有刺突 gp120 和 gp41 两种糖蛋白（图 15－1），gp120 是 HIV 与宿主细胞表面受体 CD4 结合的位点，并介导病毒吸附，gp41 为跨膜蛋白，介导病毒包膜与宿主细胞膜融合。gp120 可刺激机体产生中和性抗体，但 gp120 易发生变异，使病毒逃避免疫系统的攻击，同时也给疫苗的研制带来很大困难。

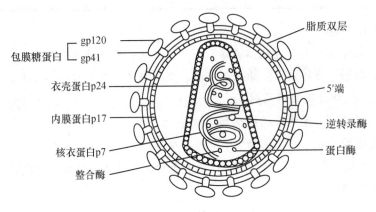

图 15－1　HIV 的结构

（二）培养特性

HIV 感染的宿主范围和细胞范围较窄，在体外仅感染表面有 CD4 分子的细胞。恒河猴及黑猩猩可作为 HIV 感染的动物模型，但其感染过程及产生的症状与人类不同。实验室中常用新鲜分离的正常人 T 细胞或用患者自身分离的 T 细胞来培养 HIV。

（三）抵抗力

HIV 对理化因素的抵抗力较弱。对热敏感，56℃ 30 分钟即可灭活或者煮沸 20 分钟，在室温下可存活 7 天。0.5％次氯酸钠、30％乙醚、70％乙醇、0.3％过氧化氢等一般化学消毒剂处理 10～30 分钟均可灭活病毒。但 HIV 对紫外线、γ 射线不敏感。

二、致病性与免疫性

（一）致病性

1. 传染源　患者和无症状感染者为主要传染源。从 HIV 感染者的血液、精液、阴道分泌液、乳汁、骨髓、脑脊液和眼泪等体液中均可分离到病毒。

2. 传播途径

（1）性传播　同性或异性间性接触为 HIV 的主要传播方式。

（2）血液传播　输入带有 HIV 的血液及血制品、器官移植、人工授精、共用 HIV 污染的注射器与针头及其他医疗器械或理发美容工具等均可传播 HIV。

（3）垂直传播　包括经胎盘、产道或母乳喂养方式传播，经胎盘传播最为常见。

练一练

HIV 的传播方式不包括（　　）

A. 性接触传播　　　　　　B. 输血传播　　　　　　C. 垂直传播

D. 食品传播　　　　　　　E. 血制品传播

答案解析

3. 致病机制 HIV 进入机体后,主要感染表面有 CD4 分子的细胞,如 CD4$^+$T 淋巴细胞、单核巨噬细胞、神经细胞等。HIV 借助 gp120 与 CD4$^+$T 淋巴细胞表面受体 CD4 分子和辅助受体结合,gp41 介导病毒包膜与宿主细胞膜融合,使病毒侵入 CD4$^+$T 细胞内。感染早期,HIV 在宿主细胞内缓慢或持续性增殖,外周血中一般不易检测到 HIV。随着感染时间延长,HIV 大量增殖,导致感染的 CD4$^+$T 细胞被大量溶解破坏,最终引起体液免疫、细胞免疫功能缺陷,机体免疫功能紊乱,引发机会感染和肿瘤。

HIV 感染单核巨噬细胞是通过 gp120 与受体 CD4 分子和辅助受体 CCR5 结合介导吸附的。单核巨噬细胞感染 HIV 后不被溶解而长期携带,使 HIV 播散至其他组织。

4. 临床表现 人体感染 HIV 后,经过 3~5 年或更长的潜伏期后发展为典型的 AIDS,整个过程可分为 4 期,包括急性感染期、无症状潜伏期、AIDS 相关综合征期和典型 AIDS 期。

(1)急性感染期 HIV 进入机体后,在细胞内大量复制增殖、扩散,引起病毒血症。此时从患者血清中可检测到 P24 抗原。患者可出现头痛、发热、淋巴结肿大、乏力、全身不适、皮疹等症状,持续 1~2 周后症状消退,进入无症状潜伏期。

(2)无症状潜伏期 此期持续时间较长,平均可达 10 年左右,患者血清中仅可检测出 HIV 抗体(抗 P24),患者一般无临床症状或症状轻微,有些病例有无痛性淋巴结肿大。

(3)AIDS 相关综合征期 由于机体受到各种因素的影响,使潜伏的病毒被激活,HIV 大量复制,对机体免疫系统造成进行性损伤,出现临床症状,进入 AIDS 相关综合征期。患者出现低热、盗汗、体重下降、皮疹、全身倦怠、慢性腹泻及持续性淋巴结肿大等症状。

(4)典型 AIDS 期 患者血液中 CD4$^+$T 细胞数量明显下降,出现严重免疫缺陷,合并机会感染及并发恶性肿瘤等。如细菌(结核分枝杆菌)、病毒(巨细胞病毒、疱疹病毒)、真菌(卡氏肺孢子菌)等引起感染;并发的恶性肿瘤主要有 Kaposi 肉瘤、恶性淋巴瘤等。也有许多 AIDS 患者会出现中枢神经系统疾患,如癫痫、AIDS 痴呆综合征等。未经治疗的患者多于临床症状出现后 2 年内死亡。

(二)免疫性

HIV 感染机体后,可刺激机体产生多种高效价抗体,也可产生细胞免疫应答,但均不能彻底清除病毒。同时由于病毒抗原变异频繁而逃避免疫清除,故导致机体发生慢性感染。

👁 **看一看**

输血有感染疾病的风险吗?

输血是现代医学救治患者不可或缺的有效手段,其重要性不言而喻。尽管血液的安全性不断地提升,但输血的风险仍是无法彻底解决的难题。

输血风险最常见的是传播疾病,特别是传播艾滋病、乙肝、丙肝等。如果献血者感染上述病毒后献血,该血液检测时正巧处在"窗口期"(自感染病毒到能够被检测出病毒抗体这段时间)未能检测出来,就会导致受血者感染上述病毒。目前即便是使用最先进的核酸检测技术,艾滋病、乙肝、丙肝的"窗口期"仍然还分别有 11 天、25 天和 59 天,输血感染艾滋病、乙肝、丙肝的危险度分别有 700 万分之一、64 万分之一和 200 万分之一。因此,应尽量不输血或少输血。

三、微生物学检查及防治原则

(一)微生物学检查

主要包括病毒特异性抗体检测、病毒抗原检测、病毒核酸检测和病毒分离等。抗体检测是目前最常用的方法,用 ELISA 法筛查 HIV 感染者,用免疫印迹试验检测血清中的抗 p24 抗体和抗 gp120 抗体等多种抗体进行确认。病毒抗原检测一般指检测 P24 抗原，该抗原一般出现在感染急性期。病毒核酸检测常用定量 RT－PCR 法定量检测血浆中病毒 RNA 拷贝数（病毒载量），以监测病情进展和评价疗效。病毒分离一般不用于临床常规诊断。

（二）防治原则

AIDS 是一种全球范围内严重危害人类健康的重大疾病，目前尚无治疗 AIDS 的特效药物和有效预防 AIDS 的特异性疫苗，目前主要采取综合性预防和控制 HIV 感染的措施，包括：①普遍开展关于预防 AIDS 的宣传教育，认识其传染途径及其严重危害性。②建立 HIV 感染的监测网络，控制流行蔓延。③加强国境检疫，减少输入。④对供血、捐献器官者等严格检测 HIV 抗体，确保输血和血液制品的安全性；严格消毒医疗器械，使用一次性注射器，防止医源性感染。⑤杜绝吸毒、倡导安全性生活，禁止共用剃须刀、注射器、牙刷等；AIDS 患者及感染者应避免妊娠、母乳喂养婴儿，阻断母婴传播。

治疗 HIV 感染的药物主要有核苷类逆转录酶抑制剂、非核苷类逆转录酶抑制剂和蛋白酶抑制剂等。常采用多种抗 HIV 药物的联合方案，俗称"鸡尾酒"疗法，此方法是将蛋白酶抑制剂和核苷类、非核苷类逆转录酶抑制剂联合使用，能有效抑制 HIV 复制，延长患者生命，但无法彻底清除病毒治愈患者。

第二节　虫媒病毒与出血热病毒

一、虫媒病毒

虫媒病毒为一类能在节肢动物体内增殖，并通过吸血节肢动物叮咬而传播的病毒，也称节肢动物媒介病毒。种类繁多，分属于不同的科属。目前，我国流行的虫媒病毒主要有流行性乙型脑炎病毒、登革病毒和森林脑炎病毒等。

虫媒病毒的共同特点：①病毒呈球状，直径 40～70nm，基因组为单正链 RNA；②衣壳蛋白构成 20 面体对称，外层为病毒包膜，包膜镶嵌病毒的糖蛋白；③对脂溶剂、热和酸敏感；④节肢动物既是储存宿主，又是传播媒介。其致病具有明显的季节性和地方性，主要引起发热、脑炎和出血热等。

（一）流行性乙型脑炎病毒

流行性乙脑病毒简称乙脑病毒，是流行性乙型脑炎的病原体。因首先在日本的脑炎患者脑组织中分离获得，故亦称日本脑炎病毒。流行性乙型脑炎，简称乙脑，是我国夏秋季流行的主要传染病之一，除新疆、西藏、青海外，全国各地均有病例发生，病死率高，患者病愈后易留有不同程度的后遗症，10 岁以下儿童多发，但近些年来乙脑发病年龄有增高趋势，值得重视。

1. 生物学性状

（1）形态与结构　病毒颗粒呈球形，直径 35～50nm，核酸为单股正链 RNA，核衣壳为 20 面立体对称，外有包膜，包膜上有糖蛋白（E）刺突，即病毒血凝素，是病毒的主要抗原，可刺激机体产生中和抗体，因此接种疫苗后可获得较强的免疫力。乙脑病毒抗原性稳定，仅有一个血清型。

（2）培养特性　该病毒在动物、鸡胚及组织内均能增殖，乳鼠是常用的敏感动物，脑内接种乙脑病毒后 3～4 天发病，1 周左右死亡，脑组织内含大量感染性病毒，是分离病毒、大量制备抗原的可靠方法。

（3）抵抗力　乙脑病毒对热抵抗力弱，56℃ 30 分钟或100℃ 2 分钟灭活，乙醚、1∶1000 去氧胆酸钠以及常用消毒剂均可灭活病毒，低温可较长时间保存。

2. 致病性与免疫性

（1）致病性

1）传染源：乙脑病毒通过蚊虫叮咬传播，在我国主要传播媒介是三带喙库蚊、白纹伊蚊和致乏库蚊。传染源主要是带病毒的蚊和猪、牛、羊等家畜和家禽。

2）传播途径：家畜和家禽感染乙脑病毒，一般为隐性感染，但病毒在其体内可增殖，侵入血流，引起短暂的病毒血症，病毒可在蚊虫和动物之间不断循环传播。蚊是重要的储存宿主，可携带病毒越冬，还可经卵传给子代蚊虫。当带病毒的蚊虫叮咬人时即可引起人体感染。

3）致病机制：乙脑病毒经蚊虫叮咬侵入人体，先在皮下毛细血管内皮细胞及局部淋巴结等处的细胞中增殖，少量病毒进入血流成为第一次病毒血症，一般不出现明显症状或只发生轻微的前驱症状。少数患者病毒随血循环散布到肝、脾等处的细胞中继续增殖，大量病毒再侵入血流成为第二次病毒血症，引起发热、寒战及全身不适等症状，若不再继续发展者，即成为顿挫感染，数日后可自愈。但极少数免疫力低下的患者（0.1%），病毒可通过血-脑屏障进入脑组织内增殖，引起脑膜及脑组织病变，甚至出现局灶性坏死和脑组织软化。表现为高烧、头痛、意识障碍、抽搐、颅内压升高以及脑膜刺激征等症状。重症患者进一步发展为昏迷、呼吸循环衰竭，死亡率高。部分患者病愈后遗留失语、强直性痉挛、精神失常等后遗症。

（2）免疫性　乙脑病毒隐性或显性感染后可获得牢固免疫力，以体液免疫为主。

3. 微生物学检查与防治原则

（1）微生物学检查　乙脑早期快速诊断通常是检测急性期患者血清或脑脊液中的特异性 IgM，特异性 IgG 抗体的检测需要采集急性期和恢复期双份血清，只有恢复期血清抗体效价比急性期 ≥ 4 倍时才有辅助诊断意义；也可通过 RT-PCR 检测标本中的病毒核酸片段，一般 6 个小时内可初步报告结果。由于乙脑患者病毒血症期短，直接检出病毒抗原或分离病毒阳性率低，较少使用。

（2）防治原则　防蚊、灭蚊和易感人群预防接种是预防本病的关键。通过开展宣传教育、清除蚊虫滋生场所、改善环境卫生条件等方式控制蚊虫等传播媒介的数量。对易感人群（9 个月至 10 岁儿童）接种疫苗进行特异性预防，通常在开始流行前 1 个月接种。由于乙脑病毒的传播主要是在蚊-猪-蚊循环中进行，人是偶发感染宿主，所以对猪等家畜进行疫苗接种，也可有效降低人群的发病率。

尚无有效的药物可以治疗流行性乙型脑炎，目前仍采用对症处理及支持疗法。

（二）登革病毒

登革病毒是由伊蚊传播，引起登革热、登革出血热和登革休克综合征的病原体。由于患者有发热、关节肌肉剧烈疼痛等症状，俗称"断骨热"。该病流行于热带以及亚热带地区，发病率高，危害大。近年来，在亚洲、南美洲和非洲的热带以及亚热带地区，登革病毒感染的发病率呈明显上升趋势。在我国海南、广东、广西、澳门及台湾等地区均有流行的报道。

1. 生物学性状

病毒呈球形，直径 45～55nm，衣壳呈 20 面体对称，有包膜，核酸为单链 RNA。根据抗原性不同分为 4 个血清型，各型病毒间抗原性有交叉，与乙脑病毒也有部分抗原交叉。

2. 致病性

（1）传染源　登革病毒的主要传播媒介是伊蚊（包括埃及伊蚊和白纹伊蚊），患者及隐性感染者是本病的主要传染源，而自然界中灵长类动物是维持病毒在自然界循环的动物宿主。

（2）致病机制　人对登革病毒普遍易感，多为无症状的隐性感染者。病毒感染人后，潜伏期为 3～8 天，先在毛细血管内皮细胞及单核巨噬细胞系统中复制增殖，后经血流扩散，引起发热、乏力、头痛、全身肌肉酸痛和骨骼、关节酸痛，约半数伴有恶心、呕吐、淋巴结肿大、伴有皮疹或轻微的皮肤出血点。部分患者可于发热 2～4 天后症状突然加重，发生出血和休克。

3. 防治原则

防蚊、灭蚊是控制登革病毒感染的重要措施，目前主要通过清除蚊虫滋生场所、改善环境卫生条件等方式，控制蚊虫数量。目前尚无安全、有效的疫苗。

二、出血热病毒

出血热病毒是指某些由节肢动物或啮齿类动物传播，引起以出血、发热为主要症状的一类病毒的总称。引起出血热的病毒种类较多，分布于全世界，分属于不同的科属。在我国已发现的主要有汉坦病毒、新疆出血热病毒。近年来在非洲流行的出血热，其病原体是埃博拉病毒，该病发病快，病情严重和死亡率高，备受世界各国关注。

（一）汉坦病毒

汉坦病毒（Hantan viruses）是引起肾病综合征出血热（hemorrhagic fever with renal syndrome，HFRS，又名流行性出血热）的病原体，又称肾病综合征出血热病毒。因 1978 年首次在韩国汉坦河附近的流行性出血热疫区分离到该病毒，因此得名汉坦病毒。

1. 生物学性状 汉坦病毒呈圆形或卵圆形，直径平均为 120nm，核酸是分节段的单负链 RNA，有包膜，包膜上有糖蛋白刺突血凝素，能凝集鹅红细胞。对脂溶剂、紫外线、热及酸等敏感，60℃ 1 小时可被灭活，室温下较稳定，长时间保持感染性。

2. 致病性与免疫性

（1）致病性

1）传染源：汉坦病毒的传染源主要为啮齿动物，如黑线姬鼠、褐家鼠等。肾病综合征出血热的流行有明显的地区性和季节性，与鼠类的活动和分布有关。

2）致病机制：汉坦病毒在鼠体内增殖后，随动物的唾液、尿液、粪便排出体外污染环境，人或动物经呼吸道、消化道或直接接触等途径受到感染。病毒进入人体后，经 1~2 周潜伏期，引起病变，患者出现以高热、出血及肾脏损害为主的典型临床症状。其临床过程可分为 5 期，即发热期、低血压（休克）期、少尿期、多尿期和恢复期。

（2）免疫性 汉坦病毒感染后，可获得持久的免疫力，以体液免疫为主，再感染发病者少见。

3. 防治原则 防鼠、灭鼠是预防肾病综合征出血热的关键。改善居住环境卫生，加强食品卫生管理和个人防护。我国已成功地研制出三种 HFRS 疫苗，对预防 HFRS 有较好效果。

（二）新疆出血热病毒

新疆出血热病毒是新疆出血热的病原体。1966 年最先从我国新疆塔里木地区出血热患者的血液、尸体脏器以及在疫区捕获的硬蜱中分离到该病毒而得名。

1. 生物学性状 新疆出血热病毒呈球形或椭圆形，有包膜，核酸为单负链 RNA，该病毒的生物学性状与汉坦病毒相似。

2. 致病性与免疫性

（1）致病性 新疆出血热是主要发生于荒漠、牧场的自然疫源性疾病，有严格的地区性和明显的季节性，主要分布于有硬蜱活动的牧场和荒漠，每年蜱大量增殖的 4~5 月为流行高峰期。

1）传染源：牛、羊、马和骆驼等家畜及野兔、狐狸和刺猬等野生动物是主要储存宿主和传染源。传播媒介为蜱，病毒可在蜱体内增殖，并经卵传给下代，故蜱也是病毒的长期储存宿主。

2）致病机制：人被带毒蜱叮咬而感染，潜伏期 7 天左右，患者出现出血、发热、全身肌肉疼痛和中毒症状，一般无肾脏损害。

（2）免疫性 病后获牢固的免疫力。

3. 防治原则 主要是防蜱、灭蜱，防蜱叮咬，严格隔离患者，对患者血液、排泄物和分泌物的消毒处理，医务人员加强个人防护。我国已成功研制出新疆出血热的疫苗，疫区人群可接种新疆出血热灭活疫苗。

第三节　疱疹病毒

疱疹病毒科是一类中等大小、有包膜的双链 DNA 病毒，目前发现的有 120 余种，与人类有关的疱疹病毒称为人类疱疹病毒（Human herpes virus，HHV），主要有 8 种（表 15 - 1）。

表 15 - 1　常见的人类疱疹病毒及其所致的主要疾病

病毒型别	所致疾病
单纯疱疹病毒 1 型（人类疱疹病毒 1 型）	龈口炎、唇疱疹、角膜结膜炎、脑炎
单纯疱疹病毒 2 型（人类疱疹病毒 2 型）	新生儿疱疹、生殖器疱疹、宫颈癌
水痘 - 带状疱疹病毒（人类疱疹病毒 3 型）	水痘、带状疱疹
EB 病毒（人类疱疹病毒 4 型）	传染性单核细胞增多症、鼻咽癌、Burkitt 淋巴瘤、淋巴组织增生性疾病
巨细胞病毒（人类疱疹病毒 5 型）	巨细胞病毒感染、先天性畸形、输血后传染性单核细胞增多症、视网膜炎、肺炎、肝炎
人类疱疹病毒 6 型	婴儿急疹、幼儿急性发热病
人类疱疹病毒 7 型	未知（可能与婴儿玫瑰疹有关）
人类疱疹病毒 8 型	Kaposi 肉瘤

疱疹病毒的共同特征：①病毒呈球形，有包膜，基因组为线性双链 DNA，核衣壳是 20 面体对称；②多数疱疹病毒能在二倍体细胞核内复制并产生明显细胞病变，主要特征是感染的细胞核内出现嗜酸性包涵体，而感染细胞可与邻近未感染的细胞融合形成多核巨细胞；③感染类型多样化，可表现为显性感染、潜伏感染、整合感染和先天性感染。

一、单纯疱疹病毒

单纯疱疹病毒（herpes simplex virus，HSV）是疱疹病毒的典型代表。单纯疱疹病毒感染宿主细胞增殖速度快，引起细胞病变，发生水疱性皮疹，而且易在神经细胞中形成潜伏感染。

（一）生物学性状

HSV 呈球形，有包膜，有 HSV - 1 和 HSV - 2 两个血清型，两型的基因组有 50% 的同源性。HSV 可以在多种细胞中增殖，常用原代兔肾等传代细胞分离培养病毒。感染的细胞很快发生细胞病变，表现为细胞肿胀、相互融合成多核巨细胞和产生嗜酸性核内包涵体等，最终导致细胞脱落、死亡。HSV 动物感染范围相当广泛，常用实验动物为家兔、豚鼠和小鼠等。

（二）致病性与免疫性

人类感染 HSV 极为普遍，是单纯疱疹病毒的自然宿主。传染源为患者和健康带毒者，病毒存在于疱疹病灶或健康带毒者的唾液中，主要传播途径为直接密切接触和性接触，也可以通过被唾液污染的餐具而间接接触感染。病毒经破损的皮肤或呼吸道、口腔、生殖器官黏膜侵入机体。初次感染 HSV 后大多为隐性感染，少数为显性感染，常见的临床表现为黏膜或皮肤局部的疱疹，偶见致死的全身性感染。感染的类型通常有原发感染、潜伏与复发感染和先天性及新生儿感染。

1. 原发感染　多发生在 6 个月至 2 岁的婴幼儿和学龄前儿童，多数为隐性感染。HSV - 1 原发感染常局限在口咽部，经呼吸道或直接接触患者唾液传播，引起龈口炎最常见，表现为发热、咽喉痛，牙龈和咽颊部出现成群疱疹，疱疹破溃后形成溃疡，大量病毒集中在病灶内，传染性强。还可引起疱疹性角膜结膜炎、唇疱疹、疱疹性脑炎和皮肤疱疹性湿疹等疾病。HSV - 2 的原发感染主要通过性传播，引起生殖器疱疹，表现为生殖器部位出现水疱，破裂后形成溃疡，并发生殖器外损伤和无菌性脑膜炎。

2. 潜伏与复发感染　HSV 原发感染后，机体产生特异性免疫力清除病毒而使症状消失，但不能完全清除病毒，未被清除的病毒通过感觉神经纤维到达感觉神经节，并长期潜伏在神经细胞内而不出现临床症状，对抗病毒药物不敏感。HSV-1 潜伏于三叉神经节和颈上神经节、HSV-2 则潜伏于骶神经节。当机体受到各种非特异性刺激，如发热、日晒、创伤、情绪紧张、细菌或病毒感染或机体免疫功能下降时，潜伏的病毒被激活，并沿感觉神经纤维行至末梢神经支配的皮肤和黏膜上皮细胞内重新增殖，引起局部疱疹复发。复发一般发生在原发感染的相同部位，超过 80% 的人群存在 HSV-1 的潜伏，但仅有小部分人复发，目前机制不清。

3. 新生儿及先天性感染　妊娠期妇女因 HSV-1 原发感染或潜伏感染的病毒被激活，病毒可经胎盘感染胎儿，造成流产、早产、死胎或先天性畸形。患生殖道疱疹的孕妇，分娩时通过产道感染新生儿，引起新生儿疱疹，75% 的新生儿疱疹感染都是由 HSV-2 引起的，严重者出现全身症状或脑炎。

此外，HSV-2 感染与宫颈癌的发生有着密切关系。研究表明，宫颈癌患者体内抗 HSV-2 抗体阳性率高。

（三）防治原则

HSV 感染后，机体产生中和抗体，可持续多年，这些抗体能灭活细胞外的病毒，对阻止病毒播散有一定的作用，但不能消灭潜伏的病毒和阻止复发。目前尚无特异性预防方法。避免与患者接触，切断传播途径可以预防病毒的感染。

二、水痘-带状疱疹病毒

水痘-带状疱疹病毒（varicella-zoster virus，VZV）在儿童时期初次感染引起水痘，康复后病毒潜伏在体内，少数人在青春期或成年后，潜伏的病毒受某些因素刺激后复发，引起带状疱疹。

（一）生物学性状

水痘-带状疱疹病毒的生物学性状与 HSV 基本相似，仅有一个血清型，病毒在人成纤维细胞中增殖，增殖速度较快，引起细胞病变，可在感染细胞中产生嗜酸性包涵体及形成多核巨细胞。

（二）致病性与免疫性

人是 VZV 的唯一自然宿主，病毒感染的主要靶器官是皮肤。VZV 的传染源为水痘或带状疱疹患者，病毒存在于患者水疱病灶，经呼吸道及眼结膜传播，表现为原发感染水痘和复发感染带状疱疹。

1. 水痘　是儿童常见传染病，好发年龄以 2~6 岁儿童多见。病毒经呼吸道黏膜或眼结膜侵入机体，在局部淋巴结增殖，释放入血到达肝脏和脾脏，再次入血扩散至全身，特别是皮肤和黏膜组织。儿童初次感染后，约经 2 周的潜伏期，全身皮肤出现向心性分布的斑丘疹、水疱疹和脓疱疹，躯干比面部和四肢多。水痘病情一般较轻，偶有并发脑炎和肺炎。但免疫缺陷和长期使用免疫抑制剂的儿童可表现为重度水痘，甚至危及生命。成人初次感染 VZV，病情一般较重，常诱发病毒性肺炎，死亡率较高。妊娠妇女患水痘亦较严重，还可导致胎儿畸形、流产或死产。

2. 带状疱疹　发生于有水痘病史的人。患水痘的儿童病愈后，未被清除的病毒潜伏于脊髓后根神经节或脑神经的感觉神经节中。当机体受到发热、机械压迫、寒冷、X 光照射、使用免疫抑制剂、肿瘤等刺激时，潜伏的病毒被激活，经感觉神经纤维轴突到达神经支配的皮肤细胞内，大量增殖后引起疱疹。初期局部皮肤瘙痒、疼痛，进而出现红疹，串联成带状，故称带状疱疹。常发生于躯体、头部和颈部，局部疼痛剧烈。

儿童患水痘后，机体产生持久的细胞免疫和体液免疫，再患水痘者极少，可限制病毒扩散以及促进疾病痊愈，但不能清除神经节中潜伏的病毒，不能阻止带状疱疹发生。

带状疱疹后遗神经痛

带状疱疹后遗神经痛是患带状疱疹后遗留下来的疼痛，会给患者带很大的影响。临床上认为带状疱疹的皮疹消退以后，其局部皮肤仍有疼痛不适，且持续1个月以上者称为带状疱疹后遗神经痛，即PHN。表现为局部阵发性或持续性的灼痛、刺痛、跳痛、刀割痛等，严重影响患者休息、睡眠、精神状态等，也会让人"生不如死"。

引发后遗神经痛的主要原因是，神经纤维的外皮粗纤维被疱疹病毒大量吞食破坏，其次是残余的病毒不定期在作怪。

据报道，带状疱疹发病率为人群的1.4‰~4.8‰之间，约有20%的患者遗留有神经痛。50岁以上老年人是带状疱疹后遗神经痛的主要人群，约占受累人数的75%。该病是医学界的疼痛难题，是中老年人健康潜在的杀手。

（三）防治原则

1岁以上未患过水痘的儿童和成人，应用VZV减毒活疫苗，可有效预防水痘的感染和流行。

三、其他疱疹病毒

其他疱疹病毒见表15-2。

表15-2 其他疱疹病毒的主要特点

	主要生物学性状	主要传播途径	所致疾病
巨细胞病毒	DNA，球形，有包膜	输血传播、性接触传播；密切接触传播；垂直传播	输血后单核细胞增多症、输血后肝炎、先天性感染
EB病毒	DNA，球形，有包膜	唾液传播；输血传播	传染性单核细胞增多症、非洲儿童恶性淋巴瘤、鼻咽癌

第四节 狂犬病病毒

狂犬病病毒（rabies virus）是一种嗜神经性病毒，主要侵犯中枢神经系统引起狂犬病。狂犬病为人畜共患的自然疫源性疾病，病死率高，一旦发病，病死率几乎近100%。

一、生物学性状

（一）形态与结构

狂犬病病毒外形呈子弹状，一端圆凸，一端较平。核心为单股负链RNA，核衣壳呈螺旋对称，外层为脂蛋白包膜，包膜上有糖蛋白刺突，与病毒的感染性、毒力等有关。

（二）培养特性

狂犬病病毒感染的动物较多，对神经细胞组织有较强的亲嗜性，在易感动物或人的中枢神经细胞内增殖，特别是大脑海马回的锥体细胞，胞质内可形成圆形或椭圆形的嗜酸性包涵体，称为内基小体。

狂犬病病毒毒力可以发生变异，从自然感染动物体内分离的病毒株称为野毒株，毒力强，将野毒株接种于家兔脑内连续传代50代后，致病力明显减弱，称为固定毒株，脑外接种不侵入脑组织，可用以制备疫苗。

（三）抵抗力

狂犬病病毒对日光、热、干燥、紫外线等抵抗力弱，60℃ 30 分钟即可灭活。病毒易被强酸、强碱、甲醛、碘酊、肥皂水、苯扎溴铵、50% ~70% 乙醇等灭活。但脑组织的病毒室温下可保持传染性 1~2 周，4℃以下可存活数月。

二、致病性

（一）传染源

狂犬病病毒主要在野生动物和家畜中传播。传染源主要是病犬，其次是猫和狼。

（二）致病机制

人被患病动物咬伤或抓伤后，病毒通过伤口进入体内，先在感染局部的肌纤维细胞中增殖，随后侵入神经组织，沿传入神经上行到达中枢神经细胞内继续增殖，引起脑和脊髓广泛性病理损伤。病毒又沿传出神经侵入唾液腺和其他组织，如眼、皮肤、肾、肺等。潜伏期通常为 1~3 月，但也有短至 1 周或长达十几年，潜伏期的长短取决于咬伤部位与头部距离远近、受伤者年龄、伤口深浅及侵入病毒的数量。

（三）临床表现

首先出现不安、头痛、发热、流涎、流泪或伤口处有蚁行感等，继而出现神经兴奋性增强、躁动不安、极度恐惧、吞咽或饮水时咽喉肌肉痉挛，甚至见水或其他轻微刺激可引起发作，故又名"恐水病"。经 3~5 天后转入麻痹期，最后因昏迷、呼吸及循环衰竭而死亡，病程5~7 日。

三、微生物学检查及防治原则

（一）微生物学检查

目前尚无检测手段可在出现临床症状前诊断人是否感染狂犬病，而且若不出现恐水、怕风等特异性的狂犬病体征，则难以做出临床诊断。对患者可取唾液沉渣涂片，睑、颊皮肤活检，用荧光抗体染色法检查病毒抗原。也可用 PCR 技术检测标本中的狂犬病病毒 RNA。

（二）防治原则

捕杀野犬、病犬，加强家犬管理，对家犬注射犬用疫苗是预防狂犬病的主要措施。人被动物咬伤或抓伤后，应立即用20% 肥皂水、0.1% 苯扎溴铵或清水反复清洗伤口，再用碘酊及70% 乙醇反复涂擦。伤口周围与底部浸润注射高效价的抗狂犬病病毒免疫血清，同时立即注射狂犬病病毒疫苗。目前我国使用的是灭活疫苗，分别在第0、3、7、14、28 天接种，可获得良好的免疫效果。

？ 想一想

人一旦被狂犬咬伤后，应该怎样进行紧急处理？

答案解析

第五节　人乳头瘤病毒

人乳头瘤病毒（human papilloma virus，HPV）属乳头瘤病毒属，主要侵犯人的皮肤、黏膜组织，引起不同程度的组织增生性病变，如扁平疣、寻常疣和尖锐湿疣等。现已发现130多个型别，均能特异性感染人的不同部位引起病变。

一、生物学性状

（一）形态与结构

HPV呈球形，无包膜，直径52～55nm，衣壳呈20面体对称，核酸为双链环状DNA。

（二）培养特性

目前HPV尚不能常规培养，在人皮肤和黏膜上皮细胞核内增殖并形成嗜酸性包涵体，细胞核着色深，核周围有一不着色的空晕，此种细胞称为空泡细胞。

（三）抵抗力

HPV抵抗力强，一些常用消毒剂，如乙醇、异丙醇和戊二醛等无法灭活病毒。对热、次氯酸钠、过氧乙酸敏感。X射线、γ射线和紫外线都能灭活病毒。

二、致病性与免疫性

（一）致病性

1. 传播途径 HPV主要通过直接接触感染者病变部位或间接接触被病毒污染的物品而感染。生殖器感染主要是通过性接触传播，新生儿可经产道感染。

2. 所致疾病 不同型别的HPV侵犯部位及所致疾病不尽相同。根据感染部位不同可将HPV分为嗜皮肤性和嗜黏膜性两大类。嗜皮肤性HPV为1、2、3、4、7、10等型别，主要引起皮肤疣（如寻常疣、扁平疣等）；嗜黏膜性HPV为6、11、16、18、31和33等型别，感染泌尿生殖道及口腔等部位，主要引起生殖道尖锐湿疣等。根据HPV的致癌潜力将其分为高危型和低危型，高危型主要包括HPV 16、18、31、33、45、51、52等型别，可引起宫颈、外阴及阴茎等生殖道上皮内瘤样变，长期可发展为恶性肿瘤，最常见为宫颈癌。与宫颈癌的发生最相关的是HPV 16型和18型。HPV12和32型引起口腔癌。低危型主要包括HPV6和11型与尖锐湿疣有关，尖锐湿疣很少癌变。

3. 致病机制 人是HPV的唯一自然宿主，感染后HPV仅停留于局部皮肤和黏膜中，不产生病毒血症。HPV在上皮细胞内复制并诱导上皮细胞增殖，使表皮增厚和角化，形成乳头状瘤，也称为疣。某些型别的HPV的一段基因可整合到宿主染色体的任意位置，导致细胞恶性转化，诱发癌变。

（二）免疫性

感染HPV后，机体可产生特异性抗体，但多数无保护作用。

三、微生物学检查及防治原则

（一）微生物学检查

用免疫组化方法可检测病变组织中的HPV抗原，核酸杂交法和PCR技术检测HPV DNA。

（二）防治原则

HPV感染的预防主要是根据传染方式切断传播途径。加强性卫生知识的宣传教育和社会管理对预防生殖器HPV感染十分重要。对寻常疣和尖锐湿疣等可用局部药物治疗或电灼、冷冻或激光等疗法去除。由于HPV与宫颈癌密切相关，采用疫苗进行预防是最理想的方法，目前采用基因工程表达的预防性疫苗已有商品化疫苗，可获得一定免疫效果。

❤️ **护爱生命** ────────────────────────

　　人乳头瘤病毒（HPV）感染是导致宫颈癌的元凶之一，宫颈癌患者中检测出 HPV 的概率高达 99%。宫颈癌是女性常见癌症，中国每年有 5 万～6 万女性死于宫颈癌。

　　HPV 是世界范围内一组极为常见的病毒，主要通过性接触传播，目前有 100 多种类型，其中至少有 14 种可引起癌症（又称高风险类型）。然而，宫颈癌是可以预防的。早期筛查可以发现宫颈癌的癌前病变，予以适当治疗则可以阻止宫颈癌发生。HPV 疫苗预防接种可以有效防止人乳头瘤病毒感染，从而降低宫颈癌的发生。但是疫苗不可能涵盖所有的类型，预防宫颈癌的 HPV 疫苗目前有 2 价、4 价、9 价疫苗。即便接种疫苗，仍需行宫颈癌筛查。关爱女性健康，预防宫颈癌，从我们做起。

──────────────────────────────────────

第六节　朊病毒

　　朊病毒又称朊粒（prion）或传染性蛋白粒子，其主要成分是一种蛋白酶抗性蛋白（PrP），是引起人和动物传染性海绵状脑病（transmissible spongiform encephalopathy，TSE）的病原体。动物 TSE 常见有羊瘙痒病和疯牛病，人类 TSE 有库鲁病、克－雅病、克－雅病变种等。

一、生物学性状

（一）形态与结构

　　朊病毒无典型的病毒结构，是一种不含核酸和脂类的疏水性糖蛋白，其本质是一种具有传染性和抵抗力极强的异常折叠的朊蛋白，具有自我复制能力。PrP 相对分子质量为 27～30kD，能抵抗蛋白酶的消化作用。

（二）抵抗力

　　朊病毒有强大抵抗力，对热、辐射、紫外线、蛋白酶、酸碱、甲醛等常用消毒剂有很强的抗性。高压灭菌需要 134℃ 2 小时，1mol/L 的氢氧化钠或 5% 次氯酸钠浸泡手术器械 1 小时可被彻底灭活。

二、致病性与免疫性

　　朊病毒对人类最大的威胁，是可引起人类和动物发生致死性的中枢神经系统慢性退行性病变，即传染性海绵状脑病（TSE）。致病机制尚未清楚，人类朊粒病主要有库鲁病、克－雅病，动物朊粒病主要有羊瘙痒病、水貂传染性脑病、疯牛病、猫海绵状脑病。该疾病的共同特点：①潜伏期长，可达数月至数年甚至数十年；②死亡率高，一旦发病即呈慢性进行性发展，最终死亡；③病理特征是大脑皮质神经元出现空泡变性、小胶质细胞高度增生，脑皮质疏松呈海绵状，伴有淀粉样斑块形成；④临床表现主要为痴呆、共济失调、震颤和癫痫等；⑤朊粒不能诱导机体产生特异性免疫应答。

三、防治原则

　　目前对朊病毒感染性疾病尚无有效的治疗方法，也无特异性疫苗可供免疫预防，主要针对该病的可能传播途径采取措施进行预防。

答案解析

目标检测

一、单项选择题

1. 下列属于逆转录病毒的是 （ ）
    A. 乙肝病毒　　　　　　B. 疱疹病毒　　　　　　C. 狂犬病病毒
    D. 人类免疫缺陷病毒　　E. 流感病毒

2. HIV 主要侵犯的细胞是 （ ）
    A. CD4$^+$T 细胞　　　　B. CD8$^+$T 细胞　　　　C. CD4$^-$T 细胞
    D. CD8$^-$T 细胞　　　　E. NK 细胞

3. 下列不属于疱疹病毒的是 （ ）
    A. HSV　　　　　　　　B. VZV　　　　　　　　C. CMV
    D. RSV　　　　　　　　E. EBV

4. 有关水痘－带状疱疹病毒的叙述，错误的是 （ ）
    A. 无包膜　　　　　　　B. 儿童期引起水痘　　　C. 属于 DNA 病毒
    D. 成人期引起带状疱疹　E. 可通过呼吸道感染

5. 人乳头瘤病毒主要侵犯 （ ）
    A. 血液　　　　　　　　B. 上皮组织　　　　　　C. 真皮组织
    D. 结缔组织　　　　　　E. 骨髓

6. 下列病毒中，感染人体可引起"恐水病"的是 （ ）
    A. 乙脑病毒　　　　　　B. 狂犬病病毒　　　　　C. 出血热病毒
    D. 登革病毒　　　　　　E. 麻疹病毒

7. 被狂犬咬伤后，最正确的处理措施是 （ ）
    A. 注射狂犬病病毒免疫血清 + 抗病毒药物
    B. 注射大剂量丙种球蛋白 + 抗病毒药物
    C. 清创 + 抗生素
    D. 清创 + 接种疫苗 + 注射狂犬病病毒免疫血清
    E. 清创 + 注射狂犬病病毒免疫血清

8. 肾综合征出血热的病原体是 （ ）
    A. 登革病毒　　　　　　B. 汉坦病毒　　　　　　C. 新疆出血热病毒
    D. 流行性乙脑病毒　　　E. 巨细胞病毒

9. 预防乙脑的关键是 （ ）
    A. 防蚊灭蚊　　　　　　B. 易感人群普遍接种疫苗　C. 幼猪接种疫苗
    D. 隔离患者　　　　　　E. 使用抗病毒制剂

10. 人乳头瘤病毒不能引起的疾病是 （ ）
    A. 寻常疣　　　　　　　B. 扁平疣　　　　　　　C. 传染性软疣
    D. 尖锐湿疣　　　　　　E. 跖疣

二、多项选择题

1. HIV 感染者可检出病毒的标本是 （ ）

A. 血液   B. 泪液   C. 唾液、乳汁

D. 器官   E. 精液、阴道分泌物

2. 疱疹病毒的共同特点是（   ）

     A. 人群感染率低，发病率高

     B. 可通过呼吸道、消化道、直接接触等方式传播

     C. 有包膜，核酸类型是 DNA

     D. 某些病毒基因可整合于宿主细胞 DNA 中

     E. 某些病毒可经胎盘感染胎儿引起胎儿畸形

3. 可传播 HIV 的途径有（   ）

     A. 分娩   B. 共用牙刷、剃须刀等   C. 输血、血浆及血液制品

     D. 手术器械   E. 皮肤接触

4. 属于 DNA 病毒的有（   ）

     A. 甲肝病毒   B. 乙肝病毒   C. 流感病毒

     D. 巨细胞病毒   E. EB 病毒

5. 被狂犬咬伤的伤口，下列处理正确的是（   ）

     A. 立即用 20% 肥皂水清洗

     B. 用 70% 乙醇及碘酊涂擦伤口

     C. 使用大量抗生素

     D. 局部注射高效价抗狂犬病病毒血清

     E. 注射狂犬疫苗

（马学萍）

书网融合……

 重点回顾   微课   习题

第十六章　真　菌

PPT

真菌（fungus）是一类不含叶绿素、无根、茎、叶，具有典型的细胞核和完整的细胞器的真核细胞型微生物。大多数为多细胞，少数为单细胞。真菌在自然界分布极广、种类繁多，目前发现有 12 万余种，绝大多对人有益无害，已广泛应用于酿造、食品、化工、医药工业生产以及农业生产等，仅有少数真菌可导致动植物或人类的病害。真菌可以引起人类感染性、中毒性及超敏反应性疾病。近年来条件致病性真菌感染明显上升，与临床上滥用抗菌药物、应用激素及免疫抑制剂和抗癌药物等导致机体免疫功能下降有关，备受医学界的关注。

导学情景

情景描述：患儿，男，1 月龄。拒绝吃奶，厌食，哭闹不安来院就诊。查体：患儿口腔舌上或两颊内侧黏膜上出现白屑，不易擦除。诊断为鹅口疮。

情景分析：鹅口疮是由白假丝酵母菌引起的，好发于新生儿和长期使用抗生素或激素的人，患者舌、颊、软腭或口底的黏膜出现白色斑膜，无痛、擦之不掉，去除后可见出血创面。

讨论：白假丝酵母菌的生物学性状有何特点？病原性真菌的种类和致病方式主要有哪些？

学前导语：鹅口疮是白假丝酵母菌感染最常见的类型，虽不致命，但十分讨厌。本章将会带领大家走进学习真菌的大门。

第一节　真菌概述 微课

一、真菌的生物学性状

真菌比细菌大几倍至几十倍，用普通光学显微镜可观察到。细胞壁的主要成分为多糖，其次为蛋白质和类脂，由于不含有肽聚糖，真菌对青霉素或头孢菌素不敏感。细胞膜含有麦角固醇、蛋白质、脂类和无机物。

（一）形态与结构

根据形态结构分为单细胞真菌和多细胞真菌两类。前者又称酵母型真菌简称酵母菌，后者为多细胞的丝状物，故称为丝状真菌（霉菌）。另外还有一类特殊的真菌具有酵母型和霉菌型双向性，称之为二相型真菌，如球孢子菌、组织胞浆菌、芽生菌和孢子丝菌等。所有真菌的革兰染色结果均为阳性。

1. 单细胞真菌 通常为圆形或卵圆形，长 5～30μm，宽 3～5μm。单细胞真菌分为酵母型和类酵母型两类，对人类有致病性的新型隐球菌和白假丝酵母菌为类酵母型。

（1）酵母型真菌 具有典型的真核生物的细胞结构，以出芽方式繁殖，芽生孢子成熟后脱落成独立个体，可形成酵母型菌落，不产生菌丝。

（2）类酵母型真菌 与酵母型真菌的区别主要在于其延长的芽管不与细胞脱落而形成假菌丝。

2. 多细胞真菌 形态各异，由菌丝（hypha）和孢子（spore）组成，因其生长时菌丝交织成团，故称丝状菌或霉菌。菌丝和孢子的形态是其分类和鉴别的重要依据。

（1）菌丝 真菌在适宜环境中，由孢子出芽长出芽管，逐渐延长呈丝状，称为菌丝。菌丝继续生长，交织成团，称菌丝体（mycelium）。菌丝体在基质上生长的形态称为菌落（colony）。菌丝在显微镜下观察时呈管状，具有细胞壁和细胞质，无色或有色。菌丝可无限生长，但直径是有限的，一般为 2～30μm，最大的可达 100μm。

1）按功能分类：分为营养菌丝和气生菌丝。向下伸入培养基质内或蔓延于表面吸收营养物质为营养菌丝；伸出培养基外向空中生长的为气生菌丝，能产生孢子的气生菌丝称为生殖菌丝。

2）按有无横隔分类：可分成无隔菌丝和有隔菌丝。无隔菌丝中没有隔膜，一条菌丝为一个细胞；有隔菌丝是由隔膜将其分隔成多个细胞，隔膜有小孔，可使细胞质自一个细胞流入另一个细胞。

菌丝按形状特点分为螺旋状、结节状、球拍状、鹿角状和梳状等多种形态，根据菌丝形态有助于鉴别真菌（图 16－1）。

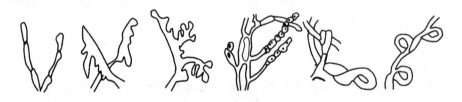

球拍状菌丝　　破梳状菌丝　　鹿角状菌丝　　关节状菌丝　　结节状菌丝　　螺旋状菌丝

图 16－1　真菌各种菌丝的形态

（2）孢子 是由生殖菌丝产生的繁殖体，是真菌的繁殖结构，抵抗力不强，60～70℃短时间即可死亡。一条菌丝可形成多个孢子，在适宜的条件下，孢子又发芽形成菌丝，并发育成菌丝体。真菌孢子与细菌芽孢不同，主要区别见表 16－1。

表 16－1　真菌孢子和细菌芽孢的区别

鉴别点	真菌孢子	细菌芽孢
抵抗力	不强，60～70℃短时间即死亡	强，需高压蒸汽灭菌
形状	多种多样	圆形或椭圆形
形成数目	一个菌丝可形成多个孢子	一个细菌形成一个芽孢
结构本质	繁殖方式	休眠体，不是繁殖方式

孢子分为无性孢子和有性孢子两大类，孢子的形态特征是真菌分类和鉴定的主要依据。

1）无性孢子：不经过两性细胞的融合，由菌丝上的细胞直接形成。大多数致病性真菌通过形成无性孢子进行繁殖。根据孢子形态不同可分为 3 类：分生孢子、叶状孢子和孢子囊孢子（图 16 - 2）。①分生孢子：真菌常见的一种无性孢子，由生殖菌丝末端细胞分裂或收缩形成，可呈单个、成簇或链状，包括大分生孢子和小分生孢子。大分生孢子体积较大，形状多呈梭形或棒状，其大小、细胞数和颜色是鉴定的重要依据；小分生孢子体积较小，形态有梨形、球形等，真菌都能产生小分生孢子，其诊断价值不大。②叶状孢子：由菌丝细胞直接形成，包括芽生孢子、关节孢子、厚膜孢子。③孢子囊孢子：由菌丝末端膨大形成的一种囊状结构，即孢子囊，内含许多孢子，孢子成熟则破囊而出，如毛霉。

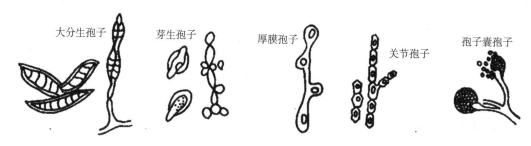

图 16 - 2 真菌的无性孢子

2）有性孢子：由同一菌体或不同菌体上的细胞间（质配和核配）融合，经减数分裂形成。大多数非致病性真菌形成有性孢子，包括接合孢子、子囊孢子和担孢子。

3. 二相型真菌　有些真菌可因环境条件（营养、温度、氧气等）的不同而交替出现两种形态，在室温中呈霉菌型，在 37℃ 或体内呈单细胞的酵母菌。这类具有双相性特征的真菌称为二相型真菌。

✖ 练一练

真菌的繁殖结构是（　　）

A. 芽孢　　　　　　　　B. 菌膜　　　　　　　　C. 荚膜

D. 孢子　　　　　　　　E. 菌丝

答案解析

（二）繁殖与培养特性

1. 繁殖　真菌的繁殖能力极强，繁殖方式多样化，包括无性繁殖和有性繁殖。无性繁殖是真菌繁殖的主要方式，有芽殖、裂殖、菌丝断裂和孢子萌发等。

2. 培养特性　大多数真菌对营养要求不高，通常用沙保弱培养基（主要含有蛋白胨、葡萄糖和琼脂）进行人工培养；真菌的最适 pH 为 4.0 ~ 6.0，最适生长温度为 22 ~ 28℃，但深部感染的真菌则以 37℃ 为宜，真菌生长需要较高的湿度与氧气环境。大多数病原性真菌生长速度较慢，一般需 1 ~ 2 周长出菌落。真菌在沙保弱培养基上可形成 3 种类型菌落。

（1）酵母型菌落　菌落特征与细菌相似，但比细菌菌落大而厚，菌落表面光滑、湿润，容易挑起，菌落质地均匀，边缘整齐，多呈乳白色。

（2）类酵母型菌落　外观与酵母型菌落相似，但有芽生孢子与母细胞连接形成的假菌丝伸入培养基中，如白假丝酵母菌。

（3）丝状菌落　菌落质地较疏松，呈棉絮状、粉末状、绒毛状等，菌落边缘和中心颜色深浅不一，且正反两面常呈现不同的颜色。丝状菌落的形态、结构和颜色常作为鉴定真菌的重要依据之一。

（三）抵抗力

真菌对热的抵抗力不强，一般 60℃ 经 1 小时菌丝和孢子均可被杀死，但真菌对干燥、紫外线及一般消毒剂有较强的抵抗力，对 2% 苯酚、2.5% 碘酊、10% 甲醛比较敏感。对酮康唑、伏立康唑、灰黄霉素、制霉菌素、二性霉素 B、克霉唑、伊曲康唑等药物敏感，对常用的抗菌药物均不敏感。

♥ 护爱生命

　　弗莱明发现青霉素，似乎是偶然的，但却是他细心观察的必然结果。1928 年，弗莱明在逐个检查培养皿中细菌的变化时，观察到一只贴有葡萄状球菌标签的培养皿里发了霉，长出一团青色的霉花。弗莱明仔细观察，发现在青色霉菌的周围，原来生长的葡萄状球菌消失了。他把培养皿放到显微镜下进行观察，结果发现，青霉菌附近的葡萄状球菌已经全部死去。这个偶然的发现吸引着弗莱明继续研究下去，结果证明：这个真菌叫青霉菌，它产生的一种物质（后来命名为青霉素）可以抑制细菌的生长。这让我们在惊叹之后也陷入沉思，我们不能仅仅看到他的成功与运气，这是多年的经验，多年认真细心作风的结果。我们要学习科学家这种认真严谨、锲而不舍的科学态度和求真创新的精神。

二、真菌的致病性

　　真菌的致病力比细菌弱，不同种类的真菌通过多种途径、多种机制引起机体疾病，所引起的疾病统称为真菌病（mycosis），主要有 5 种类型。

　　1. 致病性真菌感染　主要是外源性感染，可引起人体表皮、皮下、毛发、指（趾）甲和全身性感染，包括浅部、皮下组织和深部真菌感染 3 类。深部真菌如球孢子菌、组织胞浆菌等引起原发感染，多经呼吸道感染，被吞噬细胞吞噬后不被杀灭，却能在细胞内繁殖，引起组织慢性肉芽肿或组织溃疡、坏死；浅部真菌如皮肤癣菌具有嗜角质性，在皮肤局部大量繁殖，通过机械刺激和代谢产物的作用，可引起局部炎症和组织病变，其中手、足癣是人类最多见的真菌病。

　　2. 条件致病性真菌感染　主要是内源性感染，如白假丝酵母菌、曲霉菌、毛霉菌等。这些真菌致病性不强，只有在机体免疫功能降低时，如接受化疗或放疗的肿瘤患者、免疫抑制剂和皮质激素使用者，或长期使用广谱抗生素等易继发感染。另在手术等过程中也易继发感染，例如导管、插管入口为真菌入侵提供门户，真菌黏附其上，不断增殖并进入血液，播散至全身。在我国最常见的条件致病性真菌是白假丝酵母菌。

　　3. 真菌超敏反应性疾病　过敏体质患者吸入、食入或皮肤黏膜接触一些真菌的孢子或菌丝等具有抗原性的菌体成分，可引起各种类型的超敏反应性疾病，如变应性鼻炎、支气管哮喘、变应性皮炎、荨麻疹等。

　　4. 真菌性中毒　某些真菌在粮食、农作物、米面、食物等生长，产生真菌毒素，人、畜摄食后可发生急性或慢性中毒，称为真菌毒素中毒症。常见的有黄曲霉毒素中毒、黄变米毒素中毒、灰变米毒素中毒、赤霉毒素中毒等，可引起肝、肾损害、造血功能障碍和抽搐、昏迷等症状。

❓ 想一想

发霉的甘蔗为什么不能食用？

答案解析

　　5. 真菌毒素与肿瘤　近年来不断证实某些真菌毒素与肿瘤有关，其中以黄曲霉毒素研究最多。黄曲霉毒素是由黄曲霉产生的毒性最强的真菌毒素，可引起肝脏变性、肝细胞坏死或肝硬化，甚至诱发肝癌。其毒性稳定，耐热性强，加热至280℃以上才被破坏，因此用一般的烹饪方法不能去除毒性。另外，研究发现某些真菌感染后能够从肠道转移到胰腺，并在此将其种群规模扩大了千倍以上，间接促进了胰腺癌的发展。

第二节 常见病原性真菌

病原性真菌按侵犯的部位和临床表现，分为浅部感染真菌、深部感染真菌和皮下组织感染真菌。

一、浅部感染真菌

浅部感染真菌包括皮肤癣菌和表面感染真菌（角层癣菌）两类，可引起各种癣病，人类多因接触患者、病畜或染菌物体而被感染，主要侵犯人和动物的表皮角质层、毛发、指（趾）甲，一般不侵犯皮下等深部组织和内脏。

（一）皮肤癣菌

皮肤癣菌是引起皮肤癣菌病的病原体，皮肤癣菌有嗜角质蛋白的特性，侵犯部位只局限于角化的表皮、毛发和指（趾）甲。皮肤癣菌在皮肤局部繁殖通过机械刺激和代谢产物的作用，引起病变和炎症，皮肤癣菌能分泌多种蛋白酶、脂酶和核酸酶等，角蛋白酶有助于真菌分解利用角蛋白从而侵犯角质层、指（趾）甲、毛发等部位。

皮肤癣菌分为 3 个菌属，即毛癣菌属、表皮癣菌属和小孢子菌属。

1. 毛癣菌属 大多数对人有致病作用，菌落可呈颗粒状、粉末状、绒毛状或羊毛状等；镜下菌丝分隔、透明，可见呈棒状的大分生孢子和呈圆形、梨形或棒状的小分生孢子。

2. 表皮癣菌属 具有致病性的主要是絮状表皮癣菌，菌落如蜡状，逐渐变为羊毛状；镜下可见丰富的大分生孢子，成熟菌落中可见很多厚膜孢子，菌丝少。

3. 小孢子菌属 多数是致病菌，菌落有绒毛状、粉末状等；镜下可见分隔菌丝，以及卵圆形、棒形的小分生孢子和呈梭形的大分生孢子。

3 个菌属均可侵犯皮肤，引起手癣、足癣、股癣、体癣等。毛癣菌属和表皮癣菌属侵犯指（趾）甲引起甲癣，俗称"灰指甲"，患者指甲增厚、变形，失去光泽。毛癣菌属和小孢子菌属侵犯毛发引起头癣、发癣及须癣。在临床上同一种癣症可由数种不同癣菌引起，而同一种癣菌因侵害部位不同，又可引起不同的癣症，最常见的皮肤癣是手足癣。我国 80%～90% 慢性皮肤癣菌感染由红毛癣菌引起，头癣患者已少见，且多见于青少年，男性多于女性。

（二）表面感染真菌（角层癣菌）

表面感染真菌主要寄生于皮肤角层或毛干表面，引起角质型和毛干型病变。常见的有糠秕马拉色菌、何德毛结节菌、白毛结节菌等。以糠秕马拉色菌最为常见，可引起皮肤表面出现黄褐色的花斑癣，好发于颈、胸、腹、背和上臂等部位皮肤角质层，形如汗渍斑点，俗称"汗斑"。何德毛结节菌、白毛结节菌则引起毛结节菌病，主要损伤毛干。

二、深部感染真菌

深部感染真菌是指可侵犯人体深部组织和内脏以及引起全身感染的真菌，能造成机体慢性肉芽肿炎症、溃疡、坏死等病变。包括致病性真菌和条件致病性真菌。致病性真菌属外源性、二相型真菌，侵入机体后可致病，如组织胞浆菌、副球孢子菌等，我国较少见。条件致病性真菌多为人体正常菌群，因各种因素导致机体免疫力降低时可发生条件致病性真菌感染，主要有白假丝酵母菌、新型隐球菌、曲霉、毛霉、卡氏肺孢子菌等。

（一）白假丝酵母菌（白色念珠菌）

1. 生物学性状 菌体细胞呈圆形或椭圆形，革兰染色阳性，但着色常常不均匀。以出芽方式繁殖，孢子伸长成为芽管，芽管不与母体脱离，形成假菌丝，在组织内易形成芽生孢子。在普通琼脂、血平板或沙保弱培养基上，37℃或室温孵育1~3日后，形成类酵母型菌落，带有浓重的酵母气味，镜下可见假菌丝。在4%玉米粉琼脂上可长出厚膜孢子，白假丝酵母菌的假菌丝和厚膜孢子有助于鉴定。

2. 致病性 白假丝酵母菌常存在于人体表及与外界相通的腔道，属于条件致病性真菌，当机体抵抗力下降或不当使用抗生素导致菌群失调时才可致病，主要有4种类型。

（1）**皮肤念珠菌病** 好发于皮肤潮湿皱褶处，如肘窝、腹股沟、乳房下、肛门周围及指（趾）间等，皮肤潮红、潮湿、发亮，形成有分泌物的糜烂病灶，引起湿疹样皮肤白假丝酵母病、指间糜烂症等。

（2）**黏膜念珠菌病** 好发于口腔、阴道和外阴，引起鹅口疮、阴道炎、口角炎，以鹅口疮最常见。

（3）**内脏念珠菌病** 白假丝酵母菌由黏膜皮肤等处随血流扩散至全身，引起肺炎、肠炎、膀胱炎、肾盂肾炎及心内膜炎等，偶尔也可发生败血症。

（4）**中枢神经念珠菌病** 常由原发病灶转移而来引起脑炎、脑膜炎、脑脓肿等。

3. 防治原则 预防主要是保持个人卫生，合理使用抗生素、激素，增强机体免疫功能。治疗浅部感染可局部应用甲紫、两性霉素B、制霉菌素等，全身感染可静脉滴注伊曲康唑、氟康唑、制霉菌素等。

（二）新型隐球菌

广泛分布于自然界，是环境腐生菌，尤其在鸽粪中存在数量最大，也可存在于人的口腔、体表和消化道中，当机体抵抗力降低时，可导致隐球菌病。

1. 生物学性状 菌体呈圆形或卵圆形，为酵母型真菌，菌体外周有较厚的荚膜，因常规染色不易着色而难以发现，故名"隐球菌"。多采用墨汁负染后镜检，在黑色背景中可见到圆形或椭圆形的透明菌体，外绕有透明荚膜，荚膜比菌体大1~3倍。菌体以出芽方式繁殖，不形成假菌丝。在沙保弱培养基或血琼脂培养基上，25~37℃之间均能生长，形成酵母型菌落，表面黏稠，初为乳白色，后转变成橘黄色，最后变成棕褐色。

2. 致病性 新型隐球菌一般为外源性感染，主要致病物质是荚膜，荚膜多糖可抑制吞噬和降低机体抵抗力。传染源主要是鸽子，人因吸入被鸽粪污染的空气侵入人体，在肺部可引起轻度炎症，大多数感染者临床症状不明显，能自愈。部分患者可发生血行播散至其他部位，如心脏、骨、皮肤等，最易累及中枢神经系统，引起亚急性或慢性脑膜炎、脑炎、脑肉芽肿等，如治疗不及时，死亡率高。新型隐球菌是正常菌群，也是条件致病菌，当机体抵抗力低下时也可引起内源性隐球菌病。

3. 防治原则 预防主要是合理使用抗生素、激素，增强机体免疫功能。减少鸽子数量或用碱处理鸽粪，控制外源性隐球菌病的发生。治疗药物可选用制霉菌素、酮康唑、氟康唑等。

（三）曲霉

广泛分布于自然界，种类繁多，主要有黄曲霉、烟曲霉、土曲霉、黑曲霉。曲霉菌属于条件致病菌，其中烟曲霉感染最常见。菌丝为多细胞的有隔菌丝，菌丝向上生长形成直立的分生孢子梗，在沙保弱培养基上生长良好，形成绒毛状、粉末状或丝状菌落。主要经呼吸道感染，侵犯机体多个部位，引起肺曲霉病、过敏性曲霉病、全身性曲霉菌病，最常见的是肺曲霉病，表现为慢性支气管炎、哮喘。有些曲霉能产生毒素，可引起急、慢性中毒和恶性肿瘤，如黄曲霉产生的黄曲霉毒素引起中毒性肝炎和诱发肝癌。

（四）毛霉

广泛存在于自然界，在粮食和水果上尤为多见，可引起食物霉变。菌丝为分枝成直角的无隔菌丝，以无性生殖产生孢子囊，囊内充满孢子囊孢子，沙保弱培养基上生长成羊毛状丝状菌落。毛霉多感染免疫力显著低下的患者，如白血病、糖尿病酸中毒、大面积烧伤等，通过多种途径侵入人体，经呼吸道感染是主要途径。鼻或耳部首先发生感染，进而侵入上颌窦和眼眶，引起炎症和肉芽肿，再经血液扩散至脑部，引起脑膜炎，也可扩散至肺、胃肠道等全身各处。通常发病急，病情发展较为迅速，死亡率较高。

（五）卡氏肺孢子菌

卡氏肺孢子菌为兼有原虫和酵母菌特点的单细胞真菌，分布于自然界、人和哺乳动物体内。卡氏肺孢子菌有包囊（感染型）和滋养体（繁殖型）两种形态，分为小滋养体、大滋养体、囊前期和孢子囊4个阶段，吉姆萨染色胞质呈蓝色。主要经呼吸道感染，引起健康人的隐性感染或亚临床感染。但先天免疫缺陷或因各种原因引起免疫抑制的患者，因感染卡氏肺孢子菌的肺间质上皮细胞受到侵害，引起卡氏肺孢菌肺炎，该病是艾滋病患者常见的机会性感染，是艾滋病致死的主要原因。也可侵入其他组织或器官，或经血液扩散至全身，引起肺外感染，如肝炎、结肠炎、中耳炎等。治疗首选复方磺胺甲噁唑，可联合应用克林霉素。

三、皮下组织感染真菌

引起皮下组织感染的真菌主要包括申克孢子丝菌和着色真菌两类，经外伤感染，一般在皮下组织繁殖，也可经血液、淋巴循环向周围组织扩散。

（一）申克孢子丝菌

属于腐生真菌，广泛存在于土壤、木材和植物等表面。组织内为酵母型，沙保弱培养基上为菌丝型。申克孢子丝菌可经伤口侵入引起皮肤、皮下组织慢性炎症，沿淋巴管扩散，使淋巴管形成链状硬结，称为孢子丝菌下疳。也可经呼吸道或消化道感染，经血行播散至其他器官引起感染。人常因伤口接触染菌土壤或植物而感染，多见于农民及从事园林工作者，典型损害是沿淋巴管发生呈串状分布的结节。

（二）着色真菌

着色真菌广泛存在于土壤、木片中，种类较多，主要致病性着色真菌有卡氏枝孢霉、裴氏着色芽生菌、疣状瓶霉、紧密着色芽生菌和鼻毛癣菌5种，我国以卡氏枝孢霉最多见，其次为裴氏着色真菌和疣状瓶霉。着色真菌一般经外伤侵入人体，多发生于皮肤暴露部位，以四肢多见。潜伏期约1个月，长者数月乃至1年，病程呈慢性，可长达几十年。早期皮肤感染处为小丘疹，后增大形成结节，结节融合菜花状或疣状，呈红色或黑色，随病情进展，旧病灶结疤后，新病灶又在周围形成，日久瘢痕广泛，影响患侧肢体淋巴回流，甚至可发生肢体"象皮肿"。免疫功能低下者可经血液或淋巴循环扩散，甚至侵犯中枢神经或发生颅内感染。

第三节　真菌感染的微生物学检查及防治原则

一、微生物学检查

真菌的微生物学检查与细菌的检查基本相似，一般包括标本采集、显微镜检查、分离培养和抗原抗体检测等。

（一）标本采集

标本采集是诊治真菌感染的关键步骤，应在用药前进行采集。临床上浅部真菌感染可取皮屑、毛发、指（趾）甲屑、痂等样本；深部真菌的标本可根据情况采集痰液、尿液、粪便、脓液、口腔或阴道分泌物、血液、脑脊液、各种穿刺液和活检组织等。采集标本时应注意无菌操作并及时检查，一般不超过2小时，以免标本变质污染。

（二）直接涂片染色镜检

取患者皮屑、毛发、指（趾）甲等样本置于玻片上，加10% KOH后用盖玻片覆盖，酒精灯火焰上微加温软化角质，轻压盖玻片使样本变薄变透明，用光学显微镜在低倍镜或高倍镜下检查，见孢子和菌丝可初步诊断真菌病。皮肤癣样本不需染色即可镜检，疑白假丝酵母菌需涂片革兰染色后镜检，疑隐球菌时将样本离心沉淀后墨汁负染镜检，见有芽生菌体外围绕着宽厚的荚膜即可做出诊断。

（三）分离培养与鉴定

直接镜检不能确诊时，应通过分离培养进行鉴定，皮肤、毛发和甲屑等标本，常规应用沙保弱培养基，25～28℃的条件下培养数日至数周，观察菌落特征进行鉴定。如疑似深部真菌感染的标本可接种于血平板内，分别在室温和37℃培养数日至数周，观察真菌生长情况。

（四）血清学试验

某些深部感染的真菌还需要采用免疫学方法进行检测，如ELISA、沉淀试验、放射免疫测定法等。检测抗体时，抗体效价明显升高超过正常效价才有诊断意义。如球孢子真菌病、组织胞浆菌病等可用乳胶凝集试验等。疑新型隐球菌感染时可取脑脊液用乳胶凝集试验检测新型隐球菌荚膜多糖抗原。

（五）核酸检测

此方法快速、操作简便、特异性和灵敏性高，对真菌的早期诊断具有重要价值。主要有PCR、DNA探针技术等。

二、防治原则

目前尚无特异性预防方法。预防浅部真菌的感染主要是注意卫生清洁，避免直接或间接与患者接触。而预防足癣则保持鞋袜的干燥及良好的透气性，防止皮肤癣菌滋生。治疗药物有咪康唑霜、克霉唑霜、盐酸特比萘芬乳膏等，但较难根治，易复发。

深部感染真菌病绝大多数为白假丝酵母菌等条件致病菌引起，预防主要以提高机体免疫力，去除诱发因素，合理使用抗生素、皮质激素、免疫抑制剂，减少二重感染；在侵入性诊疗过程中要严格无菌操作，防止医源性感染。常用药物有两性霉素B、伊曲康唑等。

👁 **看一看**

足癣久治不愈的原因

足癣为真菌感染性疾病，也是临床上非常常见的一种疾病，足癣久治不愈的原因：①足癣的治疗疗程比较长，至少需要4周的时间使用外用药物，很多患者不能坚持，真菌并没有完全被抑制住，或者被杀死，所以一旦环境适合，便会卷土重来，复发不断；②患者的鞋袜里面也有真菌，还可以重新传染到脚上，因此鞋袜也要进行杀菌消毒处理，才能有效减少足癣的复发；③和患有足癣的患者共用足盆、浴盆、擦脚的毛巾等，也容易导致足癣的复发；④如有灰指甲、体癣、股癣等，可以重新感染。

答案解析

目标检测

一、单项选择题

1. 下列属于单细胞真菌的是 （　　）

　　A. 白假丝酵母菌　　　　　　　B. 孢子丝菌　　　　　　　C. 红毛癣菌

　　D. 黄曲霉菌　　　　　　　　　E. 卡氏肺孢子菌

2. 我国最常见的皮肤感染真菌是 （　　）

　　A. 糠秕状鳞斑癣菌　　　　　　B. 须毛癣菌　　　　　　　C. 红毛癣菌

　　D. 表皮癣菌　　　　　　　　　E. 小孢子癣菌

3. 下列真菌中最易侵犯脑组织的是 （　　）

　　A. 肺孢子菌　　　　　　　　　B. 新型隐球菌　　　　　　C. 许兰毛癣菌

　　D. 黄曲霉菌　　　　　　　　　E. 申克孢子丝菌

4. 白色念珠菌感染属于 （　　）

　　A. 真菌性中毒　　　　　　　　B. 真菌毒素致癌　　　　　C. 真菌性超敏反应性疾病

　　D. 浅部真菌感染　　　　　　　E. 条件致病性真菌感染

5. 真菌培养常使用的培养基为 （　　）

　　A. 肉汤培养基　　　　　　　　B. SS 培养基　　　　　　　C. 巧克力色平板培养基

　　D. 沙保弱培养基　　　　　　　E. 罗氏培养基

6. 新型隐球菌感染的主要入侵途径是 （　　）

　　A. 呼吸道　　　　　　　　　　B. 消化道　　　　　　　　C. 皮肤接触

　　D. 血液接触　　　　　　　　　E. 性接触

7. 下列不属于条件致病性真菌的是 （　　）

　　A. 白假丝酵母菌　　　　　　　B. 新型隐球菌　　　　　　C. 曲霉

　　D. 毛霉　　　　　　　　　　　E. 黄曲霉

8. 取毛发、甲屑等标本做微生物学检查诊断癣病时，常先将标本 （　　）

　　A. 用 10% H_2SO_4 溶解消化　　　　　　　B. 用 10% KOH 使角质软化

　　C. 用放线菌酮消毒处理　　　　　　　　　D. 用 10% HCl 消毒处理

　　E. 用 95% 乙醇溶解消化

9. 常用墨汁负染色法检查的病原体是 （　　）

　　A. 钩端螺旋体　　　　　　　　B. 白色念珠菌　　　　　　C. 皮肤癣菌

　　D. 新型隐球菌　　　　　　　　E. 黄曲霉菌

10. 不能侵犯毛发的皮肤癣菌是 （　　）

　　A. 表皮癣菌　　　　　　　　　B. 须毛癣菌　　　　　　　C. 铁锈色小孢子菌

　　D. 许兰毛癣菌　　　　　　　　E. 堇色毛癣菌

二、多项选择题

1. 关于真菌生物学特性的说法，正确的是 （　　）

　　A. 为原核细胞型微生物　　　　　　　　　B. 对一般抗生素敏感

　　C. 营养要求不高　　　　　　　　　　　　D. 分单细胞真菌和多细胞真菌

E. 有菌丝和孢子两种形态结构

2. 白假丝酵母菌可引起（　　）

    A. 口角糜烂   B. 阴道炎   C. 脑膜炎

    D. 肾盂肾炎   E. 肠炎

3. 毛癣菌属可引起（　　）

    A. 甲癣   B. 毛癣   C. 须癣

    D. 头癣   E. 手足癣

4. 病原性真菌按其侵犯的部位和临床表现不同可分为（　　）

    A. 表面感染真菌   B. 皮肤癣真菌   C. 皮下组织感染真菌

    D. 浅部感染真菌   E. 深部感染真菌

5. 单细胞真菌包括（　　）

    A. 酵母菌   B. 白色念珠菌   C. 新型隐球菌

    D. 曲霉   E. 皮肤癣菌

（马学萍）

书网融合……

重点回顾   微课   习题

2

第二篇
人体寄生虫学

第十七章 人体寄生虫学概述

PPT

人体寄生虫学（human parasitology）是研究与人体有关的寄生虫的形态结构、生活史、致病性、实验诊断以及流行规律与防治措施的科学。通过本课程的学习，要充分认识寄生虫与人体相互关系，为寄生虫感染的预防、诊断、疗效考核及流行病学调查提供科学方法，从而控制乃至消灭寄生虫感染，提高人们健康水平，助力国家大健康战略的实施。

导学情景

情景描述：患者，男，50岁，因上腹部隐痛、头晕、乏力、心悸1月余来院就诊。查体：中度贫血貌，心肺正常。血常规检查：红细胞1.8×10^{12}/L，血红蛋白52g/L。粪便常规检查：黑色糊状便，隐血试验阳性。粪便饱和盐水漂浮法检查，发现钩虫卵。确诊为钩虫病。追问病史：患者有用新鲜粪便给菜地施肥的习惯，且经常赤脚下地劳动。

情景分析：在临床上，我们会遇到有人或因劳作方式不当，或因饮食与卫生习惯不良，或被节肢动物叮咬等原因而感染寄生虫病。

讨论：什么是人体寄生虫？目前在我国流行的寄生虫主要有哪些种类？其如何感染人体？如何进行有效的预防和控制？

学前导语：随着社会经济发展、环境生态变化及国际交流的加强，我国寄生虫感染呈现出新的特点，面临新的挑战，其防治工作任重而道远。护理工作者只有全面系统地掌握人体寄生虫学的基本知识，才能科学制定护理措施，为控制乃至消灭寄生虫感染贡献出力量。

第一节 寄生虫感染的疫情状况

寄生虫是导致人体感染、危害人类健康的一类重要病原体。我国幅员辽阔，人口众多，地理条件复杂。千百年来，寄生虫肆虐，尤以钩虫、丝虫、血吸虫、疟原虫及利什曼原虫等五大寄生虫最为猖獗，曾对人民的健康构成了严重的威胁。改革开放以来，党和政府高度重视寄生虫感染的防治工作，坚持预防为主，因地制宜，采取了群防群治、联防联控等多种措施，使寄生虫尤其是五大寄生虫以及其他重点寄生虫感染的防治工作取得了举世瞩目的成就。

❤护爱生命 ——————————————————

　　疟疾曾严重危害人民生命健康，直接影响社会经济的发展，曾被列为我国五大寄生虫病之一。经过几十年的不懈努力，我国的疟疾防控工作取得了巨大的成就。2021 年 6 月 30 日，世界卫生组织发布新闻公报称，中国疟疾感染病例由 20 世纪 40 年代的 3000 万减少至零，自 2017 年以来已连续 4 年无本地原发感染疟疾病例报告，正式获得世界卫生组织消除疟疾认证。

　　目前，我国已经建立有效的疟疾快速检测、监控系统，制定了完善的疟疾防控方案，研发出最有效的抗疟药物——青蒿素，探索总结出疟疾报告、调查和处置工作模式，为全球消除疟疾提供了可借鉴的做法和经验。

——

　　但我们必须清醒地认识到，随着社会经济发展、环境生态变化及国际交流的加强，我国寄生虫感染呈现出新的特点，面临新的挑战。

　　1. 蠕虫感染依然常见　2015 年全国人体重点寄生虫病现状调查结果显示，全国蠕虫感染率为 5.1%，其中土源性线虫感染率为 4.49%，四川和海南部分农村地区、偏远地区及经济欠发达地区感染率则高达 20% 以上。

　　2. 食源性寄生虫的感染时有发生　因不科学的饮食习惯及膳食结构的改变，华支睾吸虫、肺吸虫、旋毛虫、广州管圆线虫、绦虫等食源性寄生虫感染并不少见。

　　3. 机会致病性寄生虫的感染不再罕见　因免疫缺陷或免疫抑制剂的使用，弓形虫、隐孢子虫、粪类圆线虫等机会致病寄生虫感染时有发生。

　　4. 某些重要寄生虫感染的疫情仍不稳定　由于传播媒介和中间宿主依然存在，加之人员流动性增加等原因，某些重要寄生虫感染的疫情仍不稳定，如疟疾、血吸虫病、丝虫病和黑热病。

　　总之，我国的寄生虫感染的防治工作任重而道远，必须因地制宜，突出重点，分类施策，精准防治。一是严防某些原已控制和消灭的寄生虫卷土重来，二是聚焦土源性蠕虫、食源性寄生虫、机会致病性寄生虫及输入性寄生虫的防治。护理工作者必须高度关注寄生虫感染，科学制定护理措施，为控制乃至消灭寄生虫贡献力量。

第二节　寄生虫与宿主

　　在生物界，因食物来源和生存空间等原因，两种生物常会共同生活在一起，彼此之间相互依存，相互作用。如果共同生活的两种生物一方获利，另一方受害并为受益的生物提供营养和居住场所，这种现象称为寄生（parasitism）或寄生关系，如人体与其小肠内蛔虫之间的关系。

一、寄生虫及其分类

　　在寄生关系中，受益的低等小型动物称为寄生虫（parasite），如蛔虫。

　　人体寄生虫种类繁多，我国常见的有 30 多种。熟悉寄生虫的分类，对全面准确地认识虫种，研究其与人体之间的关系，从而控制乃至消灭寄生虫的感染具有重要意义。

　　（一）按生物学方法分类

　　在生物分类系统中，人体寄生虫隶属于动物界，分别属于七个门、十余个纲。习惯分为医学蠕虫、医学原虫和医学节肢动物。

　　1. 医学蠕虫（medical helminth）　指寄生于人体并致病的软体多细胞无脊椎动物，借助身体肌肉收缩做蠕形运动，主要有以下几个纲。

（1）线虫纲　成虫多呈线形或圆柱形，两端较细，体表光滑，不分节，两侧对称。雌雄异体，雌虫较大，尾端较直；雄虫较小，尾端多向腹面卷曲或膨大呈伞状。常见的虫种有钩虫、似蚓蛔线虫（简称蛔虫）、蠕形住肠线虫（简称蛲虫）、毛首鞭形线虫（简称鞭虫）、旋毛虫等。

（2）吸虫纲　成虫一般呈舌状或叶状，背腹扁平，两侧对称，有口、腹吸盘各一个，除日本血吸虫外均为雌雄同体。常见的虫种有华支睾吸虫、日本血吸虫、肺吸虫、姜片吸虫等。

（3）绦虫纲　成虫呈长带状，背腹扁平，雌雄同体。虫体分节，前端为具有附着器官的头节，其后为短而纤细，具有生发功能的颈节，颈节以后是链体。根据生殖器官发育成熟程度的不同，链体又分为未成熟节片、成熟节片以及妊娠节片。常见的虫种有猪带绦虫、牛带绦虫、细粒棘球绦虫等。

2. 医学原虫（medical protozoon）　指寄生于人体并致病的单细胞真核生物，主要有以下几个纲。

（1）根足虫纲　虫体细胞质伸出临时的伪足作为运动器官，如溶组织内阿米巴等。

（2）鞭毛虫纲　虫体细胞质突生细长的鞭毛作为运动器官，如阴道毛滴虫、蓝氏贾第鞭毛虫和杜氏利什曼原虫等。

（3）纤毛虫纲　虫体细胞质突生短而致密的纤毛作为运动器官，体内含 2 个或多个细胞核，如结肠小袋纤毛虫等。

（4）孢子虫纲　虫体无明显的运动器官，在组织细胞内做缓慢的滑行运动，如疟原虫、弓形虫等。

3. 医学节肢动物　指以直接致病或间接传播疾病等方式危害人类健康的节肢动物，主要有以下几个纲。

（1）昆虫纲　虫体分头、胸、腹三部分，成虫有足 3 对，是最为重要的医学节肢动物，如蚊、蝇、虱、蚤、臭虫等。

（2）蛛形纲　虫体分头胸部和腹部，或头、胸、腹融合成颚体和躯体两个部分，成虫有足 4 对，其重要性仅次于昆虫纲，如蜱、螨等。

另外，比较重要的医学节肢动物还有甲壳纲，如淡水蟹与虾等；唇足纲，如蜈蚣等。

（二）其他分类方法

1. 体外寄生虫和体内寄生虫　体外寄生虫是指寄生于人体体表的寄生虫，仅摄食时短时间与人体接触后即离开，如蚊、蚤等吸血类医学节肢动物；体内寄生虫是指寄生于人体腔道、组织、细胞等部位的寄生虫，如钩虫、旋毛虫和疟原虫等。

2. 专性寄生虫和兼性寄生虫　专性寄生虫是指虫体在发育过程中至少有一个阶段营寄生生活，如蛔虫；兼性寄生虫是指虫体既可以营寄生生活也可营自生生活，如粪类圆线虫。

3. 机会致病性寄生虫　是指有些寄生虫在免疫功能正常的宿主体内处于隐性感染状态，但当宿主免疫功能降低时则大量增殖导致疾病，如刚地弓形虫。

二、宿主及其分类

在寄生关系中被寄生虫寄生并受害的生物称为宿主（host）。根据寄生虫生长发育的不同阶段对宿主需求的不同，宿主可分为以下几类。

1. 终宿主（definitive host）　指寄生虫成虫期或有性生殖阶段寄生的宿主。

2. 中间宿主（intermediate host）　指寄生虫的幼虫期或无性生殖阶段寄生的宿主。若寄生虫在发育过程中需要两个或两个以上的中间宿主，则按其寄生顺序的先后依次称为第一中间宿主、第二中间宿主等。

3. 保虫宿主（reservoir host）　又称储存宿主。有些寄生虫的成虫除寄生人体外，还可寄生在某些脊椎动物体内，这些可以成为人体寄生虫病传染源的脊椎动物称为保虫宿主。

以上三类宿主皆为寄生虫的适宜宿主，寄生虫在其体内能正常地生长发育与繁殖。

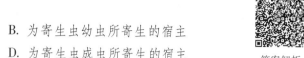

练一练

下列对保虫宿主的描述，错误的是（　　）

A. 为寄生虫的适宜宿主　　　　　　　B. 为寄生虫幼虫所寄生的宿主

C. 寄生虫在其内能正常地生长发育与繁殖　　D. 为寄生虫成虫所寄生的宿主

E. 为人体寄生虫病非常重要的传染源

答案解析

4. 转续宿主（paratenic host）　指滞育状态的寄生虫幼虫所寄生的非适宜宿主。当此幼虫有机会进入适宜宿主体内，仍可继续发育为成虫。如肺吸虫的成虫可以同时寄生于人体以及猫、犬等脊椎动物体内，因此人是它的终宿主，后者则为其保虫宿主。该虫体的幼虫期先后寄生于川卷螺和溪蟹或蝲蛄体内，故川卷螺是肺吸虫第一中间宿主，溪蟹或蝲蛄为其第二中间宿主。若幼虫进入野猪或野鼠等非适宜宿体内，可长期存活，但不能再继续发育为成虫，处于滞育状态，故野猪、野鼠等动物为肺吸虫的转续宿主。

三、寄生虫的生活史与感染阶段 微课

寄生虫的生活史（life cycle）是指寄生虫完成一代生长、发育、繁殖和宿主转换的全过程及其所需的外界环境条件。寄生虫生活史中具有感染人体能力的发育阶段称为感染阶段（infection stage）。如蛔虫生活史历经了虫卵、含蚴卵、感染期卵，幼虫和成虫等发育阶段，只有感染期卵通过污染食物或水源经口侵入人体内引起感染，因此，感染期卵是蛔虫的感染阶段。明确寄生虫的感染阶段对防控寄生虫病具有重要意义。

想一想

预防寄生虫的感染，关键要防控其哪一个发育阶段？为什么？

答案解析

第三节　寄生虫与人体的相互作用

感染阶段的寄生虫侵入人体后，虫体的致病力与人体的免疫力之间相互作用、相互斗争，其结果表现为三种情况：①人体将寄生虫全部清除，并具有完全抵御再感染的能力；②人体清除部分寄生虫，并产生部分抵御再感染的能力，即人体内有寄生虫，但并不出现明显临床症状，处于带虫状态，此类型最为常见；③人体难以有效控制寄生虫，寄生虫在人体内发育甚至大量繁殖，机体出现明显临床症状，即患寄生虫病。

一、寄生虫对人体的致病作用

寄生虫对人体的危害形式多种多样，主要表现如下。

1. 掠夺营养　寄生虫生长、发育及繁殖所需的营养物质均来源于人体，如消化道内的食糜、血液、淋巴液、组织液等物质。如蛔虫以小肠消化或半消化的食物为食，从而夺取营养，可致人体出现营养

不良。

2. 机械性损伤　寄生虫在侵入、移行、定居过程中均可造成细胞和组织器官的损伤。如大量蛔虫寄生，导致肠梗阻；猪囊尾蚴寄生在脑部，压迫脑组织，出现癫痫样症状。

3. 毒性作用与免疫病理损伤　寄生虫的分泌物、排泄物和崩解产物对人体均有毒性，可引起组织损伤或免疫病理反应。如溶组织内阿米巴分泌的溶组织酶，破坏组织，有助于虫体侵入导致肠壁溃疡和组织脓肿；猪带绦虫的囊尾蚴所含囊液可引起 I 型超敏反应，严重时可导致过敏性休克，甚至死亡。

二、人体对寄生虫的免疫作用

人体通过非特异性和特异性免疫反应阻止、抑制、杀伤和清除寄生虫，从而维护自身生理平衡和稳定。

1. 非特异性免疫　非特异性免疫除皮肤黏膜等屏障结构、吞噬细胞以及体液中的免疫分子等因素参与外，还与组织细胞的某些生物学特性有关。人类或某些特定人群对某些寄生虫具有先天性的不感受性，如鼠类、禽类等的疟原虫不能感染人体；间日疟原虫难以感染 Duffy 血型阴性者。

2. 特异性免疫　人体对寄生虫的特异性免疫表现为体液免疫与细胞免疫，根据免疫的效果，特异性免疫免疫分为两种类型。

（1）消除性免疫（sterilizing immunity）　人体感染某种寄生虫后所产生的完全的保护性免疫力，既可清除体内寄生虫，又能完全抵抗再感染，如利什曼原虫感染者所产生的免疫力。

（2）非消除性免疫（non - sterilizing immunity）　人体感染寄生虫后所产生的部分的保护性免疫力，虽不足以清除体内寄生虫，但具有一定的抵抗再感染能力，若体内虫体消失，这种免疫力也随之消失。寄生虫感染的免疫多属于此种类型。如疟原虫的带虫免疫和血吸虫的伴随免疫。

👁 **看一看**

寄生虫的免疫逃避现象

寄生虫之所以会在具有一定免疫力的宿主体内长期存活，是因为免疫逃避现象的存在。有的寄生虫寄生于宿主的组织、细胞和腔道内，由于特殊的生理屏障使之与免疫系统隔离；有的寄生虫可以通过抗原变异、抗原伪装与分子模拟以及表膜脱落与更新改变表现抗原，影响免疫细胞的识别；而有的寄生虫进入人体后则可直接诱导机体发生免疫抑制从而逃避宿主的免疫作用。

第四节　寄生虫感染的流行与防治

寄生虫的感染阶段通过一定的感染方式侵入新宿主体内，如果能在新宿主体内生长、发育、繁殖，即建立了感染。当某一地区在一定时间内相继有较多的人发生感染，则该寄生虫在该地区出现了流行。流行能否发生与流行环节、流行因素有关，同时表现为一定的流行特点。

一、寄生虫感染的流行环节

寄生虫感染的流行必须具备传染源、传播途径、易感人群三个基本环节。

1. 传染源　指感染了寄生虫，并不断将虫体排入外界或传入另一新宿主的人和动物，包括患者、带虫者和保虫宿主。

2. 传播途径　指寄生虫从传染源传播给易感宿主的过程。常见的传播途径有经土壤、食物、空气、医学节肢动物以及人体传播。感染方式指的是寄生虫的感染阶段侵入易感宿主体内的方式，包括经口、经皮肤、经胎盘、经输血以及接触和自身感染等。除个别虫体外，多数寄生虫都有自身特定的感染方式，如蛔虫只能经口误食感染，血吸虫只能经皮肤感染。

3. 易感人群　指对寄生虫缺乏免疫力或免疫力低下的人群。一般而言，人类对人体寄生虫以及人畜共患寄生虫普遍易感，尤其是儿童、老人、孕妇等免疫力低下人群，免疫缺陷者，以及未曾感染过某种寄生虫的人。

二、寄生虫感染的流行因素

寄生虫感染的流行主要受自然因素、生物因素和社会因素的影响，它们通过作用于流行环节而影响寄生虫的流行过程。

1. 自然因素　包括地理环境以及温度、雨量、光照等气候因素。自然因素可通过影响寄生虫在外界的发育以及中间宿主或媒介节肢动物的滋生、活动与繁殖，直接或间接地对寄生虫感染的流行产生重要影响。

2. 生物因素　有些寄生虫生活史的完成需要中间宿主或媒介节肢动物的参与，这些中间宿主或媒介节肢动物存在与否，决定了其感染能否流行。如日本血吸虫的中间宿主钉螺在我国的分布不超过北纬33.7°，因此北方地区无血吸虫感染的流行。

3. 社会因素　社会制度、经济状况、科学文化水平、居住与医疗保健条件，以及人们的生产活动方式、饮食习惯、卫生习惯等也直接或间接地影响着寄生虫感染的流行。一般而言，在经济欠发达地区，由于人们的生活水平与受教育程度较低，居住环境和卫生习惯较差，生产和生活方式落后，寄生虫感染的流行更容易发生。

三、寄生虫感染的流行特点

寄生虫感染的流行特点包括地方性、季节性和自然疫源性。

1. 地方性　指某种寄生虫的感染在某一地区持续或经常发生，这与区域的自然因素、生物因素以及社会因素有关。很多常见人体寄生虫，如钩虫、血吸虫、肺吸虫、疟原虫、利什曼原虫等皆具有明显的地方性，如钩虫主要流行于温暖、潮湿的淮河及黄河以南地区，但在气候干燥的西北地区则很少见。

2. 季节性　指某种寄生虫的感染率在每一年的某一季节出现高峰，即具有明显的季节消长特点，这主要是由于温度、湿度、雨量、光照等气候条件对寄生虫的中间宿主和媒介节肢动物种群数量的影响所致。如疟原虫传播需要媒介节肢动物按蚊，因此，其感染的高峰季节与按蚊种群数量的高峰季节一致。

3. 自然疫源性　指某些寄生虫可以在人和动物之间自然地传播，这种特性也称为动物源性或人畜共患性，如肺吸虫、细粒棘球绦虫等。自然疫源性特点增加了寄生虫的防控难度，只有人兽兼防兼治才能收到理想效果。

四、寄生虫感染的防治原则

寄生虫感染的防治是一项艰巨、复杂和长期的任务，必须根据流行区的实际情况，将控制传染源，切断传播途径和保护易感人群有机结合起来，采取综合性防治措施，才能有效控制寄生虫的感染与流行。

1. 控制传染源　在流行区定期进行普查，发现并及时治疗带虫者、患者并治疗或处理保虫宿主是控制传染源的重要措施。做好流动人口监测，控制流行区传染源的输入和扩散也是必要的手段。

2. 切断传播途径 根据寄生虫生活史特点，采取行之有效的措施，主要包括：①控制和杀灭媒介节肢动物和中间宿主；②加大粪便无害化处理力度，避免虫卵、包囊等对食物以及土壤、水源等环境的污染；③加强肉类、淡水鱼虾等的卫生检疫，阻止含有寄生虫的食品流入市场。

3. 保护易感人群 由于人类对人体寄生虫普遍易感，因此对人群采取必要的保护措施对于控制寄生虫的感染具有重要意义。应积极开展宣传教育活动，提高群体防控与自我保护意识，自觉改变不良的饮食习惯和行为方式，必要时还可预防用药。

第五节 寄生虫感染的实验室检查

寄生虫感染的实验室检查主要依赖病原学检查和免疫学检测两种方法。

1. 病原学检查 根据寄生虫的生活史特点，采集感染者的排泄物、分泌物、体液、活体组织等标本，从中检获寄生虫的某一发育阶段，如蠕虫的虫卵、原虫的包囊等，根据其形态结构特点进行虫种鉴定，从而做出明确诊断。病原学检查是确诊寄生虫感染的重要方法和依据。

2. 免疫学检测 根据血清学反应的原理，检测抗原、抗体或细胞免疫功能，对寄生虫感染的确诊及流行病学调查具有辅助诊断价值，尤其是对早期、轻度、深部、隐性或单性虫体感染的诊断具有非常重要的意义。随着免疫学诊断技术与手段的不断改进，不仅其特异性、敏感性和可重复性越来越好，而且简便、快速、经济，其应用日趋广泛，已成为寄生虫感染诊断的主要方法之一。

此外，随着分子生物学的不断发展，DNA 探针技术和聚合酶链反应（PCR）技术也已被广泛用于许多原虫和部分蠕虫的鉴定，为寄生虫感染的诊断开辟了广阔的前景。

👁 **看一看** ────────────────────────────────

寄生虫标本采集的注意事项

寄生虫病原学检查所需标本，有时需要护理人员进行采集。而标本采集质量是病原学检查的关键，只有合格的标本才能避免漏检和误检，确保检出的阳性率。因此护理人员有必要明确寄生虫标本采集的注意事项：①盛标本的器皿必须清洁，无污物，无化学试剂与药品等的污染；②根据检验的需要，采集适量的样本；③标本要新鲜，应在规定时间内及时送检；④送检标本应标记基本信息，包括患者姓名、标本名称、来源、采集与送检时间等。

────────────────────────────────

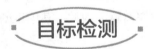

目标检测

答案解析

一、单项选择题

1. 人体寄生虫病的传染源为（　　）
    A. 受染的野生动物　　　　B. 受染的医学节肢动物　　　　C. 受染的家畜
    D. 患者和带虫者　　　　E. 患者、带虫者、保虫宿主

2. 体内有寄生虫生存，但无临床症状的人为（　　）
    A. 急性病患者　　　　B. 慢性病患者　　　　C. 带虫者
    D. 亚急性期患者　　　　E. 健康者

3. 寄生虫的成虫或有性生殖阶段所寄生的宿主为（ ）

    A. 终宿主   B. 中间宿主   C. 保虫宿主

    D. 储存宿主   E. 转续宿主

4. 宿主对寄生虫产生的特异性免疫应答多为（ ）

    A. 伴随免疫   B. 带虫免疫   C. 非消除性免疫

    D. 消除性免疫   E. 固有免疫

5. 下列不属于寄生虫感染流行特点的是（ ）

    A. 地方性   B. 易控制性   C. 自然疫源性

    D. 动物源性   E. 季节性

6. 兼性寄生虫是指（ ）

    A. 虫体在发育过程中至少有一个阶段营寄生生活

    B. 机体免疫功能正常时易感染的寄生虫

    C. 机体免疫功能低下时致病的寄生虫

    D. 虫体既可以营寄生生活也可营自生生活

    E. 因偶然机会侵入非正常宿主体内的寄生虫

7. 寄生虫的感染阶段是指（ ）

    A. 成虫   B. 幼虫   C. 童虫

    D. 虫卵   E. 具有感染宿主能力的发育阶段

8. 机会致病性寄生虫是指（ ）

    A. 虫体在发育过程中至少有一个阶段营寄生生活

    B. 机体免疫功能正常时易感染的寄生虫

    C. 机体免疫功能低下时致病的寄生虫

    D. 虫体既可以营寄生生活也可营自生生活

    E. 因偶然机会侵入非正常宿主体内的寄生虫

9. 在流行病学上，人畜共患寄生虫病的受染动物是该种人体寄生虫的（ ）

    A. 终宿主   B. 第一中间宿主   C. 第二中间宿主

    D. 保虫宿主   E. 转续宿主

10. 两种生物生活在一起，其中一方受害，另一方受益，这种关系称为（ ）

    A. 寄生   B. 共栖   C. 互利共生

    D. 携带   E. 片利共生

二、多项选择题

1. 寄生虫与宿主相互作用的结果有（ ）

    A. 寄生虫被完全清除   B. 宿主患寄生虫病   C. 宿主呈带虫状态

    D. 宿主呈隐性感染状态   E. 寄生虫被部分清除

2. 寄生虫对宿主的损害包括（ ）

    A. 夺取营养   B. 免疫病理损伤   C. 毒素作用

    D. 压迫组织   E. 腔道阻塞

3. 下列属于寄生虫适宜宿主的是（ ）

    A. 终宿主   B. 中间宿主   C. 保虫宿主

    D. 转续宿主   E. 储存宿主

4. 免疫学检测适合于诊断（　　）

    A. 早期感染　　　　　　　　B. 轻度感染　　　　　　　　C. 单性虫体寄生所致的感染

    D. 隐性感染　　　　　　　　E. 虫体寄生位置较深的感染

5. 机体感染寄生虫的方式有（　　）

    A. 经口感染　　　　　　　　B. 经皮肤感染　　　　　　　C. 接触感染

    D. 经输血感染　　　　　　　E. 经媒介节肢动物感染

（汪晓静）

书网融合……

 重点回顾　　　　　　e 微课　　　　　　习题

第十八章　消化道寄生虫

e 微课

PPT

消化道寄生虫是指寄生于人体胃肠道的寄生虫，在人体寄生虫中其种类最多、感染最常见、分布最广泛，主要导致机体消化系统受损，有的也可累及消化道外的其他组织器官。常见的消化道寄生虫主要有钩虫、蛔虫、蛲虫、猪带绦虫、溶组织内阿米巴等。

📖 **导学情景**

情景描述： 患儿，女，5 岁。因外阴瘙痒、疼痛一周来院就诊。一周来患儿睡眠不佳，烦躁不安，常用手搔抓外阴部。追问病史：近日家长曾多次在患儿肛周发现白色线头样虫体。局部检查：外阴红肿，阴道口黏膜充血。阴道分泌物涂片镜检未查到阴道毛滴虫和霉菌，淋病奈瑟菌和沙眼衣原体 PCR 检查均为阴性。怀疑为蛲虫感染。于是叮嘱家长在患儿清晨排便前，用透明胶纸在肛周取材。次日，显微镜下检查发现大量蛲虫卵，确诊为蛲虫性阴道炎。

情景分析： 根据以往病史、体格检查以及实验室检查等，患儿诊断为蛲虫性阴道炎。蛲虫性阴道炎是由蛲虫的异位寄生引起的。了解蛲虫的感染阶段与感染方式，合理采取预防措施可以防止蛲虫的感染。

讨论： 蛲虫的感染者为什么多为儿童？应采取哪些针对性的预防措施？

学前导语： 蛲虫为消化道寄生虫。消化道寄生虫种类不同，其形态特征、生活史、感染人体的方式、致病性、实验室检查以及流行与防治原则各不相同。

第一节　十二指肠钩口线虫与美洲板口线虫

十二指肠钩口线虫和美洲板口线虫为人体寄生的主要钩虫，分别简称十二指肠钩虫和美洲钩虫。其寄生于小肠上段，引起钩虫病。钩虫在我国分布广泛，是感染率最高，也是危害最为严重的肠道线虫。

一、形态

（一）成虫

虫体细长略弯曲，约1cm，十二指肠钩虫较美洲钩虫略粗大。虫体活时为淡红色，死后呈灰白色。雌虫尾端呈圆锥状，雄虫尾端膨大成交合伞。虫体前端口囊的腹侧缘有附着器官钩齿或板齿，两侧有一对头腺，其分泌的抗凝素和乙酰胆碱酯酶，可以阻止人体血液凝固，降低肠壁蠕动，有利于虫体的附着和吸血。两种钩虫的形态鉴别见表18-1和图18-1。

表18-1　十二指肠钩虫与美洲钩虫成虫的形态区别

鉴别点	十二指肠钩虫	美洲钩虫
体态	前后端都向背面弯曲，呈"C"形	前端向背，末端向腹弯曲，呈"S"形
口囊	腹侧缘有两对钩齿	腹侧缘有一对板齿
雄虫	交合伞略圆，2根交合刺，末端分开	交合伞略扁，2根交合刺末端融合形成倒钩
雌虫	阴门居虫体中部略后，有尾刺	阴门居虫体中部略前，无尾刺

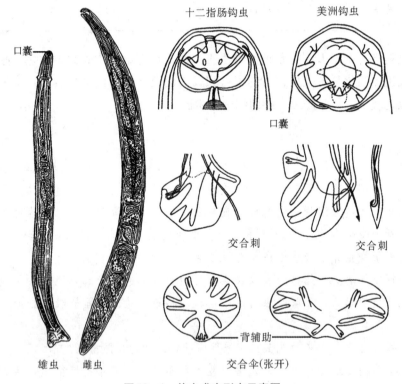

图18-1　钩虫成虫形态示意图

（二）虫卵

两种钩虫卵形态相似，在光镜下均呈椭圆形，无色透明，大小为 (56~76)μm × (36~40)μm。卵壳极薄，刚产出的虫卵内含4~8个卵细胞，卵细胞与卵壳之间有明显的间隙（图18-2）。

✎ 练一练

下列不属于两种钩虫鉴别点的是（　　）

A. 体态 　　　　　　　　B. 口囊内的结构 　　　　　C. 虫卵的形态

D. 交合伞的形状 　　　　E. 交合刺末端情况

答案解析

二、生活史

两种钩虫的生活史基本相同，生活史相对简单，不需要中间宿主，可分为人体外和人体内两个发育阶段（图18－2）。

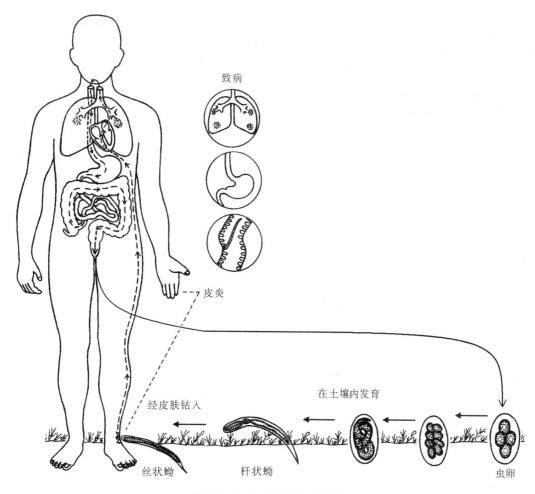

致病

皮炎

经皮肤钻入

在土壤内发育

丝状蚴　　　杆状蚴　　　　　　　　　　　　　　　　　虫卵

图 18 – 2　钩虫生活史示意图

（一）人体外发育阶段

成虫寄生在小肠，通过口囊内的钩齿或板齿咬附在肠黏膜上，以宿主的血液、淋巴液及脱落的上皮细胞为食。雌、雄虫体交配后产卵，虫卵随粪便排出体外。在 25～30℃ 温暖、潮湿、荫蔽、氧气充足的疏松土壤中，约 1 天孵出杆状蚴，再经 5～6 天发育，并经 2 次蜕皮，口腔封闭，停止摄食，发育为丝状蚴，即感染期幼虫。

（二）人体内发育阶段

丝状蚴一般活动于 1～2cm 深的表层土壤内，可存活 2～3 周或更长时间，但冬季大都自然死亡。丝状蚴具有向温、向湿和向上的活动特点，当其触及人体皮肤受到体温的刺激后，活动力显著增强，经毛囊或破损皮肤钻入皮下，停留约 24 小时后进入小静脉或小淋巴管，随血液流经右心到肺部，穿过肺泡毛细血管入肺泡，再沿支气管、气管上行至咽部，随吞咽回到小肠，蜕皮 2 次发育为成虫。除经皮肤感染外，丝状蚴还可以经口侵入口腔、食管黏膜血管感染人体，也可经胎盘、乳汁感染胎儿和婴儿。

丝状蚴自侵入皮肤至成虫产卵，十二指肠钩虫约需 5 周，美洲钩虫约需 8 周。成虫寿命一般 3～5 年。

三、致病性

两种钩虫的成虫和幼虫都能致病，致病作用相似，均以成虫致病为主，十二指肠钩虫对人体的危害更大。

（一）幼虫致病

幼虫的致病主要是由于丝状蚴侵入皮肤及幼虫在肺内移行所致。

1. 钩蚴性皮炎　俗称"粪毒""粪疙瘩"或"着土痒"，好发于经常与泥土接触的足趾、手指间以及足背等容易暴露的部位。当丝状蚴钻入人体皮肤后，数分钟局部就有针刺、奇痒、烧灼感，继而出现小出血点、丘疹、红肿及水疱，一般 3～5 天内局部症状消失而自愈。抓破后可继发细菌感染，形成脓疱。

2. 钩蚴性肺炎　钩蚴穿破毛细血管进入肺泡时，可造成肺血管和肺泡的损伤，引起局部出血及炎症病变。患者出现发热、咳嗽、咳痰、哮喘、血中嗜酸粒细胞增多等。症状常在钩蚴感染后 3～5 天出现，一般持续数日至 10 余日，多不需治疗即可自愈。

（二）成虫致病

成虫引起的贫血和消化道症状是钩虫病的主要临床表现。

1. 贫血　钩虫对人体最严重的危害是引起慢性缺铁性贫血，高发区有"黄肿病""懒黄病"之称。贫血的出现与虫体吸血、分泌抗凝素、不断更换咬附部位，以及宿主肠黏膜受损对营养物质的吸收能力下降等因素有关。患者表现为皮肤蜡黄、黏膜苍白、眩晕、乏力等；严重感染者可有心慌、气短、水肿等贫血性心脏病的表现。儿童可出现发育障碍，妇女会发生闭经、流产等。

2. 消化道症状　成虫的咬附，可致肠黏膜上散在的出血点及小溃疡，引起患者出现上腹部不适、隐痛、恶心、呕吐、腹泻或便秘，甚至消化道出血等症状。少数患者可出现"异嗜症"，表现为喜食生米、生豆，甚至泥土、碎纸、茶叶、破布、煤渣、瓦片等物。

值得注意的是，婴幼儿钩虫病临床症状比较严重。患儿表现为急性便血性腹泻、柏油样便、食欲减退、生长发育迟缓、并发症多、预后差。

四、实验室检查

粪便中查出钩虫卵或孵化出钩蚴为确诊依据。常用饱和盐水浮聚法检查钩虫卵，试管滤纸培养法检查钩蚴。

👁 **看一看**

饱和盐水浮聚法检查钩虫卵

饱和盐水浮聚法是检查钩虫卵的最佳方法，检出率是生理盐水直接涂片法的 7 倍左右。因为钩虫卵比重只有 1.045～1.060，而饱和盐水比重为 1.20，故虫卵易浮聚于饱和盐水表面。基本操作步骤：用竹签挑取蚕豆大小粪便，约 1g，放于盛有少量饱和盐水的浮聚瓶内，用竹签将粪便充分搅匀；加入饱和盐水至瓶口，用竹签挑取浮于水面的粗大粪渣，改用滴管慢慢滴加饱和盐水，至液面略高于瓶口而不溢出为止；在瓶口处覆盖洁净载玻片，静置 15 分钟后，平执载玻片向上提拿，迅速翻转后镜检。

五、流行与防治

（一）流行特点

钩虫感染呈世界性分布，主要流行于热带和亚热带。2015年全国人体重点寄生虫病现状调查显示，我国有19个省、市、自治区发现钩虫感染，主要分布于淮河及黄河以南的广大地区，平均感染率为2.62%，超过蛔虫成为感染率最高的土源性线虫。一般南方感染率高于北方，农村高于城市。南方以美洲钩虫为主，北方以十二指肠钩虫为主，但大部分地区为两种钩虫混合感染。

钩虫的感染与自然环境条件、土壤受粪便污染程度以及人们的生活方式，尤其是劳作方式，有着密切的关系。虫卵随粪便排出体外，通过施肥、随地大便等方式污染土壤，人们徒手赤足劳作或日常生活中与疫土接触而感染。

（二）防治原则

钩虫病的防治需针对传染源、传播途径、易感人群三个流行环节采取综合防治措施。

1. 控制传染源 在流行区应定期开展普查普治工作，积极治疗患者和带虫者，一般宜选在冬、春季进行。有效驱虫药物有甲苯咪唑、阿苯达唑等。

2. 切断传播途径 无害化处理粪便，不随地大便，防止钩虫卵污染土壤。

3. 加强个人防护 耕作时提倡穿鞋下地；需用手进行间苗或翻藤时可戴厚布手套；必要时可在皮肤上涂抹1.5%左旋咪唑硼酸乙醇液或15%噻苯唑软膏等，以减少感染机会。为防止丝状蚴经口感染，应宣传并教育群众不吃生菜或洗净用开水烫后食用。

💗**护爱生命**

钩虫病曾是严重危害我国人民身健康的五大寄生虫病之一。1949年前后，感染人数约2.5亿，出现相当严重或严重临床症状的患者亦有数百万之多，在重流行区常引起暴发流行。从20世纪50年代开始，在党和政府的领导下，全国大规模开展了钩虫病的调查和防治研究工作，取得了令人瞩目的成就，钩虫感染率持续下降。2001—2004年和2015年全国人体重点寄生虫病现状调查结果显示，钩虫感染率分别降至6.12%和2.62%。但我们必须清醒地认识到，目前在部分地区钩虫感染率仍然较高，为人群感染土源性线虫的代表虫种，防治任务艰巨。作为一名护理工作者，我们应熟知防治钩虫感染的综合措施，具备健康宣教能力，为控制钩虫感染做出自己的贡献。

第二节 似蚓蛔线虫

似蚓蛔线虫，简称蛔虫，是寄生于人体肠道内最大的线虫，呈世界性分布，我国各地都有感染，多见于农村。

一、形态

（一）成虫

虫体呈圆柱形，活体粉红色，死后呈灰白色，口孔位于虫体顶端，三个唇瓣呈"品"字形排列于口周。雄虫大小为（15~31）cm×（0.2~0.4）cm，尾端向腹面卷曲，生殖器官为单管型，尾部有一对镰刀状交合刺；雌虫大小为（20~35）cm×（0.3~0.6）cm，尾端尖直，生殖器官为双管型，盘绕在虫体后2/3（图18-3）。

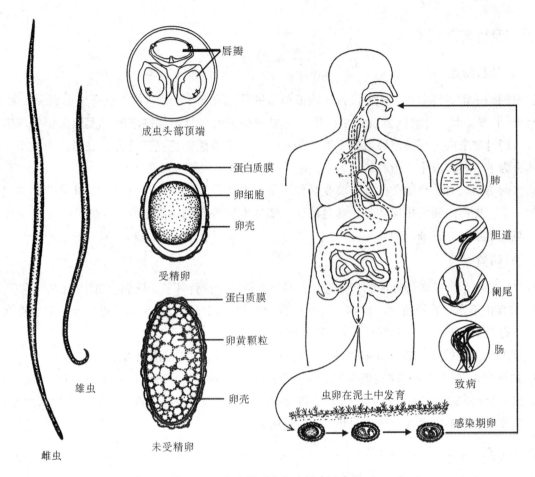

图 18 – 3 蛔虫的形态与生活史示意图

（二）虫卵

有受精卵和未受精卵两种（图 18 –3），只有受精蛔虫卵在适宜外界环境中能进一步发育。

1. 受精卵 呈宽椭圆形，大小为（45 ~ 75）μm ×（35 ~ 50）μm，卵壳较厚而透明，表面常附有一层凹凸不平的蛋白质膜，易被胆汁染成棕黄色。卵内含有一个未分裂的卵细胞，卵细胞与卵壳两端有新月形间隙。

2. 未受精卵 呈长椭圆形，大小为（88 ~ 94）μm ×（39 ~ 44）μm，卵壳和蛋白质膜均比受精卵薄，内含许多大小不等的遮光颗粒，又称卵黄细胞，其与卵壳之间无明显空隙。

二、生活史

蛔虫生活史为直接发育型，不需要中间宿主，其发育过程包括虫卵在外界土壤中的发育和虫体在人体内的发育两个阶段。

（一）虫卵在外界的发育

成虫寄生于人体小肠，以空肠为主，回肠次之，以肠腔内消化或半消化食物为营养。雌、雄虫体交配后雌虫产卵，一条雌虫每天排卵量可达 20 万 ~ 24 万个。受精蛔虫卵在 21 ~ 30℃温暖、潮湿、荫蔽、氧气充足的条件下，约经 2 周，卵内细胞发育为幼虫，成为含蚴卵；再经 1 周，卵内幼虫蜕皮发育，成为感染期卵，即感染阶段。

（二）虫体在人体内的发育

人若吞食了感染期虫卵，幼虫在小肠内孵化。孵出的幼虫钻入小肠黏膜和黏膜下层，侵入小**静脉**

或淋巴管中，随血液或淋巴液循环，经肝、右心移行至肺部，穿破肺泡毛细血管进入肺泡，幼虫在肺泡内寄生，在肺泡内2次蜕皮，沿气管逆行至咽部。随吞咽动作再次进入消化道，最终逐渐发育为成虫。人体自食入感染期虫卵到雌虫产卵需要2个月左右，成虫在人体内寿命为1年左右。

❓ 想一想

含有大量受精蛔虫卵的新鲜粪便污染食物或水源后，立即被人误食，误食者能否被感染？为什么？

答案解析

三、致病性

蛔虫的幼虫和成虫均可对宿主造成损害。成虫是主要致病阶段，其并发症危害最严重。

（一）幼虫致病

幼虫在体内移行可造成组织器官的机械性损伤，还可释放抗原性物质，导致局部和全身的超敏反应，其中以肺部病变最为明显。患者可出现发热咳嗽、咳血痰、胸闷、哮喘、嗜酸性粒细胞增高等症状，称为肺蛔虫症。蛔虫严重感染时，其幼虫还可侵入患者眼、甲状腺、肝、脾、脑、肾等组织器官，引起异位器官组织损害。

（二）成虫致病

蛔虫对人体的致病作用主要由成虫引起，包括以下几方面。

1. 营养不良　成虫寄生于小肠内，以肠腔内消化或半消化食物为食，掠夺宿主营养，引起营养不良，儿童严重感染者可出现发育障碍。

2. 消化道症状　由于肠黏膜存在损伤及炎症性病变，患者可出现间歇性脐周腹痛、恶心、呕吐、消化不良、食欲不振、腹泻或便秘等症状。

3. 超敏反应　成虫的代谢产物及虫体死亡后的崩解产物均为强变应原，被机体吸收后可引起IgE介导的I型超敏反应。患者可出现荨麻疹、皮肤瘙痒、血管神经性水肿及结膜炎等症状，甚至是过敏性休克。

4. 并发症　成虫具游走和钻孔习性，当寄生环境发生变化时，如人体发热、胃肠病变、食入过多辛辣食物或使用驱虫药物不当，可刺激虫体钻入与肠壁相通的各种管道，如胆总管、胰腺管和阑尾等，引起相应的胆道蛔虫病、蛔虫性胰腺炎和蛔虫性阑尾炎等，此外，大量蛔虫扭结成团还可引起肠梗阻。并发症中胆道蛔虫病最常见，蛔虫性肠梗阻次之。

四、实验室检查

自患者粪便中检出虫卵，粪便、呕吐物中发现成虫均可确诊。由于蛔虫产卵量大，常选用生理盐水直接涂片法检查虫卵，1张涂片的检出率可达80%左右，3片检出率能提高至95%。改良加藤厚涂片法、水洗沉淀法、饱和盐水浮聚法检出率更高。

👁 看一看

生理盐水直接涂片法检查蛔虫卵

生理盐水直接涂片法是粪便检查虫卵最常选用的方法，适用于多种蠕虫卵的检查。用生理盐水稀释粪便，一方面等渗条件可以使虫卵保持原有形态，另一方面能使与粪便黏附在一起的虫卵分散于涂片中，充分显现其形态结构，从而有利于识别。该法操作简单，基本操作步骤：在洁净的载玻片中央滴加生理盐水 1~2 滴，用竹签选择粪便的病理成分如黏液脓血，或挑取不同部位的粪便约米粒大小，在生理盐水中调抹均匀，剔除粗大颗粒和纤维，镜检。

五、流行与防治

（一）流行特点

蛔虫病呈世界性分布，尤其是在温暖、潮湿，经济条件差、生活习惯不良、卫生条件差的地区，人群感染较为普遍，农村高于城市，儿童高于成人。2015 年全国人体重点寄生虫病现状调查显示，平均感染率为 1.36%，是我国最常见的寄生性线虫之一。

蛔虫流行广泛、感染率高的主要因素：①产卵量大；②虫卵抵抗力强；③生活史简单，发育过程不需要中间宿主；④粪便管理不当，部分农村仍有使用未经处理的人粪便施肥或随地大便的习惯；⑤人们卫生习惯不良，如生吃未洗净的瓜果、蔬菜，喝生水，玩泥土等；⑥媒介节肢动物如蝇等的机械性携带，也对虫卵的散播起到一定作用。

（二）防治原则

蛔虫感染的防治应采取综合措施，主要包括以下内容。

1. 控制传染源　对患者和带虫者进行驱虫治疗，是控制传染源的重要措施。常用的驱虫药物有阿苯达唑、甲苯咪唑等。

2. 切断传播途径　加强粪便管理，提倡用沼气池、三坑式沉淀密封粪池或堆肥法处理粪便，从而杀死虫卵，切断传播途径。

3. 保护易感人群　加强卫生宣教工作，讲究个人卫生和饮食卫生，做到饭前、便后洗手，不生食未洗净的蔬菜、瓜果，不饮生水等。

第三节　蠕形住肠线虫

蠕形住肠线虫简称蛲虫。成虫主要寄生于人体回盲部，引起蛲虫病。蛲虫呈世界性分布，儿童感染较成人常见，尤其是幼儿园、托儿所等学龄前儿童集聚场所更为普遍。

一、形态

（一）成虫

成虫细小，呈线头样，乳白色。头部周围的角皮膨隆形成头翼结构。咽管末端膨大呈球形，称咽管球。雌、雄成虫大小相差悬殊，雌虫大小为（8~13）mm×（0.3~0.5）mm，中部膨大，尾端直而尖细，略呈长纺锤形。雄虫大小为（2~5）mm×（0.1~0.2）mm，尾端向腹面卷曲，有一根交合刺（图18-4）。

（二）虫卵

虫卵形似柿核，两侧不对称，一侧扁平，一侧稍凸，大小为（50~60）μm×（20~30）μm。卵壳厚，无色透明。虫卵产出时已内含 1 个蝌蚪期胚胎，在外界仅需数小时就能发育成为含幼虫的感染期虫卵（图18-4）。

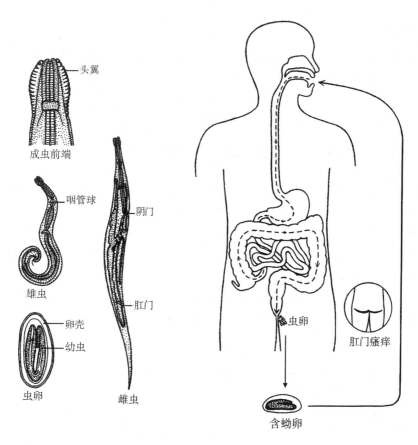

图 18 - 4　蛲虫形态与生活史示意图

二、生活史

成虫通常在人体回盲部寄生，感染严重时也可寄生在小肠上段甚至胃部，以肠内容物、组织、血液为食。雌、雄虫交配后，雄虫很快死亡，随粪便排出。受孕雌虫在宿主入睡后肛门括约肌松弛时，部分爬出肛门外，因受环境变化和氧气的刺激，开始在肛门周围及会阴部皮肤皱褶处产卵。产卵后的雌虫大多自然死亡，但也有少数雌虫可返回肠腔，也可误入阴道、子宫、尿道等处，引起异位寄生现象。

虫卵在肛门周围皮肤上，约经 6 小时，即发育为感染期虫卵。通过污染的手指、食物、玩具或空气尘埃进入人体。虫卵在十二指肠内孵出的幼虫沿小肠下行至回盲部发育为成虫。自食入感染期虫卵至雌虫发育成熟并产卵需 2～6 周。雌虫寿命常不超过 2 个月，但由于自体重复感染，若不治疗，蛲虫感染可持续若干年（图 18 - 4）。

三、致病性

蛲虫病的主要临床症状是肛门及会阴部皮肤瘙痒，与雌虫在该部位移行和产卵有关。患儿常伴有烦躁不安、失眠、夜惊、食欲缺乏等表现。抓破后可继发细菌感染，引起炎症反应。此外，蛲虫成虫可损伤肠黏膜，使患者出现呕吐、腹泻或消化功能紊乱等，但症状一般不明显。产卵后的雌虫若误入泌尿生殖道以及盆腔等处可导致异位寄生，引起阴道炎、子宫内膜炎、输卵管炎、尿道炎、盆腔炎，有时也可引起蛲虫性阑尾炎、蛲虫性腹膜炎等。

四、实验室检查

肛周取材检出蛲虫卵或成虫是诊断蛲虫感染的主要方法。

（一）虫卵的检查

一般于清晨患者起床解便前于肛周皮肤皱褶区域取材，采用透明胶纸法或棉签拭子法检查虫卵。透明胶纸法操作简单，检出率高，是目前临床诊断蛲虫感染和进行流行病学调查的首选方法。

（二）成虫的检查

患儿入睡2小时左右，将其肛门皱褶皮肤充分暴露，如发现雌虫，用透明胶纸粘取后贴于在载玻片上镜检；也可用镊子夹入盛有70%乙醇的小瓶中保存送检。

五、流行与防治

（一）流行特点

蛲虫呈世界性分布，我国各地感染普遍。2015年全国人体重点寄生虫病现状调查显示，我国有28个省、市发现蛲虫感染，平均感染率为0.33%。各年龄组中，以学龄前儿童最为易感，感染率高达2.14.%。感染的主要方式是经肛门－手－口直接感染，或经玩具、被褥等间接接触感染。蛲虫卵比重小，可随尘埃飘浮在空气中，故也可吸入鼻咽腔，然后吞咽至消化道而感染。

（二）防治原则

根据蛲虫感染的特点，应采取防治结合的综合性措施，关键是做好预防工作，防止自体反复感染和相互交叉感染的发生。

1. 普查普治 控制传染源，常用药物有阿苯达唑、甲苯咪唑、复方噻嘧啶等；肛周涂擦蛲虫膏、2%氯化氨基汞软膏，有杀虫止痒作用。

2. 切断传播途径 幼儿园和家庭应搞好环境卫生，定期对衣服、被褥、玩具以及桌椅、地面等进行清洁消毒，以杀死虫卵。

3. 加强卫生宣传教育 如患儿夜间睡眠时不穿开裆裤，避免用手直接搔抓肛门；儿童应养成饭前便后洗手、常剪指甲的良好习惯，防止虫卵入口，从而阻断重复感染。

第四节　链状带绦虫

链状带绦虫又称猪带绦虫、猪肉绦虫、有钩绦虫或寸白虫，是我国主要的人体寄生绦虫。成虫寄生于人体小肠，引起猪带绦虫病，又称猪肉绦虫病；幼虫囊尾蚴寄生于人或猪、野猪等的组织内，引起猪囊尾蚴病，又称猪囊虫病。

一、形态

（一）成虫

乳白色，扁长如带，较薄，略透明，前端较细，向后渐扁阔，长2～4m，由700～1000个节片组成。头节近似球形，直径0.6～1mm，除有4个吸盘外，顶端还具有能伸缩的顶突，其上有25～50个小钩。颈节纤细，直径约为头节的一半，长5～10mm。链体近颈节的幼节短而宽。中部的成节较大，近方形，每一成节具雌、雄生殖器官各一套。末端的孕节最大，为窄长的长方形，孕节中仅见充满虫卵的子宫向两侧分支，每侧有7～13支，每一支又可继续分支而呈不规则的树枝状（图18-5）。

（二）虫卵

虫卵呈球形或近似球形，棕黄色，直径31～43μm。卵壳很薄，易脱落，镜检时一般难以见到。卵壳内层是较厚的胚膜，其上带有放射状的条纹，内含六钩蚴（图18-5）。

（三）囊尾蚴

囊尾蚴俗称囊虫，为乳白色、半透明、卵圆形的囊状物，大小似黄豆。囊内充满透明的囊液，囊壁上有一白色米粒大小、向内翻卷收缩的头节（图18-5）。

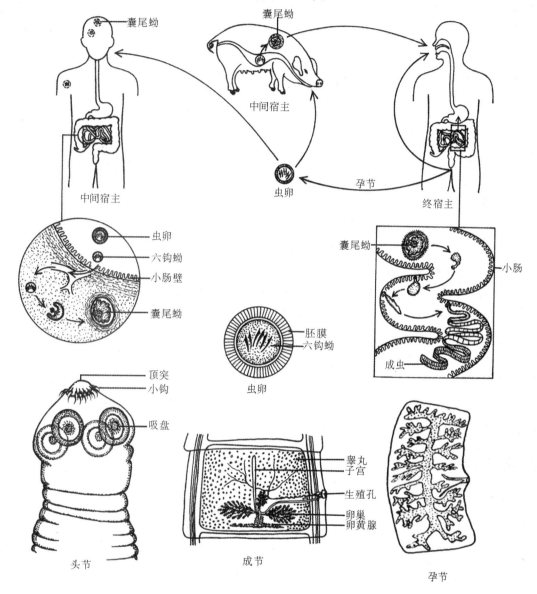

图18-5 猪带绦虫形态与生活史示意图

二、生活史

猪带绦虫生活史的完成需要两个宿主。人是其唯一的终宿主，人、猪和野猪皆可作为其中间宿主（图18-5）。

成虫寄生于人的小肠上段，虫体发育成熟后，孕节常5~6节相连脱落，与散落的虫卵一起随粪便排出。当虫卵或孕节被猪等中间宿主吞食，在其小肠内经消化液作用24~72小时后，胚膜破裂，六钩蚴逸出并钻入小肠壁，经血液或淋巴循环到达身体各处，主要到达运动较多的肌肉组织，经60~70天发育为囊尾蚴。有时囊尾蚴还可寄生于皮下、脑、眼等处，寿命一般为3~5年。

被囊尾蚴寄生的猪肉俗称为"米猪肉""豆猪肉"或"米糁肉"。当人误食生的或未煮熟的含囊尾蚴的猪肉时，囊尾蚴在人的小肠受胆汁刺激而翻出头节，2～3个月后发育为成虫。成虫在人体内寿命可达25年以上。

虫卵也可被人误食，在人体内发育为囊尾蚴，但不能继续发育为成虫。人体可以误食他人排出的虫卵引起异体感染；可以误食自己排出的虫卵而引起自身体外感染；也可因恶心、呕吐等原因导致自身体内感染。

三、致病性

猪带绦虫成虫和囊尾蚴均可致病，囊尾蚴是主要致病阶段，其危害远大于成虫。

（一）成虫致病

成虫寄生在人体小肠引起猪带绦虫病，寄生数量一般为1条，个别患者可寄生多条。成虫的致病主要因掠夺营养，以及吸盘、顶突小钩等机械损伤而致。临床症状一般比较轻微，粪便中发现节片是患者求医最常见的原因，少数可出现腹痛、腹泻、消化不良等症状，偶有肠穿孔或肠梗阻的发生。

（二）囊尾蚴致病

囊尾蚴寄生于人的组织内，引起猪囊尾蚴病，主要引起占位性病变。囊尾蚴在人体的寄生部位主要见于皮下、肌肉、脑和眼，因而将人囊尾蚴病分为以下三种临床类型。

1. 皮下及肌肉囊尾蚴病　最为常见。皮下囊尾蚴病主要表现为皮下结节，多出现于躯干和头部，四肢少见，数量由一个至成千上万个不等。结节呈圆形或椭圆形，硬度近似软骨，与皮下组织无粘连，无压痛。肌肉囊尾蚴病表现为肌肉酸痛无力、发胀、麻木及无力等症状。

2. 脑囊尾蚴病　危害最大。虫体压迫脑组织引起复杂多样的临床症状，主要表现为癫痫发作、颅内压增高及精神症状，也可出现偏瘫、半身不遂、失语等，重者可引起猝死。

3. 眼囊尾蚴病　常单眼发病。囊尾蚴多寄生在玻璃体及视网膜下，虫体活时症状较轻，患者仅表现为视力障碍，自感虫体蠕动；若囊尾蚴死亡，其分解产物产生强烈刺激，可导致玻璃体混浊，视网膜脱离，白内障、青光眼等，甚至眼球萎缩而失明。

四、实验室检查

（一）绦虫病的检查

询问有无生食或半生食猪肉、野猪肉的饮食习惯以及排节片史有重要参考诊断价值。可用粪便生理盐水直接涂片法、改良加藤厚涂片法或集卵法检查虫卵，但不能确定虫种，只有检出孕节，根据子宫分支特点及数目方可确诊感染。

（二）囊尾蚴病的检查

囊尾蚴病的诊断方法视寄生部位不同而异。皮下等浅表部位囊尾蚴可手术摘除囊尾蚴结节后，进行活组织压片，根据头节的形态结构特征进行鉴定；眼部囊尾蚴可用眼底镜检查；脑等深部组织囊尾蚴的检查比较困难，免疫学检测有重要辅助诊断价值。另外，X线、B超、CT和MRI等影像学检查以及临床症状具有参考诊断价值。

五、流行与防治

（一）流行特点

猪带绦虫呈全世界性分布，发展中国家多见，如中非、南非、中南美国家和南亚。2015年全国人体重点寄生虫病现状调查显示，在我国主要流行于四川、云南、贵州、江西、吉林、湖南等10余个省份。一般农村患者多于城市，但感染率不高，皆为散发存在。

造成本病流行的主要因素：①食肉方法不当，在流行区的云南、贵州等少数民族聚集地区，人们有食生的或未煮熟猪肉或野猪肉的习惯；在非流行地区，主要是食用未煮熟的熏肉或腌肉，或者生、熟砧板不分，导致人体感染。②猪的饲养方法不当，如散养、连茅圈，导致猪食用含有虫卵的人粪便而感染。③卫生习惯不良，如用新鲜人粪施肥导致环境污染，饭前便后不洗手而导致误食虫卵。④肉类检验不严格，致使"米猪肉"流入市场，引起流行和传播。

（二）防治原则

针对流行因素，采取综合措施可以有效预防和控制猪带绦虫感染的发生。

1. 治疗患者 绦虫病治疗常用南瓜子－槟榔合剂，另外，也可选用吡喹酮、阿苯哒唑及甲苯咪唑等。囊尾蚴病治疗以手术摘除为主，不易手术的部位可用吡喹酮、阿苯哒唑等驱虫药物，同时进行对症处理。

2. 注意个人卫生和饮食卫生 饭前便后洗手，不食生的或未熟透的猪肉，切生、熟肉的砧板和刀具要分开。

3. 加强厕所、猪圈管理 科学养猪，提倡建圈养猪，猪圈与厕所分开，防止人畜交叉感染。

4. 加强肉类检疫 加强生猪定点屠宰，集中检疫，聚焦个体商贩出售肉类的检查，严禁销售"米猪肉"，严格处理和销毁病猪肉。

第五节　溶组织内阿米巴

溶组织内阿米巴又称为痢疾阿米巴，通常寄生于人体结肠腔内，无明显致病作用；当机体全身或者肠道局部免疫力下降时则可侵入肠壁组织或其他器官组织，分别引起肠阿米巴病和肠外阿米巴病。

一、形态

溶组织内阿米巴生活史有滋养体和包囊两个发育阶段（图18－6）。

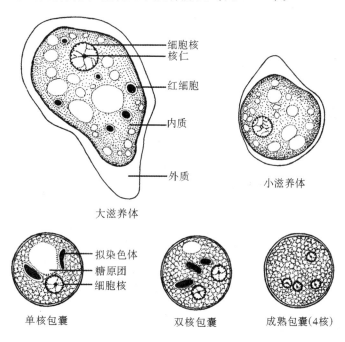

图18－6　溶组织内阿米巴形态示意图

（一）滋养体

滋养体形态多变而不规则，做定向的阿米巴运动。其核型为泡状核，核膜内侧缘的染色质颗粒大小均匀，排列整齐，核仁小而居中，与核膜间有网状核纤维连接。根据滋养体形态结构、寄生部位以及致病性的不同分为大滋养体和小滋养体。

1. 大滋养体　寄生于结肠壁及肠外器官组织中，又称组织型滋养体，常出现于患者的脓血便和脓肿组织中，是致病阶段。虫体 20 ~ 60μm，运动活泼，内外质分界清楚，外质无色透明，常伸出一叶状或舌状伪足；内质颗粒状，含食物泡及吞噬的红细胞。

2. 小滋养体　生活于结肠腔内，无致病能力，又称共栖型或肠腔型滋养体，见于患者的稀、软便中。虫体 10 ~ 30μm，运动不活泼，伪足较小，内外质分界不清楚，食物泡中可见吞噬的细菌。

（二）包囊

包囊由小滋养体形成，多见于隐性感染者及慢性感染者的粪便中。虫体呈圆球形，直径 5 ~ 20μm，外有光滑囊壁，有 1 ~ 4 个细胞核，核的结构与滋养体相同。四核包囊为成熟包囊，囊内仅有 4 个细胞核，是原虫的感染阶段。单核和双核包囊为未成熟包囊，胞质中有储存的营养物质拟染色体和糖原团。经铁苏木素染色，拟染色体蓝黑色棒状、两端钝圆，糖原团大而圆，空泡状。

二、生活史

根据感染溶组织内阿米巴后宿主是否有临床症状的出现，其生活史分为两种不同的形式（图 18 - 7）。

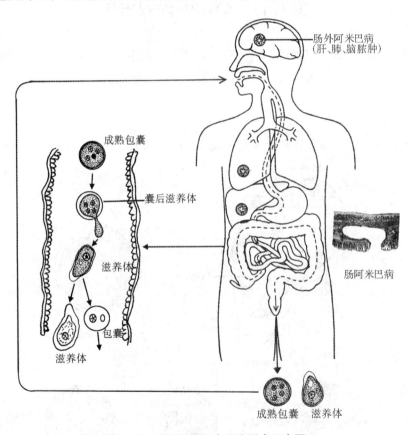

图 18 - 7　溶组织内阿米巴生活史示意图

（一）带虫者体内生活史形式

感染阶段的成熟包囊随污染的食物或水进入人体，行至小肠，经消化液的作用，虫体逸出并分裂为小滋养体。小滋养体生活于结肠腔内，以细菌、肠黏液和半消化的食物为营养，不断进行二分裂繁殖，形成大量小滋养体。当小滋养体移行至横结肠后，由于肠腔内营养物质和水分的减少，虫体停止活动，团缩并分泌囊壁，形成包囊，随成形粪便排出体外。未成熟包囊排出后可继续发育为成熟包囊。此时的宿主是非常重要的传染源。

（二）患者体内生活史形式

当宿主抵抗力下降，肠功能紊乱或肠壁组织受损时，肠腔内的小滋养体可借助伪足的运动和所分泌的酶与毒素的作用侵入肠壁组织，吞噬红细胞转变为大滋养体。大滋养体进行二分裂繁殖，破坏、溶解肠壁组织，引起液化性坏死，病变部位以回盲部多见。当坏死组织、血液、大滋养体落入肠腔随粪便排出体外，宿主出现阿米巴痢疾等肠阿米巴病的症状。有些大滋养体还可侵入血管，随血流至肝、肺、脑等器官组织内寄生，导致不同部位的脓肿，引起肠外阿米巴病。当宿主免疫力增强时，落入肠腔的大滋养体可转变为小滋养体，但不能直接形成包囊。

三、致病性

溶组织内阿米巴致病作用与原虫的毒力、寄生环境及宿主的免疫状态有关。人体感染后，绝大多数人表现为无症状的带虫者，为重要的传染源。当宿主全身或肠道局部的免疫功能下降时，可表现为肠阿米巴病和肠外阿米巴病。

1. 肠阿米巴病 占患者的多数，包括急性直肠结肠炎、阿米巴脓肿及阿米巴阑尾炎等。典型的急性直肠结肠炎患者表现为腹痛伴里急后重，急性腹泻，粪便呈果酱样黏液脓血便，有特别腥臭味，又称为阿米巴痢疾，反复发作可转为慢性患者。阿米巴痢疾的临床症状与细菌性痢疾相似，应注意进行鉴别。

2. 肠外阿米巴病 阿米巴肝脓肿最为常见，因大滋养体通过血液循环经门脉系统进入肝脏或直接扩散至肝脏引起，表现为弛张热、肝大、肝区疼痛等；肺脓肿常继发于肝脓肿，表现为胸痛、发热、咳嗽、咳巧克力酱样脓痰或血性脓痰；脑脓肿患者可出现头痛、呕吐、眩晕、精神异常等症状，死亡率高；另外，直肠的病灶可播散到会阴等部位，导致阿米巴皮肤溃疡。

👁️**看一看**

阿米巴痢疾与细菌性痢疾的比较

鉴别点	阿米巴痢疾	细菌性痢疾
病原体	溶组织内阿米巴	痢疾杆菌
临床表现	发病缓，发热不高，腹痛与里急后重较轻，大便次数较少，一天4～6次	发病急，多数热度较高，腹痛与里急后重较重，大便次数较多，一天可达数十次
粪便特点	果酱样黏液脓血便，有腥臭味	黏稠或水样，无臭，有黏冻
镜检	少量白细胞、大量红细胞、大滋养体	大量白细胞、少量红细胞、无大滋养体
细菌培养	不能分离出痢疾杆菌	能分离出痢疾杆菌
治疗用药	甲硝唑	抗生素

四、实验室检查

（一）病原学检查

用生理盐水直接涂片法在患者的粪便或组织内查到滋养体，或用碘液染色法在慢性患者或带虫者的粪便中查到包囊即可确诊感染。

（二）免疫学与分子生物学检测

免疫学检测主要用于阿米巴病，特别是肠外阿米巴病的辅助诊断和阿米巴感染的流行病学调查，常用的方法有 IHA、ELISA、IFA 等，以 ELISA 运用较多。近年来开展的 DNA 探针技术和 PCR 技术是诊断溶组织内阿米巴感染的更有效、敏感和特异的方法，且能用于虫种的鉴定。

五、流行与防治

（一）流行特点

溶组织内阿米巴的感染呈世界性分布，主要流行于热带和亚热带地区。虽然我国各地均有分布，但人群感染率呈现下降趋势，主要见于经济不发达、卫生条件差的地区，以及新生儿、孕妇、哺乳期妇女等免疫力低下人群。不断外排大量包囊的带虫者和慢性肠阿米巴病患者为传染源，人体感染主要是由于误食被包囊污染的食物、饮用水所致。

（二）防治原则

溶组织内阿米巴是通过宿主粪便排出的大量包囊污染水源和食物，造成人际间的传播，防治应侧重以下几方面。

1. 普查普治　查治患者和带虫者以控制传染源，尤其是饮食行业的从业人员。治疗药物首选甲硝唑，大蒜素有一定的疗效。

2. 加强粪便管理和水源保护　因地制宜进行粪便无害化处理，杀灭包囊，科学开发和保护水源，严格防止粪便污染水源。

3. 防止感染　加强卫生宣传教育，养成良好卫生习惯。饭前便后洗手，不喝生水，生吃蔬菜、瓜果应洗净。清洁环境卫生，消灭苍蝇、蟑螂等传播媒介。

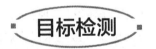

答案解析

一、单项选择题

1. 检查溶组织内阿米巴包囊最常用的方法是（　　）

　　A. 离心沉淀法　　　　　　B. 饱和盐水浮聚法　　　　C. 碘液直接涂片法

　　D. 生理盐水涂片法　　　　E. 透明胶纸法

2. 溶组织内阿米巴的感染阶段为（　　）

　　A. 双核包囊　　　　　　　B. 大滋养体　　　　　　　C. 单核包囊

　　D. 四核包囊　　　　　　　E. 小滋养体

3. 溶组织内阿米巴带虫者体内原虫的生活形式是（　　）

　　A. 肠腔型滋养体→组织型滋养体→肠腔型滋养体

　　B. 包囊→肠腔型滋养体→包囊

　　C. 肠腔型滋养体→包囊→肠腔型滋养体

　　D. 肠腔型滋养体→组织型滋养体→肠腔型滋养体→包囊

　　E. 包囊→肠腔型滋养体→组织型滋养体

4. 溶组织内阿米巴的组织型滋养体不能（　　）

　　A. 转化为肠腔型滋养体　　　　　　　B. 随粪便排出体外

　　C. 随血流到肝、肺等组织大量繁殖　　D. 吞噬红细胞

　　E. 随血流到肝、肺等组织形成包囊

5. 最为常见的肠外阿米巴病为（　　）

　　A. 阿米巴肝脓肿　　　　　B. 阿米巴肺脓肿　　　　　C. 阿米巴脑脓肿

　　D. 皮肤型阿米巴病　　　　E. 原发性阿米巴脑膜脑炎

6. 人猪囊虫病的感染方式为（　　）

　　A. 经口食入猪囊尾蚴　　　B. 经皮肤钻入钩球蚴　　　C. 经口食入猪带绦虫虫卵

　　D. 经皮肤钻入六钩蚴　　　E. 经皮肤钻入裂头蚴

7. 链状带绦虫对人体危害最大的阶段是（　　）

　　A. 成虫　　　　　　　　　B. 虫卵　　　　　　　　　C. 囊尾蚴

　　D. 似囊尾蚴　　　　　　　E. 六钩蚴

8. 蛔虫成虫的特征性结构为（　　）

　　A. 头翼　　　　　　　　　B. 唇瓣　　　　　　　　　C. 交合伞

　　D. 交合刺　　　　　　　　E. 切板

9. 下列不属于钩虫卵特点的是（　　）

　　A. 椭圆形　　　　　　　　　　　　　B. 卵壳薄

　　C. 无色透明　　　　　　　　　　　　D. 刚排出时卵内细胞可为4个

　　E. 卵壳与细胞间有半月形空隙

10. 蛲虫病最常见的临床症状为（　　）

　　A. 肛周瘙痒　　　　　　　B. 脐周疼痛　　　　　　　C. 贫血

　　D. 异嗜症　　　　　　　　E. 黏液脓血便

二、多项选择题

1. 蛔虫流行广泛、感染率高的原因有（　　）

　　A. 生活史简单，在外界发育不需要中间宿主

　　B. 产卵量大，易污染环境、食物和水源

　　C. 虫卵对外界环境抵抗力强

　　D. 个人卫生习惯差，饭前便后不洗手，喜食生菜和饮用生水

　　E. 医学节肢动物苍蝇等机械性携带虫卵

2. 蛲虫病流行的特点有（　　）

　　A. 农村的感染率高于城市　　　　B. 集体机构的儿童感染率高

　　C. 女性感染率高于男性　　　　　D. 肛门－手－口是主要感染方式

　　E. 人是唯一传染源

3. 十二指肠钩虫感染人体的途径有（　　）

　　A. 经口误食　　　　　　　B. 经皮肤　　　　　　　　C. 经鼻吸入

　　D. 经胎盘　　　　　　　　E. 经蚊虫叮咬

4. 对猪带绦虫病和囊虫病描述正确的是（　　）

    A. 成虫是猪带绦虫病的致病阶段

    B. 囊尾蚴是猪带绦虫病的感染阶段

    C. 囊尾蚴是猪囊虫病的致病阶段

    D. 虫卵是猪囊虫病的感染阶段

    E. 囊尾蚴是猪带绦虫病的致病阶段

5. 与溶组织内阿米巴病防治有关的因素有（　　）

    A. 加强粪便管理　　　　　B. 消灭保虫宿主　　　　　C. 保护水源

    D. 治疗患者和带虫者　　　E. 消灭苍蝇、蟑螂等传播媒介

（唐　静）

书网融合……

重点回顾　　　　　　微课　　　　　　习题

第十九章　肝脏与胆管寄生虫

微课

PPT

学习目标

知识目标：

1. **掌握**　华支睾吸虫和细粒棘球绦虫的生活史和致病性特点。
2. **熟悉**　华支睾吸虫和细粒棘球绦虫的形态特征及流行与防治。
3. **了解**　华支睾吸虫和细粒棘球绦虫常用的实验室检查方法。

技能目标：

能综合应用所学知识，分析华支睾吸虫和细粒棘球绦虫的临床症状，制定防治措施。

素质目标：

具备严谨、认真、务实的工作态度。

　　某些人体寄生虫可侵入肝脏与胆管使之发生不同程度的病变，如肝内门静脉阻塞及细胞功能障碍、胆汁淤滞、炎症反应、纤维组织增生及虫卵肉芽肿的形成等。引起肝胆疾病的寄生虫种类也比较多，本章主要介绍华支睾吸虫和细粒棘球绦虫。

导学情景

　　情景描述：患者，男，22 岁。因一年来时感右上腹不适，消化不良，疲乏，近日加重而入院。检查：心肺正常，巩膜有轻度黄染，肝大在肋下 2cm，有轻度触痛，脾未触及。无腹水及四肢水肿。胸部 X 线检查正常。血常规检查：白细胞 $11.8 \times 10^9/L$，中性粒细胞 59%，淋巴细胞 18%，嗜酸性粒细胞 20%，单核细胞 3%。乙型肝炎表面抗原阴性，肝功能检查正常。粪便检查有华支睾吸虫卵，诊断为华支睾吸虫病。追问病史：患者家乡有吃鱼生粥的习惯。

　　情景分析：根据实验室检查，结合流行病学史和体格检查等，患者诊断为华支睾吸虫病。华支睾吸虫是肝胆管内寄生的一种比较常见的寄生虫，了解其感染方式及其与饮食习惯的关系，有助于采取综合措施预防其感染。

　　讨论：为什么有吃鱼生粥习惯者容易感染华支睾吸虫？应采取哪些针对性的预防措施？如何鉴别诊断华支睾吸虫病和乙型肝炎？

　　学前导语：我们如何识别华支睾吸虫和细粒棘球绦虫？其生活史、感染人体的方式、致病性、实验室检查各有什么特点？如何做到有效防治？

第一节　华支睾吸虫

　　华支睾吸虫的成虫寄生于人体和多种哺乳动物的肝胆管内，又称肝吸虫，可引起华支睾吸虫病，即肝吸虫病。

一、形态

(一) 成虫

成虫体型狭长，背腹扁平，前端略窄，后端钝圆，呈葵花籽状，大小为（10～25）mm×（3～5）mm。虫体活时淡红色，死后为灰白色。口吸盘略大于腹吸盘，口吸盘位于体前端，腹吸盘位于虫体腹面前 1/5 处。睾丸一对，前后排列于虫体后 1/3，呈分支状。卵巢分叶状，位于睾丸之前（图19-1）。

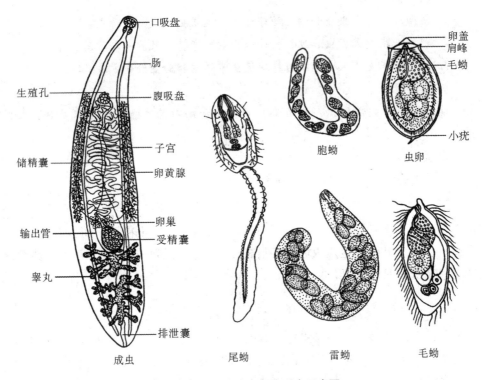

图19-1 华支睾吸虫形态示意图

(二) 虫卵

虫卵黄褐色，外形似芝麻粒，大小平均为 $29\mu m \times 17\mu m$，为常见蠕虫卵中体型最小者。卵前端较窄，有明显卵盖，卵盖两侧的卵壳增厚呈肩峰样突起。卵后端钝圆，有一疣状突起。卵内含有一成熟的毛蚴（图19-1）。

二、生活史

成虫寄生在人或猫科和犬科等哺乳动物的肝胆管内，虫卵随胆汁进入小肠，随粪便排出体外。虫卵入水后被第一中间宿主豆螺、沼螺和涵螺等淡水螺吞食后，在螺的肠道内孵出毛蚴，穿过肠壁，经胞蚴、雷蚴等无性生殖阶段发育成尾蚴。成熟的尾蚴从螺体逸出，若遇到第二中间宿主淡水鱼、虾时，侵入其肌肉等组织内发育为囊蚴。终宿主或保虫宿主因食入含有活囊蚴的鱼、虾而被感染。囊蚴在十二指肠内破囊而出变为童虫，童虫沿胆汁逆流而行，经胆总管到达肝胆管内寄生，发育为成虫。自囊蚴感染人体至发育为成虫并产虫卵所需时间约 1 个月，成虫寿命常为 20～30 年（图19-2）。

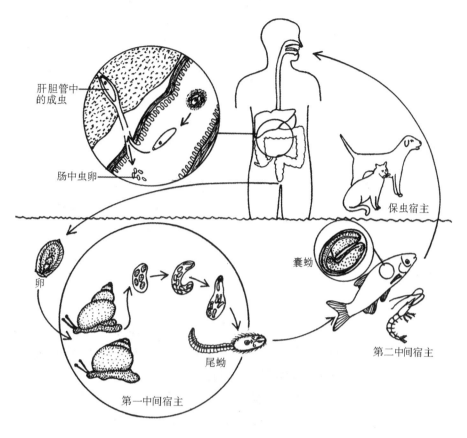

肝胆管中
的成虫

肠中虫卵

保虫宿主

囊蚴

卵

第二中间宿主

尾蚴

第一中间宿主

图 19-2　华支睾吸虫生活史示意图

👁看一看

华支睾吸虫的流行史

华支睾吸虫于 1874 年首次在印度加尔各答一华侨的胆管内被发现，因睾丸呈分支状而得名，1908年才在中国证实该病存在。1975 年在中国湖北江陵西汉古尸粪便中发现本虫虫卵，继之又在该县战国楚墓古尸体内检获该虫卵，从而证明华支睾吸虫病在中国至少已有 2300 年以上历史。2017 年 10 月 27日，WHO 国际癌症研究机构公布的致癌物清单中，华支睾吸虫（感染）被列为 I 类生物危险因素，与肝胆管癌的发病有关。

三、致病性

华支睾吸虫致病主要是由于虫体的机械性刺激和分泌代谢产物的化学性刺激，使胆管内壁上皮细胞发生脱落、增生，胆管壁周围炎性细胞浸润，纤维组织增生，导致管壁增厚，管腔变窄，造成肝损伤。大量虫体寄生时可引起阻塞，胆汁滞留。合并细菌感染时，可导致胆管炎或胆管肝炎。慢性感染时纤维组织大量增生，还可引起肝实质发生萎缩，纤维化。虫卵、死亡的虫体及其碎片、脱落的胆管上皮细胞可在胆管内构成结石的核心，引起胆结石。虫体长期寄生可导致胆管壁上皮细胞腺瘤样增生，甚至形成胆管上皮细胞癌。

华支睾吸虫病临床表现以消化道症状为主，无特异性，如消化道不适，腹痛、腹泻及肝区隐痛等。绝大多数患者为轻度感染，常无或仅有轻微的临床表现。严重反复感染的儿童可影响生长发育，导致侏儒症。

练一练

华支睾吸虫对人体的危害主要是（　　）

A. 腹部多脏器受损　　　B. 肝脏受损　　　C. 胰腺坏死

D. 胃溃疡　　　　　　　E. 小肠炎

答案解析

四、实验室检查

检获虫卵是确诊的主要依据。肝吸虫虫卵小，粪便生理盐水直接涂片法容易漏检，多采用沉淀集卵法或改良加藤厚涂片法。十二指肠引流液检查，可明显提高检出率。但患者痛苦较大，所以只适用于部分住院患者。有时引流液中还可见活成虫，也是确诊的依据之一。

五、流行与防治

（一）流行特点

华支睾吸虫主要分布在亚洲的一些国家和地区。2015年全国人体重点寄生虫病现状调查显示，全国有18个省、市、自治区发现感染者，平均感染率为0.47%，其中广西、广东和黑龙江等地感染率较高，以青壮年感染居多，多数地域城市感染率高于农村。

华支睾吸虫患者、带虫者和保虫宿主等传染源的粪便管理不当污染水体，加之淡水螺和淡水鱼、虾生活在同一水体，而当地又有生食或半生食淡水鱼、虾的习惯，是造成本虫体感染的主要因素。

（二）防治原则

1. 加强健康教育，改变不良饮食习惯　不食生的或半生的淡水鱼、虾，不饮生水；注意切生食与熟食的刀具、砧板要分开。不用生鱼和虾喂狗、猫等动物。

2. 加强粪便管理，防止虫卵污染水源　严禁用新鲜粪便喂鱼，禁止在鱼塘或池塘边修建厕所，不用未经无害化处理的粪便施肥，确保水源不被污染。

3. 积极查治患者，控制传染源　对流行区居民定期普查，及时治疗患者和带虫者，常用药物为吡喹酮、阿苯达唑。对受染的保虫宿主应进行驱虫治疗或扑杀。

第二节　细粒棘球绦虫

细粒棘球绦虫又称包生绦虫，成虫寄生于犬科动物的小肠，幼虫棘球蚴则寄生于人和多种食草类家畜或偶蹄类动物的组织脏器中，引起严重的人畜共患病，即棘球蚴病或称为包虫病。

一、形态

（一）成虫

成虫是绦虫中最小的虫种之一，体长2～7mm，平均3.6mm。除头节和颈节外，整个链体只有幼节、成节和孕节各一节，偶多一节，节片均长度大于宽度。头节略呈梨形，具有顶突和4个吸盘。顶突伸缩力很强，上有大、小两圈小钩28～50个，呈放射状整齐排列。成熟节片的生殖孔位于节片一侧的中部偏后，睾丸45～65个，均匀地散布在生殖孔水平线前后方。孕节最长，生殖孔更靠后，子宫具有不规则侧支和侧囊，内含虫卵200～800个（图19-3）。

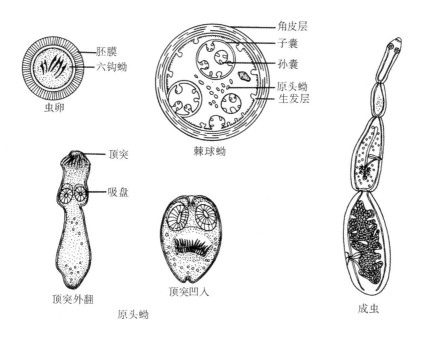

图 19 – 3　细粒棘球绦虫形态示意图

（二）虫卵

形态上与猪带绦虫卵基本相同，在光镜下难以区别（图 19 – 3）。

（三）棘球蚴

棘球蚴又称包虫，为圆形或近圆形的单房性囊状体，其形状和大小因寄生时间长短、寄生部位和寄生宿主的不同而异，直径由数毫米至数十厘米不等，由囊壁和囊内含物原头蚴、生发囊、子囊、孙囊以及囊液等组成（图 19 – 3）。

1. 囊壁　分两层，外层为角皮层，无细胞结构而呈多层纹理状，厚 1~4mm，乳白色、半透明，似粉皮状，较脆易破；内层为生发层，又称胚层，厚 7~15μm，紧贴于角皮层内，向囊内长出许多原头蚴及生发囊等。

2. 原头蚴　又称原头节，椭圆形或圆形，大小为 170μm×122μm，其形态结构与成虫头节相似，但体积小，头节向内翻卷收缩。

3. 生发囊　又称育囊，是具有生发层的小囊，直径约 1mm，由生发层的有核细胞发育而来。小囊壁上可生成数量不等的原头蚴，多者可达 30~40 个。

4. 子囊　可由母囊，即棘状蚴的生发层直接长出，也可由原头蚴或生发囊进一步发育而成。子囊结构与母囊相似，囊内也可生长原头蚴、生发囊以及与子囊结构相似的小囊，称为孙囊。有的母囊无原头蚴、生发囊等，称为不育囊。

5. 囊液　又称棘球蚴液，内含蛋白质等多种成分，对人体具有免疫原性，可引起过敏反应。原头蚴、生发囊和子囊可从胚层上脱落，悬浮在囊液中，称为棘球蚴砂。棘球蚴破裂后，囊内棘球蚴砂进入体腔或其他组织可引起继发性棘球蚴病。

❓ 想一想

包虫病的感染期是虫体的哪个发育阶段？

答案解析

二、生活史

细粒棘球绦虫的终宿主是犬、狼和豺等食肉动物；中间宿主是羊、牛、骆驼、猪和鹿等偶蹄类，也可感染马、袋鼠、某些啮齿类和人等灵长类动物（图 19 – 4）。

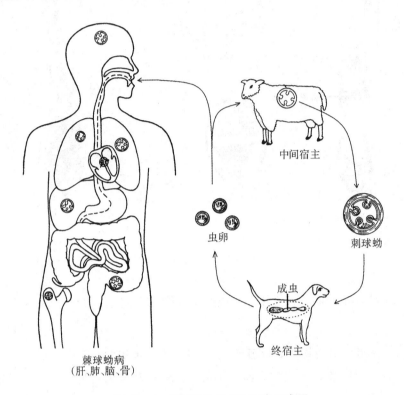

中间宿主

虫卵

棘球蚴

成虫

终宿主

棘球蚴病
（肝、肺、脑、骨）

图 19 – 4　细粒棘球绦虫生活史示意图

成虫寄生于终宿主小肠上段，孕节或虫卵随宿主粪便排出。当中间宿主吞食了虫卵或孕节后，六钩蚴在其肠内孵出，然后钻入肠壁，经血液循环至肝、肺等器官，经 3 ~ 5 个月发育成棘球蚴。棘球蚴囊内可有数千至数万，甚至数百万个原头蚴。原头蚴在中间宿主体内播散可形成新的棘球蚴。

含棘球蚴的动物内脏被犬、狼等终宿主吞食后，囊内大量的原头蚴在小肠内受胆汁刺激，伸出顶突，附着于肠壁，逐渐发育为成虫，故终宿主肠内寄生的成虫可达数千至上万条。从感染棘球蚴至成虫发育成熟排出虫卵和孕节约需 8 周时间。大多数成虫寿命有 5 ~ 6 个月。

三、致病性

细粒棘球绦虫对人体的致病作用由棘球蚴所致。棘球蚴可寄生于人体的肝、肺、腹腔、脑、骨等部位，对人体的危害以机械损害为主，引起寄生部位以及邻近器官组织细胞萎缩、变性、坏死以及功能障碍，严重程度取决于棘球蚴的体积、数量、寄生时间和部位。原发棘球蚴感染多为单个，继发感染常为多发，可同时累及多个器官。因棘球蚴生长缓慢，往往在感染后 5 ~ 20 年才出现症状，临床表现极其复杂，常见症状如下。

1. 局部压迫和刺激症状　如肝脏寄生可有肝大、肝区疼痛、消化不良等；肺部寄生，可出现呼吸急促、胸痛、咳嗽、咯血等。

2. 毒性及变态反应　棘球蚴液溢出或渗透入组织，可引起厌食、消瘦、贫血等毒性症状；囊液还能诱导变态反应，如荨麻疹、发热、血管神经性水肿等，若囊液大量入血可引起过敏性休克，甚至导致死亡。

3. 继发性棘球蚴病　由于运动、外力打击或挤压等原因导致棘球蚴破裂，棘球蚴砂等溢出，可造成继发性棘球蚴病，如肝棘球蚴破裂至胆道，可在胆道发育成无数的小棘球蚴，引起胆道阻塞。

四、实验室检查

（一）病原学检查

病原学检查是确诊的依据。手术取出棘球蚴，或从患者痰液、胸水、腹水、尿液等标本中检获棘球蚴的碎片或原头蚴等成分。由于棘球蚴囊壁脆弱易破，一般禁止以穿刺作为诊断措施，以免引起继发性棘球蚴病及过敏性休克。

（二）免疫学检测

免疫学检测是重要辅助诊断方法，一般建议先做皮内试验进行筛检，对皮内试验阳性者，再选做2～3种血清学试验，互为弥补，以提高诊断的准确率。

此外，流行病学史和影像学检查，如 X 线、B 超、CT、MRI 及放射性核素扫描等皆有助于棘球蚴病的诊断。

五、流行与防治

（一）流行特点

棘球蚴病呈世界性分布，我国23个省、市、自治区已证实有当地感染病例，其中以新疆、青海、甘肃、宁夏、西藏和内蒙古等地流行严重。本病严重危害人类健康和畜牧业生产，现已成为全球性重要的公共卫生问题。

棘球蚴病的流行主要与三个因素有关：①虫卵污染环境致家畜感染；②人与犬、家畜及污染物的密切接触；③病畜内脏处理不当。非流行区人多因偶然接触受染的犬或来自流行区的动物皮毛而受感染。

（二）防治原则

在流行区应采取综合性预防措施，主要包括以下几方面。

1. 加强健康教育和宣传　普及棘球蚴病知识，提高全民的防病意识。在生产和生活中加强个人防护，并向群众提供安全的饮用水。

2. 加强卫生法规建设和卫生检疫　强化群众的卫生行为规范，根除以病畜内脏喂犬的不良习惯。

3. 加强传染源管理　定期对家犬、牧犬进行药物驱虫治疗，控制传染源，减少虫卵对环境的污染。

4. 查治、救助和管理患者　首选外科手术，避免囊液外溢造成过敏性休克和继发性感染。若棘球蚴较小，可用药物治疗，以阿苯达唑疗效最佳。

💗 **护爱生命**

我国是包虫病最为严重的国家之一。为了全面推进包虫病的防治工作，原卫生部在1992年和2010年分别颁布了《1992—1995年全国包虫病防治规划》和《防治包虫病行动计划（2010—2015）》，流行区持续加大包虫病防治力度，取得了扎实成效。目前，流行区常住人口筛查和救治覆盖率达到100%，新发包虫病患者手术实现了动态"清零"，感染率不断下降，牧民群众身心健康得到切实保障，生活更加富裕殷实，获得感、幸福感、安全感更加充实。但是随着我国经济的迅速发展，流行区的畜牧产品大量流入非流行区，且新的牧场和草场不断被开发，大批家畜被引进和饲养，新的污染地带可能形成，因此必须加大对本病的防治力度。

答案解析

目标检测

一、单项选择题

1. 华支睾吸虫的第一中间宿主是（　　）
   - A. 拟钉螺
   - B. 川卷螺
   - C. 钉螺
   - D. 纹沼螺
   - E. 扁卷螺

2. 华支睾吸虫感染人体的方式为（　　）
   - A. 经口感染
   - B. 经媒介昆虫叮咬
   - C. 经输血感染
   - D. 经皮肤感染
   - E. 先天性感染

3. 华支睾吸虫的感染阶段是（　　）
   - A. 尾蚴
   - B. 虫卵
   - C. 囊蚴
   - D. 毛蚴
   - E. 胞蚴

4. 华支睾吸虫卵的外形为（　　）
   - A. 长椭圆形
   - B. 宽椭圆形
   - C. 似芝麻粒
   - D. 似柿核
   - E. 似腰鼓

5. 除粪便外，还能查到华支睾吸虫卵的标本是（　　）
   - A. 呕吐物
   - B. 血液
   - C. 痰液
   - D. 尿液
   - E. 十二指肠引流液

6. 细粒棘球绦虫对人体的致病阶段是（　　）
   - A. 成虫
   - B. 虫卵
   - C. 六钩蚴
   - D. 棘球蚴
   - E. 囊尾蚴

7. 下列不属于包虫病诊断方法的是（　　）
   - A. 询问病史
   - B. 超声波检查
   - C. X线透视、摄片
   - D. 病变组织穿刺
   - E. 免疫学检测

8. 棘球蚴在人体最常见的寄生部位是（　　）
   - A. 肠
   - B. 肝
   - C. 肺
   - D. 脑
   - E. 骨

9. 人是细粒棘球绦虫的（　　）
   - A. 中间宿主
   - B. 终宿主
   - C. 保虫宿主
   - D. 转续宿主
   - E. 储存宿主

10. 诊断棘球蚴病禁忌穿刺的主要原因是（　　）
    - A. 出血、细菌感染
    - B. 细菌感染、继发性棘球蚴病
    - C. 过敏性休克、出血
    - D. 过敏性休克、继发性棘球蚴病
    - E. 继发性棘球蚴病、出血

二、多项选择题

1. 预防华支睾吸虫病应该做到（　　）
   - A. 不吃生菜
   - B. 不接触疫水
   - C. 不食生的或未煮熟的淡水鱼、虾
   - D. 切生、熟食的刀具和砧板要分开

  E. 不要用嘴含活鱼嬉戏

2. 华支睾吸虫流行的因素包括（　　）

  A. 传染源的存在

  B. 第一中间宿主淡水螺的存在

  C. 第二中间宿主鱼、虾的存在

  D. 粪便直接入水

  E. 人群有吃生的或未煮熟的淡水鱼、虾的习惯

3. 细粒棘球绦虫的中间宿主为（　　）

  A. 狗　　　　　　　　　　B. 狼　　　　　　　　　　C. 羊

  D. 人　　　　　　　　　　E. 牛

4. 下列属于人畜共患病的是（　　）

  A. 华支睾吸虫　　　　　　B. 细粒棘球绦虫　　　　　C. 似蚓蛔线虫

  D. 钩虫　　　　　　　　　E. 蠕形住肠线虫

5. 棘球蚴病的诊断包括（　　）

  A. 询问病史　　　　　　　B. 物理诊断　　　　　　　C. 免疫学检测

  D. 穿刺检查　　　　　　　E. 粪检虫卵

（唐　静）

书网融合……

  重点回顾　　　　　　　　微课　　　　　　　　习题

第二十章　脉管系统寄生虫

PPT

学习目标

知识目标：
1. **掌握**　日本血吸虫、疟原虫的生活史和致病性特点
2. **熟悉**　日本血吸虫、疟原虫的形态特征及流行与防治。
3. **了解**　日本血吸虫、疟原虫常用的实验室检查方法。

技能目标：
能综合应用所学知识，分析日本血吸虫、疟原虫的临床症状，制定防治措施。

素质目标：
具备严谨、探索、求知的工作态度。

　　脉管系统寄生虫是指通过直接或间接方式侵入人体脉管系统后引起脉管系统损害及相关组织脏器病变的各种寄生虫。人体心血管系统和淋巴系统都有相应的寄生虫寄生。在心血管系统寄生的主要有疟原虫、利什曼原虫、日本血吸虫等，在淋巴系统寄生的主要有班氏丝虫、马来丝虫、锥虫等。本章主要学习日本血吸虫和疟原虫。

导学情景

　　情景描述：患者，女，36岁，自幼生长在南方。近两年来，经常腹泻，有便血史。体检：较消瘦，腹部膨隆，肝未触及，脾脏明显增大；腹部移动性浊音。大便检查出血吸虫卵。

　　情景分析：根据病史、症状和体征等，患者确诊为血吸虫病。血吸虫是寄生于脉管系统的一种重要寄生虫，曾被列为严重影响人民健康的五大寄生虫之一。学习血吸虫的有关知识，有助于对其进行综合性的防治。

　　讨论：血吸虫是如何感染人体的？患者为什么会出现腹泻、便血的症状？

　　学前导语：脉管系统重要的寄生虫除血吸虫外，还有疟原虫。我们如何识别两种虫体？其生活史、感染人体的方式、致病性、实验室检查各有什么特点？如何做到有效防治？

第一节　日本血吸虫 e微课

　　日本裂体吸虫，又称日本血吸虫，是由日本学者于1904年首先从猫门静脉内发现的，故而得名。该虫体曾广泛分布在我国长江流域及其以南的省、市、自治区，为我国严重危害人体健康的五大寄生虫之一。

一、形态

（一）成虫

　　成虫雌雄异体，雌虫常处于雄虫抱雌沟内，呈合抱状态。雄虫乳白色，较粗短，大小为（12~20）

mm× （0.5 ~ 0.55）mm，发达的口吸盘和腹吸盘位于虫体前部，腹吸盘大于口吸盘。虫体自腹吸盘以后，两侧体壁向外延展并向腹面卷折而成抱雌沟。睾丸常为 7 个，串珠状纵形排列于腹吸盘后的虫体背侧。雌虫黑褐色，细长，形似线虫，大小为 （20 ~ 25）mm× （0.1 ~ 0.3）mm，口、腹吸盘较雄虫小，一个长椭圆形的卵巢位于虫体中部（图 20 - 1）。

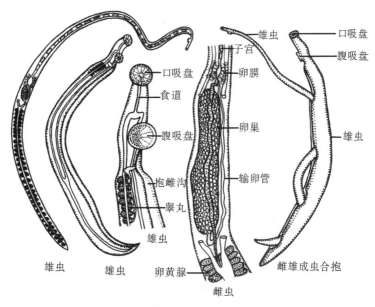

图 20 - 1　日本血吸虫成虫形态示意图

（二）虫卵

成熟虫卵椭圆形，淡黄色，大小平均为 $89\mu m \times 67\mu m$。无卵盖，卵壳较薄而均匀，表面常有许多宿主坏死组织残留物。卵壳一侧有一小棘，是日本血吸虫卵的重要标志。卵内含有一毛蚴，毛蚴与卵壳之间常有大小不等圆形或长圆形油滴状的毛蚴分泌物，是可溶性虫卵抗原（soluble egg antigen，SEA）的主要成分（图 20 -2）。

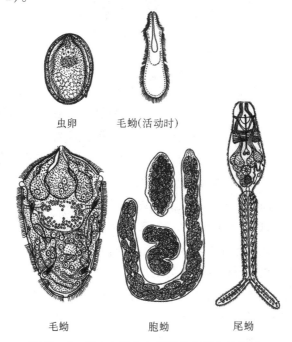

图 20 -2　日本血吸虫虫卵及幼虫形态示意图

（三）毛蚴

毛蚴呈长椭圆形或梨形，两侧对称，大小为 $99\mu m \times 35\mu m$，除顶突外，体表被覆纤毛。虫体前端有 1 个顶腺和 2 个头腺，可分泌 SEA（图 20-2）。

（四）尾蚴

尾蚴长 $280 \sim 360\mu m$，由体部及尾部组成。体部有 1 个头腺和 5 对穿刺腺。尾部又分尾干和尾叉。尾部分叉是血吸虫尾蚴的特征（图 20-2）。

二、生活史

日本血吸虫生长发育需经历虫卵、毛蚴、母胞蚴、子胞蚴、尾蚴、童虫和成虫七个阶段（图 20-3）。

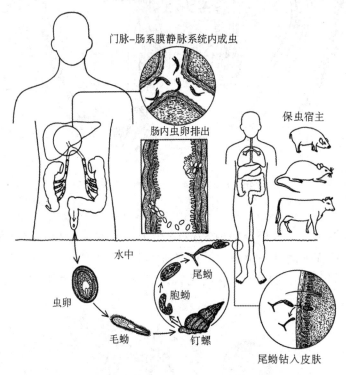

图 20-3　日本血吸虫生活史示意图

成虫合抱寄生于人及多种哺乳动物的门脉－肠系膜静脉中，发育成熟后，逆血流移行到肠系膜下层的静脉末梢内交配产卵。一部分虫卵随血流进入肝脏并沉积在肝组织，引起肝脏病变；少数虫卵可经血流进入肺和脑等部位；一部分虫卵则沉积在肠壁组织。当虫卵发育成熟时，其内毛蚴所分泌的 SEA，经卵壳渗出，引起虫卵周围组织和血管壁发生炎症、坏死，在血流压力、肠蠕动和腹内压力增加的情况下，虫卵可随同坏死组织脱落进入肠腔，随粪便排出体外。

虫卵随粪便入水，在 $25 \sim 30℃$ 温度下，经 $2 \sim 32$ 小时孵出毛蚴。毛蚴在水中若遇中间宿主钉螺，则侵入螺体内，经母胞蚴、子胞蚴等无性增殖阶段，发育形成大量尾蚴。尾蚴成熟后离开钉螺，常常活动于水体的表层。含有血吸虫尾蚴的水体称为疫水。

人或动物与疫水接触后，尾蚴钻入宿主皮肤，脱去尾部成为童虫。童虫侵入末梢淋巴管或血管，随血流或淋巴循环经右心、肺动脉，穿过肺泡小血管入肺静脉，再由左心进入体循环，到达肠系膜上下动脉，穿过毛细血管进入门静脉，发育到一定程度，雌、雄成虫合抱，移行至肠系膜下静脉寄居，交配产卵。自尾蚴侵入机体发育至成虫产卵需 24 天左右，成虫寿命一般 $4 \sim 5$ 年，长者可达 40 年以上。

三、致病性

（一）致病机制

血吸虫尾蚴、童虫、成虫和虫卵均可对宿主产生机械性损伤，并引起复杂的免疫病理反应，目前人们已经普遍认为日本血吸虫病是一种免疫病理性疾病。

1. 尾蚴所致损害　尾蚴穿透皮肤时引起尾蚴性皮炎。皮炎仅发生于曾感染过尾蚴的人群，是一种速发型和迟发型超敏反应，表现为局部皮肤的丘疹、红斑并伴有瘙痒等症状，多在接触疫水后数小时出现。

2. 童虫所致损害　童虫在体内移行引起所经脏器的病变，其中以肺部病变较明显，引起血管炎，毛细血管栓塞、破裂，出现局部细胞浸润和点状出血。患者可表现为咳嗽、咯血、发热，嗜酸性粒细胞增多等。童虫移行时所致损害与虫体代谢产物引起的变态反应有关。

3. 成虫所致损害　成虫寄生在静脉内，一般无明显致病作用，有时可引起轻微的机械性损伤，如静脉内膜炎和静脉周围炎。成虫的分泌物、排泄物、代谢产物以及不断更新的表膜可形成免疫复合物，沉积在肾脏等组织和器官中诱发免疫复合物型超敏反应。

4. 虫卵所致损害　虫卵是血吸虫病的主要致病阶段。虫卵沉积于肝和肠壁血管中，卵内毛蚴不断释放可溶性虫卵抗原，使宿主发生Ⅳ型超敏反应，引起肉芽肿反应。肉芽肿可影响宿主的肝肠组织，造成肝硬化与肠壁纤维化。

（二）临床表现

根据病程变化及主要临床表现，血吸虫病通常分为急性期、慢性期和晚期三种临床类型。

1. 急性血吸虫病　多见于初次感染者以及慢性期、晚期血吸虫病患者再次大量感染者。患者有明显疫水接触史，半数可出现尾蚴性皮炎。临床表现为发热、食欲减退、腹痛、腹泻或黏液脓血便、肝大、脾大，外周血白细胞及嗜酸粒细胞显著增加。急性期一般不超过6个月，多数轻型患者可于短期内症状消退，而病情隐匿发展，如未治疗或治疗未愈则进入慢性期。

2. 慢性血吸虫病　急性血吸虫病患者未经治疗，或治疗不彻底以及有感染而未有过急性发作等，均可演变成慢性血吸虫病。临床症状多不明显或有间歇性腹泻、腹痛、黏液脓血便、肝大、脾大、消瘦、乏力等表现。

3. 晚期血吸虫病　是指出现肝纤维化门静脉高压综合征、生长发育严重障碍或结肠壁增厚、巨脾等症状的血吸虫病患者，多因反复或大量感染，未经及时治疗或治疗不彻底，经5～15年病程逐渐演变而致。晚期血吸虫病的主要并发症为上消化道出血和肝性昏迷，病情危重，死亡率高。

有时血吸虫成虫寄生或虫卵沉积在门脉系统以外的器官组织，导致异位血吸虫病，常见的有脑型、肺型、胃型及皮肤型。

四、实验室检查

（一）病原学检查

从粪便或组织中检获血吸虫卵或孵化毛蚴是确诊血吸虫病的依据。

1. 粪便直接涂片法　主要适用于急性血吸虫病患者的检查。此法操作简便，但检出率较低，无症状的轻度感染者容易漏检。

2. 浓集法　常用方法有自然沉淀法和尼龙绢袋集卵法。两种方法检出率都比较高，且后者操作更为简单。

3. 毛蚴孵化法　主要适用于慢性感染及轻度感染者的检查。用自然沉淀法和尼龙绢袋集卵法收集的粪便沉渣孵化毛蚴，检出率高，但操作较繁琐。

4. 改良加藤厚涂片法　主要用于流行病学调查和防治效果评估。

5. 直肠黏膜活组织检查　主要适用于慢性及晚期血吸虫病患者的检查。

👁 **看一看**

毛蚴孵化法的技术操作

1. 浓集虫卵　采用自然沉淀法或尼龙绢袋集卵法浓集虫卵。

2. 孵化　将粪便沉渣倒入三角烧瓶内，加清水至瓶口下 1cm 处，将其放于 25～30℃ 的室温或孵箱内，在有光照的条件下进行孵化。

3. 结果观察　4～8 小时后观察结果。面向光源，将孵化瓶放置于黑色背景下，肉眼或用放大镜观察，双目平视，寻找水面下 1～4cm 的水域是否有乳白色、半透明、针尖大小、菱形、做来回往返直线运动的毛蚴。必要时，可用吸管吸出，置于载玻片上，在低倍镜下根据其结构特点进行识别。如无毛蚴，继续孵化，24 小时内每隔 4～6 小时观察一次，仍为阴性，则报告为阴性。

（二）免疫学检测

血吸虫感染的免疫学检测包括皮内试验；ELISA、环卵沉淀试验（COPT）等方法检测循环抗体；Dot-ELISA、双抗体夹心 ELISA 等方法检测循环抗原。

五、流行与防治

（一）流行特点

日本血吸虫流行于中国、日本、菲律宾及印度尼西亚等地。在 20 世纪 50 年代，曾广泛流行于我国长江流域及其以南的 12 个省、市、自治区，钉螺面积达 143 亿平方米，患患者数为 11060 万，受到感染威胁的有近 1 亿人。经过几十年的群防群治，取得了巨大成就。截至 2017 年年底，全国 450 个血吸虫病流行县（市、区）中，215 个（47.78%）达到消除标准，153 个（34%）达到传播阻断标准，82 个（18.22%）达到传播控制标准。总之，我国血吸虫病疫情已处于低度流行状态，但流行区钉螺分布面积仍较大，血吸虫病传染源依然存在，因此疫情反复与回升的风险不可忽视。另外，近年来陆续有一定数量的境外输入性血吸虫病的病例报告。

日本血吸虫流行的主要因素：①传染源多，包括患者、带虫者和保虫宿主家畜及一些野生动物，其中患者和病牛是流行区最重要的传染源；②中间宿主钉螺多滋生于地理环境复杂的洲滩、湖滩地区，且生命力顽强，难以控制；③粪便管理不当，如采用新鲜粪便施肥、河沟清洗粪具、家畜放养等，致使含血吸虫卵的粪便污染水源；④生产与生活活动与疫水接触，如耕种水田、捕捞鱼虾等。

❓ **想一想**

为什么长江流域以北地区没有血吸虫病流行？

答案解析

（二）防治原则

血吸虫病的防治是一个复杂的工程，单一的防治措施很难奏效。WHO 针对血吸虫病防治工作于

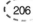

1984 年提出了"人畜化疗结合，健康教育，辅以局部或季节性灭螺"的策略。目前我国防治血吸虫病的基本方针是"综合治理、科学防治、因地制宜，分类指导"。

1. 控制传染源　人畜同步化疗是控制传染源的有效途径。吡喹酮是当前治疗血吸虫病的首选药物，具有安全有效、使用方便的特点。人群化疗措施分为全民化疗、选择性化疗和高危人群化疗三种。各地可根据当地的流行程度，因地制宜。

2. 切断传播途径

（1）灭螺　是切断血吸虫病传播的关键，主要措施是结合农田水利建设和生态环境改造，改变钉螺滋生地的环境以及局部地区配合使用杀螺药。

（2）粪便管理　管好人、畜粪便是控制血吸虫病传播的重要因素。

（3）安全供水　结合农村卫生建设规划，因地制宜地建设安全供水设施，避免水体污染，减少流行区居民直接接触疫水的机会。

3. 保护易感人群　加强健康教育，引导人们改变行为和生产、生活方式，对预防血吸虫感染具有十分重要的作用。对难以避免接触疫水者，可涂擦苯二甲酸二丁酯油膏等防护药物或穿戴长筒胶靴等防护用具。

第二节　疟原虫

寄生于人体的疟原虫有四种，即间日疟原虫、恶性疟原虫、三日疟原虫和卵形疟原虫，分别引起间日疟、恶性疟、三日疟和卵形疟，统称为疟疾。在我国最为常见的为间日疟原虫，恶性疟原虫次之，其他两种罕见。

我国 2020 年 11 月已正式向 WHO 申请并于 2021 年 6 月获得国家消除疟疾认证，完成了我国在 2010—2020 年消除疟疾行动计划中提到的至 2020 年全国实现消除疟疾的目标。

一、形态

疟原虫寄生于人体的肝细胞和红细胞内，病原学诊断主要是依赖外周血液红细胞内原虫的检查，根据原虫的形态特征及其所寄生红细胞的改变进行鉴别。

经吉姆萨或瑞氏染色后，疟原虫的胞质被染成蓝色，胞核被染成紫红色，代谢产物疟色素不着色，保持原来的棕褐色、黄棕色或黑褐色。现以间日疟原虫为例，介绍薄血膜中红细胞内期各阶段的形态特征（图 20 - 4）。

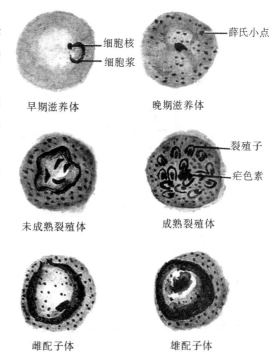

图 20 - 4　间日疟原虫红细胞内各期形态

（一）滋养体

滋养体是疟原虫在红细胞内的摄食和发育阶段，按发育先后分为早期滋养体和晚期滋养体。裂殖子侵入红细胞后发育为早期滋养体，其形态特点为胞质少，呈环状，约为所寄生红细胞直径的1/3；胞核一个，点状，位于胞质一侧；被寄生的红细胞没有明显改变。此期又称之为环状体或小滋养体。之后虫体胞质增多，有时伸出伪足，胞质中开始出现疟色素；胞核一个，形状与位置不定；被寄生的红细胞体积胀大、变形，颜色变浅，常有明显的红色薛氏小点。此期为晚期滋养体，亦称大滋养体。

（二）裂殖体

晚期滋养体进一步发育，虫体变圆，胞质内空泡消失，核开始分裂，但胞质未分裂，疟色素分散，称为未成熟裂殖体。当细胞核的分裂数目达到 12~24 个，胞质也随之分裂，每一部分胞质包绕一个胞核，成为一个裂殖子，则称为成熟裂殖体。成熟裂殖体常充满胀大的红细胞，棕褐色的疟色素集中成团，位于虫体中部。此期被寄生红细胞的变化同大滋养体。

（三）配子体

疟原虫经过数次裂体增殖后，部分裂殖子侵入红细胞后不再进行裂体增殖，而是虫体变大呈圆形或卵圆形，形成雌、雄配子体。雌配子体较大，虫体饱满，胞质致密，深蓝色，疟色素多而粗大，核小而致密，深红色，多偏于虫体一侧；雄配子体较小，胞质稀薄，浅蓝色，疟色素少而细小，核大较疏松，淡红色，位于虫体中央。此期被寄生红细胞的变化同裂殖体。

二、生活史

4 种疟原虫生活史基本相同，需要人和雌性按蚊 2 个宿主。在人体内先后寄生于肝细胞和红细胞内，进行裂体增殖。在红细胞内，除进行裂体增殖外，部分裂殖子形成配子体，开始有性生殖的初期发育。在按蚊体内，完成配子生殖和孢子增殖（图 20-5）。

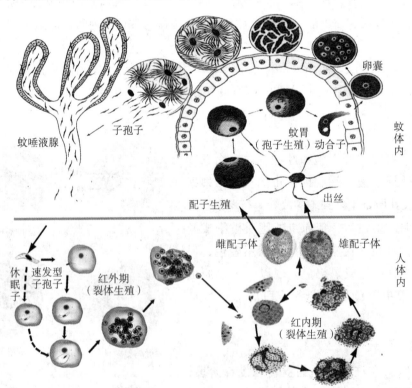

图 20-5　间日疟原虫生活史示意图

（一）在人体内的发育

疟原虫在人体先后经历红外期（肝细胞内）和红内期（红细胞内）两个发育阶段。

1. 红细胞外期发育　当涎腺中带有成熟子孢子的雌性按蚊刺吸人血时，子孢子随唾液进入人体，约经 30 分钟后随血流侵入肝细胞，摄取肝细胞内营养发育并进行裂体增殖，形成红细胞外期裂殖体。

成熟的红细胞外期裂殖体内含数以万计的裂殖子。裂殖子胀破肝细胞后释出，一部分裂殖子被巨噬细胞吞噬，其余部分侵入红细胞，开始红细胞内期的发育。间日疟原虫完成红外期发育需 7~9 天，恶性疟原虫为 6~7 天，三日疟原虫为 11~12 天，卵形疟原虫为 9 天。

一般认为间日疟原虫和卵形疟原虫的子孢子具有遗传学上不同的两种类型，即速发型子孢子和迟发型子孢子。当子孢子进入肝细胞后，速发型子孢子迅速发育完成红细胞外期的裂体增殖进入红内期。而迟发型子孢子视虫株的不同，需经过一段或长或短（数月至年余）的休眠期后，才完成红细胞外期的裂体增殖。经休眠期的子孢子被称为休眠子。恶性疟原虫和三日疟原虫无休眠子。

2. 红细胞内期发育 包括裂体增殖和配子体的形成。

（1）红内期裂体增殖 侵入红细胞内的裂殖子先形成环状体，摄取营养，经大滋养体、未成熟裂殖体，最后形成含有一定数量裂殖子的成熟裂殖体。红细胞破裂后，裂殖子释出，其中一部分被巨噬细胞吞噬，其余再侵入其他正常红细胞，重复红细胞内期的裂体增殖过程。完成一代红细胞内期裂体增殖，间日疟原虫需 48 小时，恶性疟原虫需 36~48 小时，三日疟原虫约需 72 小时，卵形疟原虫约需 48 小时。恶性疟原虫的环状体在外周血液中经十几个小时的发育后，逐渐隐匿于内脏组织器官的微血管、血窦或其他血流缓慢处，继续发育成大滋养体及裂殖体，这两个时期在外周血液中一般不易见到。

（2）配子体形成 疟原虫经几代红细胞内期裂体增殖后，部分裂殖子侵入红细胞后不再进行裂体增殖而是发育成雌、雄配子体。恶性疟原虫配子体主要在肝、脾等器官血窦或微血管里发育，成熟后始出现于外周血液中。配子体的进一步发育在蚊胃中进行，否则在人体内经 30~60 天即衰老变性而被清除。

（二）在按蚊体内的发育

当雌性按蚊刺吸患者或带虫者血液时，红细胞内的各期原虫皆可随血液进入蚊胃，仅雌、雄配子体能在蚊胃内继续发育，形成雌配子、雄配子，且受精形成合子。合子变长，能动，成为动合子。动合子穿过胃壁上皮细胞或其间隙，在蚊胃基底膜下形成圆球形的卵囊。卵囊长大，囊内的胞核和胞质反复分裂进行孢子增殖，形成数以万计的子孢子。子孢子随卵囊破裂逸出或由囊壁钻出，经血淋巴集中于按蚊的唾液腺，发育为成熟子孢子。当受染蚊子再次吸血时，子孢子即可随唾液进入人体进行发育。

在最适条件下，各种疟原虫在按蚊体内发育成熟所需时间分别为：间日疟原虫 9~10 天，恶性疟原虫 10~12 天，三日疟原虫 25~28 天，卵形疟原虫约 16 天。

三、致病性

疟原虫的主要致病阶段是红内期原虫，疟原虫在红细胞内进行裂体增殖，大量破坏红细胞导致疟疾。其致病力强弱与侵入的虫种、数量和人体免疫状态有关。

（一）潜伏期

指疟原虫侵入人体到出现临床症状的间隔时间，包括红细胞外期原虫发育的时间和红细胞内期原虫经几代裂体增殖达到发热阈值所需要的时间。潜伏期的长短与进入人体的原虫种株、子孢子数量和机体的免疫力有密切关系。间日疟原虫的短潜伏期株为 11~25 天，长潜伏期株为 6~12 个月或更长；恶性疟原虫的潜伏期为 7~27 天；三日疟原虫的潜伏期为 18~35 天；卵形疟原虫的潜伏期为 11~16 天。

（二）疟疾发作

疟疾的一次典型发作表现为寒战、高热和出汗退热三个连续阶段。疟疾发作的先决条件是出现疟原虫血症，即血中原虫的密度达到发热阈值，如间日疟原虫为 10~500 个/µl，恶性疟原虫为 500~1300 个/µl。红细胞内期成熟裂殖体胀破红细胞后，大量的裂殖子、原虫代谢产物及红细胞碎片进入血流，其中一部分被巨噬细胞、中性粒细胞吞噬，刺激这些细胞产生内源性热原质，和疟原虫的代谢产物共同作用于宿主下丘脑的体温调节中枢，引起发热。随着血流内刺激物被吞噬和降解，机体通过大量出汗，体温逐渐恢复正常，进入发作间歇阶段。由于疟疾的发作是由红内期裂体增殖所致，因此疟疾发作间隔时间应与裂体增殖的周期一致。典型的间日疟和卵形疟隔日发作一次；三日疟隔2天发作一次；恶性疟隔36～48小时发作一次。但初发患者、儿童、不同种疟原虫混合感染及曾服过抗疟药者，发作的症状及周期性均不典型。

✎ **练一练**

一次疟疾典型发作的"三部曲"是（　　）

A. 出汗、寒战、高热　　　　B. 恶心、呕吐、头昏　　　　C. 寒战、高热、出汗

D. 出汗、高热、寒战　　　　E. 发热、疲倦、出汗

答案解析

（三）疟疾的再燃和复发

疟疾初发停止后，患者若无再感染，仅由于体内残存的少量红细胞内期疟原虫在一定条件下重新大量繁殖又引起的疟疾发作，称为疟疾的再燃（recrudescence）。再燃与宿主特异性免疫力的下降及疟原虫的抗原变异有关。疟疾复发是指疟疾初发患者红细胞内期疟原虫已被消灭，未经蚊媒传播感染，经过数周至数年，又出现疟疾发作，称复发。复发机理仍未阐明清楚，其中子孢子休眠学说认为是由于肝细胞内的休眠子复苏，发育释放的裂殖子进入红细胞繁殖引起疟疾的发作。

（四）贫血

疟疾反复发作后，可出现贫血，尤以恶性疟为甚，孕妇和儿童最常见。流行区的高死亡率与严重贫血有关。

贫血的原因除了疟原虫直接破坏红细胞外，还与下列因素有关：①脾功能亢进，吞噬大量正常的红细胞；②免疫病理的损害。疟原虫寄生于红细胞时，使红细胞隐蔽的抗原暴露，刺激机体产生自身抗体，导致红细胞的破坏；③骨髓造血功能受到抑制。

（五）脾大

由于疟原虫的刺激，初发患者多在发作3～4天后，脾开始肿大；长期不愈或反复感染者，因脾脏单核巨噬细胞增生，脾大愈加明显，可达脐下。患者多伴有肝大、门静脉高压、脾功能亢进、巨脾症、贫血等症状。

（六）凶险型疟疾

凶险型疟疾绝大多数由恶性疟原虫所致，但间日疟原虫引起的脑型疟国内亦有报道。典型临床表现为持续高热、抽搐、昏迷、休克、重症贫血、肾功能衰竭、黄疸、水电解质失衡等，若不能及时诊治，死亡率很高。多数学者认为，凶险型疟疾的致病机制是聚集在脑血管内被疟原虫寄生的红细胞和血管内皮细胞发生粘连，造成微血管阻塞及局部缺氧所致；多见于流行区儿童、免疫力低下或未能及时诊治的恶性疟疾患者。

四、实验室检查

（一）病原学检查

从受检者外周血液红细胞内检出疟原虫是确诊感染的主要方法。通常从患者耳垂、指端，婴儿可在足后跟采血，制成厚、薄血膜，经瑞氏或吉姆萨染色后镜检查找疟原虫。薄血膜中，疟原虫形态完

整、典型、易识别，但原虫密度低时，容易漏检；厚血膜中，原虫数量多，易检获，但制片过程中由于红细胞被溶解，原虫形态有所改变，虫种识别比较困难。因此，最好在一张载玻片上同时制作厚、薄两种血膜，先观察厚血膜，确定是否有疟原虫的感染，再观察薄血膜以确定虫种和虫期。恶性疟在发作开始时，间日疟在发作后数小时至十余小时采血能提高检出率。

（二）免疫学检测

疟疾的免疫学检测包括检测特异性抗体和循环抗原两类方法。由于抗体在患者治愈后仍能持续一段时间，且广泛存在个体差异，因此主要用于疟疾的流行病学调查、防治效果评估及输血对象的筛选，常用的方法有 IFA 和 ELISA 等。检测患者血样中循环抗原可以辅助诊断现症感染者，常用的方法有 ELISA 双抗体夹心法、放射免疫试验（RIA）等。

另外，近年来发现，PCR 技术和 DNA 探针技术对低原虫血症和混合感染者的检出率明显优于镜检方法，为疟原虫的诊断开辟了更广阔的前景。

五、流行与防治

（一）流行特点

疟疾是严重危害人类健康的疾病之一。据 WHO 统计，世界上仍有 90 多个国家为疟疾流行区，每年约有 2 亿疟疾患者，其中 80% 以上的病例发生在撒哈拉以南的非洲国家。

疟疾曾被列为我国五大寄生虫病之一。20 世纪 50 年代初期，我国每年至少有 3000 万以上疟疾患者，病死率约为 1%，全国有疟疾流行的县（市）1829 个，占当时县（市）总数的 70%～80%。经过几代人的不懈努力，我国疟疾防治工作取得了举世瞩目的成就，自 2017 年后已连续数年未发现本土原发病例，获批 WHO 国家消除疟疾认证。但值得注意的是，随着现代经济社会的发展，人口流动更加频繁，国际交往日益密切，加之全球气候变暖以及疟疾抗药性的蔓延，疟疾疫情回升存在着诸多潜在危险因素，因此仍是我国重点防治的寄生虫病之一。

疟疾的流行与以下因素有关。

1. 传染源的存在　外周血中有雌、雄配子体的患者和带虫者都是传染源。

2. 传播媒介难以控制　我国主要的传播媒介是中华按蚊、嗜人按蚊、微小按蚊和大劣按蚊四种。

3. 人群普遍易感　除了因某些遗传因素对某种疟原虫表现出不易感的人群及高疟区婴儿可从母体获得一定的抵抗力外，其他人群对人疟原虫普遍易感。

疟疾的传播还受自然因素和社会因素的影响。自然因素中温度和雨量最为重要。社会因素如政治、经济、文化、卫生水平及人类的社会活动等直接或间接地影响疟疾的传播与流行。

（二）防治原则

1. 控制传染源　对现症患者、复发者和带虫者进行治疗，必须坚持按疗程联合用药。选用的药物为氯喹、奎宁、青蒿素及其衍生物等。治疗患者宜采用氯喹＋伯氨喹或青蒿琥酯＋甲氟喹的联合用药方案。

2. 消灭传播媒介　通过环境卫生综合治理，流行区采取包括使用蚊帐及驱蚊剂等多种措施防蚊、灭蚊。

3. 保护易感人群　预防服药是保护易感人群的重要措施之一。常用的预防性抗疟药有氯喹，抗氯喹的恶性疟，可用哌喹或哌喹＋乙胺嘧啶，或乙胺嘧啶＋伯氨喹。

护爱生命

中国抗疟新药的研究源于1967年成立的"五二三"项目，其全称为中国疟疾研究协作项目，由药学家屠呦呦带领团队进行研发。其间历经380多次鼠疟筛选，终于获得系列可喜成果。1971年10月，取得中药青蒿素筛选的成功；1972年，从中药青蒿中分离得到抗疟有效单体，命名为青蒿素，对鼠疟、猴疟的原虫抑制率达到100%；1973年，经临床研究取得与实验一致的结果，抗疟新药青蒿素由此诞生。

屠呦呦于2011年9月获得拉斯克临床医学奖，获奖理由是"因为发现青蒿素——一种用于治疗疟疾的药物，挽救了全球特别是发展中国家的数百万人的生命"。2015年，屠呦呦获得诺贝尔生理学或医学奖。

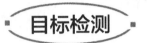

目标检测

答案解析

一、单项选择题

1. 血吸虫的感染阶段为（　　）

    A. 虫卵　　　　　　　　　B. 胞蚴　　　　　　　　　C. 尾蚴

    D. 童虫　　　　　　　　　E. 成虫

2. 日本血吸虫尾蚴在水中的分布情况是（　　）

    A. 分散于水体　　　　　　B. 沉在水底　　　　　　　C. 位于水体的表层

    D. 在水生植物附近　　　　E. 在遮阴的水域

3. 不与疫水接触可预防（　　）

    A. 血吸虫病　　　　　　　B. 肺吸虫病　　　　　　　C. 钩虫病

    D. 肝吸虫病　　　　　　　E. 蛲虫病

4. 雌雄异体的寄生虫是（　　）

    A. 肺吸虫　　　　　　　　B. 华支睾吸虫　　　　　　C. 日本血吸虫

    D. 猪带绦虫　　　　　　　E. 包生绦虫

5. 日本血吸虫主要寄生于人体的（　　）

    A. 膀胱静脉丛　　　　　　B. 胃底静脉　　　　　　　C. 门脉－肠系膜静脉

    D. 脾静脉　　　　　　　　E. 骨盆静脉丛

6. 疟原虫的主要致病阶段是（　　）

    A. 未成熟裂殖体　　　　　B. 配子体　　　　　　　　C. 成熟裂殖体

    D. 小滋养体　　　　　　　E. 大滋养体

7. 治疗疟疾患者，宜采用的联合用药方案是（　　）

    A. 氯喹＋乙胺嘧啶　　　　B. 伯氨喹＋乙胺嘧啶　　　C. 氯喹＋伯氨喹

    D. 乙胺嘧啶＋青蒿素　　　E. 青蒿素＋氯喹

8. 可以感染蚊体的疟原虫的发育阶段是（　　）

    A. 未成熟裂殖体　　　　　B. 配子体　　　　　　　　C. 成熟裂殖体

    D. 小滋养体　　　　　　　E. 大滋养体

9. 常采用薄、厚血膜涂片法检查的原虫是（　　）

　　A. 隐孢子虫　　　　　　　B. 溶组织内阿米巴　　　　　C. 蓝氏贾第鞭毛虫

　　D. 阴道毛滴虫　　　　　　E. 疟原虫

10. 可引起复发的疟原虫是（　　）

　　A. 间日疟原虫和恶性疟原虫

　　B. 恶性疟原虫和三日疟原虫

　　C. 卵形疟原虫和恶性疟原虫

　　D. 三日疟原虫和卵形疟原虫

　　E. 间日疟原虫和卵形疟原虫

二、多项选择题

1. 日本血吸虫虫卵能进入肠腔随粪便排出体外的原因包括（　　）

　　A. 肠蠕动　　　　　　　　B. 毒素破坏肠壁　　　　　　C. 腹内压增加

　　D. 血管内压增加　　　　　E. 卵内毛蚴分泌物破坏肠壁

2. 凶险型疟疾可出现的临床表现有（　　）

　　A. 黄疸　　　　　　　　　B. 贫血　　　　　　　　　　C. 抽搐

　　D. 高热　　　　　　　　　E. 肾功能衰竭

3. 可感染人的疟原虫有（　　）

　　A. 间日疟原虫　　　　　　B. 三日疟原虫　　　　　　　C. 卵形疟原虫

　　D. 恶性疟原虫　　　　　　E. 约氏疟原虫

4. 血吸虫的致病虫期包括（　　）

　　A. 虫卵　　　　　　　　　B. 胞蚴　　　　　　　　　　C. 尾蚴

　　D. 童虫　　　　　　　　　E. 成虫

（钟秀丽）

书网融合……

　　📑 重点回顾　　　　　　　📱 微课　　　　　　　📋 习题

第二十一章　皮肤与组织寄生虫

PPT

学习目标

知识目标：
1. **掌握**　刚地弓形虫、人疥螨、蠕形螨的生活史和致病性特点。
2. **熟悉**　常见皮肤与组织寄生虫的形态特征及流行与防治。
3. **了解**　常见皮肤与组织寄生虫常用的实验室检查方法。

技能目标：
能综合应用所学知识，分析常见皮肤与组织内寄生虫的临床症状，制定防治措施。

素质目标：
培养良好卫生习惯，正确饲养宠物，避免人畜共患寄生虫的感染。

皮肤与组织寄生虫是指寄生于人体皮肤与组织内，或其幼虫在皮肤组织内移行，引起人类疾病的寄生虫。皮肤与组织寄生虫有旋毛虫和美丽同线虫等线虫、曼氏迭宫绦虫等吸虫、刚地弓形虫和肉孢子虫等原虫以及人疥螨和蠕形螨等节肢动物。本章重点介绍刚地弓形虫、人疥螨和蠕形螨。

📖 导学情景

情景描述： 患者，女，22岁。因短暂性意识障碍发作3年入院。患者在3年前突然出现短暂的意识障碍，表现为两眼瞪视，站立不动，呼之不应，每次持续10～20秒，继之昏睡数分钟，清醒后对发作过程均不能记忆，1天内可多次发作。时有幻听，如音乐感、噪音等。为明确诊断而入院。既往无头痛和外伤史，有养猫嗜好。

情景分析： 在日常生活中，有的养猫人士容易发生意识障碍性疾病，此时应考虑弓形虫感染的可能。

讨论： 若怀疑患者感染了弓形虫病，如何诊断和治疗？

学前导语： 现在养猫的人士越来越多，你是否了解这种生活方式可能会使人体感染上寄生虫呢？其中的弓形虫就是其中之一。弓形虫是怎样引起人类疾病，又该如何进行防治？其他皮肤与组织寄生虫又有什么特点？

第一节　刚地弓形虫 📱微课

刚地弓形虫简称弓形虫。专性细胞内寄生，寄生于人和140余种哺乳动物的有核细胞内，引起人兽共患的弓形虫病。弓形虫是重要的机会致病性原虫，当宿主免疫力低下时，可致严重后果甚至死亡。

一、形态

弓形虫生活史包括滋养体、包囊、裂殖体、配子体和卵囊5种不同形态的发育阶段（图21-1）。

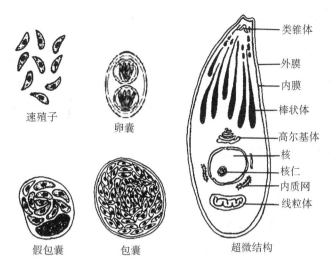

速殖子　卵囊

类锥体
外膜
内膜
棒状体
高尔基体
核
核仁
内质网
线粒体

假包囊　包囊　超微结构

图 21 - 1　刚地弓形虫形态示意图

（一）滋养体

急性感染期的中间宿主体内寄生的阶段为滋养体，又称为速殖子，寄生于宿主有核细胞内，或散布于脑脊液、血液及炎性渗出液中，单个或成对排列。有核细胞内速殖子不断增殖，形成数个至 20 余个由宿主细胞膜包绕的虫体集合体，称假包囊时。当速殖子进一步增殖，可致宿主细胞膜破裂并释出，再侵入其他细胞形成包囊或假包囊。

速殖子呈弓形或月牙形，一端较尖，一端钝圆，一边扁平，另一边较膨隆，大小为（4 ~ 7）μm ×（2 ~ 4）μm。经吉姆萨或瑞氏染色后可见细胞质呈蓝色，胞核呈紫红色，位于虫体中央稍偏后。

（二）包囊

包囊为虫体在慢性或隐性感染期的宿主组织内形成的囊性结构。虫体圆形或椭圆形，直径 5 ~ 100μm，具有一层富有弹性的坚韧囊壁结构。囊内滋养体称缓殖子。缓殖子在形态上与速殖子相似，但虫体略小。包囊可长期在组织内生存，在一定条件下也可破裂，释出的缓殖子可重新进入新的细胞，形成包囊或假包囊。

（三）卵囊

卵囊又称囊合子，是终宿主产出的具有传播作用的感染阶段。刚从猫粪便排出的卵囊为圆形或椭圆形，大小为 10 ~ 12μm，具两层光滑透明的囊壁，其内充满均匀小颗粒。成熟卵囊含 2 个孢子囊，每个孢子囊内含 4 个新月形的子孢子。

二、生活史

弓形虫生活史比较复杂，需要两个宿主。在终宿主猫和猫科动物体内完成有性生殖，同时也进行无性生殖。在中间宿主人或其他动物体内只有无性生殖（图 21 - 2）。

（一）在中间宿主体内的发育

当猫粪内的卵囊或动物肉类中的包囊或假包囊被中间宿主如人、羊、猪、牛等吞食后，在肠内逸出子孢子、缓

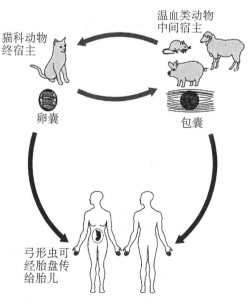

温血类动物中间宿主

猫科动物终宿主

卵囊　包囊

弓形虫可经胎盘传给胎儿

图 21 - 2　刚地弓形虫生活史示意图

殖子或速殖子，随即侵入肠壁经血液或淋巴液到达全身各器官组织，如脑、淋巴结、肝、心、肺、肌肉等，进入细胞内发育繁殖形成假包囊，直至细胞破裂，速殖子重行侵入新的组织细胞，反复繁殖。在免疫功能正常的机体内，部分速殖子侵入宿主细胞后繁殖速度减慢，形成包囊。包囊在宿主体内可存活数月、数年，甚至终身不等。当机体免疫功能低下或长期应用免疫抑制剂时，组织内的包囊可破裂，释出的缓殖子，进入血流侵入其他新的组织细胞继续发育繁殖。包囊亦是中间宿主之间或终宿之间互相传播的主要形式。

（二）在终宿主体内的发育

猫或猫科动物捕食含弓形虫包囊或假包囊的动物内脏或肉类组织，或食入或饮入被成熟卵囊污染的食物或水，包囊内的速殖子、假包囊内的缓殖子或卵囊内的子孢子在肠腔逸出，主要在回肠部侵入小肠上皮细胞发育增殖形成裂殖体，成熟后释出裂殖子，侵入新的肠上皮细胞内重复裂体增殖过程。经数代增殖后，部分裂殖子发育为雌、雄配子体，继续发育为雌、雄配子，雌、雄配子受精成为合子，最后形成卵囊。卵囊从上皮细胞逸出进入肠腔，随粪便排出体外，后在适宜的温度、湿度环境中，逐渐发育为具有感染性的成熟卵囊。

弓形虫在猫的肠上皮细胞内进行有性生殖，在其他组织细胞内则进行无性生殖，发育过程与中间宿主体内相同。

三、致病性

（一）致病机制

刚地弓形虫可分为强毒株和弱毒株，前者可引起急性感染，后者可引起慢性或隐性感染。

1. 速殖子　是弓形虫引起急性感染的主要致病阶段，以其对宿主细胞的侵袭力和在有核细胞内独特的内二芽殖法增殖破坏宿主细胞。虫体逸出后又重新侵入新的细胞，刺激淋巴细胞、巨噬细胞的浸润，导致组织的急性炎症和坏死。

2. 缓殖子　是弓形虫引起慢性感染的主要致病阶段。包囊因缓殖子增殖而体积增大，挤压器官，导致其功能障碍。包囊增大到一定程度，可因多种因素而破裂。游离的虫体可刺激机体产生迟发性变态反应，并形成肉芽肿、纤维化、钙化等病变，多见于脑、眼等部位。

宿主感染弓形虫后，在正常情况下，可产生有效的保护性免疫，多数无明显症状，仅在宿主有免疫缺陷或免疫功能低下时，虫体增殖速度加快，致病力增强，才引起弓形虫病甚至死亡。

（二）临床表现

1. 先天性弓形虫病　常见于孕妇妊娠期间初次感染弓形虫，虫体经胎盘传播给胎儿所致。孕早期感染，症状严重，可引起流产、早产、死胎或畸胎，如无脑儿、小头畸形、脑积水等。孕中期、晚期感染，损害较轻，胎儿多表现为隐性感染，有的出生后数月甚至数年才出现症状，主要累及大脑和眼，出现脑积水、脑钙化、视网膜脉络膜炎和精神、运动障碍等典型症状。

2. 获得性弓形虫病　临床表现复杂，病情与虫体侵袭部位及人体免疫功能状态密切相关。免疫功能正常者多为隐性感染，而在免疫力低下的人群，隐性感染可转为亚急性或急性感染，出现明显的临床症状，主要表现为淋巴结肿痛但不化脓，以颈部和腋窝淋巴结最常受累；中枢神经系统损害，如脑炎、脑膜脑炎、癫痫和精神异常；眼部病变，以视网膜脉络膜炎为多见，表现为视力突然下降、斜视、视力障碍等症状。

四、实验室检查

（一）病原学检查

1. 涂片染色法 可取急性期患者的腹水、胸水、羊水、脑脊液等标本，离心后取沉淀物涂片，或采用活组织穿刺物涂片，经吉姆萨染色或瑞氏染色，镜检弓形虫滋养体。该法简便，但阳性率不高。

2. 动物接种分离法或细胞培养法 将待检标本接种于小鼠腹腔，1 周后取腹腔液镜检滋养体，阴性结果至少盲目传代 3 次。也可将待检标本接种于离体培养的单层有核细胞内培养，镜检查找滋养体或假包囊。该法检出率高，是较为常用的病原学检查方法。

（二）免疫学检测

血清学试验是目前诊断弓形虫感染的重要的辅助手段。常用弓形虫染色试验（DT）、IHA 和 ELISA，检测患者血清中的 IgG 和 IgM 类抗体。

近年来，具有敏感性高、特异性强和早期诊断价值的 PCR 技术和 DNA 探针技术开始试用于弓形虫感染的检测。

五、流行与防治

（一）流行特点

弓形虫呈世界性分布，人群以及家畜等皆普遍易感，为重要的人畜共患寄生虫病，严重影响畜牧业发展和人类健康。造成弓形虫病广泛流行的原因有：①生活史多个阶段都具感染性。②感染方式多样，除食（饮）入含弓形虫的肉类、蛋品、奶制品或被卵囊污染的食物和水可致感染外，还可经破损的皮肤、黏膜感染；输血或器官移植也可能引起感染；节肢动物携带卵囊也具有一定的传播意义。③中间宿主广泛。④交叉感染多见，虫体在终宿主之间、中间宿主之间以及终宿主与中间宿主间均可互相传播。⑤包囊生存力强，在中间宿主组织内可长期存活。⑥卵囊排放量大，且对环境抵抗力强。

练一练

弓形虫的感染阶段包括（　　）

A. 包囊　　　　　　　　B. 假包囊　　　　　　　　C. 裂殖体

D. 配子体　　　　　　　E. 卵囊

答案解析

（二）防治原则

防治弓形虫病流行重在预防。应加强对家畜、家禽和可疑动物的监测和隔离，对肉类加工厂建立必要的检疫制度，加强饮食卫生管理，教育群众不吃生或半生的肉制品；孕妇应避免与猫和生肉接触并定期做弓形虫检查，以防止先天性弓形虫病的发生。

对弓形虫病应及时进行治疗，但至今尚无特效药物。乙胺嘧啶、磺胺类药物如复方磺胺甲噁唑对增殖阶段弓形虫有抑制作用，两者联合应用可提高疗效。治疗孕妇感染首选螺旋霉素，其毒性小，器官分布浓度高。治疗过程中应适当配用免疫增强剂，以提高宿主的抗虫能力。

护爱生命

由于先天性弓形虫病对胎儿影响巨大，因此避免孕前期与孕期妇女感染弓形虫以及不慎感染后的及时治疗尤为重要，以下几个常识有助于我们护理人员开展弓形虫防治的卫生宣教工作。

（1）由于猫为弓形虫的终宿主，因此养猫人士更易发生弓形虫感染。为了孕育一个健康的胎儿，建议备孕期妇女和孕妇不要养猫，避免感染弓形虫。

（2）弓形虫感染的孕妇虽接受螺旋霉素等药物治疗，但如果时间、疗程、剂量不当，胎儿仍可有受损表现。

（3）孕妇若前一胎因弓形虫感染出现过致畸或死胎，又未经有效抗虫治疗，再孕胎儿仍可继续受其危害。

（4）男性感染弓形虫后可引起精子质与量的变化，故防治先天性弓形虫感染，必须男、女双方同时采取措施。

第二节　人疥螨

疥螨是一种永久性寄生螨类，可寄生于人和哺乳动物的皮肤表皮角质层内。寄生于人体的疥螨为人疥螨，可引起一种有剧烈瘙痒的顽固性皮肤病，即疥疮。

一、形态

成虫圆形或椭圆形，背面隆起，乳白或浅黄色，雌螨大小为（0.3～0.5）mm×（0.25～0.4）mm；雄螨为（0.2～0.3）mm×（0.15～0.2）mm。螯肢如钳状，尖端有小齿，寄生于啮食宿主皮肤的角质层组织。躯体背面有波状横纹和成列的鳞片状皮棘，躯体后半部有几对杆状刚毛和长鬃。腹面光滑，仅有少数刚毛和4对足。足粗短圆锥形，分前后两组。雌、雄虫体前2对足末端均为带长柄的吸垫，第3对足的末端皆为长鬃，而第4对足末端雌、雄结构不同，雌螨为长鬃，雄螨为带长柄的吸垫（图21-3）。

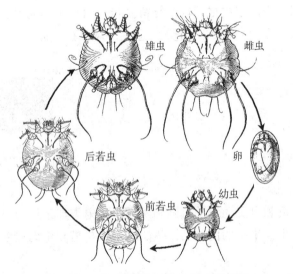

图21-3　人疥螨形态与生活史示意图

二、生活史

疥螨生活史包括卵、幼虫、前若虫、后若虫和成虫5个发育阶段（图21-3）。

成虫寄生于宿主表皮角质层，以角质组织和淋巴液为食，并在皮下挖掘一条与体表平行的弯曲"隧道"，长2～16mm。"隧道"是疥螨在宿主体内寄生与繁殖的场所，常见于皮肤柔软嫩薄处，如手指间、肘窝、腋窝、腹股沟、外生殖器等处，但婴幼儿和儿童则全身皮肤均可寄生。

雌虫在"隧道"内产卵，一生可产卵40～50枚。卵产出后孵出幼虫，幼虫发育为前若虫，再蜕皮发育为已有雌、雄之分的后若虫。雌性后若虫和雄虫成虫于夜晚在宿主皮肤表面进行交配。交配后的雄虫，多数死亡，但亦可在雌螨的"隧道"内或自行挖掘"隧道"而短期生活；交配受精后的雌性后若虫运动活跃，爬行速度快，此时也是最易感染新宿主的时期。20～30分钟内雌性后若虫重新钻入宿主皮内，蜕变成雌性成螨。雌螨寿命5～6周（图21-3）。

雌虫离开宿主后的活动、寿命及感染人的能力与所处环境的温度和相对湿度有关。温度较低，湿度较大时寿命较长，而高温低湿则对其生存不利。雌螨最适扩散的温度为15～31℃，有效扩散时限为

1~7 天，在此时限内活动正常并具感染能力。

三、致病性

疥螨引起的皮肤病称为疥疮。其感染方式主要是通过直接接触，如与患者握手、同床睡眠等，特别是在夜间睡眠时。疥螨离开宿主后还可生存数天，并仍可产卵和孵化，因此也可通过患者的被服、手套、鞋袜等间接传播。公共浴室的休息更衣间是重要的社会传播场所。

疥螨对人体的伤害主要是虫体挖掘"隧道"的机械性刺激及虫体排泄物、分泌物以及死亡虫体的崩解物引起的超敏反应。寄生部位的皮损为小丘疹、小疱及"隧道"，多为对称分布。剧烈瘙痒是疥疮最突出的症状，白天瘙痒较轻，夜晚加剧，睡后更甚。可能是由于疥螨夜间在温暖的被褥内活动较强或由于晚上啮食更频繁所致，故可影响睡眠。由于剧痒和搔抓，可引起继发性感染，发生脓疱、毛囊炎或疖肿。

❓ 想一想

疥螨对人体的主要损害是什么？

答案解析

四、实验室检查

根据患者的接触史、疥疮的好发部位、皮损特点和夜间瘙痒加剧等临床症状和体征，特别是典型的皮下"隧道"，可做出初步诊断。确诊通常采用针挑法在"隧道"中检获疥螨，检出率较高。

五、流行与防治

（一）流行特点

疥疮分布广泛，遍及世界各地，多发生于学龄前儿童及青年集体中，但亦可发生在其他年龄组。许多哺乳动物的疥螨，偶尔也可感染人体，但症状较轻。

（二）防治原则

疥疮重在预防。主要是加强卫生宣教，注意个人卫生，勤洗澡换衣。避免接触患者及其使用过的被、褥、毛巾等，并及时煮沸或蒸汽消毒处理患者的衣物等。发现患者应及时治疗，以外用杀疥虫的制剂为主，常用的有 10% 硫黄软膏、3% 水杨酸软膏、1% 丙体六氯环己烷（疥灵霜）乳膏、25% 苯甲酸苄酯洗剂或乳剂等。用药前洗净患处，干后涂搽药物。口服伊维菌素也有一定作用。

第三节　蠕形螨

蠕形螨俗称毛囊虫，是一种寄生于人和哺乳动物毛囊和皮脂腺内的小型永久性寄生螨类。根据寄生部位的不同，人体蠕形螨分为毛囊蠕形螨和皮脂蠕形螨两种，可致蠕形螨病。

一、形态

寄生于人体的两种蠕形螨形态基本相似。成螨细长呈蠕虫状，乳白色，半透明，长 0.1~0.4mm，雌螨略大于雄螨。虫体分颚体、足体和末体三部分。颚体宽短呈梯形，位于虫体前端，其上有针状螯肢1对。足体腹面有足4对，粗短呈芽突状。末体细长，表皮具有环形皮纹。皮脂蠕形螨略短，末体占躯体长度的1/2，末端尖而呈锥状；毛囊蠕形螨较长，末体占躯体长度的2/3～3/4，末端较钝圆（图21-4）。

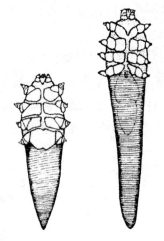

图21-4　皮脂蠕形螨与毛囊蠕形螨形态示意图

二、生活史

蠕形螨生活史包括卵、幼虫、前若虫、若虫和成虫5个发育阶段。

雌、雄虫体在毛囊口交配后，雄虫随即死亡，雌虫进入毛囊和皮脂腺内产卵。卵经60小时左右孵出幼虫，约36小时后蜕皮发育为前若虫，再经72小时左右蜕皮发育为若虫。幼虫和前若虫有3对足，若虫似成虫，具4对足。若虫经2～3天蜕皮发育为成虫，再经历5天达到性成熟，具备交配产卵能力。蠕形螨完成一代生活史约需时半个月。雌螨寿命超过4个月。

蠕形螨主要寄生于人体的毛囊和皮脂腺中，寄生部位有鼻、鼻沟、额、下颌、颊部、眼睑周围和外耳道，也可寄生于头皮、颈、肩背、胸部、乳头、大阴唇、阴茎和肛门等处，刺吸毛囊上皮细胞和腺细胞的内容物，也可取食皮脂腺分泌物、角质蛋白和细胞代谢物等。毛囊蠕形螨常3～6只，多时达18只群居在一个毛囊中；皮脂蠕形螨常单个寄生于皮脂腺或毛囊中。蠕形螨呈负趋光性，多于夜间爬出皮肤表面进行交配。

蠕形螨对温度较敏感，发育最适宜的温度为37℃左右，58℃以上1～2分钟即死亡。蠕形螨喜潮湿，干燥环境对其生存不利。对酸性环境的耐受力强于碱性环境，尤以皮脂蠕形螨为明显。75%乙醇和3%甲酚皂溶液15分钟可杀死蠕形螨，但日常洗涤用品不能将其杀死。

三、致病性

人体蠕形螨可通过直接或间接接触而传播，具低度致病性。其对人体的危害程度与螨种、感染度及人体的免疫力等因素有关。

虫体活动时的机械刺激及其分泌物、排泄物的化学刺激，可使毛囊扩张、上皮变性、毛细血管增生、皮脂腺阻塞，引起炎症反应和超敏反应，但绝大多数感染者无自觉症状，或仅具有轻微痒感或烧灼感。当人体免疫力下降，或食用过多含糖物质、油脂等，则容易引起明显的毛囊炎和皮脂腺炎症，多表现为鼻尖、鼻翼两侧皮肤轻度潮红和异常油腻，继而出现弥漫性潮红、充血，继发性红斑湿疹或散在的针尖至粟粒大小不等的红色痤疮状丘疹、脓疱、结痂及脱屑等。

目前，已经确认蠕形螨的感染与酒渣鼻、睑缘炎、痤疮、脂溢性皮炎、毛囊炎、激素依赖性皮炎和外耳道瘙痒等疾病密切相关。

👁看一看

蠕形螨与眼部疾病

患者，女，30岁。3个月前起双眼时感奇痒无比，每次发作都忍不住抓挠眼皮，常伴有睫毛脱落。患者用过治疗结膜炎的很多药物，然而症状没有明显改善。就诊时，医生检查发现患者的睫毛上沾有很多蜡样分泌物，像袖套一样包裹着睫毛根部，随取几根睫毛置于显微镜下观察，发现几只毛囊蠕形螨沿着睫毛在缓慢爬动，这正是引起她眼部奇痒的病因——蠕形螨感染。

毛囊蠕形螨喜欢藏在睫毛根部，当寄居达到一定的数量时，就有可能引起蠕形螨感染性睑缘炎，表现为眼痒、眼红、异物感、刺痛、畏光、流泪等，常伴有睫毛脱落、睫毛鳞屑等症状。在所有类型的睑缘炎患者中，蠕形螨的检出率高达20.76%～50.69%，成为引起睑缘炎的最常见原因之一，值得大家在临床实践中予以关注。

四、实验室检查

根据临床症状及皮损情况，可做出初步诊断。从毛囊或皮脂腺分泌物中检出蠕形螨是确诊的依据。常用透明胶纸法和挤压涂片法取材镜检虫体。前者检出率高，兼能测定感染度和评价疗效，常用于普查；后者操作简单、快速，为门诊检查蠕形螨的常用方法。

五、流行与防治

（一）流行特点

人体蠕形螨呈世界性分布，在我国的感染也比较普遍，感染率一般在20%以上。各年龄阶段人群均可感染，尤以40～60岁感染率较高，男性高于女性，以毛囊蠕形螨多见，部分患者存在混合感染。感染方式为皮肤的直接接触和通过毛巾等用品的间接接触。

（二）防治原则

蠕形螨的预防重在养成良好的卫生习惯，要尽量避免与感染者密切接触，不用公共盥洗器具，单独使用日常生活用品，毛巾、枕巾、被褥等物要勤洗勤晒。

治疗缺乏特效药，常口服甲硝唑、伊维菌素、维生素 B_6、复合维生素 B 等，兼外用甲硝唑霜、苯甲酸苄酯乳剂、硫黄软膏等。

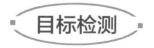 目标检测

答案解析

一、单项选择题

1. 关于弓形虫病，下列描述错误的是（　　）

　　A. 是一种人畜共患疾病　　　　　　　B. 呈世界性分布

　　C. 病原体是刚地弓形虫　　　　　　　D. 在人体内仅有滋养体一种形态

　　E. 感染率有明显的地区差异

2. 不能够检获到弓形虫速殖子的标本是（　　）

　　A. 肝细胞　　　　　　　B. 白细胞　　　　　　　C. 成熟的红细胞

　　D. 脑细胞　　　　　　　E. 肠上皮细胞

3. 刚地弓形虫病最重要的传染源为（　　）

    A. 弓形虫病患者   B. 猫及猫科动物   C. 弓形虫带虫者

    D. 淡水鱼类   E. 淡水螺类

4. 孕妇患弓形虫病时首选治疗药物是（　　）

    A. 复方磺胺甲噁唑   B. 螺旋霉素   C. 免疫增强剂

    D. 乙胺嘧啶   E. 甲硝唑

5. 检查人体蠕形螨感染采集的标本为（　　）

    A. 粪便   B. 额面部毛囊、皮脂腺分泌物

    C. 痰液   D. 胸腔积液、腹腔积液等体液

    E. 肌肉

6. 毛囊蠕形螨与皮脂蠕形螨的形态区别是（　　）

    A. 毛囊蠕形螨末体较长，尾端尖；皮脂蠕形螨末体较长，尾端尖

    B. 毛囊蠕形螨末体较短，尾端钝；皮脂蠕形螨末体较长，尾端尖

    C. 毛囊蠕形螨末体较长，尾端钝；皮脂蠕形螨末体较短，尾端尖

    D. 毛囊蠕形螨末体较长，尾端钝；皮脂蠕形螨末体较短，尾端钝

    E. 毛囊蠕形螨末体较长，尾端尖；皮脂蠕形螨末体较短，尾端钝

7. 下列对于疥疮描述正确的是（　　）

    A. 动物和人的疥疮，不相互传染   B. 动物不患疥疮

    C. 人的疥疮只能人传染人   D. 动物和人的疥疮可相互传染

    E. 动物和人的疥疮都是人疥螨引起

8. 皮肤角质层内寄生，并在皮下挖掘蜿蜒"隧道"的虫体为（　　）

    A. 旋毛虫   B. 蠕形螨   C. 刚地弓形虫

    D. 人疥螨   E. 曼氏迭宫绦虫

9. 实验室诊断疥疮的常用检查方法是（　　）

    A. 以消毒针头挑破局部皮肤检查   B. 留取患者粪便直接涂片检查

    C. 采外周血涂薄血膜检查   D. 刮取局部标本培养

    E. 采外周血用 ELISA 法检查

10. 下列不属于蠕形螨发育阶段的是（　　）

    A. 成虫   B. 卵   C. 幼虫

    D. 若虫   E. 蛹

二、多项选择题

1. 蠕形螨的结构分为（　　）

    A. 颚体   B. 须肢   C. 足体

    D. 螯肢   E. 末体

2. 下列对刚地弓形虫宿主描述正确的是（　　）

    A. 猫既是终宿主，又是中间宿主   B. 人是终宿主

    C. 人是中间宿主   D. 猪、鼠、兔等为中间宿主

    E. 猪、鼠、兔等为终宿主

3. 疥螨的防治原则包括（　　）

    A. 注意饮食卫生，防止误食疥螨卵   B. 注意个人卫生，避免与疥疮患者接触

    C. 沐浴后要用硫黄软膏涂擦患处   D. 对患者的衣服应及时消毒处理

E. 做好防鼠、灭鼠工作

4. 在成人，疥螨最容易寄生的部位是（　　）

A. 肘窝　　　　　　　　B. 指间　　　　　　　　C. 腋窝

D. 腹股沟　　　　　　　E. 颜面部

（钟秀丽）

书网融合……

　　重点回顾　　　　　　　微课　　　　　　　习题

第二十二章　泌尿生殖系统寄生虫

学习目标

知识目标：

1. **掌握**　阴道毛滴虫的生活史和致病特点。
2. **熟悉**　阴道毛滴虫的形态特征及流行与防治。
3. **了解**　阴道毛滴虫常用的实验室检查方法。

技能目标：

能综合应用所学知识，分析阴道毛滴虫的临床症状，制定防治措施。

素质目标：

培养良好卫生习惯，养成自尊、自爱的性观念。

泌尿生殖系统寄生虫主要指寄生于宿主泌尿生殖系统而引起疾病的寄生虫，如阴道毛滴虫、埃及血吸虫、肾膨结线虫等。本章主要介绍阴道毛滴虫。

📖 导学情景

情景描述： 患者，女，33 岁，农民，已婚。主诉：白带增多、腰酸、阴部瘙痒伴有腥臭味。追问病史：患者自农村进城做保姆已有 2 年，自觉劳累后腰酸，白带淡黄色有泡沫样黏液，阴部经常瘙痒，时闻腥臭味。妇科检查：外阴部红肿，子宫颈周围糜烂。阴道涂片检查：混悬片查见大量阴道毛滴虫；染色片查见革兰阳性球菌和阴性杆菌；红细胞（＋）、白细胞（＋＋）、上皮细胞（＋）。遵医嘱口服甲硝唑片剂合并局部使用栓剂一个疗程后，症状好转。

情景分析： 阴道炎是妇科常见疾病，可由阴道毛滴虫、淋病奈瑟菌、白色念珠菌等多种病原体感染引起，若不及时诊治，严重影响女性生育、生活和健康。

讨论： 滴虫性阴道炎有哪些临床症状？如何进行诊断与防治？

学前导语： 阴道毛滴虫引起的疾病是一类常见的性传播疾病。学习其形态、生活史、致病性以及实验室检查等内容，对控制本虫感染的传播与流行具有重要意义。

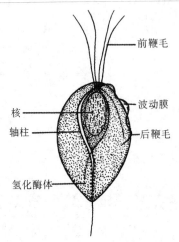

前鞭毛

波动膜

核

轴柱

后鞭毛

氢化酶体

图 22－1　阴道毛滴虫形态示意图

阴道毛滴虫是寄生在人体阴道和泌尿道的鞭毛虫，简称阴道滴虫，主要引起滴虫性阴道炎、尿道炎和前列腺炎，是以性传播为主的一种传染病，是目前世界上最常见的一种性传播性寄生虫病。

一、形态

阴道毛滴虫的生活史仅有滋养体阶段。活体形态多变，体长（7～32）μm ×（5～12）μm，无色透明，有折光性，活动力强，做旋转式运动。固定染色后呈椭圆形或梨形，前 1/3 处有一个椭圆形细胞核，核上缘有 5 颗排列成环状的毛基体，由此发出 4

根前鞭毛和1根后鞭毛。轴柱1根，纤细透明，纵贯虫体并自后端伸出体外。体外侧前1/2处，有一波动膜，其外缘与向后延伸的后鞭毛相连。鞭毛与波动膜是虫体运动的结构基础。胞质内有深染的颗粒，为该虫体特有的氢化酶体（图22-1）。

二、生活史

阴道毛滴虫生活史简单，只有滋养体期。滋养体主要寄生于女性阴道，尤以后穹隆多见，偶可侵入尿道。男性感染者一般寄生于尿道、前列腺，也可侵及睾丸、附睾及包皮下组织。虫体以二分裂法进行繁殖。滋养体既是繁殖阶段，也是感染和致病阶段。该虫体通过直接性接触或间接接触方式在人群中传播。

练一练

阴道毛滴虫的感染阶段是（　　）

A. 滋养体　　　　　　　B. 未成熟包囊　　　　　　C. 虫卵
D. 成熟包囊　　　　　　E. 幼虫

答案解析

三、致病性

（一）致病机制

阴道毛滴虫在阴道内定植和致病力随着虫株及宿主生理状况、免疫功能以及阴道内细菌或真菌感染状况等而改变，妇女在妊娠及泌尿生殖系统生理失调时更易出现炎症。

健康妇女阴道内因乳酸杆菌酵解上皮细胞内的糖原产生乳酸，使 pH 维持在 3.8~4.4 之间，可抑制细菌或滴虫生长，称为阴道的自净作用。当滴虫寄生时，其在阴道中消耗糖原，妨碍乳酸杆菌的酵解作用，降低乳酸浓度，破坏阴道的自净作用，而使阴道 pH 转为中性或碱性，滴虫得以大量繁殖，引起阴道炎症。妊娠期及月经后期，阴道生理周期使 pH 接近中性，又富含血清，有利于滴虫的繁殖，此时，妇女滴虫的感染比较容易发生。

想一想

阴道毛滴虫引起阴道炎症的主要原因是什么？

答案解析

（二）临床表现

多数女性感染后并无临床表现，或症状不明显而呈带虫状态。滴虫性阴道炎常见症状为外阴瘙痒，白带增多，呈灰黄色或乳白色泡沫状，伴有特殊臭味。严重时可有外阴部灼热、刺痛、性交痛，甚至影响工作和睡眠。滴虫性尿道炎可有尿频、尿急、尿痛等尿路刺激症状。男性感染者一般呈带虫状态，严重者表现为尿痛、夜尿、前列腺肿大及触痛等。有的学者认为，该虫体的感染与不孕症和子宫颈癌的发生有一定关系。

四、实验室检查

取阴道壁或后穹隆分泌物、尿液沉淀物或前列腺液，做生理盐水直接涂片或涂片染色镜检查找滋养体。也可用培养法，取上述标本接种于肝浸液培养基内，37℃孵育48小时后镜检滋养体。也可采用

ELISA、直接荧光抗体试验（DFA）和乳胶凝集试验（LAT）等方法进行阴道分泌物中抗原的检测。此外，PCR、DNA 探针技术以及 DNA 原位杂交技术也可用于阴道滴虫感染的辅助诊断。

五、流行与防治

（一）流行特点

阴道毛滴虫呈世界性分布，各地感染率不一，一般为 10% ~ 25%，在卫生保健条件较差的国家和地区妇女的感染率较高，易感年龄为 16 ~ 35 岁。该虫体在我国的流行也很广泛，感染率为 1.25% ~ 12.9%。

传染源是滴虫患者和带虫者，主要通过性接触直接传染，亦可通过公共浴池、游泳池、坐式马桶等间接传播。

（二）防治原则

加强卫生宣教，注意个人卫生尤其是经期卫生，加强公共浴池、游泳池、浴具等卫生监管，杜绝不洁性行为是预防本病的重要举措。治疗患者和带虫者，还应对性伴侣同时治疗。常用口服药物有甲硝唑、替硝唑；局部可用乙酰胂胺、香葵油精、甲硝唑栓剂等药物，也可用 1：5 000 高锰酸钾、1% 乳酸、0.5% 乙酸等溶液冲洗局部，以保持阴道内的清洁度和酸性环境。

👁 看一看

阴道毛滴虫的抵抗力

阴道滴虫的抵抗力较强，在半干燥环境下可存活 14 ~ 20 小时，潮湿的毛巾、衣裤上可存活 23 小时，40℃ 水中可存活 102 小时，普通肥皂水中可存活 45 ~ 105 分钟，在便器垫上可存活 30 分钟以上。阴道滴虫对外界环境较强的抵抗力，使得间接接触感染成为可能，因此在卫生条件差而又集体生活的人群中，若不注意预防，极易造成相互感染。

💙 护爱生命

阴道毛滴虫的感染非常普遍，其中性接触为重要的感染途径之一。国外资料表明，阴道毛滴虫的感染率与性接触次数有关，无性行为的女性感染率为零，而性工作者感染率明显高于其他群体。作为未来的医护工作者，一方面要树立正确的人生观、世界观、价值观，具有正确的性观念，自尊、自爱、自立、自强。另一方面应具备利用所学知识，深入社区，积极开展卫生宣教工作的能力，为滴虫病的防治做出自己的贡献。

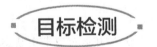

答案解析

一、单项选择题

1. 阴道毛滴虫的致病原因是（　　）

    A. 虫体吸附肠上皮细胞，阻碍营养吸收

    B. 导致酸度减弱，菌群失调诱发炎症

    C. 对宿主组织细胞的触杀，而致溶解性破坏

    D. 吞噬细胞，大量破坏并增生

    E. 大量增殖寄生，并损伤肠上皮细胞

2. 阴道毛滴虫的感染方式是（　　）

    A. 经胎盘　　　　　　　B. 经皮肤　　　　　　　C. 经口

    D. 经接触　　　　　　　E. 经昆虫媒介

3. 阴道毛滴虫的常见寄生部位是（　　）

    A. 女性生殖系统　　　　B. 脑部　　　　　　　　C. 口腔黏膜

    D. 肌肉组织　　　　　　E. 小肠

4. 检查阴道毛滴虫的常用方法是（　　）

    A. 血液直接涂片法　　　　　　　　B. 粪便生理盐水直接涂片法

    C. 阴道内镜检查　　　　　　　　　D. 阴道分泌物生理盐水直接涂片法

    E. 尿液直接涂片法

5. 阴道毛滴虫的运动细胞器是（　　）

    A. 鞭毛　　　　　　　　B. 基染色杆　　　　　　C. 轴柱

    D. 伪足　　　　　　　　E. 纤毛

6. 滴虫性阴道炎最常见的症状是（　　）

    A. 发热　　　　　　　　B. 阴部瘙痒，白带增多　　C. 月经不调

    D. 外阴水肿　　　　　　E. 尿中带血

二、多项选择题

1. 关于阴道毛滴虫的传染源和传播途径，下列叙述正确的是

    A. 传染源是滴虫患者和带虫者　　　B. 主要通过性接触直接传播

    C. 可通过公共浴池传播　　　　　　D. 可通过游泳池传播

    E. 可通过坐式马桶传播

2. 关于阴道毛滴虫，下列叙述正确的是（　　）

    A. 阴道毛滴虫生活史简单，只有滋养体期

    B. 滋养体主要寄生于女性阴道，尤以后穹隆多见，偶可侵入尿道

    C. 男性感染者一般寄生于尿道、前列腺，也可侵及睾丸、附睾及包皮下组织

    D. 虫体以二分裂法进行繁殖

    E. 滋养体既是繁殖阶段，也是感染和致病阶段

（钟秀丽）

书网融合……

     重点回顾　　　　　　　 微课　　　　　　　　习题

3

第三篇
医学免疫学

第二十三章　医学免疫学概述

PPT

医学免疫学是人类在与疾病，特别是传染性疾病做斗争的过程中发展起来的，是当代生命科学的重要组成部分。其主要研究人体免疫系统组成、结构及功能、免疫应答发生机制，探讨免疫功能异常所致疾病的病理过程和机制，以及免疫学理论、方法、技术在疾病预防、诊断和治疗中应用的科学。掌握免疫学的基本理论、基础知识和基本技能，为免疫相关疾病的诊断、治疗和预防奠定坚实基础，才能更好地为健康中国做贡献。

导学情景

情景描述：患者，男，9岁。因发热、咽痛、恶心、呕吐等来院就诊。查体：胸部、背部有少量红色的小丘疹，偶见绿豆大小、发亮、周围有红晕的小水疱，初步诊断为水痘。

情景分析：水痘是一种由水痘－带状疱疹病毒引起的传染性极强的急性传染病，临床症状以发热、咽痛，分批出现斑疹、丘疹、水疱疹和痂疹。无免疫力的儿童及青少年是主要易感人群。接种水痘疫苗是预防水痘最安全、有效的方法，可提高机体对水痘－带状疱疹病毒的抵御能力，即免疫力。

讨论：何谓免疫？免疫的功能有哪些？

学前导语：有句谚语是"上医治未病，中医治欲病，下医治已病"。而接种疫苗是保护易感人群的重要措施，即提高易感人群的免疫功能，也就是"上医医未病"。

第一节　免疫的概念与功能 🅔微课

一、免疫的概念

人类对"免疫"的认识起源于对传染病的抵御能力。"免疫（immune）"一词源于拉丁文 immunis，其原意是"免除税赋和差役"，引入医学领域则指"免于罹患瘟疫"。传统的免疫概念是指机体对病原微生物的防御功能，即抗感染免疫。随着人们对免疫机制研究的深入，发现血型不符的输血会引起严重的输血反应，注射异种动物血清可引起血清病，某些物质（食物、药物和花粉等）可引起过敏反应等诸多现象，虽与感染无关但都属于免疫现象。

通过百余年的科学实践，免疫的概念已被拓展为机体对"自己"与"非己"的识别，并排除"非己"异物（抗原），以维持机体内环境平衡和功能稳定的功能。免疫学中的"自己"必须符合以下条件：①是机体胚系基因编码的产物；②是机体免疫系统发育过程中遇到过的物质。机体的免疫功能必须维持在适当的水平，过强或过弱均将导致免疫性疾病。

❓ 想一想

如何理解免疫概念中的"自己"和"非己"？

答案解析

二、免疫的功能

机体的免疫系统具有重要的生物学功能，但其对机体的影响具有两面性：①正常情况下，对机体具有保护作用，能维持机体内环境平衡和功能稳定；②异常情况下，对机体有害，可导致某些病理过程的发生和发展（表23-1）。

表 23-1　免疫功能的正常和异常表现

功能	正常表现	异常表现
免疫防御	清除病原体等"非己"异物	超敏反应（过高）、免疫缺陷病（过低）
免疫自稳	清除自身损伤、衰老及死亡的细胞	自身免疫性疾病
免疫监视	清除体内突变的肿瘤细胞和病毒感染细胞	易感染病毒及发生肿瘤

根据抗原性异物的不同，机体的免疫功能有 3 种。

1. 免疫防御（immunological defence）　指机体识别和排除外来病原生物及其他有害物质的保护作用，即抗感染免疫。在异常情况下，此类功能可能对机体产生不利影响，表现为：①若免疫应答过强或持续时间过久，则在清除病原生物的同时，导致组织损伤和功能异常（如发生超敏反应）；②若免疫应答过低或缺陷，则极易发生反复病原体的感染。

2. 免疫自稳（immunological homeostasis）　指免疫系统维持机体内环境稳定的功能。正常情况下，机体可及时识别和清除体内损伤、衰老和死亡的细胞和免疫复合物等异物，而对自身成分保持耐受；当该功能失调时，机体可发生内环境紊乱，从而导致自身免疫性疾病。

3. 免疫监视（immunological surveillance）　指机体免疫系统识别、杀伤并及时清除体内突变的肿瘤细胞和病毒感染细胞的功能。机体在受到各种不利因素的影响下，体内正常的组织细胞可能会出现畸变或突变，免疫监视功能低下可导致恶性肿瘤或持续性病毒感染。

🛠 练一练

免疫对机体的影响是（　　）

A. 有益　　　　　　　　　B. 有害　　　　　　　　　C. 无益也无害

D. 有害而无益　　　　　　E. 正常情况下有益，异常情况下有害

答案解析

第二节 医学免疫学发展简史

免疫学是一门既古老又年轻的科学，其发展经历了以下三个时期。

一、经验免疫学时期

公元 400 年至 18 世纪末，人们主要从感性上观察和认识某些免疫学现象。早在公元 11 世纪，我国宋朝已有吸入天花痂粉预防天花的传说，到明朝（17 世纪 70 年代）已有接种"人痘"预防天花的正式记载。如：将沾有天花病毒的衣服给正常儿童穿戴；将天花患者痘痂磨成细粉，经鼻给正常儿童吸入（旱苗法）；将干粉用水调和后塞入鼻孔（水苗法）。采取上述措施预防天花，可视为人类认识机体免疫的开端，为后来牛痘苗和减毒活疫苗的发明提供了宝贵经验，是我国劳动人民对人类的伟大贡献。

18 世纪末，英国医生詹纳（E. Jenner）观察到挤牛奶工人感染牛痘却不易得天花，继而通过人体试验确认接种牛痘苗可预防天花，成为真正意义上的"免疫"。接种牛痘苗是划时代的发明，开启了人工免疫预防传染病的先河。后经百余年的努力，WHO 于 1979 年 10 月正式宣布全世界消灭天花，比中国政府宣布消灭天花晚了整整 16 年。

二、经典免疫学时期

18 世纪末至 20 世纪中叶，人们对免疫的认识进入科学实验阶段。19 世纪中叶，法国微生物学家巴斯德（L. Pasteur）等人先后发现多种病原菌，并采用不同的方法使微生物减毒，制备了炭疽杆菌减毒疫苗和狂犬病病毒减毒疫苗用于预防感染，兴起了人工主动免疫。在发现白喉棒状杆菌能够产生毒素后，德国细菌学家冯贝林（E. von Behring）和日本学者北里（S. Kitasato）用白喉杆菌毒素免疫马，研制出白喉抗毒素，用以治疗白喉患者并获得成功，由此又兴起了人工被动免疫。在这一阶段，人们还开始了对机体保护性免疫机制的初步研究，所取得的主要成就有：俄罗斯动物学家梅契尼科夫（E. Metchnikoff）发现细胞吞噬作用，提出细胞免疫理论；德国细菌学家埃尔里奇（P. Ehrlich）提出体液免疫理论；20 世纪初，赖特（A. Wright）和道格拉斯（Douglas）发现抗体可促进细胞吞噬作用，将细胞免疫和体液免疫理论进行了统一。从 20 世纪初，科学家通过实验又观察到免疫的另一面，即"无保护作用"，这种"无保护作用"曾被称为过敏反应。保护作用和过敏反应是免疫应答的两种不同表现形式，由此又开始了免疫病理的认识过程。

这期间建立了许多经典血清学技术，如维达尔（Widal）建立了肥达反应，克罗斯（Kraus）建立了沉淀反应，博德特（Bordet）建立了补体结合试验，兰德斯坦纳（Landsteiner）建立了 ABO 玻片凝集试验，均为临床疾病的诊断提供了有力的科学依据。

三、近代和现代免疫学时期

澳大利亚免疫学家伯内特（F. M. Burnet）在总结前人研究的基础上，于 1957 年提出了"克隆选择学说"，为免疫生物学发展奠定了理论基础，并开启了现代免疫学的新阶段。在此期间，免疫学技术也得到快速发展，先后建立了间接凝集反应和免疫标记技术，进一步促进了免疫学基础理论的研究应用。

20 世纪 60 年代以来，人们开始从整体、器官、组织、细胞、分子和基因水平探讨免疫系统的结构和功能，并阐明基本免疫学现象的本质及其机制，在涉及免疫学基本理论和实践应用的广泛领域进行了深入而系统的研究，并取得了突破性进展。

近年来，由于各种新的免疫学技术不断建立，分子生物学技术的蓬勃发展，为医学免疫学的发展开辟了更为广阔的前景。目前，免疫学已成为医学和生命科学领域的重要学科之一，是当代医学生必修的核心课程。

👁 看一看

免疫学领域获得诺贝尔生理学或医学奖的科学家及主要成就

获奖年份	获奖者	主要成就
2018	James P. Allison（美国）	发现以抑制负性免疫调节治疗癌症的方法
	Tasuku Honjo（日本）	
2011	Steinman（美国）	发现树突状细胞及其在适应性免疫系统方面作用
	Bruce A. Beutler（美国）	发现先天性免疫系统的活性作用
	Jules A. Hoffmann（法国）	
1996	Peter C. Doherty（澳大利亚）	发现 MHC 限制性，即 T 细胞的双识别模式
	Rolf M. Zinkermage（瑞士）	
1990	Joseph E. Murray（美国）	关于人体器官和细胞移植的研究
	E. Donnall Thomas（美国）	
1987	Tonegawa（日本）	阐明抗体多样性的遗传学基础
1984	Kohler G（德国）	用杂交瘤技术制备单克隆抗体
1980	Baruj Benacerraf（美国）	发现细胞表面调节免疫反应的遗传基础
	Jean Dausset（法国）	
	George D. Snell（美国）	
1972	Gerald M. Edelman（美国）	发现抗体的分子结构，阐明抗体的本质
	Rodney R. Porter（英国）	
1960	Frangk Macfarlane Burnet（澳大利亚）	提出抗体生成的克隆选择学说
	Peter Brian Medawar（英国）	
1919	J. Bordet（比利时）	发现获得性免疫耐受性
1913	C. Richet（法国）	发现补体，建立补体结合试验
1908	P. Ehrlich（德国）	发现过敏反应
	E. Metchnikoff（俄国）	提出体液免疫理论和抗体生成的侧链学说
1901	Emil von Behring（德国）	发现细胞吞噬作用，提出细胞免疫理论
		制成白喉抗毒素血清，开创免疫血清疗法

💗 护爱生命

　　顾方舟，1926 年出生于上海，从事"脊髓灰质炎"预防及控制的研究长达 42 年。他建立了"脊髓灰质炎"病毒的分离与定型方法，制定了"脊髓灰质炎"活疫苗的试制与安全标准，主持制定了我国第一部"脊灰活疫苗制造及检定规程"，指导了数十亿份疫苗的生成与鉴定。顾方舟是我国组织培养口服活疫苗的开拓者之一，被称为"中国脊髓灰质炎疫苗"之父。

答案解析

目标检测

一、单项选择题

1. 现代免疫的概念是（　）

    A. 机体清除自身衰老、死亡细胞的功能　　　B. 机体抗病原微生物感染的功能

    C. 机体识别和排除抗原性异物的功能　　　　D. 机体清除肿瘤细胞的功能

    E. 机体进行组织移植排斥反应

2. 机体免疫防御功能过低时，可引起（　）

    A. 自身免疫性疾病　　　　B. 肿瘤　　　　　　　　C. 免疫耐受

    D. 超敏反应性疾病　　　　E. 反复发生病原生物的感染

3. 免疫监视功能异常时可发生（　）

    A. 自身免疫性疾病　　　　B. 肿瘤　　　　　　　　C. 免疫耐受

    D. 超敏反应性疾病　　　　E. 反复发生病原微生物的感染

4. 免疫稳定功能异常可引起（　）

    A. 自身免疫性疾病　　　　B. 肿瘤　　　　　　　　C. 反复感染

    D. 超敏反应性疾病　　　　E. 免疫耐受

5. 提出"克隆选择学说"的科学家是（　）

    A. E. Metchnikoff　　　　B. F. M. Burnet　　　　C. P. Ehrlich

    D. L. Pasteur　　　　　　E. 顾方舟

6. 机体清除体内损伤、衰老、死亡细胞的功能，称为（　）

    A. 免疫防御　　　　　　　B. 免疫稳定　　　　　　C. 免疫监视

    D. 免疫调节　　　　　　　E. 免疫耐受

7. 我国彻底消灭天花的时间是（　）

    A. 1949 年　　　　　　　B. 1963 年　　　　　　C. 1978 年

    D. 1979 年　　　　　　　E. 1952 年

8. 正常情况下，免疫防御表现为（　）

    A. 清除体内损伤的细胞　　　　　　　　　　B. 清除体内死亡的细胞

    C. 清除体内突变的肿瘤细胞　　　　　　　　D. 清除病原生物及其代谢产物

    E. 清除体内衰老的细胞

9. 正常情况下，免疫监视表现为（　）

    A. 清除体内损伤的细胞

    B. 清除体内死亡的细胞

    C. 清除体内突变的肿瘤细胞

    D. 清除病原生物及其代谢产物

    E. 清除体内衰老的细胞

10. 机体免疫防御功能过强容易发生（　）

    A. 自身免疫性疾病　　　　B. 肿瘤　　　　　　　　C. 感染

    D. 超敏反应　　　　　　　E. 免疫耐受

二、多项选择题

1. 关于免疫，描述正确的是（　　）

    A. 免疫对机体既有益也有害

    B. 免疫防御功能异常可引起超敏反应和感染

    C. 免疫监视功能正常可抗肿瘤

    D. 人体发生自身免疫性疾病是由于免疫功能异常

    E. 免疫防御功能可以抵抗微生物感染

2. 正常情况下，免疫学中的"非己"物质包括（　　）

    A. 修饰的自身物质

    B. 同种异体物质

    C. 胚胎时期未与免疫活性细胞接触过的物质

    D. 异种物质

    E. 胚胎时期与免疫活性细胞接触过的物质

3. 根据抗原性异物的不同，机体的免疫功能包括（　　）

    A. 免疫防御   B. 免疫应答   C. 免疫自稳

    D. 免疫耐受   E. 免疫监视

4. 免疫学是一门既古老又年轻的科学，其发展经历了（　　）

    A. 古代免疫学时期   B. 经验免疫学时期   C. 经典免疫学时期

    D. 近代免疫学时期   E. 现代免疫学时期

5. 医学免疫学主要研究（　　）

    A. 免疫系统的组成   B. 免疫系统的结构   C. 免疫系统的功能

    D. 免疫应答发生的机制   E. 抗感染发生的机制

（谷存国）

书网融合……

重点回顾   微课   习题

第二十四章　免疫的始动因素——抗原

知识目标：

1. **掌握**　抗原的概念和基本特性；抗原表位；医学上重要的抗原。
2. **熟悉**　影响抗原免疫原性的因素；抗原的特异性与交叉反应。
3. **了解**　抗原的分类。

技能目标：

能通过抗原表位分析半抗原不具有免疫原性的机制；学会交叉反应的临床实践应用。

素质目标：

具备严谨、认真、求实的工作态度。

机体的免疫系统非常完备、功能强大，能快速识别"自己"和"非己"，并清除"非己"异物，以维护机体生理平衡和功能稳定。此"非己"异物即为抗原，是机体建立特异性免疫的始动因素，没有抗原刺激就没有特异性免疫应答的形成。

导学情景

情景描述：患者，男，20岁，因化脓性扁桃体炎来院就诊。药物过敏史询问，患者及家庭成员中无青霉素过敏史。护士将青霉素皮试弱阳性结果误辨认为阴性，于是给予青霉素200万单位静脉滴注。1分钟后患者出现胸闷、气急、呼吸困难，抽搐、昏迷等过敏反应症状，后因抢救不及时而死亡。

情景分析：在日常生活中，常见有人对青霉素、磺胺等药物过敏，或者对牛奶、鱼虾、花粉等过敏，这些来自体外的"非己"物质就是抗原，其一旦进入人体，就会诱发机体的特异性免疫应答，导致器官及组织损伤。

讨论：抗原有哪些特性？医学上有哪些重要的抗原？

学前导语：通俗地说，免疫就是机体针对抗原的一场"战争"，而这场"战争"的始动因素和必备条件就是抗原的进入和出现。机体为什么会对其发生"战争"？

第一节　抗原的概念与特性

一、抗原的概念

抗原（antigen，Ag）是指所有能与免疫活性细胞（T、B淋巴细胞）表面特异性抗原受体（TCR或BCR）结合、激活，并促进免疫活性细胞增殖、分化、产生效应T淋巴细胞或抗体，并与之特异性结合，进而发挥免疫效应的物质。

二、抗原的特性

一般情况下，抗原同时具有免疫原性和免疫反应性两种特性。

1. 免疫原性（immunogenicity） 指抗原能刺激机体免疫系统发生特异性免疫应答、产生抗体及效应 T 淋巴细胞的性质。

2. 免疫反应性（immunoreactivity） 又称抗原性，指抗原能与其诱导产生的抗体或效应 T 淋巴细胞特异性结合，发生免疫反应的性质。

同时具有免疫原性和抗原性的物质称为完全抗原。一般而言，具有免疫原性的物质均同时具有抗原性，如大多数的蛋白质、微生物、外毒素等；不具有免疫原性仅具有抗原性的物质称为不完全抗原，又称半抗原，如某些多糖、类脂和药物等，其只有与蛋白质等载体结合后才具有免疫原性，成为完全抗原。如：青霉素降解产物青霉烯酸无免疫原性，但与组织蛋白结合后就成为完全抗原，可诱导 I 型超敏反应。

👁 看一看

半抗原－载体效应

完全抗原同时具有 T、B 细胞表位，可分别激活 T 细胞和 B 细胞，B 细胞产生抗体有赖于 T 细胞辅助。简单的有机化合物等属于半抗原，无免疫原性，只有与蛋白质载体耦联才可诱导抗体产生。本质上，B 细胞识别半抗原表位，而载体提供了 T 细胞识别的表位，此现象称为半抗原－载体效应。半抗原－载体效应较好地解释了一些小分子量化合物，如青霉素、阿司匹林等与体内组织蛋白（载体）结合后，成为完全抗原从而诱导超敏反应，造成组织器官损伤的发生机制。

第二节 影响抗原免疫原性的因素

抗原被免疫系统识别后，主要是抗原的性质、宿主的反应性及抗原进入机体的方式等因素影响抗原诱导机体产生免疫应答。

一、抗原的性质

1. 异物性 异物即"非己"物质，依据澳大利亚学者 F. Burnet 提出的克隆选择学说，凡是胚胎时期未与免疫活性细胞充分接触过的物质，皆视为异物。异物性是构成抗原免疫原性的首要条件。异物性物质有以下 3 类。

（1）异种物质 指来源于另一物种的抗原物质，其与机体间种族亲缘关系越远，则异物性和免疫原性越强。

（2）同种异体物质 同种不同个体间，由于遗传基因不同，组织细胞成分结构亦存在差异，当某种物质进入另一个体后，即可引起免疫应答。

（3）自身物质 自身组织成分结构在受到外界因素的影响下，发生改变或胚胎期处于隐蔽位置的自身物质释放，亦可诱发机体发生免疫应答。

2. 分子量 抗原的分子量一般在 10.0kD 以上，通常分子量越大，免疫原性越强。原因如下：①分子量大的物质所含抗原表位较多，对免疫活性细胞的刺激强；②大分子物质结构稳定，不易被机体破坏或清除，有利于刺激免疫系统产生免疫应答。一般情况下，分子量大于 100.0kD 的抗原为强抗原，小于 10.0kD 的抗原免疫原性较弱，而小于 4.0kD 的无免疫原性。

3. 化学组成和结构 具有免疫原性的物质需具有一定的化学组成和结构，其化学组成和结构越复杂，则免疫原性越强。蛋白质一般是良好抗原，若蛋白质中含有大量芳香族氨基酸尤其是酪氨酸，则免疫原性增强，如分子量仅为 5.7kD 的胰岛素；而以单一直链氨基酸为主的蛋白质则免疫原性较弱，如分子量为 100.0kD 的明胶蛋白。脂类和核酸通常无免疫原性。

4. 分子构象 抗原表位是决定抗原分子与淋巴细胞抗原受体结合的关键，其空间构象与受体之间越吻合，免疫原性越强。若表位空间构象发生改变后，与受体之间的吻合度变差，可导致免疫原性变弱或消失。抗原表位中所含化学基团的数量、性质、位置和空间构象均可影响抗原的免疫原性。

5. 易接近性 指抗原表位在空间上被淋巴细胞抗原受体所接近的难易程度。若抗原表位存在于分子表面，则易与 BCR 或 TCR 结合，免疫原性强；若表位存在于大分子内部，则不易与 BCR 或 TCR 结合，不表现出免疫原性。

6. 物理性状 一般聚合状态的蛋白质较其单体免疫原性强，颗粒性抗原较可溶性抗原免疫原性强。因此，将免疫原性弱的物质吸附到某些大颗粒表面，则能增强其免疫原性。

二、宿主的反应性

1. 遗传因素 机体对抗原的应答能力受多种基因控制，尤其是主要组织相容性复合体（MHC）。因个体遗传基因的差异，不同个体之间对同一抗原应答的程度亦存在差异。

2. 年龄、性别与健康状态 青壮年通常比幼儿及老年人的免疫应答能力强；新生婴儿对细菌多糖类抗原无应答，故易发生细菌感染；雌性动物较雄性动物诱导抗体产生的能力强，但孕期动物的免疫应答能力明显下降；感染、营养不良或免疫抑制剂都能干扰和抑制机体对抗原的应答。

三、抗原进入机体的方式

抗原进入机体的剂量、途径、次数、频率以及免疫佐剂的选择都明显影响机体对抗原的免疫应答。适量抗原可诱导免疫应答，而抗原剂量太低和太高则易诱导免疫耐受；皮内和肌内注射易诱导免疫应答，皮下注射次之，而腹腔和静脉注射效果较差，口服易诱导免疫耐受，故免疫途径以皮内和皮下注射最佳；适度间隔注射抗原可诱导较强免疫应答，频繁注射抗原易诱导免疫耐受；弗氏佐剂主要诱生 IgG 类抗体，明矾佐剂可诱生 IgE 抗体。

👁 **看一看**

免疫佐剂

免疫佐剂是指同抗原一起或预先注入机体，能非特异性增强机体对抗原的免疫应答或改变其免疫应答类型的物质，是一种非特异性免疫刺激剂。免疫佐剂的主要种类：①油剂，动物免疫中最常用的是弗氏佐剂；②无机佐剂，如氢氧化铝、明矾、磷酸铝等；③生物性佐剂，如卡介苗、短小棒状杆菌、百日咳杆菌、胞壁酰二肽、脂多糖等微生物及其代谢产物，热休克蛋白和细胞因子等；④合成佐剂，如人工合成的双链多聚肌苷酸、双链多聚腺苷酸等。

由于佐剂具有增强机体免疫应答的作用，故应用广泛，如制备动物免疫血清时加用佐剂可获得高效价的抗体；接种疫苗时加用佐剂可增强免疫效果；佐剂也可作为免疫增强剂用于肿瘤以及慢性感染性疾病等的治疗。

？ 想一想

护士在给健康人群接种疫苗时，应考虑哪些因素？

答案解析

第三节 抗原的特异性与交叉反应

一、抗原的特异性

抗原特异性（specificity）即专一性，指特定抗原只能刺激机体产生针对该抗原的免疫效应物质，且只能与相对应的免疫效应物质特异性结合，如接种乙肝疫苗只能预防乙型肝炎，而不能预防甲型肝炎。抗原的特异性表现在免疫原性的特异性和免疫反应性的特异性两个方面，前者指某一特定抗原只能诱发机体产生针对该抗原的特异性抗体或效应 T 淋巴细胞；后者指某一特定抗原只能与其刺激所产生的相应抗体或效应 T 淋巴细胞特异性结合。特异性是免疫应答最重要的特点，是免疫学应用于临床疾病诊断、预防及治疗的分子基础。免疫应答的特异性是由抗原的特异性所决定的，决定抗原特异性的结构基础是抗原分子上的抗原决定簇。严格地说，抗原特异性是针对抗原表位而不是完整的抗原分子。

（一）抗原表位的概念

抗原表位（antigen epitope）指存在于抗原分子中决定抗原特异性的特殊化学基团，又称抗原决定簇（antigenic determinant）。抗原通过抗原表位与相对应的淋巴细胞表面受体（TCR/BCR）结合，引起免疫应答。抗原表位通常由 5~15 个氨基酸残基、5~7 个多糖残基或 6~8 核苷酸残基组成。一个抗原分子可具有一种或多种不同的抗原表位。位于抗原分子表面的表位易被相应的淋巴细胞所识别，具有易接近性，可以启动免疫应答，称为功能性抗原表位。位于抗原分子内部的表位难以被相应的淋巴细胞所识别，不能引起免疫应答，称为隐蔽性抗原表位。

一个抗原分子中能与抗体结合的抗原表位总数称为抗原结合价。天然抗原通常由多种、多个抗原表位组成，为多价抗原，可诱导机体产生多克隆抗体。半抗原仅有 1 个抗原表位，为一价抗原。

（二）抗原表位的类型

1. 根据抗原表位中氨基酸排列的空间结构分类 抗原表位可分为线性表位和构象表位。

（1）线性表位 由连续线性排列的氨基酸构成，又称序列表位。

（2）构象表位 由不连续、但在空间上彼此接近形成特定构象的若干氨基酸组成。构象表位依赖于蛋白质肽链的折叠，一旦蛋白质变质，其原有的构象表位可随之消失或暴露新的抗原表位（图 24-1）。

2. 根据抗原表位识别特征分类 将抗原表位分为 T 细胞表位和 B 细胞表位。

（1）T 细胞表位 是抗原分子中能被 TCR 所识别的抗原表

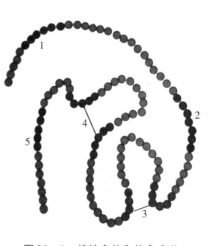

图 24-1 线性表位和构象表位

1，2，5：线性表位；3，4：构象表位

位，主要是线性表位。

（2）B 细胞表位　是抗原分子中能被 BCR 或抗体所识别的抗原表位，既可以是构象表位，也可以是线性表位。

T 细胞表位和 B 细胞表位的特性比较见表 24 - 1。

表 24 - 1　T 细胞表位和 B 细胞表位的特性比较

	T 细胞表位	B 细胞表位
识别表位受体	TCR	BCR
MHC 分子参与	必需	无须
表位性质	蛋白多肽	蛋白多肽、多糖、脂多糖、核酸等
表位大小	8~10 个氨基酸（CD8$^+$T 细胞） 13~17 个氨基酸（CD4$^+$T 细胞）	5~15 个氨基酸
表位类型	线性表位	构象表位或线性表位
表位位置	抗原分子任意部位	通常位于抗原分子表面

✎ 练一练

决定抗原特异性的物质基础是（　　）

A. 大分子物质　　　　　　　　B. 抗原表位　　　　　　　　C. 自身物质

D. 同种异体物质　　　　　　　E. 异种物质

答案解析

二、共同抗原与交叉反应

（一）共同抗原（common antigen）

一个抗原分子中往往带有多个抗原表位，如果不同抗原之间具有某些相同或相似的抗原表位，称为共同抗原表位。含有共同抗原表位的不同抗原称为共同抗原。

（二）交叉反应（cross reaction）

由于共同抗原表位的存在，某些抗原诱生的特异性抗体或活化淋巴细胞，不仅可与自身抗原表位特异性结合，也可与其他抗原中相同或相似的抗原表位结合发生反应，称为交叉反应（图 24 - 2）。

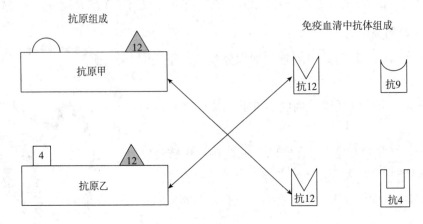

图 24 - 2　共同抗原与交叉反应

（三）交叉反应的意义

1. 与疾病的发生有关　溶血性链球菌的某些抗原成分与人的肾小球基底膜、心肌组织有共同抗原，当机体感染了该菌并产生相应抗体后，这些抗体可与含相应抗原的组织发生交叉反应，引起急性肾小球肾炎、风湿病等。

2. 有助于疾病的诊断　引起传染性单核细胞增多症的 EB 病毒与绵羊红细胞之间存在共同抗原，据此可采用交叉凝集反应协助诊断该疾病；变形杆菌和立克次体之间具有共同抗原，故可采用变形杆菌 OX_{19} 和 OX_2 为抗原代替立克次体抗原诊断斑疹伤寒，即外斐反应。

另外，在进行血清学试验时，应注意交叉反应的存在，以避免结果的假阳性。

第四节　抗原的分类 🇪 微课

1. 根据抗原与宿主的亲缘关系分类

（1）异种抗原（xenogenic antigen）　指来源于另一物种的抗原物质，如微生物及其代谢产物、动物免疫血清、植物花粉、药物（青霉素、磺胺）等。微生物化学组成非常复杂，是多种抗原的聚合体，免疫原性较强，可制备相应疫苗来预防感染，也可用相应抗体来诊断疾病。某些细菌的外毒素是毒性极强的蛋白质，经 3%～4% 甲醛处理后可制成类毒素，能诱导机体产生抗毒素，用于人工主动免疫，预防由相应外毒素引起的疾病。临床使用的各种抗毒素血清是将类毒素免疫马等动物制备的。

动物免疫血清对人具有双重性：①含有特异性抗体（抗毒素），可以中和相应外毒素的毒性，起到防治疾病的作用；②对人而言是异种蛋白，具有免疫原性，使用后有可能引起超敏反应，故注射前必须做皮肤过敏试验。

💝 **护爱生命** ————————

免疫血清又称为抗血清，是一种含有多克隆抗体的血清。通过注射免疫血清可以传递被动免疫，起到防治疾病的作用。

2019 年 6 月 2 日晚 11 点，正在中科院古脊椎所工作的博士研究生史静耸在微信朋友圈看到陕西咸阳有人被蛇咬伤求助的消息后，马上联系伤者家人，用自己所学知识分辨出咬人的正是有"中国第一毒蛇"之称的银环蛇。他当即连夜直奔北京 304 医院，取到银环蛇抗血清后，克服重重困难于 6 月 3 日下午 1 点将这只救命抗血清送到了当地医院。6 月 4 日下午，患者病期开始好转并恢复意识。史静耸是一名平凡的人，却在他人危难和需要帮助之际，做出了不平凡的壮举，展现出人间大爱的奉献精神和助人为乐的优秀品质。

————————————————————————————————

（2）同种异型抗原（allogenic antigen）　指来自同一种属不同个体间所存在的不同抗原，如人类红细胞抗原、主要组织相容性抗原等。

1）人类红细胞抗原：临床常用有两种，即 ABO 血型抗原和 Rh 血型抗原，前者最为重要。若 ABO 血型不符的个体间相互输血，可引起严重输血反应，故输血前，供血者与受血者必须进行交叉配血；若 Rh 阴性的母亲怀有 Rh 阳性的胎儿，由于孕期胎盘损伤或分娩时胎盘剥离，胎儿 Rh 阳性红细胞进入母体，刺激母体产生抗 Rh 抗体（IgG 类），当再次怀孕 Rh 阳性的胎儿时可引起流产、新生儿溶血症等。

2）主要组织相容性抗原：组织相容性抗原包括多种复杂的抗原系统，其中能引起强烈排斥反应的组织相容性抗原称为主要组织相容性抗原，又称人类白细胞抗原（HLA）或移植抗原。其广泛存在于人体白细胞、血小板和各组织有核细胞表面，并代表个体特异性，具有高度多态性，在无关个体间几乎不可能出现 HLA 表型完全相同的两个个体。故异体组织器官移植可发生排斥反应。

（3）自身抗原（autoantigen）　指自身组织细胞所表达的抗原，正常情况下机体对其不产生免疫应答。但在病理或某些特殊情况下，可诱发自身免疫应答，导致自身免疫性疾病。分为隐蔽的自身抗原和修饰的自身抗原两类。

1）隐蔽的自身抗原：某些自身物质在正常情况下与免疫系统相对隔离，称为隐蔽抗原，如眼葡萄膜色素、晶状体蛋白、精子、甲状腺球蛋白等。因在胚胎期免疫细胞未能对隐蔽抗原建立起免疫耐受，一旦由于手术、外伤或感染等原因释放入血液或淋巴液，隐蔽抗原则与免疫系统接触，即能引起自身免疫应答，导致自身免疫性疾病，如眼葡萄膜色素或晶状体蛋白的释放可引起交感性眼炎；精子抗原的释放可导致男性不育症等。

2）修饰的自身抗原：在微生物感染、电离辐射或化学药物等因素影响下，可使自身组织结构发生改变，形成新的抗原表位，成为自身抗原，刺激机体引起自身免疫性疾病，如服用甲基多巴类药物或某些病毒感染机体后，可引起红细胞膜表面成分发生改变，导致自身免疫性溶血性贫血。

（4）异嗜性抗原（heterophile antigen）　指存在于不同种属生物间的共同抗原，又称 Forssman 抗原。这种抗原与种属无关，如某些病原微生物与人体正常组织具有共同抗原成分，出现交叉反应，具有交叉反应的临床意义。

在临床医学中有重要意义的抗原，除了异种抗原中的微生物及其代谢产物和动物免疫血清、同种异型抗原中的红细胞血型抗原和 HLA、自身抗原和异嗜性抗原外，尚有肿瘤抗原（详见二十七章第四节）等。

2. 根据抗原诱导的免疫应答分类

（1）胸腺依赖性抗原（thymus dependent antigen，TD - Ag）　指在刺激 B 细胞发生免疫应答、产生抗体的过程中必须有 T 细胞参与的抗原。此类抗原分子量较大、结构复杂，既有 B 细胞表位又有 T 细胞表位，既能引起体液免疫又能引起细胞免疫，具有记忆应答，刺激机体主要产生 IgG 类抗体。大多数天然抗原如细菌、病毒、动物免疫血清等皆属于此类。

（2）胸腺非依赖性抗原（thymus independent antigen，TI - Ag）　指在刺激 B 细胞发生免疫应答、产生抗体的过程中无须 T 细胞参与的抗原。TI - Ag 只有 B 细胞表位，能刺激 B 细胞产生 IgM 类抗体，不引起细胞免疫应答和免疫记忆。细菌脂多糖、肺炎链球菌的荚膜多糖属于此类。TD - Ag 与 TI - Ag 的区别见表 24 - 2。

表 24 - 2　TD - Ag 与 TI - Ag 的特性比较

	TD - Ag	TI - Ag
结构特点	复杂、含多种表位	含单一表位
表位组成	B 细胞和 T 细胞表位	B 细胞表位
T 细胞辅助	必需	无须
MHC 局限性	有	无
激活的 B 细胞	B2	B1
免疫应答类型	体液免疫和细胞免疫	体液免疫
抗体类型	IgG、IgM、IgA 等	IgM
免疫记忆	有	无

3. 根据抗原提呈细胞内抗原的来源分类

（1）内源性抗原　指在抗原提呈细胞（APC）内新合成的抗原，其在 APC 胞质内被加工处理为抗原肽，与 MHC - Ⅰ类分子结合为复合物，被 CD8$^+$T 细胞识别。

（2）外源性抗原　指微生物及其代谢产物等外来抗原，通过吞噬、胞饮、受体介导的内吞等方式进入 APC，在溶酶体中被降解为抗原肽，与 MHC - Ⅱ类分子结合为复合物，被 CD4$^+$T 细胞识别。

4. 其他分类 根据抗原化学性质，可将其分为蛋白质抗原、多糖抗原和核酸抗原等；根据抗原获得方式不同，可将其分为天然抗原和人工抗原；根据抗原物理状态，可将其分为颗粒性抗原和可溶性抗原；根据抗原诱发的病理性免疫应答过程，可将其分为肿瘤抗原、变应原和移植抗原等。

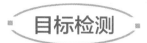

答案解析

一、单项选择题

1. 同时具有免疫原性和抗原性的抗原是 （ ）
   A. 半抗原   B. 自身抗原   C. 共同抗原
   D. 完全抗原   E. 异嗜性抗原

2. 与外毒素有相同免疫原性的物质是 （ ）
   A. 抗毒素   B. 细菌素   C. 类毒素
   D. 抗生素   E. 干扰素

3. 与蛋白质载体结合后才具有免疫原性的物质为 （ ）
   A. 佐剂   B. 完全抗原   C. 半抗原
   D. 抗体   E. 异嗜性抗原

4. 对人体而言，Rh 血型抗原是 （ ）
   A. 同种异型抗原   B. 自身抗原   C. 共同抗原
   D. 完全抗原   E. 异嗜性抗原

5. 异嗜性抗原属于 （ ）
   A. 半抗原   B. 自身抗原   C. 共同抗原
   D. 完全抗原   E. 同种异型抗原

6. 动物免疫血清属于 （ ）
   A. 异种抗原   B. 自身抗原   C. 独特型抗原
   D. 同种异型抗原   E. 异嗜性抗原

7. 刺激 B 细胞产生抗体必须有 T 细胞参与的抗原是 （ ）
   A. TI－Ag   B. TD－Ag   C. 超抗原
   D. TI－2Ag   E. Id 抗原

8. HLA 存在于 （ ）
   A. 人类血细胞   B. 人类红细胞   C. 人类白细胞膜上
   D. 人体所有的组织细胞上   E. 人体所有有核细胞膜表面

9. 下列不属于隐蔽的自身抗原的是 （ ）
   A. 眼葡萄膜色素   B. 精子   C. 晶状体蛋白
   D. 关节滑膜   E. 甲状腺球蛋白

10. 交叉反应的出现是由于存在 （ ）
    A. 半抗原   B. 自身抗原   C. 共同抗原
    D. 完全抗原   E. 同种异型抗原

11. 下列物质中不具有免疫原性的是 （ ）
    A. 细菌脂多糖   B. 阿司匹林   C. 葡萄糖

D. 红细胞 　　　　　　　E. 外毒素

12. 下列物质中抗原性最弱的是（　　）

    A. 外毒素 　　　　　　B. 胰岛素 　　　　　　C. 红细胞血型物质

    D. 核酸 　　　　　　　E. 明胶蛋白

二、多项选择题

1. 完全抗原应同时具备（　　）

    A. 免疫反应性 　　　　B. 异物性 　　　　　　C. 免疫原性

    D. 易接近性 　　　　　E. 特异性

2. 按抗原与机体的亲缘关系分类，抗原类型有（　　）

    A. 异种抗原 　　　　　B. 自身抗原 　　　　　C. 异嗜性抗原

    D. 内源性抗原 　　　　E. 同种异型抗原

3. 下列属于 TD－Ag 特点的是（　　）

    A. 分子量大 　　　　　B. 结构复杂 　　　　　C. 主要产生 IgG 类抗体

    D. 具有免疫记忆 　　　E. 只有 B 细胞表位

4. 影响抗原免疫原性的因素有（　　）

    A. 免疫的方法 　　　　B. 免疫的途径 　　　　C. 免疫的剂量

    D. 免疫者性别 　　　　E. 免疫者年龄

5. 人体重要的同种异型抗原主要有（　　）

    A. ABO 血型抗原 　　　B. Rh 血型抗原 　　　C. 人类白细胞抗原

    D. 眼晶状体蛋白抗原 　E. 肾小球基底膜抗原

6. 医学上重要的抗原包括（　　）

    A. 微生物 　　　　　　B. 外毒素 　　　　　　C. 某些食品

    D. 植物花粉 　　　　　E. 某些药物

（谷存国）

书网融合……

📖 重点回顾　　　📱 微课　　　📝 习题

第二十五章　免疫系统

免疫系统是机体行使免疫功能的主要组织结构，由免疫器官、免疫细胞、免疫分子三部分组成（图25-1），是机体免疫应答的物质基础。

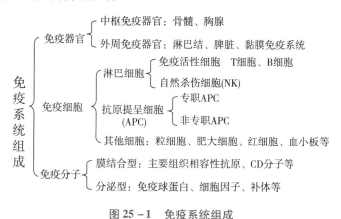

图25-1　免疫系统组成

导学情景

情景描述： 患儿，女，5岁。易发生反复感染，查知患儿胸腺、甲状旁腺、主动脉弓、唇和耳等发育不良，诊断为先天性胸腺发育不全。

情景分析： 先天性胸腺发育不全，表现为T细胞功能缺陷，具有常染色体显性或隐性遗传的特征。患者尽管免疫球蛋白水平通常正常，但病毒或真菌感染极易发生。由于胸腺和甲状旁腺都是由第3、4咽腭弓发育而来，故也伴有甲状旁腺发育不良，有时还伴有主动脉弓和心脏的先天性缺陷。

讨论： 该患儿为什么会发生反复感染？

学前导语： 机体的免疫系统是由器官、细胞和分子共同构成的复杂的、分布广泛的免疫系统网络，它像一支精密的"军队"，当机体安全受到威胁时，各成分各司其职，团结协作，共同完成复杂的免疫任务，保护身体的健康。免疫系统的主要组成及功能有哪些？

第一节　免疫器官 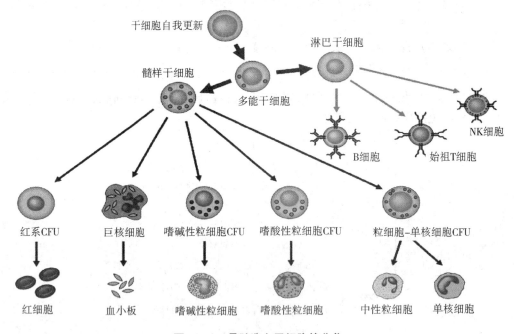 微课

免疫器官按其发生的早晚和功能不同，可分为中枢免疫器官和周围免疫器官，两者通过血液循环和淋巴循环相互联系。

一、中枢免疫器官

中枢免疫器官即初级淋巴器官，为免疫细胞发生、分化、发育和成熟的场所，同时对外周淋巴器官发育和全身免疫功能具有调节作用。人或其他哺乳动物的中枢免疫器官是骨髓和胸腺。

（一）骨髓

骨髓存在于骨骼的骨松质腔腺中以及长骨骨髓腔内，分为红骨髓和黄骨髓，红骨髓具有活跃的造血功能。骨髓中含有分化能力极强的多能造血干细胞，在骨髓微环境中可分化为髓样干细胞和淋巴干细胞。前者最终分化成为红细胞、血小板、粒细胞、单核细胞等血细胞；后者则分化为成熟 B 淋巴细胞、NK 细胞和有待进一步在胸腺中发育的始祖 T 细胞（图25－2）。

图 25－2　骨髓造血干细胞的分化

骨髓也是发生再次体液免疫应答和产生抗体的主要部位，成熟浆细胞在骨髓内生成，且持久地产生大量抗体（主要是 IgG，其次为 IgA）并释放至血液循环，是血清抗体的主要来源。骨髓既是机体的造血器官又是重要的免疫器官，如果骨髓功能缺陷，不仅严重影响机体的造血功能，还会导致免疫功能缺陷。

（二）胸腺

胸腺位于胸骨柄的后方、心脏的前上方，是 T 淋巴细胞分化、发育、成熟的主要场所。从骨髓迁入的始祖 T 细胞在胸腺微环境中，发育为成熟的 T 淋巴细胞，然后离开胸腺经血液循环到达外周免疫器官。胸腺发育不全或缺失，导致不能产生功能性 T 淋巴细胞，引起严重的细胞免疫功能下降。

人胸腺的大小和结构因年龄的不同有明显差异。在新生儿期胸腺重 10～20g；至青春期最重，30～40g；在青春期后逐渐萎缩，老年期胸腺明显缩小，基本被脂肪组织取代，致使老年人个体细胞免疫功能

减退。

二、外周免疫器官

外周免疫器官即次级免疫器官，是成熟淋巴细胞定居场所，也是对外来抗原产生免疫应答的主要部位。包括淋巴结、脾脏和黏膜相关淋巴组织。

（一）淋巴结

人体全身有500～600个淋巴结，沿淋巴管道分布，遍布全身各处，主要含T细胞、B细胞、巨噬细胞和树突状细胞。

淋巴结的主要功能：①为T细胞和B细胞定居的场所，也是淋巴细胞接受抗原刺激、发生适应性免疫应答的场所；②过滤淋巴液，是淋巴液的有效过滤器，淋巴结通过淋巴窦内吞噬细胞的吞噬以及抗体等免疫分子的作用，杀伤、清除进入淋巴液中的病原微生物及其他抗原性异物等，从而起到净化淋巴液、防止病原体扩散的作用；③参与淋巴细胞再循环，是指外周淋巴器官中的有些淋巴细胞可通过毛细血管后静脉进入淋巴液和血液，在体内游走，然后再回到淋巴器官。淋巴细胞再循环可增加淋巴细胞与抗原接触的机会，增强免疫应答，同时为外周免疫器官补充新的淋巴细胞。

（二）脾脏

脾脏在胚胎时期是造血器官，出生后演变成了人体最大的外周免疫器官，富含B细胞、T细胞、红细胞、浆细胞和巨噬细胞等。

脾脏的主要功能：①是成熟淋巴细胞定居的场所，也是淋巴细胞接受抗原刺激并产生免疫应答的重要部位，因含有大量的B细胞，所以与体液免疫关系更为密切；②为血液的滤过器，具有过滤血液，清除血液中病原体、衰老死亡的血细胞、免疫复合物及其他异物的作用；③是胚胎期的造血器官，也是最主要的储血器官；④参与淋巴细胞再循环。

（三）黏膜相关淋巴组织

黏膜相关淋巴组织（MALT）主要指在呼吸道、消化道、泌尿生殖道黏膜及黏膜下存在的淋巴组织，以及含有生发中心的淋巴组织，如扁桃体、肠集合淋巴结和阑尾等，为局部适应性免疫应答的主要部位。这些淋巴组织能产生分泌型IgA（sIgA），构成了人体的重要防御屏障，是局部免疫应答的主要部位，在黏膜局部发挥抗感染免疫防御作用。

第二节 免疫细胞

免疫细胞泛指所有参与免疫应答或与免疫应答有关的细胞及其前体细胞。免疫细胞种类繁多、分布广泛，主要包括淋巴细胞、抗原提呈细胞（antigen presenting cell，APC）和其他固有免疫细胞三大类。

一、淋巴细胞

淋巴细胞是免疫系统的主要细胞，在免疫应答中发挥核心作用。按其来源和功能的不同，分为T细胞、B细胞和自然杀伤细胞（natural killer cell，NK细胞），其中T细胞、B细胞能识别特异性抗原，在抗原刺激下活化、增殖、分化，引起适应性免疫应答，故称为免疫活性细胞（immunologically competent cell，ICC），又称为抗原特异性淋巴细胞。

（一）T淋巴细胞

T淋巴细胞简称T细胞，在胸腺内发育成熟，故又称为胸腺依赖性淋巴细胞，占外周血淋巴细胞总数的 65%～80%。T 细胞介导细胞免疫，同时对体液免疫起辅助和调节作用。

1. T 细胞的表面分子 T 细胞表面存在多种膜蛋白分子，它们是 T 细胞识别抗原、接受各种刺激信号以及细胞间相互识别和相互作用的物质基础，也是区分 T 细胞及 T 细胞亚群的重要标志。

（1）TCR - CD3 复合物 T 细胞抗原识别受体（TCR）为 T 细胞表面特异性识别和结合抗原的受体，也是 T 细胞的特征性表面标志。TCR 不能直接结合抗原表面的表位，只能结合或识别经抗原提呈细胞（APC）或靶细胞表面提呈的抗原肽 - MHC 分子复合物（pMHC）。TCR 识别 pMHC 时，需同时识别抗原肽和自身 MHC 分子，此为自身 MHC 限制性。CD3 分子与 TCR 以非共价键结合为 TCR - CD3 复合物，其主要功能是稳定 TCR 的结构并传递 TCR 特异性识别抗原信号，促进 T 细胞的活化。

（2）CD4 分子和 CD8 分子 成熟 T 细胞一般只表达 CD4 分子或 CD8 分子，因此，T 细胞分为 CD4$^+$T 细胞和 CD8$^+$T 细胞。CD4 分子与 CD8 分子分别与 MHC - Ⅱ类分子和 MHC - Ⅰ类分子结合，可增强 T 细胞与抗原提呈细胞或靶细胞之间的相互作用以辅助 TCR 识别抗原，因此 CD4 分子和 CD8 分子为 T 细胞的辅助受体，又称为 TCR 的共受体，这也同时使 T 细胞识别抗原具有 MHC 限制性。

（3）共刺激分子 初步活化的 T 细胞需在共刺激信号作用下才能完全活化，没有共刺激信号，T 细胞则不能活化而失能。共刺激信号由共刺激分子产生，常见共刺激分子有 CD28 分子与 CTLA - 4 分子（细胞毒 T 细胞抗原4，即 CD152）、CD40L 分子和 CD2 分子。

（4）丝裂原受体 丝裂原是非特异性的激活物，可通过相应受体刺激多克隆 T 细胞活化并转化为淋巴母细胞，使后者发生有丝分裂而增殖。T 细胞表面具有植物血凝素（PHA）、刀豆蛋白 A（ConA）、美洲商陆（PWM）等丝裂原的受体。在体外，PHA 可使 T 细胞转化为淋巴母细胞的试验称为淋巴细胞转化试验，用以判断机体的细胞免疫功能。正常人 T 细胞的转化率为 60%～80%。

👁 **看一看**

CD 分子

不同的免疫细胞在不同的发育阶段及活化过程中，在细胞表面会出现或消失不同的标记分子，称为分化抗原。分化抗原与细胞的分化发育及活化密切相关，并可作为表面标志应用于免疫细胞的鉴定。将来自不同实验室的单克隆抗体所识别的同一种分化抗原归为同一分化群，称为分化抗原簇（cluster of differentiation，CD），简称 CD 分子。人类 CD 分子的编号已从 CD1 命名至 CD363。

2. T 细胞亚群 T 细胞由具有高度异质性的细胞群体所组成，根据其表面标志、功能特点以及分化情况的不同可分为不同亚群（图 25 - 3）。

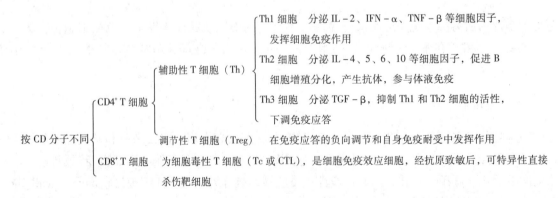

图 25 - 3 T 细胞亚群

（二）B 淋巴细胞

B 淋巴细胞简称 B 细胞，在骨髓内发育成熟，故又称为骨髓依赖性淋巴细胞。成熟的 B 淋巴细胞主要定居于外周免疫器官的淋巴小结（淋巴滤泡）内，在外周血占淋巴细胞总数的 15%～20%。B 细胞在抗原刺激下分化成浆细胞并分泌特异性抗体，发挥其特异性体液免疫功能，同时也是重要的抗原提呈细胞。

1. B 细胞的表面分子　B 细胞表面存在多种膜蛋白分子，这些膜蛋白分子是 B 细胞识别抗原、与其他细胞相互作用、接收信号刺激并产生免疫应答的物质基础，也是鉴别或分离 B 细胞的重要依据。

（1）B 细胞抗原受体（BCR）复合物　由识别和结合抗原的膜表面免疫球蛋白（mIg）和传递抗原刺激信号的 Igα/Igβ 异二聚体两部分构成。mIg 是 B 细胞的特征性表面标志，能特异性结合抗原。成熟 B 细胞同时携带 mIgM 和 mIgD，未成熟 B 细胞仅表达 mIgM。

（2）B 细胞共受体　能增强 BCR 对抗原的识别及 B 细胞的活化，其中主要为 CD40，其与 CD4$^+$T 细胞表面 CD40L 结合，产生 B 细胞活化的第二信号，促使 B 细胞活化、增殖、分化为浆细胞并分泌抗体。

（3）其他表面分子　①IgG Fc 受体：可与免疫复合物中 IgGFc 段结合，有利于 B 细胞捕获和结合抗原，并促进其活化和产生抗体。②补体受体（CR）：与其相应配体结合后，参与免疫调理和 B 细胞活化。③丝裂原受体：B 细胞表面有 PWM、脂多糖（LPS）、葡萄球菌 A 蛋白（SPA）等丝裂原受体，在丝裂原作用下，使多克隆 B 细胞活化、增殖、分化。

2. B 细胞亚群　根据 B 细胞表面是否表达 CD5 分子，将 B 细胞分为 B1（CD5$^+$）和 B2（CD5$^-$）细胞两个亚群。B1 细胞主要存在于胸膜腔、腹膜腔和肠道黏膜固有层中，在个体发育中产生较早，识别 TI 抗原，受抗原刺激后产生低亲和力的 IgM 抗体，不产生免疫记忆，无再次免疫，参与固有免疫应答，在免疫应答早期发挥作用。B2 细胞即通常所指的 B 细胞，识别 TD 抗原，受抗原刺激后增殖、分化形成浆细胞，分泌产生抗体，参与适应性免疫应答，可产生免疫记忆，在免疫应答后期发挥作用。

（三）自然杀伤细胞

NK 细胞在骨髓微环境中发育成熟，主要分布于外周血液和脾脏中，占外周血液淋巴细胞总数的 5%～10%，淋巴结和其他组织内也有少量存在。NK 细胞不需抗原预先刺激，也无 MHC 限制，可非特异性直接杀伤靶细胞，故称为自然杀伤细胞。其主要作用机制是释放穿孔素、颗粒酶，分泌肿瘤坏死因子溶解破坏靶细胞，在机体抗肿瘤和早期抗病毒或胞内菌感染中发挥重要作用。

二、抗原提呈细胞

T 细胞的 TCR 不能直接识别抗原，只能识别抗原经处理后与 MHC 结合在一起的抗原肽 - MHC 复合物。抗原提呈细胞是指在免疫应答中能捕获、加工、处理抗原，形成抗原肽 - MHC 复合物，并表达于细胞表面，将抗原信息提呈给 T 淋巴细胞的一类免疫细胞。APC 分为专职和非专职两类。

1. 专职 APC　均表达 MHC - Ⅱ类分子，有较强的对外源性抗原的提呈能力，形成抗原肽 - MHC - Ⅱ分子复合物，表达于细胞表面提呈给 CD4$^+$Th 细胞识别，包括单核吞噬细胞、树突状细胞和 B 细胞。

2. 非专职 APC　通常不表达 MHC - Ⅱ类分子，仅在炎症等情况下表达 MHC - Ⅱ类分子，发挥一定的抗原提呈功能，如内皮细胞、上皮细胞和成纤维细胞等。表达 MHC - Ⅰ类分子的靶细胞如肿瘤细胞、病毒感染细胞是一类特殊的非专职 APC，此类细胞能将内源性抗原加工、处理形成抗原肽 - MHC - Ⅰ分子复合物，表达于细胞表面提呈给 CD8$^+$Tc 细胞识别。

三、其他固有免疫细胞

在免疫应答过程中除上述几类免疫细胞参与外，还有中性粒细胞、嗜酸性粒细胞、嗜碱性粒细胞、肥大细胞、血小板和红细胞介入，它们非特异性地参与对抗原的吞噬、处理、清除，在炎症反应、免疫病理损伤及免疫调节中发挥重要作用。

第三节 免疫球蛋白与抗体

抗体（antibody，Ab）是指 B 细胞识别抗原后活化、增殖、分化为浆细胞所产生的一种能与相应抗原发生特异性结合的球蛋白。抗体主要存在于血液、组织液和外分泌液等体液中，故将抗体介导的免疫应答称为体液免疫。

免疫球蛋白（immunoglobulin，Ig）是具有抗体活性或化学结构与抗体相似的球蛋白的统称，它包括抗体及结构与抗体相似但无抗体活性的球蛋白，如多发性骨髓瘤及巨球蛋白血症患者血清中的免疫球蛋白。因此所有的抗体都是免疫球蛋白，但免疫球蛋白不都有抗体活性。

❓ 想一想

如何正确理解免疫球蛋白和抗体的关系？

答案解析

一、免疫球蛋白的结构

（一）基本结构

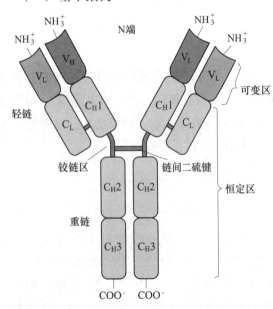

图 25 - 4 IgG 分子结构示意图

免疫球蛋白的基本结构是由四条肽链借二硫键连接而成的对称的"Y"形结构（图 25 - 4），包括两条相同的重链（heavy chain，H 链）和两条相同的轻链（light chain，L 链）。某些类别还具有连接链和分泌片等辅助成分。

1. H 链 每条 H 链由 450 ~ 550 个氨基酸残基组成，分子量 50 ~ 75kD，链间借二硫键连接。根据 H 链结构和抗原性的不同，可将其分为 5 类，即 α 链、γ 链、μ 链、δ 链、ε 链，据此 Ig 分为相应的 5 类，即 IgA、IgG、IgM、IgD、IgE（图 25 - 5）。IgA 包括血清型和分泌型两型，图中为分泌型 IgA（secretory IgA，sIgA）。

2. L 链 每条 L 链由 214 个氨基酸残基组成，分子量约 25kD。L 链借二硫键连接在 H 链的氨基端（N 端）。根据 L 链的结构和抗原性不同，将 L 链分为 κ

链和 λ 链，由它们组成的 Ig 分别为 κ 型与 λ 型。正常人血清中 κ 型与 λ 型免疫球蛋白之比约为 2 : 1。

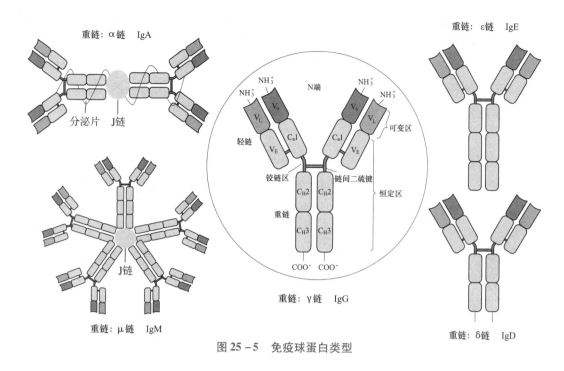

图 25-5　免疫球蛋白类型

3. 连接链和分泌片

（1）连接链（joining chain，J 链）　由浆细胞合成分泌的多肽，以二硫键的形式共价结合到 Ig 的 H 链上，将 2 个单体 IgA 连接成二聚体 sIgA，5 个单体 IgM 连接成五聚体（图 25-5）。IgG、IgD、IgE 和血清型 IgA 均为无 J 链的单体。

（2）分泌片（secretory piece，SP）　由黏膜上皮细胞合成和分泌的多肽，是 sIgA 上的一个辅助成分，以非共价形式结合于 IgA 二聚体上。在浆细胞内合成并连接的 IgA，在穿越黏膜上皮细胞过程中与 SP 结合，形成 sIgA。SP 具有保护 sIgA 的铰链区免受蛋白水解酶的水解，并介导 sIgA 转运到黏膜表面。

（二）功能区

Ig 的每条肽链均可折叠成若干个链内由二硫键连接的球形功能区，每个功能区约由 110 个氨基酸残基组成。

1. 可变区　Ig 四条肽链两端分别为氨基端（N 端）和羧基端（C 端）。靠近 N 端 H 链约 1/4 或 1/5 和 L 链约 1/2 区段内氨基酸的组成、排列顺序及构型变化很大，称为可变区（variable region，V 区），可特异性结合抗原。H 链和 L 链的 V 区分别用 V_H 和 V_L 表示。V 区决定免疫球蛋白与抗原表位结合的特异性，其中 V_H 和 V_L 各由 3 个区域的氨基酸组成，排列顺序及构型高度可变，称为超变区（hypervariable region，HVR）或互补决定区（complementary determining region，CDR），是免疫球蛋白与抗原表位互补

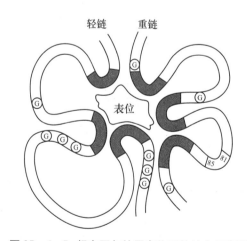

图 25-6　Ig 超变区与抗原表位互补结合示意图

结合的部位（图 25-6）。V 区中除 CDR 之外的区域，氨基酸组成与排列变化较小，结构较稳定，称为骨架区（framework region，FR），可以维持 HVR 的空间构型，以便 HVR 与抗原表位充分结合。

2. 恒定区　Ig 肽链的羧基端（C 端），H 链约 3/4 或 4/5 和 L 链约 1/2 区段内氨基酸的数量、组成、排列顺序及构型均相对稳定，称为恒定区（constant region，C 区），H 链和 L 链的 C 区分别用 C_H 和 C_L 表示。不同类 Ig 的 C_H 长度不等，IgG、IgA、IgD 的 C_H 有 3 个功能区，IgM 和 IgE 的 C_H 有 4 个功

能区，从 N 端至 C 端的顺序依次命名为 CH_1、CH_2、CH_3 或 CH_4。C 区具有多种生物学活性，如结合补体、通过胎盘、与细胞表面 Fc 受体结合等。

3. 铰链区　位于 CH_1 与 CH_2 之间的区域称为铰链区。此区域富含脯氨酸，故具弹性和伸展性，有利于免疫球蛋白与不同距离的两个抗原表位结合，也有利于暴露 Ig 上的补体 C1q 结合点而激活补体。该区易被木瓜蛋白酶和胃蛋白酶水解，产生具有不同生物学活性的水解片段。IgM 和 IgE 无铰链区。

（三）水解片段

在一定条件下，免疫球蛋白分子可以被蛋白酶水解为不同的片段，木瓜蛋白酶和胃蛋白酶为最常见的两种蛋白水解酶，借此研究免疫球蛋白的结构和功能，分离和纯化特定的 Ig 多肽片段（图 25 - 7）。

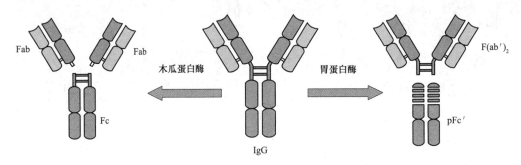

图 25 - 7　免疫球蛋白水解片段示意图

1. 木瓜蛋白酶水解片段　木瓜蛋白酶作用于铰链区二硫键连接处的近 N 端，将 Ig 水解为 2 个完全相同的抗原结合片段（fragment antigen binding，Fab）和 1 个可结晶片段（fragment crystallizabie，Fc）。Fab 段由一条完整的轻链（V_L 和 C_L）和部分重链（V_H 和 CH_1）组成，仅能结合一个抗原表位，为单价。Fc 段由一对 CH_2 和 CH_3 组成，无抗原结合活性，是 Ig 与补体或某些细胞结合的部位。

2. 胃蛋白酶水解片段　胃蛋白酶作用于铰链区二硫键连接处的近 C 端，将免疫球蛋白水解为 1 个大片段 $F(ab')_2$ 和一些小片段 pFc'。$F(ab')_2$ 由两个 Fab 段和铰链区组成，为双价，可同时结合两个抗原表位。pFc' 无生物学作用，最终被降解。$F(ab')_2$ 既保留了特异性结合抗原的活性，又避免了 Fc 段可能引起的超敏反应等副作用，因而胃蛋白酶被广泛用于白喉抗毒素、破伤风抗毒素等生物制品的精制提纯。

二、各类免疫球蛋白的特性和功能

五类 Ig 都有结合抗原的共性，但它们的生成时间、体内分布、血清含量、半衰期及生物活性等方面各有不同，见表 25 - 1。

表 25 - 1　五类 Ig 的主要理化性质及生物学特性

性质与特性	IgG	IgM	IgA	IgD	IgE
重链	γ	μ	α	δ	ε
分子量（kD）	150	950	160/400	184	190
主要存在形式	单体	五聚体	单体/双体	单体	单体
抗原结合价	2	5 ~	2/4	2	2
占血清 Ig 比例（%）	75 ~ 80	5 ~ 10	10 ~ 15	0.3	0.02

续表

性质与特性	IgG	IgM	IgA	IgD	IgE
开始合成时间	生后 3 个月	胚胎后期	生后 4 ~ 6 个月	较晚	较晚
半衰期（天）	20 ~ 23	10	6	3	2.5
血清含量达成人水平时间	3 ~ 5 岁	6 个月 ~ 1 岁	4 ~ 12 岁	较晚	较晚
通过胎盘	+	-	-	-	-
经典途径激活补体	+	+ +	-	-	-
旁路途径激活补体	+	-	+	-	+
结合吞噬细胞/调理作用	+	-	+	-	-
结合肥大细胞和嗜碱性粒细胞	-	-	-	-	+
介导 ADCC	+	-	-	-	-
主要生物学活性	抗菌、抗病毒、抗毒素，自身抗体	早期防御作用，天然血型抗体，自身抗体，mIgM 是未成熟 B 细胞表面标志	黏膜局部免疫作用	mIgD 是成熟 B 细胞表面标志	抗寄生虫感染，Ⅰ型超敏反应

（一）IgG

IgG 以单体形式存在，主要由脾脏、淋巴结中的浆细胞合成，在出生后 3 个月开始合成，3 ~ 5 岁达成人水平，是血清和细胞外液中含量最高的免疫球蛋白，占血清 Ig 总量的 75% ~ 80%。其分子量最小，是唯一能通过胎盘的免疫球蛋白，在新生儿抗感染免疫中发挥重要作用。IgG 亲和力高，可中和毒素和病毒、激活补体、介导调理吞噬及 ADCC 作用，是再次免疫应答产生的主要抗体，也是人体内抗菌、抗病毒及抗毒素的 "主力军"。某些自身抗体，如抗甲状腺球蛋白抗体、抗核抗体以及介导Ⅱ、Ⅲ型超敏反应的抗体也属于 IgG。此外，IgG 半衰期最长，为 20 ~ 23 天，故临床上用免疫球蛋白治疗时，以相隔 2 ~ 3 周注射一次为宜。

（二）IgM

IgM 以五聚体形式存在，分子量最大，称为巨球蛋白，主要分布于血液中，占血清 Ig 总量的 5% ~ 10%，由脾脏和淋巴结中的浆细胞合成，在胚胎发育晚期即可产生，是最早出现的 Ig。IgM 不能过胎盘，若脐带血中 IgM 增多，则提示胎儿可能发生宫内感染。IgM 也是初次免疫应答中最早出现的 Ig，血清中特异性 IgM 增多，表明有近期感染，检测 IgM 可用于感染的早期诊断。IgM 的抗原结合价多，其激活补体、溶菌杀菌、调理吞噬及凝集作用等强于 IgG，但中和毒素和病毒的能力弱于 IgG。天然 ABO 血型抗体、类风湿因子均为 IgM。mIgM 是 BCR 中一种主要的 mIg，是未成熟 B 细胞的标志。

（三）IgA

IgA 有血清型和分泌型（sIgA）两种。前者为单体，主要存在于血清中，免疫作用较弱；后者为二聚体，由呼吸道、消化道、乳腺、泪腺、唾液腺和泌尿生殖道等黏膜固有层中浆细胞合成，主要存在于初乳、唾液、泪液、胃肠液、支气管分泌液等外分泌液中。sIgA 能阻止病原菌在黏膜表面吸附，发挥调理吞噬、中和病毒及毒素的作用，是黏膜局部抗感染的重要因素，是机体抗感染的 "边防军"。婴儿出生 4 ~ 6 个月后开始合成 sIgA，但可从母乳特别是初乳中获得 sIgA，这对婴儿呼吸道和消化道抗感染有重要作用。

（四）IgD

IgD 以单体形式存在，含量较低，占血清 Ig 总量的 0.3%，主要由扁桃体、脾等处浆细胞产生，在个体发育中合成较晚。IgD 分为血清型和膜结合型，血清型生物学功能尚不清楚；膜结合型位于 B 细胞表面构成 BCR，是 B 细胞分化发育成熟的标志。成熟 B 细胞可同时表达 mIgM 和 mIgD，当 B 细胞活化或转化为记忆性 B 细胞时，其表面的 mIgD 逐渐消失。

（五）IgE

IgE 以单体形式存在，含量最低，占血清 Ig 总量的 0.02%，主要由鼻咽部、扁桃体、支气管、胃肠等黏膜固有层的浆细胞产生，这些部位常是变应原入侵和Ⅰ型超敏反应发生的场所。IgE 在个体发育中合成最晚，是一类亲细胞性抗体，其 Fc 段极易与肥大细胞及嗜碱性粒细胞表面 Fc 受体结合，当变应原再次进入机体，与已固定在上述细胞上的 IgE 结合时，可使细胞活化并释放多种生物活性物质，引起Ⅰ型超敏反应。此外，IgE 还参与抗寄生虫感染。当机体发生过敏反应或寄生虫感染时，血清中特异性 IgE 水平会异常增高。

💗 **护爱生命**

1975 年 7 月 1 日，中国第一代血源性乙肝疫苗诞生，它可刺激人体免疫系统产生抗体，中和乙肝病毒的感染力，保护人体免受乙肝病毒再度袭击。

该疫苗由被誉为"中国乙肝疫苗之母"的免疫学专家陶其敏教授及其带领的团队研发，为中国摘掉"肝炎大国"这顶帽子做出了卓越贡献。很多人可能不知道，为了验证疫苗的安全性，在缺乏实验感染动物的情况下，陶其敏教授冒着失去健康的极大风险，将第一支乙肝疫苗接种在自己身上，亲身证明了乙肝疫苗的安全可靠。是她让肆意张狂的乙肝病毒望而却步，用自己的生命挽起患者对生活的希望，筑起坚实的健康长城。她的这种无私奉献和牺牲精神值得我们医务工作者学习。

📝 **练一练**

初生婴儿能从母体获得的免疫球蛋白是（　　）

A. IgG 和 IgM　　　　　　B. IgG 和 sIgA　　　　　　C. IgG 和 IgA

D. IgA 和 IgM　　　　　　E. IgG

答案解析

三、抗体的生物学作用

Ig 的结构与功能密切相关，具有多种生物学活性。抗体与抗原特异性结合由可变区完成，与抗原结合后激发的效应由恒定区完成（图 25-8）。

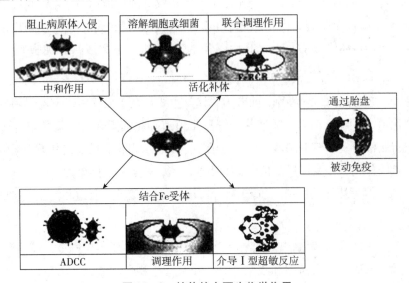

图 25-8　抗体的主要生物学作用

（一）特异性结合抗原

特异性识别和结合抗原是抗体的主要功能，其特异性是由抗原表位和抗体可变区中 HVR 的互补结构决定的，互补程度越高，所具有的特异性越强。

抗体与抗原特异性结合在体内导致生理或病理效应，如可结合病原微生物及其代谢产物，具有中和毒素、阻止病原体入侵等防御功能。在体外进行抗原 – 抗体结合反应，有利于抗原抗体的检测和功能判断。

（二）激活补体

抗体 IgG1 ~ IgG3 和 IgM 与相应抗原特异性结合后，因其构象变化而使其暴露 CH2/CH3 的补体 C1q 结合点，Ig 与补体 C1q 结合，通过经典途径激活补体系统。IgA、IgE 和 IgG4 分子的凝聚物后可通过旁路途径激活补体系统。补体被激活后能发挥溶菌、杀菌和调理作用。

（三）与细胞表面的 Fc 受体结合

抗体的 Fc 段可以与一些细胞表面的 Fc 受体发生结合，产生不同的生物学效应。

1. 介导Ⅰ型超敏反应 IgE 的 Fc 段与肥大细胞和嗜碱性粒细胞表面的高亲和力 IgE Fc 受体结合，使细胞致敏，若有相同变应原再次进入机体，与致敏肥大细胞和嗜碱性粒细胞表面的特异性 IgE 结合，促使细胞合成和分泌生物活性介质，引起Ⅰ型超敏反应。

2. 调理作用 指抗体促进吞噬细胞吞噬抗原性异物的作用（图 25 – 9）。当 IgG 类抗体与细菌等颗粒性抗原结合后，其 Fc 段与吞噬细胞表面上 IgG Fc 受体结合，通过 IgG 的"桥联"作用，促进吞噬细胞对抗原的吞噬作用。血清型 IgA 也有调理作用。

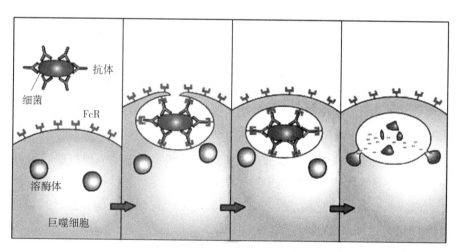

| 抗体与细菌表面的相应抗原表位特异性结合 | 被调理的细菌结合到巨噬细胞的FcR上并被吞噬 | 形成吞噬体 | 形成吞噬溶酶体以杀伤细菌 |

图 25 – 9 抗体介导的调理作用

3. ADCC 作用 IgG 的 Fab 段与病毒感染的细胞或肿瘤细胞等靶细胞膜上的抗原表位结合后，其 Fc 段与 NK 细胞、巨噬细胞等杀伤细胞膜上的 IgG Fc 受体结合，促进杀伤细胞对靶细胞的直接杀伤作用（图 25 – 10）。

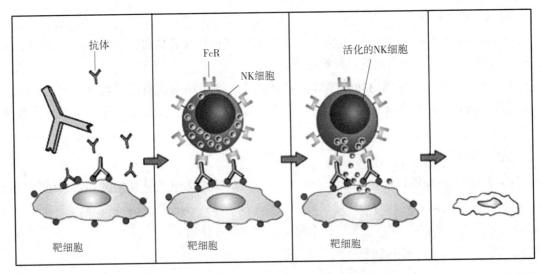

抗体与靶细胞表面相应的抗原决定簇发生特异性结合

NK细胞通过其表面FcR和与靶细胞连接在一起的抗体Fc段结合

活化的NK细胞可以释放穿孔素、颗粒酶等细胞毒性物质，以杀伤靶细胞

靶细胞凋亡

图 25－10　抗体介导的 ADCC 作用

（四）通过胎盘和黏膜

IgG 是唯一能够通过胎盘进入胎儿血循环中的 Ig，使胎儿自然被动地获得免疫，对新生儿抗感染具有十分重要的意义。此外，sIgA 分布于呼吸道以及消化道的黏膜表面，是黏膜局部免疫的最重要因素。

四、人工制备抗体的分类

抗体是一类具有多种生物学活性的免疫分子，在疾病的诊断、预防、治疗及医学研究中发挥着重要作用。人类对抗体的需求较大，人工制备抗体是获得大量抗体的有效途径。根据抗体制备的原理和方法不同，人工制备抗体分为三类，即多克隆抗体、单克隆抗体和基因工程抗体。

（一）多克隆抗体

细胞克隆是指由抗原刺激一株细胞增殖成的单一的无性细胞群体。一种抗原表位可刺激一个 B 细胞克隆合成并分泌一种特异性抗体。天然抗原分子表面常同时具有多种抗原表位，以该抗原物质刺激机体免疫系统，可激活多个 B 细胞克隆，合成并分泌针对多个抗原表位的特异性抗体的混合物，称为多克隆抗体（polyclonal antibody，PcAb），为第一代抗体。

获得多克隆抗体的途径主要有动物免疫血清、恢复期患者血清或免疫接种人群。含有多克隆抗体的生物制品可使受者通过被动免疫的方式获得暂时的免疫力，因此可用于疾病的紧急预防或治疗。它的优点是来源广泛、制备容易、作用全面，但特异性差、容易产生交叉反应等，因此在实际应用中受到很大限制。

（二）单克隆抗体

单克隆抗体（monoclonal antibody，McAb）指针对单一抗原表位，由一个 B 细胞克隆合成并分泌的性质均一的特异性抗体，为第二代抗体。主要原理是采用细胞融合技术，将抗原刺激后的 B 细胞与小鼠骨髓瘤细胞在体外融合，形成杂交瘤细胞，进而在选择性培养基（HAT）中克隆和筛选出能产生某一特异性抗体的杂交瘤细胞，该细胞既有骨髓瘤细胞无限制增生的特性，又有免疫 B 细胞合成和分泌特异性抗体的能力（图 25－11）。

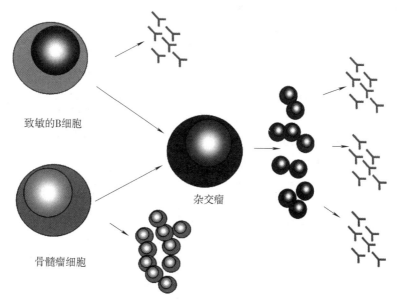

图 25-11 单克隆抗体制备示意图

单克隆抗体特异性强、结构均一、效价高、纯度高、少或无交叉反应，因此现已广泛用于医学及生物学领域，如单克隆抗体在免疫学诊断中常用于检测各种抗原、受体、激素、细胞因子、神经递质等；也用于治疗同种异体排斥反应及自身免疫性疾病；将单克隆抗体与抗癌药、放射性核素、毒素等偶联制成的"生物导弹"可用于治疗肿瘤。但是由于人-人杂交瘤技术的限制，目前绝大多数单克隆抗体是鼠源性的，可导致机体产生抗鼠 Ig 的抗体，不仅降低临床疗效，还能诱发超敏反应，因而限制了其临床应用。

（三）基因工程抗体

基因工程抗体（gene engineering antibody, GeAb）是通过 DNA 重组和蛋白质工程技术，在基因水平上对编码抗体分子的基因进行切割、拼接或修饰，形成的新型抗体分子，为第三代抗体。基因工程抗体保留了天然抗体的特异性和主要生物学活性，去除或减少了无关结构，避免了鼠源抗体对人体的刺激，并可赋予抗体新的生物学活性，具有更广泛的应用前景。目前已获得的几种可用于人体的重要基因工程抗体有嵌合抗体、改型抗体、单链抗体和人源化抗体等。但基因工程抗体的亲和力弱，效价不高。

第四节　补体系统

补体（complement, C）是指存在于人和脊椎动物新鲜血清和组织液中一组不耐热的、经活化后具有酶活性的蛋白质。因其可对特异性抗体介导的溶菌、溶细胞作用有辅助和补充作用，故称为补体。补体并非单一成分，由 30 余种可溶性蛋白和膜结合蛋白组成，故又称为补体系统。补体系统在激活过程中可产生多种生物活性物质，具有重要生物学作用。

一、补体系统的组成与命名

（一）组成

补体系统成分按其生物学作用分为三类。

1. 补体固有成分 是指存在于体液中参与补体激活过程的补体成分。包括经典途径的 Cl、C4、C2；旁路途径的 B 因子、D 因子；甘露聚糖结合凝集素（mannan - binding lectin, MBL）途径的 MBL 和 MBL 相关丝氨酸蛋白酶（MBL associated serine protease, MASP）；补体激活共同末端通路的 C3、C5 ~ C9。

2. 补体调节蛋白 是以可溶性或膜结合形式存在，参与补体调控的一类蛋白质分子，包括血浆中的备解素（P 因子）、C1 抑制物（C1INH）、C4 结合蛋白（C4bp）、促衰变因子（DAF）等。

3. 补体受体（complement receptor, CR） 存在于不同类型细胞表面，通过与补体活性片段或调节蛋白结合而介导补体生物学效应，包括 CR1 ~ CR5、C5aR、C3aR 等。

（二）补体系统的命名

补体系统的组成和功能复杂，其命名原则如下：①参与补体经典途径的固有成分，按其发现的先后依次命名为 C1（q、r、s）、C2、…、C9；②补体其他固有成分以英文大写字母表示，如 B 因子、D 因子、MBL 等；③补体调节蛋白按功能命名，如 C1 抑制物、C4 结合蛋白、DAF 等；④补体活化后的裂解片段以该成分的符号后附加英文小写字母，小片段加 a，大片段加 b，如 C3a、C3b 等；⑤具有酶活性的成分或复合物，在其符号后的序号或字母上加一横线表示，如 $\overline{C1}$、$\overline{C4b2b3b}$；⑥灭活的补体片段，在其符号前加英文字母 i 表示，如 iC3b。⑦补体受体多以其结合对象命名，如 C3a 的受体以 C3aR 表示。

二、补体的理化性质

补体各成分主要由肝细胞和巨噬细胞合成，其化学成分是糖蛋白，多数为 β 球蛋白，少数为 α 或 γ 球蛋白，总量约占血清球蛋白的 10%。在正常情况下，补体总量及其各部分含量相对稳定，但在某些疾病时发生变化，可辅助诊断疾病。

补体性质不稳定，对多种理化因素敏感，加热、机械振荡、强酸强碱、乙醇等均可使补体灭活，尤其是对热敏感，56℃加热 30 分钟可使血清中大部分补体成分丧失活性（灭活血清），在 0 ~ 10℃ 条件下，补体的活性仅能保持 3 ~ 4 天，冷冻干燥后能保存较长时间。因此，在检查补体活性时应采用新鲜血清或保存在 -20℃ 以下。

三、补体系统的激活

在生理情况下，血清中各补体成分以酶原的非活性状态存在，在某些激活物的作用下或在特定的固相表面，补体各成分则按一定顺序，以连锁的酶促反应方式依次被激活，表现出多种生物学效应。补体的激活过程可分为三条途径，即经典激活途径、旁路激活途经和 MBL 激活途径。

（一）经典激活途径

1. 激活物 抗原与抗体（IgG 或 IgM）结合形成的免疫复合物（immune complex, IC）是经典激活途径的主要激活物，首先激活 C1，然后依次激活其他补体固有成分。C1 是由 1 个 C1q 分子借助 Ca^{2+} 与 2 个 C1r 和 2 个 C1s 分子结合组成的多聚体；C1q 由 6 个亚单位聚合而成，其中每一亚单位的球形头部是 C1q 与抗体 Fc 段结合的部位（图 25 -12）。一个 C1q 必须同时有两个以上的球形头部

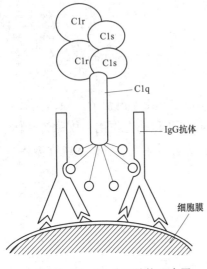

图 25 -12　C1 分子结构示意图

图中标注：C1r、C1s、C1r、C1s、C1q、IgG抗体、细胞膜

与抗体结合后才能被激活。

2. 激活过程 经典激活途径的激活过程分为识别阶段、活化阶段和膜攻击阶段（图 25 - 13）。

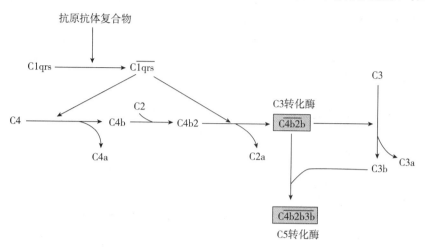

图 25 - 13 补体经典激活途径

（1）识别阶段 为 C1 识别 IC 而活化形成 C1 酯酶的阶段。IgG 或 IgM 与抗原结合后，其 Fc 段构象发生改变，暴露出 C1q 补体结合点（CH2/CH3），C1q 与之结合。当两个以上 C1q 头部被 IC 中 IgG 或 IgM 的 Fc 段结合固定后，C1q 6 个亚单位的构象发生改变，导致 C1r 被裂解，形成的小片段即激活的 C1r。活化的 C1r 继续激活 C1s，活化的 C1s 为 C1 酯酶，可激活 C4 和 C2。

（2）活化阶段 为 C3 转化酶和 C5 转化酶的形成阶段。C1 酯酶在 Mg^{2+} 参与下，依次裂解 C4、C2，所产生的小片段 C4a、C2a 释放入液相，而大片段 C4b、C2b 结合在黏附抗体的靶细胞膜上，形成 C $\overline{4b2b}$，即 C3 转化酶。C $\overline{4b2b}$ 裂解 C3，产生 C3a 和 C3b。C3a 释放入液相，C3b 与靶细胞膜上的 C $\overline{4b2b}$ 结合，形成 C $\overline{4b2b3b}$ 复合物，即 C5 转化酶。

（3）膜攻击阶段 为膜攻击复合物（membrane attack complex，MAC）形成，导致靶细胞溶解的阶段。C5 转化酶裂解 C5 为 C5a 和 C5b，C5a 进入液相，C5b 吸附于靶细胞表面，与 C6、C7 先后结合，形成 C $\overline{5b67}$ 复合物。C $\overline{5b67}$ 复合物插入靶细胞质膜脂质双层中，进而与 C8 呈高亲和力结合，形成 C $\overline{5b678}$，该复合物可牢固地附着于细胞表面，细胞膜上可出现裂痕，但其溶细胞能力有限。C8 是 C9 的结合部位，12 ~ 15 个 C9 与 C $\overline{5b678}$ 结合成 C $\overline{5b6789}$ 复合物，即 MAC，嵌入靶细胞脂质双层，形成无数个小孔，可使水和电解质自由出入，细胞内渗透压改变，细胞肿胀并破裂溶解（图 25 - 14）。

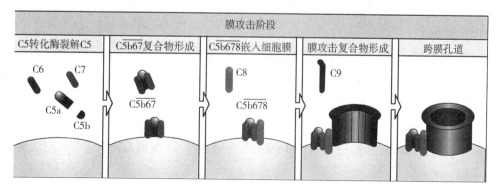

图 25 - 14 膜攻击阶段示意图

膜攻击阶段为三条补体激活途径所共有，也称为共同末端通路。

（二）旁路激活途径

旁路激活途径又称替代途径或 C3 激活途径。此过程越过 C1、C4、C2，直接激活 C3，然后完成 C5～C9 的激活。B 因子、D 因子和 P 因子参与激活过程。

1. 激活物　旁路途径的激活物质主要是是某些细菌、真菌的细胞壁成分，如肽聚糖、磷壁酸、脂多糖、酵母多糖以及凝聚的 IgG 和 IgA 等。上述成分提供了使补体活化级联反应得以进行的接触表面。这种激活方式可不依赖于特异性抗体的形成，从而在早期抗感染中发挥重要作用。

2. 激活过程　旁路激活途径的激活过程分为准备阶段、活化阶段和膜攻击阶段（图 25-15）。

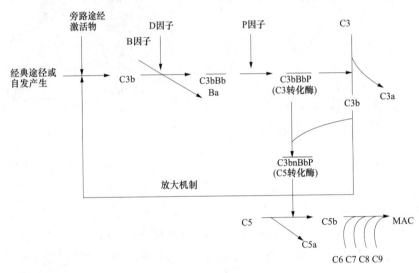

图 25-15　补体旁路激活途径

（1）准备阶段　在生理条件下，血清中 C3 受蛋白酶的作用，可自发水解产生低水平的 C3b，其在 Mg^{2+} 参与下可与 B 因子结合形成 $\overline{C3bB}$ 复合体。血清中 D 因子可水解 $\overline{C3bB}$ 复合物中的 B 因子，形成 $\overline{C3bBb}$ 和 Ba，$\overline{C3bBb}$ 即旁路途径的 C3 转化酶，可裂解 C3。生理情况下大部分游离的 C3b 和 $\overline{C3bBb}$ 会被血清中的 I 因子（C3b 灭活因子）、H 因子等补体调节蛋白灭活。

（2）活化阶段　若存在细菌脂多糖、酵母多糖等激活物，C3b 和 $\overline{C3bBb}$ 可结合在激活物表面，免受 I、H 等因子的灭活。$\overline{C3bBb}$ 与血清中 P 因子结合后，形成更稳定的 C3 转化酶（$\overline{C3bBbP}$）。C3 转化酶裂解 C3 产生更多的 C3b 再与 $\overline{C3bBbP}$ 结合，形成 $\overline{C3bBb3b}$ 或 $\overline{C3nBbP}$，即旁路途径的 C5 转化酶。

（3）膜攻击阶段　C5 转化酶裂解 C5 后形成 MAC，进入与经典途径相同的共同末端通路。

（三）MBL 激活途径

MBL 激活途径是由 MBL 与细菌的甘露糖残基结合后启动的激活过程，又称为凝集素途径。MBL 是一种具有凝集素作用的钙依赖性糖蛋白，正常情况下血清中的含量很低，在感染急性期含量升高，其可与细菌的甘露糖残基结合，随后激活与之相连的丝氨酸蛋白酶，形成 MBL 相关的丝氨酸蛋白酶（MASP）。MASP 分为 MASP1 和 MASP2 两种，MASP2 能以类似 C1s 的方式裂解 C4 和 C2，继而形成 C3 转化酶，其后的反应过程与经典途径相同；MASP1 可直接裂解 C3 生成 C3b，参与和增强旁路途径酶促级联反应。

补体激活的三条途径发挥作用的意义各不相同。旁路途径和 MBL 途径的激活不需特异性抗体参与，在感染早期发挥抗感染作用。经典激活途径依赖特异性抗体的产生，主要在感染后期发挥作用。三条途径都以 C3 活化为中心，最终形成相同的膜攻击复合体，产生相同或相似的生物学效应（图 25-16）。

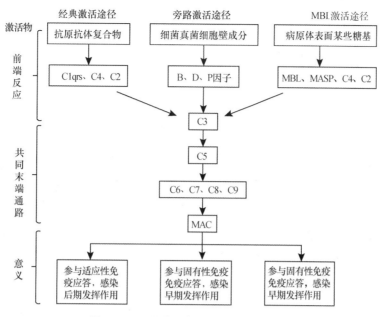

图 25-16　补体三条激活途径及其意义

四、补体的生物学作用

补体的生物学作用可分为两大方面：一方面补体在细胞表面形成膜攻击复合物（MAC），介导溶细胞效应；另一方面补体激活过程中产生不同的裂解片段，在免疫和炎症反应中发挥各种生物学效应。

（一）MAC 的溶解细胞作用

补体系统被激活后，可在靶细胞表面形成 MAC，导致靶细胞溶解。被溶解的靶细胞有细菌等病原生物，也有被病毒等感染的组织细胞，这是机体抗感染的重要防御机制之一。在病理情况下，自身抗体在自身组织细胞上可激活补体，破坏自身组织细胞，导致自身免疫性疾病的发生。

（二）补体裂解片段的生物学作用

1. 调理吞噬作用　补体激活过程中产生的 C3b、C4b 等均是重要的调理素，它们的氨基端能与靶细胞或 IC 结合；羧基端能与巨噬细胞、中性粒细胞等吞噬细胞表面的受体结合，在靶细胞或 IC 与吞噬细胞表面之间起到桥梁作用，从而促进吞噬细胞对靶细胞或 IC 的吞噬。调理作用对机体的抗感染免疫具有重要意义（图 25-17）。

2. 清除免疫复合物　体内中等大小的循环 IC 如未被及时清除，则可以沉积于血管壁，通过激活补体造成周围组织损伤。补体可通过免疫黏附作用及时清除循环 IC，其主要机制是循环 IC 激活补体产生的 C3b 或 C4b，可使 IC

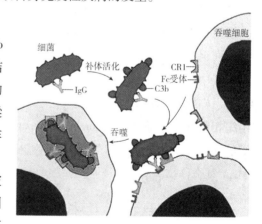

图 25-17　补体的调理作用

黏附到表面带有相应受体的红细胞、血小板上，从而将循环 IC 运送至肝脏、脾脏等部位被吞噬和清除，借以保持机体的自身稳定（图 25-18）。

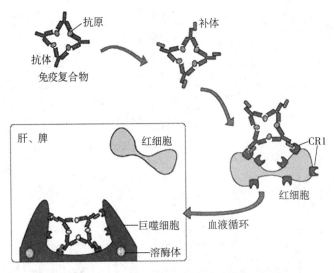

图 25 - 18 补体的免疫黏附作用

3. 介导炎症反应 C3a、C4a 和 C5a 具有过敏毒素作用，能使肥大细胞和嗜碱性粒细胞脱颗粒，释放组胺等血管活性介质，引起毛细血管扩张、通透性增高以及平滑肌收缩等；C3a、C5a 具有趋化作用，促进中性粒细胞向组织炎症部位聚集，发挥吞噬作用；C2a、C4a 具有激肽样作用，能增加毛细血管通透性，引起炎性渗出和水肿。上述作用的共同结果是使组织局部出现以渗出和细胞浸润为特征的急性期炎症反应。

第五节 主要组织相容性抗原

自体组织器官进行移植，可正常存活，异体组织器官移植会因为供体与受体不相容而发生排斥反应。组织相容性是指不同个体间进行器官或组织移植时供者与受者相互接受的程度，是由供者与受者细胞表面组织抗原的特异性决定的。这种代表个体特异性的同种异型抗原称为移植抗原或组织相容性抗原，其中能引起强烈而迅速排斥反应的抗原称主要组织相容性抗原（major histocompatibility antigen，MHA），人类的 MHA 即 HLA 分子。主要组织相容性抗原是一个复杂多样的抗原系统，因此，也称为主要组织相容性抗原系统（major histocompatibility system，MHS）。编码主要组织相容性抗原的一组紧密连锁的基因群，称为主要组织相容性复合体（major histocompatibility complex，MHC），人类的 MHC 称为 HLA 复合体。

一、人类主要组织相容性复合体的基因结构与遗传特征

（一）HLA 复合体的基因结构

HLA 复合体位于第 6 号染色体短臂上，全长 3600kb，共有 224 个基因座位，其中 128 个为产物表达的功能性基因，其余的为假基因或功能不明基因。按各基因位点及其编码产物的结构、组织分布及功能不同可将其分为三类，即 I 类基因区、II 类基因区和 III 类基因区（图 25 - 19）。

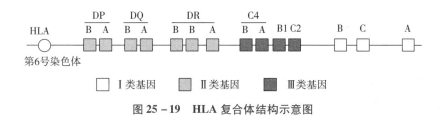

图 25-19 HLA 复合体结构示意图

1. HLA-Ⅰ类基因区 该区位于 HLA 复合体远离着丝点的一端,主要包括经典的 A、B、C 三个基因亚区,编码 HLA-Ⅰ类分子。

2. HLA-Ⅱ类基因区 此区位于 HLA 复合体近着丝点一端,结构最为复杂,主要包括 DP、DQ、DR 三个经典亚区,每一亚区又包括两个或两个以上的功能基因座位,编码 HLA-Ⅱ类分子。

3. HLA-Ⅲ类基因区 此区位于 HLA 复合体 HLA-Ⅰ类与 HLA-Ⅱ类基因区之间,其中 C2、Bf、C4A、C4B 基因座位编码相应的补体成分;另外还有编码其他血清蛋白的基因,如肿瘤坏死因子基因、热休克蛋白(HSP)基因等。

(二)HLA 复合体的遗传特征

1. 单倍型遗传 HLA 复合体是一组紧密连锁的基因群。HLA 基因在同一染色体上的特定组合称为单倍型,其在遗传过程中作为一个完整的遗传单位由亲代传给子代。人体每一个细胞均有两个同源染色体组,分别来自父母双方,因此子代染色体上的两个 HLA 单倍型,一个来自父亲,一个来自母亲。按照概率计算,同胞之间两个单倍型完全相同或完全不同的概率均为 25%,有一个单倍型相同的概率为 50%;亲代和子代之间必然有一个单倍型相同,也只能有一个单倍型相同。单倍型遗传为器官移植供体的选择及法医学亲子鉴定提供了重要依据。

2. 高度多态性 多态性是指在随机婚配的群体中,同一基因座位可存在多个等位基因,编码多种基因产物。据 2013 年 4 月统计,整个 HLA 复合体等位基因数已达 9154 个,其中等位基因数最多的一个基因位点是 HLA-B,拥有 2934 个等位基因。在无血缘关系的人群中寻找 HLA 型别相同的个体十分困难,给组织器官移植带来极大难度。

3. 连锁不平衡 是指某一群体中,两个基因座位上等位基因出现在一条染色体上的实际概率与理论上随机出现的概率之间的差异。如 HLA-DQB1 和 HLA-DRB1 座位的两个等位基因 *DQB*1 * 0701 和 *DRB*1 * 0901,在北方汉族人中出现的频率分别为 21.9% 和 15.6%,按随机分配规律,这两个等位基因出现在一条染色体上的概率应该是两个频率的乘积 3.4%,但实际两者出现的概率为 11.3%。

二、人类主要组织相容性抗原

(一)HLA 分子的结构

HLA 分子为两条肽链构成的糖蛋白,其中 HLA-Ⅰ类分子是由Ⅰ类基因编码的 α 链和第 15 号染色体编码的 β2 微球蛋白(β2m)经非共价键连接而成;HLA-Ⅱ类分子是由Ⅱ类基因编码的 α 链和 β 链以非共价键连接组成。根据氨基酸的顺序及三维结构的不同,HLA 分子可分为抗原肽结合区、免疫球蛋白样区(Ig 样区)、跨膜区和胞质区四个部分。HLA-Ⅰ类分子抗原肽结合区由 α1 和 α2 组成,是与内源性抗原肽结合的部位;HLA-Ⅱ类分子抗原肽结合区由 α1 和 β1 组成,是与外源性抗原肽结合的部位。HLA-Ⅰ类分子 Ig 样区由 α3 和 β2m 构成,是与 Tc 细胞表面 CD8 分子结合的部位;HLA-Ⅱ类分子 Ig 样区由 α2 和 β2 组成,是与 Th 细胞表面 CD4 分子结合的部位。跨膜区是将 HLA 分子固定于细胞膜上,而胞质区则参与将细胞外信息传递至细胞内(图 25-20)。

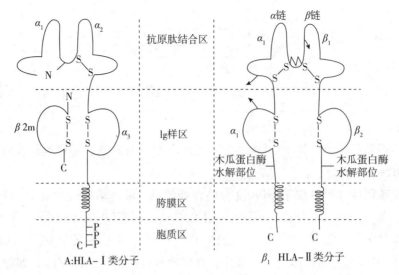

图 25 - 20　HLA 分子结构示意图

（二）HLA 分子的分布

HLA - Ⅰ类分子分布于体内各种有核细胞表面，包括血小板和网织红细胞，淋巴细胞表面最多，其次为巨噬细胞、树突状细胞和中性粒细胞，而在神经细胞、成熟红细胞和滋养层细胞表面尚未检出；HLA - Ⅱ类分子的分布较为局限，主要分布于 APC、胸腺上皮细胞和活化的 T 细胞表面。

（三）HLA 分子的生物学功能

在免疫应答过程中，HLA 分子发挥重要的生物学作用。

1. 参与抗原提呈　提呈抗原肽是 HLA - Ⅰ类和 HLA - Ⅱ类分子的主要生物学功能。外源性抗原在 APC 内被加工、降解为抗原性多肽，与 HLA - Ⅱ类分子结合并表达在 APC 表面，供 $CD4^+$ Th 细胞识别；大多数病毒蛋白、肿瘤蛋白等内源性抗原被分解后，与 HLA - Ⅰ类类分子结合形成复合物，表达在 APC 表面，供 $CD8^+$ Tc 细胞识别。

2. 参与 T 细胞限制性识别　这是由免疫应答的限制性即双识别特点所决定的。$CD8^+$ T 细胞表面的 TCR 必须同时识别靶细胞表面的抗原肽和 MHC - Ⅰ类分子；$CD4^+$ T 细胞表面的 TCR 必须同时识别 APC 表面的抗原肽和 MHC - Ⅱ类分子，只有当两个细胞间的 MHC 分子相同时才能有效地相互作用，这一现象称为 MHC 的限制性。即 $CD8^+$ T 细胞与靶细胞间的相互作用受 MHC - Ⅰ类分子的限制，$CD4^+$ T 细胞与 APC 的相互作用受 MHC - Ⅱ类分子的限制。

3. 参与 T 细胞分化过程　T 细胞在胸腺中发育为成熟 T 细胞的过程中，必须与表达 HLA - Ⅰ类分子或 HLA - Ⅱ类分子的胸腺上皮细胞接触，才能分化成 $CD8^+$ T 细胞或 $CD4^+$ T 细胞。另外，HLA - Ⅰ类分子和 HLA - Ⅱ类分子通过胸腺中的阳性选择及阴性选择，参与 T 细胞的发育分化过程，使体内能够识别自身抗原的 T 细胞被克隆消除，引起自身免疫耐受。

4. 参与移植排斥反应　在同种异体间进行组织器官移植时，HLA - Ⅰ类分子和 HLA - Ⅱ类分子作为同种异型抗原，可刺激机体产生特异性效应 T 细胞和相应抗体，从而导致供体组织细胞破坏，引起强烈的移植排斥反应。

（四）HLA 分子的医学意义

HLA 分子与临床的关系十分密切，具有重要的医学意义。

1. HLA 与器官移植　同种异体器官移植成功与否主要取决于供者与受者之间的组织相容性，其中 HLA 等位基因的匹配程度起关键作用，应尽量选择 HLA 型别相近者进行器官移植，以确保供者与受者间的组织相容性。通常器官移植的存活率由高到低的排序为同卵双生、同胞、亲属、无亲缘关系。

2. HLA 与输血反应 多次接受输血的患者，有时会发生非溶血性输血反应。其原因主要是患者血液中产生了抗白细胞、抗血小板的 HLA 抗体，导致白细胞或血小板受破坏，释放内源性热原质，引起发热反应、白细胞减少和荨麻疹等。供者血液中如含有高效价的此类抗体，也可引起输血反应。因此，对需要多次接受输血的患者应避免反复输入同一供血者的血液，或采取成分输血，以避免此类输血反应的发生。

3. HLA 异常表达与疾病 肿瘤细胞表面 HLA - Ⅰ类分子的表达缺失或减弱或特异性改变，以致特异性的 CD8⁺Tc 细胞不能对其识别，使肿瘤细胞逃避了 Tc 细胞的杀伤。而有些在正常情况下不表达 HLA - Ⅱ类分子的细胞，因感染等因素的影响，异常表达 HLA - Ⅱ类分子，如胰岛素依赖型糖尿病患者的胰岛 β 细胞等均可有 HLA - Ⅱ类分子异常表达，使自身反应性 T 细胞活化，导致自身免疫性疾病。

4. HLA 与疾病的关联 是指带有某些特定 HLA 分子的个体易患某一疾病（阳性关联），或对该疾病有较强的抵抗力（阴性关联）。现已发现与 HLA 关联的疾病达 500 多种，其中大部分为自身免疫性疾病。最典型的关联疾病是强直性脊柱炎，该病患者中 HLA - B27 抗原的阳性率为 58% ~ 97%，而健康对照人群仅为 1% ~ 8%。研究 HLA 与疾病的关系，有助于阐明某些疾病的发病机制，并对疾病进行辅助诊断、分类以及预后的判断。

5. HLA 与法医学 HLA 分子是个体的特异性遗传标志，且终生不变。同时，由于 HLA 具有高度多态性，意味着在无亲缘关系的个体间 HLA 等位基因完全相同的概率几乎为零。另外，HLA 复合体具有单倍型遗传的特点，亲代与子代之间必然有一个单倍型相同。因此，借助 HLA 基因型或表型检测分型技术，在法医学上可以进行个体身份识别和亲子关系鉴定。

第六节 细胞因子

细胞因子（cytokine，CK）是由免疫细胞及某些非免疫细胞（成纤维细胞、血管内皮细胞等）合成和分泌的，具有调节多种细胞生理功能的可溶性小分子多肽或糖蛋白。其在临床上已被广泛应用于疾病的预防、诊断和治疗，特别是治疗肿瘤、感染、造血功能障碍以及自身免疫性疾病等。

一、细胞因子的共同特点

1. 生物学特性 多数细胞因子为低分子量（<30kD）的多肽或分泌型糖蛋白；多以单体形式存在，通过与细胞表面的受体结合而发挥作用，无抗原特异性，也不受 MHC 限制。

2. 存在方式与产生特点 细胞因子常以游离形式存在于体液中，有时以膜结合形式表达于细胞表面。细胞因子的产生具有多源性（一种细胞因子可由多种细胞分泌）、多向性（一种细胞可分泌多种细胞因子）和自限性（当细胞受到刺激后即刻合成释放，发挥作用后即刻分解）的特点。

3. 作用方式 细胞因子以自分泌、旁分泌和内分泌方式发挥生物学作用。细胞因子作用于分泌细胞自身，这种分泌方式称为自分泌，如 T 细胞分泌的 IL - 2 能促进 T 细胞本身进一步分化；细胞因子作用于邻近细胞，这种分泌方式称为旁分泌，如树突状细胞产生 IL - 12 促进邻近的 T 细胞分化；少数细胞因子可通过循环系统对远距离的细胞发挥作用，这种分泌方式称为内分泌，如 TNF 在高浓度时可通过血液作用于远处的细胞。

4. 功能特点

（1）高效性 细胞因子具有微量高效特点，在 $10^{-15} \sim 10^{-10}$ mol/L 时即可发挥作用，这与细胞因子和靶细胞表面特异性受体之间极高的亲和力有关。

（2）多效性与重叠性　一种细胞因子可作用于多种靶细胞，产生多种生物学效应，具有多效性。几种不同的细胞因子作用于同一种细胞，产生相同或相似的生物学效应，因而具有重叠性。

（3）协同性与拮抗性　细胞因子的作用并不是孤立存在的，它们之间通过合成分泌的相互调节、受体表达的相互调控、生物学效应的相互影响而组成细胞因子网络，可以表现为协同效应与拮抗效应，甚至取得两种细胞因子单用时所不具有的新的独特效应。

二、细胞因子的分类

细胞因子根据其结构和主要生物学功能不同可分为六类。

1. 白细胞介素（interleukin，IL）　是一组由淋巴细胞、单核巨噬细胞和其他非免疫细胞产生的能介导白细胞间或与其他细胞相互作用的细胞因子。IL 种类较多，目前已命名 38 种，为 IL - 1 ~ IL - 38。IL 主要作用是能促进免疫细胞活化、增殖，有免疫调节和介导炎症反应的作用。

2. 干扰素（interferon，IFN）　是机体某些细胞被病毒及干扰素诱生剂刺激后产生的小分子糖蛋白，能干扰病毒在细胞内增殖，故名干扰素。根据来源不同可分为 α、β 和 γ 三类。前两种为 Ⅰ 型（普通）干扰素，主要由白细胞、成纤维细胞和病毒感染的组织细胞产生。INF - γ 为 Ⅱ 型（免疫）干扰素，主要由活化 T 细胞和 NK 细胞产生。不同的 INF 生物学活性相似，具有抗病毒、抗肿瘤和免疫调节作用。

3. 肿瘤坏死因子（tumor necrosis factor，TNF）　是一种能使肿瘤组织发生出血、坏死的细胞因子。分为 TNF - α 和 TNF - β 两种。前者主要由单核巨噬细胞产生，又称恶病质素，后者主要由活化的 T 细胞产生，又称淋巴毒素。TNF 在调节免疫应答、杀伤靶细胞和诱导细胞凋亡等方面发挥重要作用。

4. 集落刺激因子（colony stimulating factor，CSF）　是指能够刺激多能造血干细胞和不同发育分化阶段的干细胞进行增殖分化的细胞因子，可由活化 T 细胞、单核巨噬细胞、血管内皮细胞和成纤维细胞等合成。包括粒细胞 CSF（G - CSF）、巨噬细胞 CSF（M - CSF）、粒细胞 - 巨噬细胞 CSF（GM - CSF）和多能集落刺激因子（multi - CSF，又称 IL - 3）。CSF 是血细胞发育、分化必不可少的刺激因子。

5. 生长因子（growth factor，GF）　是一类可刺激相应细胞生长和分化的细胞因子，常见的有表皮生长因子（EGF）、成纤维细胞生长因子（FGF）和血小板衍生生长因子（PDGF）等。

6. 趋化性细胞因子（chemokine factor，CF）　又称趋化因子，是由白细胞及基质细胞分泌的对不同靶细胞具有趋化作用的细胞因子家族，包括粒细胞趋化因子、单核细胞趋化因子、淋巴细胞趋化因子等。

三、细胞因子的主要生物学作用

1. 免疫效应功能　细胞因子在免疫刺激应答过程中具有重要的免疫效应功能。如 IFN - α 和 IFN - β 可直接干扰病毒在感染细胞内的复制和邻近未感染细胞产生抗病毒蛋白酶而具有抗病毒感染能力；IFN 可增强 NK 细胞的活性，使其在病毒感染早期能有效地杀伤病毒感染细胞；TNF 可直接作用于肿瘤细胞的 DNA，造成肿瘤细胞凋亡；IL - 6 促进 B 细胞增殖分化而合成分泌抗体。因此，与抗体和补体等其他免疫效应分子相比，细胞因子在抗细胞内感染、抗肿瘤等方面具有强大的免疫效应功能。

2. 免疫调节作用　多种细胞因子参与特异性免疫功能的调节，如多种 IL、TNF、IFN 可增强 T、B 淋巴细胞活化及增殖、增强免疫细胞对抗原的清除能力，起正调节作用；IL - 4、IL - 10 能抑制巨噬细胞活化，抑制 CTL 分化及 TNF - β、IFN - γ 产生，起负调节作用。

3. 刺激造血功能　从造血干细胞到成熟的血细胞的分化发育过程中，每一阶段都需要细胞因子的参与，其中起主要作用的是各类集落刺激因子，其不断刺激造血干细胞生长、分化，以补充免疫过程中的消耗。

4. 参与炎症反应　炎症是机体感染病原生物所产生的一种病理反应过程，在这一过程中，有多种细胞因子的参与，如 IL－1、IL－8、INF、TNF 等细胞因子能够促进单核巨噬细胞和中性粒细胞等炎性细胞聚集，并可激活这些炎性细胞和血管内皮细胞使之表达黏附分子和释放炎症介质，引起或加重炎症反应；IL－1 和 TNF 还可直接作用于下丘脑体温调节中枢引起体温升高；而 INF、IL－4 及 IL－10 等有抑制炎症反应的作用。

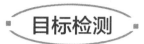

答案解析

一、单项选择题

1. 人类的中枢免疫器官是（　　）

　　A. 骨髓和胸腺　　　　　　　　B. 骨髓和黏膜相关淋巴组织　　C. 淋巴结和脾脏

　　D. 淋巴结和胸腺　　　　　　　E. 淋巴结和黏膜相关淋巴组织

2. 成熟淋巴细胞定居的主要场所是（　　）

　　A. 骨髓　　　　　　　　　　　B. 胸腺　　　　　　　　　　C. 胰腺

　　D. 脾脏　　　　　　　　　　　E. 心脏

3. T 细胞的特征性表面标志是（　　）

　　A. 细胞因子受体　　　　　　　B. 丝裂原受体　　　　　　　C. TCR

　　D. MHC 分子　　　　　　　　　E. IgG Fc 受体

4. 关于 CD4 分子和 CD8 分子的叙述，错误的是（　　）

　　A. CD4 分子与靶细胞表面的 MHC－Ⅱ类分子结合

　　B. CD8 分子与靶细胞表面的 MHC－Ⅰ类分子结合

　　C. 两者都可增强 T 细胞与靶细胞之间的相互作用

　　D. 两者均不能辅助 TCR 识别抗原

　　E. 两者均为 TCR 的共受体

5. 关于细胞因子的叙述，错误的是（　　）

　　A. 是由细胞合成和分泌的生物活性物质　　　B. 能调节多种细胞生理功能

　　C. 在免疫系统中起着非常重要的调控作用　　　D. 无论什么情况下对机体都是有利的

　　E. 细胞因子可由成纤维细胞合成

6. 唯一能够通过胎盘进入胎儿体内的免疫球蛋白是（　　）

　　A. IgM　　　　　　　　　　　B. IgG　　　　　　　　　　　C. IgD

　　D. IgE　　　　　　　　　　　E. IgA

7. 替代途径激活物不包括（　　）

　　A. 脂多糖　　　　　　　　　　B. 抗原抗体复合物　　　　　C. 细菌

　　D. IgA　　　　　　　　　　　E. IgG

8. Ig 的 CDR 代表（　　）

　　A. 可变区　　　　　　　　　　B. 互补决定区　　　　　　　C. 恒定区

　　D. 骨架区　　　　　　　　　　E. 铰链区

9. 免疫球蛋白分子经木瓜蛋白酶水解后可形成（　　）

    A. 2 个完全相同的 Fab 段和 1 个 Fc 段　　　B. 2 个完全相同的 Fc 段和 1 个 Fab 段

    C. F(ab')$_2$ 段和 pFc' 段　　　D. F(ab') 段和 pFc' 段

    E. 2 个完全相同的 Fab 段和 pFc' 段

10. 能够刺激多能造血干细胞增殖分化的细胞因子是（　　）

    A. 生长因子　　　B. 白细胞介素　　　C. 肿瘤坏死因子

    D. 集落刺激因子　　　E. 干扰素

二、多项选择题

1. 关于 CD8$^+$T 细胞的叙述，正确的有（　　）

    A. 为 CD8 分子表达阳性的 T 细胞

    B. 具有 MHC 限制性

    C. 多为细胞毒性 T 细胞

    D. 这类细胞识别的抗原为抗原肽 – MHC – Ⅱ分子复合物

    E. 能直接杀伤靶细胞

2. 关于 B 细胞的叙述，正确的有（　　）

    A. B 细胞可分为 B1 和 B2 细胞两个亚群　　　B. B1 细胞即通常所称的 B 细胞

    C. B1 细胞表达 CD5 分子　　　D. B2 细胞不表达 CD5 分子

    E. B 细胞是一种抗原提呈细胞

3. 关于免疫球蛋白，叙述错误的有（　　）

    A. 由一条重链和一条轻链组成

    B. 由两条重链和两条轻链组成

    C. 恒定区是抗体分子和抗原表位发生特异性结合的部位

    D. 恒定区靠近羧基末端

    E. 可分为 IgG、IgM、IgA、IgB 和 IgE 五类

4. 下列说法正确的有（　　）

    A. C2a、C2b 表示补体分子的裂解片段　　　B. C2a、C2b 中 a 为小片段，b 为大片段

    C. C2a、C2b 中 b 为小片段，a 为大片段　　　D. 在符号前加 i 表示被灭活，如 iC2b

    E. 具有酶活性的复合物在其符号上画一横线，如 $\overline{C1s}$

5. 能分泌细胞因子的细胞有

    A. T、B 淋巴细胞　　　B. NK 细胞　　　C. 成纤维细胞

    D. 单核巨噬细胞　　　E. 浆细胞

（梁碧涛）

书网融合……

📋 重点回顾

ⓔ 微课

📋 习题

第二十六章　免疫应答

PPT

学习目标

知识目标：

1. 掌握　适应性免疫应答的概念、类型、基本过程；抗体产生的一般规律。

2. 熟悉　固有免疫应答的特点与组成；细胞免疫应答和体液免疫应答的效应与机制。

3. 了解　免疫耐受的概念、形成条件与医学意义。

技能目标：

能利用抗体产生的一般规律分析疫苗接种的临床意义；学会用体液免疫和细胞免疫的原理分析临床常见免疫应答现象。

素质目标：

具备严谨、求实、团结协作的工作态度。

　　免疫应答（immune response）是机体免疫系统识别"自己"与"非己"，并清除"非己"抗原性异物的全过程。免疫应答具有双重性，在正常情况下，免疫应答可及时清除体内抗原性异物，以维持机体内环境的相对稳定；在异常情况下，免疫应答可造成机体病理性损伤，引起超敏反应或其他免疫性疾病。根据免疫应答识别的特点、获得的形式及效应机制，将其分为固有性免疫应答（innate immune response）和适应性免疫应答（adaptive immune response）两种类型。

📖 导学情景

　　情景描述：接种乙肝疫苗是预防乙型肝炎最重要且最有效的手段。乙肝疫苗的技术非常成熟，我国已将乙肝疫苗的接种列入国家计划免疫范畴，所有新生儿均需要按照0、1、6个月程序依次全程接种3针。高危人群亦需要接种乙肝疫苗。

　　情景分析：通过规范的乙肝疫苗接种，绝大多数人能产生抵抗HBV的抗体从而形成保护作用，即产生免疫应答，从而降低感染率、重症率和死亡率。

　　讨论：免疫应答是怎样产生的？抗体产生的临床意义有哪些？

　　学前导语：针对进入人体的病原体，免疫系统会产生防御功能予以识别和排除。病原体不同，免疫系统的反应也会有所不同。

第一节　固有性免疫应答

　　固有性免疫应答又称为非特异性免疫应答或先天性免疫应答，是人类在长期的种系发育和进化过程中逐渐建立起来的一系列防御功能，是机体抵抗病原体入侵的第一道防线，发挥非特异性抗感染作用，同时也对适应性免疫应答的启动、调节和效应具有重要意义。

一、固有性免疫应答的特点

固有性免疫应答的特点包括：①与生俱有，能遗传给后代；②无特异选择性，作用范围广，对所有病原生物都有一定防御能力；③具有相对的稳定性，不受抗原性质、抗原刺激强弱或刺激次数的影响，但不是固定不变的，当机体受到共同抗原或佐剂的作用时，非特异性免疫力可以增强；④发挥作用快，短时间内排斥与清除抗原，但作用强度较弱，持续时间短；⑤无免疫记忆性，再次接触相同病原生物时，防御功能不增减。

二、固有性免疫应答的参与成分

固有性免疫应答的参与成分主要包括屏障结构、固有免疫细胞及固有免疫分子。它们发挥各自的效应，并相互协调，共同构成固有免疫的物质基础。

（一）屏障结构

屏障结构的作用是阻止病原生物侵入体和从血液进入重要组织器官，包括皮肤黏膜屏障、血－脑屏障和胎盘屏障。

1. 皮肤黏膜屏障 皮肤黏膜构成了机体的外部屏障，是防止病原生物入侵的第一道防线，此屏障的生物学作用如下。

（1）物理屏障 由致密的上皮细胞组成的皮肤和黏膜组织具有机械性阻挡与排除病原生物的作用。相对来说，黏膜的物理屏障作用较弱，但黏膜上皮细胞的迅速更新、呼吸道纤毛的定向摆动及黏膜表面分泌液的冲洗作用，均有助于清除其表面的病原生物。

（2）化学屏障 皮肤和黏膜分泌物中含有多种杀菌、抑菌物质，可杀死或抑制相应部位入侵的病原生物，主要包括汗腺分泌的乳酸，皮脂腺分泌的不饱和脂肪酸，胃液中的胃酸，唾液、泪液及呼吸道、消化道和泌尿生殖道黏膜分泌液中的溶菌酶、抗菌肽和乳铁蛋白等。

（3）微生物屏障 正常菌群可通过与病原生物竞争结合上皮细胞和营养物质的作用方式，或通过分泌某些杀菌、抑菌物质（如细菌素等），干扰或抑制病原生物的定植和繁殖。

2. 血－脑屏障 是存在于血液与脑组织之间的屏障结构，由软脑膜、脉络丛的毛细血管壁和包绕在血管壁外的星形胶质细胞形成的胶质膜所组成。其组织结构致密，能阻挡血液中的病原生物及其毒性代谢产物进入脑组织及脑室，从而保护中枢神经系统。婴幼儿因血－脑屏障发育尚未完善，故易发生中枢神经系统感染。

3. 胎盘屏障 是存在于母亲与胎儿之间的屏障结构，由母体子宫内膜的基蜕膜和胎儿的绒毛膜滋养层细胞共同构成，能防止母体感染的病原生物及其毒性代谢产物进入胎儿体内，从而保护胎儿免受感染。妊娠前3个月内，胎盘屏障发育尚未完善，此时孕妇若感染风疹病毒、巨细胞病毒等病原生物，其可通过胎盘入侵胎儿，从而导致流产、畸形甚至死胎。此阶段，药物亦可通过胎盘影响胎儿。因此，孕早期要特别注意保护胎儿免受病原生物侵害或药物影响。

❤ **护爱生命**

有一本关于免疫的书籍——《我们为什么还没有死掉》中，向我们阐述了胚胎与母体子宫之间的复杂交流。一方面，胚胎不仅躲在胎盘屏障后逃避母体的免疫应答，而且可以分泌一些细胞因子防御母体的免疫细胞；另一方面，胚胎细胞通过不表达一些信号分子从而逃避母体的免疫监视。与此同时，母体的整个免疫系统防御等级亦会有所下降。为了确保胚胎安全，母体的自然杀伤细胞和适应性免疫细胞开始在胎盘外盘旋，并不是为了杀死胚胎细胞，而是转化调控模式，开始释放出抑制免疫应答的信号。母亲的免疫系统还通过对胎儿的蛋白质产生耐受，将它们视为身体的一部分。这就是免疫学中所诠释的最初的母爱，让我们重新认识了母亲这个角色，从孕育生命之初就开始了无私付出。

（二）固有免疫细胞

固有免疫细胞包括吞噬细胞、树突状细胞、NK 细胞、嗜酸性粒细胞、嗜碱性粒细胞和肥大细胞等。这里只介绍吞噬细胞。

吞噬细胞包括中性粒细胞（小吞噬细胞）和单核巨噬细胞（大吞噬细胞），是执行固有免疫的主要效应细胞，在机体早期抗感染免疫中发挥重要作用。

1. 吞噬过程　中性粒细胞与单核巨噬细胞的吞噬作用基本相似，前者主要吞噬细胞外的细菌，后者主要吞噬细胞内寄生物以及衰老、损伤和恶性变的细胞。以病原菌为例，吞噬过程一般可分为三个阶段（图 26 - 1）。

（1）接触　吞噬细胞与病原菌的相互接触可随机相遇，也可通过趋化因子的吸引。

（2）吞入　吞噬细胞伸出伪足将病原菌包绕并摄入细胞质内，形成吞噬体。

（3）杀菌　吞噬体形成后，溶酶体与之接触、融合成为吞噬溶酶体，在溶菌酶、防御素以及多种蛋白水解酶等作用下，病原菌被破坏、裂解消化，未消化的残渣排出吞噬细胞外。

2. 吞噬结果　由于病原菌的种类、毒力及机体免疫状况等不同，吞噬结果有两种。

（1）完全吞噬　病原菌被吞噬后，可完全被杀死、消化。

（2）不完全吞噬　某些胞内寄生菌如结核分枝杆菌、伤寒沙门菌等，在缺乏特异性细胞免疫的机体中，它们虽然也可以被吞噬细胞吞入，但不被杀死，反而在细胞内生长、繁殖，使吞噬细胞死亡；有的可随游走的吞噬细胞经淋巴液或血流扩散到其他部位，造成广泛病变。

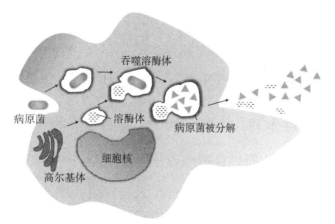

图 26 - 1　吞噬细胞清除病原菌过程示意图

当病原体通过皮肤黏膜侵入人体后，首先由小吞噬细胞进行杀灭，少数未被清除的病原体再由淋巴结中的巨噬细胞吞噬杀灭，病原体数量较多时则有可能侵入血流和其他脏器，之后由血液以及肝、脾、骨髓等处的吞噬细胞对病原体进一步吞噬杀灭。

（三）固有免疫分子

参与免疫应答和炎症反应的效应分子中，除抗体属于适应性免疫效应分子外，其余均为固有免疫的效应分子，包括补体系统、细胞因子、溶菌酶、防御素以及乙型溶素等非特异性效应分子。

1. 溶菌酶　是一种不耐热的碱性蛋白质，由吞噬细胞分泌，广泛存在于各种体液、外分泌液及吞噬细胞溶酶体中。溶菌酶能裂解革兰阳性菌，而革兰阴性菌对溶菌酶不敏感，但在相应抗体和补体存在条件下，革兰阴性菌也可被溶菌酶溶解破坏。

2. 防御素　是一组耐受蛋白酶的富含精氨酸的小分子多肽，主要由中性粒细胞和小肠帕内特细胞产生，在人体内分布广泛，具有广谱抗细菌、抗真菌和破坏包膜病毒的作用，可直接杀伤病原生物。

3. 乙型溶素　是存在于血清中的一种对热较稳定的碱性多肽，在血浆凝固时由血小板释放。乙型溶素可作用于革兰阳性菌细胞膜，产生非酶性破坏效应，但对革兰阴性菌无效。

三、固有性免疫应答的生物学意义

1. 抗感染作用 固有性免疫是机体抗感染第一道天然免疫防线，作用范围广，发挥作用时效快。因此，在抵御细菌、病毒及寄生虫感染中发挥重要作用，尤其在感染早期机体尚未启动适应性免疫的情况下尤为重要。所以固有性免疫缺陷患者，机体对病原生物的易感性可明显增高。

2. 对非感染性疾病的影响

（1）抗肿瘤作用 活化的巨噬细胞作用于肿瘤细胞，发挥杀伤肿瘤细胞效应；NKT 细胞和 γδT 细胞可监视恶性肿瘤的发生或直接杀伤肿瘤细胞。

（2）移植排斥反应 单核细胞与相应配体结合或在激活剂作用下，其活性增强，可导致急性移植排斥反应或打破已建立的移植耐受；某些非变应原因素可导致肥大细胞脱颗粒，产生非 IgE 依赖性的过敏样反应。

3. 参与特异性免疫应答 固有性免疫在特异性免疫应答中发挥不可或缺的作用。参与加工和提呈抗原，启动特异性免疫应答；提供第二活化信号，调节特异性免疫应答；参与效应阶段，如参与 Th1 细胞介导的细胞免疫、补体经典激活途径及各型超敏反应等。

第二节　适应性免疫应答

适应性免疫应答又称为特异性免疫应答或后天获得性免疫应答，是指机体受抗原刺激后，T、B 淋巴细胞识别抗原、自身活化、增殖、分化及产生特异性免疫效应的过程。T 细胞和 B 细胞是适应性免疫应答的主体，抗原是其始动因素。通常所提及的免疫应答指的就是适应性免疫应答。

一、适应性免疫应答的分类

根据参与细胞、抗原刺激以及应答效应等方面的差异，适应性免疫应答可以分成不同的类型。

1. 根据参与免疫应答的细胞不同分类 分为 B 细胞介导的体液免疫应答和 T 细胞介导的细胞免疫应答。这两种类型的免疫应答对同一抗原的刺激，可同时启动，并相互协同发挥免疫效应。

2. 根据抗原进入机体时间和次序的不同分类 分为初次应答和再次应答。一般而言，初次应答比较缓和，再次应答则较快速而激烈。

3. 根据免疫应答效应的不同分类 分为正免疫应答和负免疫应答。正免疫应答即机体受抗原刺激后产生抗体和效应 T 细胞，清除异己物质，以维持机体内环境稳定；负免疫答应即机体受抗原刺激后产生的针对该抗原的特异性无应答状态，也称免疫耐受（详见本章第三节）。

二、适应性免疫应答的基本过程与特点

（一）基本过程

适应性免疫应答的发生、发展和最终效应是一个连续的过程，为了便于理解，人为地将其分为三个阶段（图 26 - 2）。

1. 感应阶段 又称抗原提呈与识别阶段。是指抗原呈递细胞（APC）摄取、加工处理抗原、提呈抗原信息以及免疫活性细胞（T、B 淋巴细胞）特异性识别抗原的阶段。

2. 反应阶段 是指免疫活性细胞活化、增殖、分化阶段。B 细胞活化增殖并分化为浆细胞合成分泌抗体；T 细胞活化增殖并分化为效应 T 细胞。此阶段有部分淋巴细胞分化成记忆细胞。

3. 效应阶段 是指免疫效应物质，即抗体和效应 T 细胞分别发挥体液免疫和细胞免疫，彻底消灭、

清除抗原的阶段。

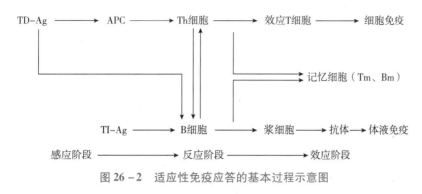

图 26-2　适应性免疫应答的基本过程示意图

(二) 特点

1. 特异性　免疫活性细胞只能接受相应的抗原刺激而活化,所产生的效应 T 细胞或抗体只能与相应的抗原发生反应。

2. 记忆性　免疫系统对抗原的初次刺激具有长时间的记忆,当机体再次接触同一抗原刺激时,则可发生比初次应答更迅速、更剧烈持久的免疫效应。

3. 放大性　免疫系统对抗原的刺激所发生的免疫应答在一定条件下可扩大,少量的抗原进入即可引起全身性的免疫应答。

4. MHC 的限制性　APC 对抗原的处理提呈以及 T 细胞对抗原的识别均需要自身相应的 MHC 分子参与。

练一练

免疫应答的过程不包括 (　　)

A. B 细胞在骨髓内的分化成熟　　　　B. APC 对抗原的处理和提呈

C. T 细胞对抗原的特异性识别　　　　D. T、B 细胞的活化、增殖、分化

E. 效应细胞和效应分子的产生和作用

答案解析

三、B 细胞介导的体液免疫应答

B 细胞介导的免疫应答称为体液免疫应答,简称体液免疫。TD - Ag 和 TI - Ag 均能诱导机体产生体液免疫应答,但二者产生机制及作用特点不同。

(一) 体液免疫应答的基本过程

1. TD - Ag 诱导的免疫应答　TD - Ag 经抗原提呈细胞捕获、加工、处理成抗原肽,与自身细胞内质网的 MHC - Ⅱ类分子结合,形成抗原肽 - MHC - Ⅱ类分子复合物,表达于 APC 表面,供 Th 细胞选择性识别、结合。Th 细胞表面的 CD4 分子先识别并结合 APC 膜上的 MHC - Ⅱ类分子,然后 TCR 再识别并结合特异性抗原肽,即 Th 细胞的双识别。至此,$CD4^+$ Th 细胞被活化。活化的 Th 细胞又可分泌一系列细胞因子,反过来作用于巨噬细胞和 B 细胞,进一步促进 T、B 淋巴细胞的活化。

B 细胞通过 BCR 直接识别并结合 TD - Ag 后,通过相邻的穿膜蛋白 Igα 和 Igβ 相结合,向胞内传递活化的第一信号。B 细胞表面的 CD40 分子可与活化 T 细胞表面的 CD40L 结合产生活化的第二信号。因此,B 细胞的活化过程也是一种"双信号活化"过程。活化 B 细胞接受来自 Th 细胞、巨噬细胞的细胞因子的辅助作用,进入活化、增殖、分化阶段。B 细胞分化成熟为浆细胞,合成分泌各种特异性抗体,

发挥各种体液免疫效应（图 26-3）。

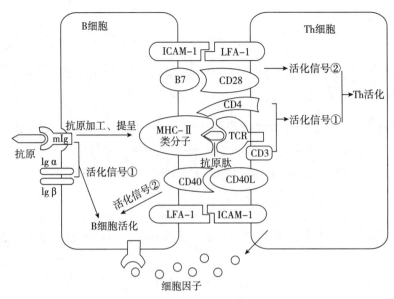

图 26-3 B 细胞与 Th 细胞相互作用示意图

2. TI - Ag 诱导的免疫应答 TI - Ag 诱导的 B 细胞激活则不需要 Th 细胞辅助，一般也不需要巨噬细胞等 APC 的摄取、处理、呈递，可以直接与 B 细胞表面的 BCR 结合刺激 B 细胞活化增殖分化为浆细胞，从而产生抗体发挥免疫效应，但不引起细胞免疫应答。TI - Ag 通常只能激活 B1 细胞，只能产生 IgM 类抗体，没有免疫记忆，不能引起再次应答。

（二）体液免疫效应

体液免疫应答通过抗体发挥多种生物学效应，包括以下几类。

1. 中和作用 机体感染病毒后产生中和抗体与相应病毒特异性结合，可阻止病毒吸附、穿入易感细胞；针对细菌外毒素的中和抗体与相应外毒素结合后，可中和外毒素的毒性。

2. 调理作用 抗体与相应抗原结合后，以其 Fc 段与吞噬细胞的 Fc 受体结合，增强吞噬细胞的吞噬作用，促进对抗原的清除。

3. 激活补体溶解细胞作用 抗体与相应抗原结合后，可激活补体系统，从而发挥补体溶解细胞效应。

4. ADCC 作用 通过 NK 细胞和吞噬细胞的 ADCC 作用，杀伤肿瘤细胞或病毒感染的细胞等靶细胞。

5. 免疫损伤作用 体内有些抗体在一定情况下，可引起病理损伤，如自身抗体可导致自身免疫性疾病的发生；IgE、IgG、IgM 可介导相应类型的超敏反应。

（三）抗体产生的规律 📱微课

B 细胞对 TD - Ag 的应答分为初次应答和再次应答，两次应答中抗体产生的性质和浓度有不同的特点（图 26-4）。

1. 初次应答 抗体产生的特点：①潜伏期较长，一般为 1～2 周，抗体产生慢；②总抗体量少、效价（抗体浓度）低；③在体内持续时间短，为数周至数月；④与抗原的亲和力低，以 IgM 为主，IgG 为辅，且出现时间相对较晚。

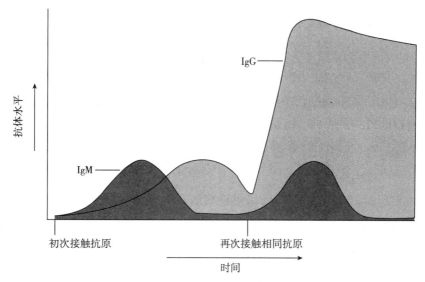

图 26 - 4　初次应答与再次应答示意图

2. 再次应答　由于在初次应答过程中形成了记忆 B 细胞，免疫系统可迅速、高效地产生再次应答，故而与初次应答相比有明显的区别。

抗体产生的特点：①潜伏期短，仅需 1~3 天，抗体产生快；②总抗体量多、效价高；③在体内持续时间长，可达数月至数年；④抗体与抗原的亲和力高，以 IgG 为主，含量高，比初次应答高几倍，甚至几十倍。

关于抗体产生的一般规律见表 26 - 1。

表 26 - 1　初次应答与再次应答的比较

	初次应答	再次应答
抗原提呈	非 B 细胞为主	B 细胞为主
抗原要求	较高浓度	较低浓度
潜伏期	较长（1-2 周）	较短（1-3 天）
抗体量	少	多
效价	低	高
抗体持续时间	短	长
抗体种类	IgM 为主	IgG 为主
抗体与抗原亲和力	低	高

掌握抗体产生的规律在疾病预防和诊断中具有重要的指导意义：①可用于指导制订预防接种的最佳方案，采用再次或多次加强免疫，使机体产生高效价、高亲和力的抗体，提高免疫效果；②检测特异性 IgM 有助于病原体感染的早期诊断和宫内感染的诊断；③疾病早期和恢复期特异性抗体水平的动态变化，有助于了解病程及评估疾病转归。

❓ 想一想

认识抗体产生的规律，对于临床工作有哪些指导作用？

答案解析

四、T 细胞介导的细胞免疫应答

T 细胞介导的免疫应答称为细胞免疫应答，简称细胞免疫，通常由 TD－Ag 诱发，由多种免疫细胞协同作用完成。在抗原提呈与识别阶段，抗原提呈细胞与 CD4$^+$Th 细胞的相互作用及 CD4$^+$T 细胞的活化与体液免疫应答相同。活化的 CD4$^+$T 细胞可增殖分化成为具有不同功能的 CD4$^+$Th1 细胞，CD8$^+$T 细胞可增殖分化为 CD8$^+$Tc 细胞。在此过程中可产生记忆 T 细胞。

（一）CD4$^+$Th1 细胞介导的炎症反应

CD4$^+$Th1 细胞，又称为炎性 T 细胞，可通过其表面的 TCR，与靶细胞上的相应抗原特异性结合后，释放出细胞因子，激活巨噬细胞，引起局部以淋巴细胞和单核吞噬细胞浸润为主的慢性炎症反应和迟发型超敏反应。主要细胞因子有 LT－α、TNF－α、IL－2、IFN－γ、TNF－β 等。Th1 细胞激活巨噬细胞介导的炎症反应在抗胞内病原生物的感染中发挥重要作用，也参与传染性迟发型超敏反应、接触性皮炎、移植排斥反应等病理损伤。

（二）CD8$^+$Tc 杀伤靶细胞

1. 细胞毒作用　CD8$^+$Tc 细胞分泌穿孔素，插入把细胞膜形成通道，使水、电解质等小分子物质进入细胞内，导致靶细胞溶解。

2. 诱导靶细胞凋亡　CD8$^+$Tc 细胞释放颗粒酶进入靶细胞，激活胞内凋亡程序诱导靶细胞凋亡；CD8$^+$Tc 细胞膜表面大量表达 FasL（Fas 配体）分子，与靶细胞表面的 Fas 结合，传入凋亡信号导致细胞凋亡。

CD8$^+$Tc 细胞特异性杀伤靶细胞后随即与抗原脱离而不受损伤，还可连续、高效、特异性地攻击其他表达相应抗原的靶细胞，且本身和邻近正常细胞不受损伤（图 26－2）。这在抗病毒感染、同种移植排斥反应和抗肿瘤免疫中具有重要意义。

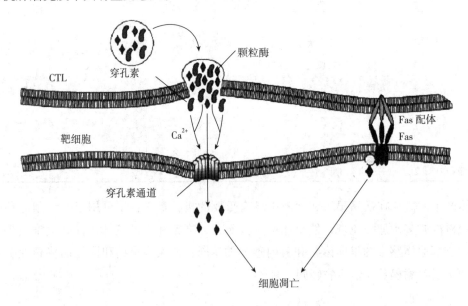

图 26－5　Tc 细胞杀伤靶细胞示意图

（三）细胞免疫的效应

1. 对胞内寄生病原体的抗感染作用　细胞免疫主要针对胞内寄生菌（结核分枝杆菌、伤寒沙门菌等）、病毒、真菌及某些寄生虫等的感染发挥作用。

2. 抗肿瘤作用　Tc 细胞可直接杀伤带有相应抗原的肿瘤细胞。细胞免疫过程中产生的某些细胞因子如 TNF、IFN 等在抗肿瘤免疫中也具有一定作用。

3. 免疫损伤　细胞免疫可参与迟发型超敏反应、自身免疫性疾病、移植排斥反应而导致免疫损伤。

👁 看一看

体液免疫与细胞免疫的分工与合作

在特异性免疫反应中，体液免疫与细胞免疫各自具有独特的作用。体液免疫清除的是体液中即细胞外的抗原，多为蛋白质和多糖大分子，而细胞免疫主要负责清除细胞内寄生的病原体以及肿瘤细胞、异体移植细胞等细胞性抗原。但两种类型免疫应答又相互配合，共同发挥免疫效应，维护人体生理功能的平衡与稳定。现以清除病毒为例，说明两者之间的关系。

在病毒感染过程中，往往是先通过体液免疫的中和作用阻止病毒吸附和穿入易感细胞；若病毒已经穿入易感细胞内，这就要通过细胞免疫破坏裂解靶细胞而释放出抗原，再由体液免疫将其清除。

第三节　免疫耐受

免疫耐受（immunological tolerance）是机体接受某种抗原刺激后，免疫系统所产生的特异性免疫无应答或低应答状态。它是一种特殊形式的免疫应答，不同于免疫缺陷或免疫抑制，后两者是指机体对所有抗原均无反应或反应减弱的非特异性免疫无应答状态。

自身抗原和外来抗原都可诱导机体产生免疫耐受。能够诱导耐受形成的抗原称为耐受原。

一、免疫耐受的分类

1. 根据免疫耐受形成的特点和表现分类　分为天然免疫耐受和获得性免疫耐受；前者是指个体在胚胎发育时期或新生期由自身抗原或外来抗原刺激所形成的免疫耐受；后者亦称为人工诱导免疫耐受，是指原本具有应答能力的 T、B 细胞克隆，受多种因素作用后丧失应答能力所产生的免疫耐受。

2. 根据免疫耐受形成的时期和部位分类　分为中枢免疫耐受和外周免疫耐受。前者是指在胚胎时期未成熟的 T、B 淋巴细胞在中枢免疫器官中与自身抗原相互作用后形成的免疫耐受；后者是指成熟的 T、B 淋巴细胞在外周免疫器官中与内源性或外源性抗原相互作用后形成的免疫耐受。

二、免疫耐受的形成条件

一般认为，能否诱导获得性免疫耐受的形成，主要受到抗原和机体两方面因素的影响。

（一）抗原因素

抗原的性质、剂量、进入机体途径及时间等因素，皆可影响抗原能否诱导机体产生免疫耐受。

1. 抗原的性质　一般来说，与耐受动物亲缘关系相近的抗原或分子量小、可溶性、非聚合单体的抗原，如丙种球蛋白、多糖、脂多糖等多为耐受原，易诱发免疫耐受；而与耐受动物亲缘关系远的抗原或分子量大、颗粒性及蛋白质性的抗原，如细菌、细胞等则为免疫原。

2. 抗原的剂量　小剂量和大剂量抗原均可诱导免疫耐受，适度剂量时易导致免疫应答。T 细胞与 B 细胞产生免疫耐受所需抗原剂量明显不同。T 细胞所需抗原量较 B 细胞小，而且发生快、持续时间长；而 B 细胞形成耐受不但需要抗原量大，且发生缓慢，持续时间短。因此，小剂量抗原易引起 T 细胞耐受，而大剂量抗原则均诱导 T 细胞和 B 细胞耐受。

3. 抗原进入机体的途径　经鼻内、口服和静脉注射的抗原易诱导免疫耐受；经皮下及肌内注射的抗原易形成免疫应答。

（二）机体因素

机体的年龄及免疫状态以及动物的种属和品系等因素都会影响免疫耐受的形成。一般而言，胚胎期最易诱导免疫耐受，新生期次之，成年期最难。机体免疫功能低下或处于抑制状态时，较易产生免疫耐受。因此，在诱导免疫耐受时，采用一些抑制免疫功能的措施，有利于成功建立免疫耐受。

三、研究免疫耐受的医学意义

1. 理论研究意义　免疫耐受的形成和机制研究，是解析机体如何识别"自己"形成耐受，而对"非己"产生免疫应答的基础和关键。

2. 临床实践意义　临床许多疾病的发生、发展和转归，与免疫耐受的诱导、维持和破坏密切相关。胚胎时期，机体可识别自身抗原的免疫细胞克隆通过阴性选择被抑制或清除，从而形成了自身耐受。如果这种自身耐受状态受到破坏，就会导致自身免疫性疾病的发生。临床上，还可通过口服耐受原等方法人工诱导免疫耐受，用于防治超敏反应；通过诱导器官移植受者 T、B 细胞对供者器官组织特定抗原的特异性免疫耐受，可减缓移植排斥反应的发生；对某些传染病和肿瘤，可人工解除免疫耐受，从而激发免疫应答，有助于清除病原体和肿瘤细胞。

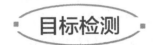

答案解析

一、单项选择题

1. 细胞间相互作用受 MHC – Ⅱ类分子限制的是（　　）

 A. APC 与 B 细胞   B. APC 与 Th   C. NK 与靶细胞

 D. Tc 与靶细胞   E. Treg 与 Th

2. 再次应答产生抗体所需时间为（　　）

 A. 1～2 周   B. 数周   C. 数月

 D. 数年   E. 1～3 天

3. 细胞免疫最为重要的两种效应细胞是（　　）

 A. Th1 与 Th2   B. Th1 与 Tc   C. Th2 与 Tc

 D. Th 与 Treg   E. Tm 与 Th

4. 在免疫应答过程中效应 T 细胞所产生的、能杀伤靶细胞的物质是（　　）

 A. 内毒素   B. 外毒素   C. 抗毒素

 D. 备解素   E. 穿孔素

5. 能产生 FasL 的细胞是（　　）

 A. 效应 Th1   B. 效应 Th2   C. 效应 Tc

 D. 效应 Tm   E. 效应 Treg

6. 能产生记忆细胞的是（　　）

 A. T 细胞和 B 细胞   B. T 细胞和 APC   C. B 细胞和 APC

 D. APC 和 NK   E. Tc 和靶细胞

7. 在细胞免疫应答过程中，通过释放细胞因子间接杀伤靶细胞的是（　　）

 A. 效应 Tc   B. 效应 Th1   C. 效应 Th2

 D. NK 细胞   E. B 细胞

8. 在细胞免疫应答过程中，能直接杀伤病毒感染细胞的效应细胞是（ ）

  A. 效应 Tc   B. 效应 Th1   C. 效应 Th2

  D. NK 细胞   E. B 细胞

9. 能抵抗病原体入侵机体的第一道防线是（ ）

  A. 皮肤黏膜屏障   B. 胎盘屏障   C. 血－脑屏障

  D. 吞噬细胞   E. 补体

10. 发挥特异性体液免疫的物质是（ ）

  A. 溶菌酶   B. 补体   C. 细胞因子

  D. 干扰素   E. 抗体

11. 妊娠初期母体被病毒感染后易发生胎儿畸形的原因是（ ）

  A. 胸腺未发育成熟   B. 胎盘屏障未发育完善   C. 皮肤屏障未发育完善

  D. 外周免疫器官未发育完善   E. 血脑屏障未发育完善

12. 对再次应答的描述，错误的是（ ）

  A. 潜伏期短   B. 抗体产生的量多   C. 产生的抗体维持时间长

  D. 以 IgM 为主   E. 由相同抗原再刺激引起

二、多项选择题

1. 对机体非特异性免疫的描述，正确的是（ ）

  A. 在种系发育和进化过程中形成   B. 生来就有

  C. 与机体的组织结构和生理功能密切相关   D. 对侵入的病原菌最先发挥作用

  E. 抗某种细菌感染针对性强

2. 属于正常体液与组织中抗菌物质的是（ ）

  A. 补体   B. 溶菌酶   C. 抗生素

  D. 乙型溶素   E. 防御素

3. 下列不属于初次应答抗体产生特点的是（ ）

  A. 总抗体量少   B. IgG 类抗体含量高   C. 效价高

  D. 与抗原的亲和力强   E. 在体内存在的时间长

4. 关于适应性免疫的描述，正确的是（ ）

  A. 又称为获得性免疫   B. 可遗传   C. 后天获得

  D. 具有特异性   E. 具有免疫记忆性

5. 下列属于非特异性免疫的因素有（ ）

  A. 浆细胞   B. 吞噬细胞   C. 补体

  D. 屏障结构   E. 溶菌酶

（李 晶）

书网融合……

重点回顾   微课   习题

第二十七章 免疫与临床

PPT

免疫系统有识别"自己"与"非己"的能力。一般情况下，对自身组织细胞形成耐受，但当免疫应答水平过高或过低，出现免疫调节功能紊乱时，可导致多种免疫相关疾病的出现，包括超敏反应、自身免疫性疾病、免疫缺陷病、肿瘤和移植排斥反应。了解疾病发生所涉及的免疫机制，对疾病的诊疗具有重要的意义。

导学情景

情景描述： 患者，男，30岁，某工地工人，因被铁钉扎伤来院就诊。为避免破伤风的发生，需肌内注射破伤风抗毒素血清。询问病史，无破伤风抗毒素血清过敏史，于是进行皮试。护士将皮试弱阳性结果误判为阴性，于是给予肌内注射。患者很快出现胸闷、气促、呼吸困难及出冷汗、抽搐、昏迷等过敏反应症状，幸而抢救及时未发生更为严重的后果。

情景分析： 动物免疫血清对人体具有二重性：一方面，它可向机体提供特异性抗体（抗毒素），起到中和毒素和阻止病毒侵入细胞作用；另一方面，它又是一种具有免疫原性的异种动物血清，可刺激机体产生抗动物免疫血清的抗体，从而引发超敏反应。

日常生活中，牛奶、鱼虾、鸡蛋等食物，青霉素、普鲁卡因等药物，这些来自体外的"非己"物质，均可成为变应原，一旦进入人体，可诱发机体的特异性免疫应答，导致器官、组织损伤或生理功能紊乱。

讨论： 什么是超敏反应？它有哪些类型，又分别具有什么特点？

学前导语： 免疫是一把双刃剑，通常情况下，它是生理性防御反应，维护机体的生理平衡和稳定。但某些情况下，免疫系统若产生异常或病理性的免疫应答，则会导致超敏反应性疾病、自身免疫性疾病、严重的感染等，对机体造成损伤。什么是异常或病理性的免疫应答？又会对机体造成哪些损伤呢？

第一节　超敏反应

超敏反应（hypersensitivity）又称变态反应，指已致敏的机体再次接触相同抗原或半抗原刺激后，所引起的以生理功能紊乱和（或）组织细胞损伤为主的异常或病理性免疫应答。超敏反应本质上属于特异性免疫应答，故也具有特异性和记忆性。引起超敏反应的抗原称为变应原、超敏原。

根据超敏反应的发生机制和临床特点，可将其分为将其分为Ⅰ型、Ⅱ型、Ⅲ型和Ⅳ型超敏反应。其中，Ⅰ、Ⅱ、Ⅲ型超敏反应均有抗体参与，而Ⅳ型超敏反应则由效应 T 细胞介导。

一、Ⅰ型超敏反应

Ⅰ型超敏反应是临床上最常见的一类超敏反应，又称作速发型超敏反应或过敏反应，是抗原与已黏附在肥大细胞及嗜碱性粒细胞上的特异性 IgE 结合后，使细胞释放过敏介质而引起的病理反应。主要特点：①由 IgE 抗体介导；②出现快，消退也快；③以生理功能紊乱为主，无明显的组织细胞损伤；④具有明显的个体差异和遗传倾向。

（一）发生机制

1. 参与反应的物质

（1）变应原　引起Ⅰ型超敏反应的变应原可以是完全抗原，也可以是半抗原，种类繁多。常见的有吸入性变应原，如植物花粉、尘螨、动物皮屑或羽毛、真菌菌丝或孢子等；食入性变应原，如牛奶、鸡蛋、鱼、虾、坚果等；某些药物或化学物质，如动物免疫血清、青霉素、链霉素、磺胺、普鲁卡因、有机碘、化纤、油漆等。

（2）抗体　主要是 IgE，由鼻咽、扁桃体、气管及胃肠道黏膜等处的固有层淋巴组织中的浆细胞合成并分泌。正常人血清中 IgE 抗体含量很低，而在发生Ⅰ型超敏反应患者体内，IgE 抗体含量则显著增高。IgE 为亲细胞抗体，结合于细胞表面的 IgE 比较稳定，不易降解。

（3）效应细胞　主要是肥大细胞和嗜碱性粒细胞。肥大细胞主要分布于组织中，嗜碱性粒细胞主要存在于外周血中。两种细胞表面均存在 IgE Fc 段受体（Fc εR），胞质中含有嗜碱性颗粒，能释放或介导合成生物活性介质。Ⅰ型超敏反应炎症灶浸润大量嗜酸性粒细胞，在Ⅰ型超敏反应中起负反馈调节作用。

（4）生物活性介质　活化的肥大细胞和嗜碱性粒细胞可释放多种生物活性介质，一类是预先合成并储存于颗粒内的介质，如组胺、激肽原酶、嗜酸性粒细胞趋化因子等；另一类是新合成的介质，如白三烯、前列腺素 D_2、血小板活化因子等，其作用见表 27-1。

表 27-1　Ⅰ型超敏反应中常见生物活性介质及其主要作用

名称	引发作用
组胺	扩张血管作用强、促进通透性增大，平滑肌收缩痉挛，腺体分泌增多
激肽原酶	激肽原酶促使血浆激肽原生成激肽，其中缓激肽的作用与组胺相似，并能刺激痛觉神经引起痛感
白三烯	强烈而持久的收缩支气管平滑肌，扩张毛细血管、增强通透性，促进黏膜腺体分泌增加
前列腺素 D_2	支气管平滑肌收缩，毛细血管扩张、通透性增加
血小板活化因子	凝集和活化血小板释放组胺、5-羟色胺等血管活性胺类，增强扩大Ⅰ型超敏反应

2. 发生过程　Ⅰ型超敏反应的发生过程可分为致敏、发敏和效应三个阶段（图 27-1）。

（1）致敏阶段　变应原通过各种途径进入过敏体质的机体，可刺激 B 淋巴细胞增殖分化为浆细胞，合成并分泌抗体 IgE。IgE 以 Fc 段与肥大细胞和嗜碱性粒细胞表面 Fc 段受体结合，使机体处于致敏状态。致敏状态通常可维持数月或更长时间，如长期不再接触相同的变应原，致敏状态可逐渐消失而脱敏。

（2）发敏阶段 相同变应原再次进入机体，迅速与已结合在肥大细胞或嗜碱性粒细胞表面的 IgE 结合，使致敏的靶细胞活化，脱颗粒释放生物活性介质。再次进入机体的变应原与致敏靶细胞表面两个或两个以上相邻 IgE 抗体结合，使膜表面 Fc εR 发生交联，这是触发致敏靶细胞脱颗粒、释放生物活性介质的关键。

（3）效应阶段 生物活性介质作用于效应组织和器官，引起平滑肌收缩，毛细血管扩张、通透性增大，腺体分泌增加，局部嗜酸性粒细胞浸润等病理变化，出现以生理功能紊乱为主要表现的局部或全身过敏反应。

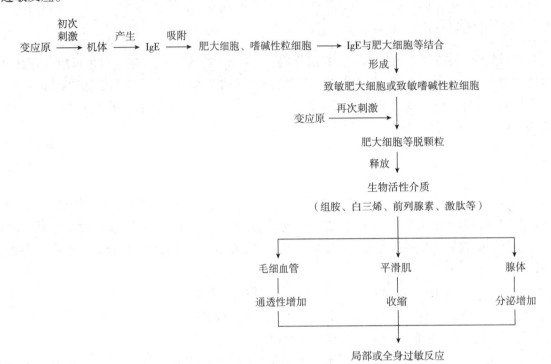

图 27 - 1 I 型超敏反应的发生机制

（二）临床常见疾病 📱微课

1. 过敏性休克 是最严重的一种过敏反应，多见于再次注射药物（青霉素、头孢菌素、链霉素、普鲁卡因等）或抗毒素血清后数秒至数分钟内发生。致敏患者出现严重的临床症状，主要表现为胸闷、气急、呼吸困难，面色苍白，出冷汗，手足发凉，脉搏细速，血压下降、意识障碍等，抢救不及时可导致死亡。

👁️看一看

青霉素引起的过敏性休克

药物引起的过敏性休克以青霉素最为常见。青霉素分子量小，本身无免疫原性，其制剂在弱碱性溶液中易降解为青霉烯酸或青霉噻唑醛酸（为半抗原）。降解产物与体内组织蛋白共价结合形成青霉噻唑蛋白或青霉烯酸共价结合蛋白（为完全抗原）后，可刺激机体产生特异性 IgE 抗体，黏附于肥大细胞和嗜碱性粒细胞表面而致敏。由此可见，使用青霉素时应临用前配制，放置 2 小时后不可使用。

有些患者初次注射青霉素就发生过敏性休克，这可能与其曾经使用过被青霉素污染的注射器等医疗器械有关，或是与吸入空气中青霉孢子而使机体处于致敏状态有关。

2. 呼吸道过敏反应 主要表现为变应性鼻炎、支气管哮喘。多由花粉、真菌孢子、尘螨、动物皮毛等引起。

3. 消化道过敏反应 少数人进食鱼、虾、蟹、蛋、牛奶、芒果、菠萝等食物及服用某些药物后，可引起恶心、呕吐、腹泻、腹痛等胃肠道过敏症状。

4. 皮肤过敏反应 主要表现为荨麻疹、湿疹、血管性水肿、特应性皮炎。可由药物、食入性、吸入性或接触性等多种变应原诱发。

（三）防治原则

1. 特异性防治

（1）查找确认变应原，避免再接触 通过询问病史和实验室检查确认变应原，避免再接触，是预防Ⅰ型超敏反应发生最有效的方法。

实验室检查根据试验途径可分为体内试验和体外试验。体内试验常用皮肤试验，如皮内试验和点刺试验；而体外检查方法主要检测引起过敏反应的 IgE 抗体。

（2）脱敏与减敏疗法

1）脱敏疗法：需要应用抗毒素血清治疗，但皮肤试验呈阳性反应，可采用小剂量、短间隔（20～30 分钟）、连续多次注射变应原的方法，避免发生过敏反应。但这种脱敏是暂时的，经一定时间后，机体又可重建致敏状态。

2）减敏疗法：适用于明确检出而又难以避免接触的变应原，如植物花粉或尘螨等，可采用小剂量、长间隔（1 周左右）、逐渐增量、反复多次皮下注射变应原的方法，从而达到减敏的目的。

2. 抗过敏药物治疗 用药物选择性地阻断或干扰过敏反应发生过程中的某些环节，可阻止或减轻过敏反应的发生，常用药物主要通过以下机制发挥作用。

（1）抑制生物活性介质合成和释放 主要有肾上腺素、色苷酸钠、异丙肾上腺素、麻黄碱、甲基黄嘌呤、氨茶碱等，能提高细胞内 cAMP 浓度，从而抑制组胺等活性介质的释放。其中，肾上腺素是抢救过敏性休克的首选药物。

（2）拮抗生物活性介质 主要指抗组胺药，如氯苯那敏、氯雷他啶、西替利嗪等，因可与组胺竞争效应器官细胞膜上的组胺受体，从而抑制组胺活性。

（3）改善效应器官反应性 肾上腺皮质激素、钙剂、维生素 C 可有效解除痉挛，降低毛细血管通透性，从而减轻充血和渗出。

二、Ⅱ型超敏反应

Ⅱ型超敏反应是由 IgG 或 IgM 类抗体与靶细胞表面相应抗原结合后，在补体、吞噬细胞和 NK 细胞参与下，引起的以细胞溶解或组织损伤为主的免疫病理反应，故又称为细胞毒型或细胞溶解型超敏反应。主要特点：①主要由 IgG 和 IgM 抗体介导；②通过补体、吞噬细胞、NK 细胞三条途径损伤靶细胞；③靶细胞主要是血细胞和某些组织细胞。

（一）发生机制

1. 参与反应的物质

（1）变应原 参与Ⅱ型超敏反应的变应原主要如下。

1）同种异型抗原：如 ABO 血型抗原、Rh 血型抗原和 HLA 抗原等。

2）吸附到细胞表面的外来抗原或半抗原：如某些药物半抗原进入机体后，吸附于血细胞表面。

3）修饰或改变的自身抗原：因感染、理化因素等导致自身组织细胞结构改变。

4）异嗜性抗原：如乙型溶血性链球菌的细胞壁成分与人体肾小球基底膜间存在共同抗原。

（2）**抗体**　参与Ⅱ型超敏反应的抗体主要是IgG和IgM，少数为IgA。

2. 发生过程　抗体与细胞膜表面相应抗原或吸附到细胞上的外来抗原或半抗原结合后，可通过补体激活的经典途径、吞噬细胞的调理作用及NK细胞的ADCC作用三条途径损伤靶细胞（图27-2）。

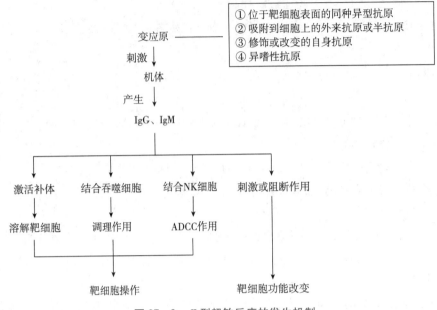

图 27 - 2　Ⅱ型超敏反应的发生机制

（二）临床常见疾病

1. 输血反应　常见于与ABO血型不符的输血。输入异型血红细胞，其表面抗原若与受者血清中存在的天然血型抗体（IgM类）结合，可激活补体，导致红细胞溶解，发生输血反应。

2. 新生儿溶血症　是由母子Rh血型不合引起，多发生于Rh⁻母亲再次妊娠Rh⁺的新生儿。因分娩、流产等原因，胎儿Rh⁺红细胞进入母体，可刺激母体产生抗Rh抗体（IgG类）。当该母亲再次怀妊娠Rh⁺胎儿时，母体抗Rh抗体可通过胎盘进入胎儿体内，与胎儿Rh⁺红细胞结合，导致红细胞溶解，引起死胎、流产或新生儿溶血症。为防止新生儿溶血症发生，可在产妇分娩后72小时内注射抗Rh抗体，以阻断Rh⁺红细胞对母体的致敏。母婴之间的ABO血型不符也可发生新生儿溶血症，但症状较轻。

3. 抗肾小球基底膜肾炎　乙型溶血性链球菌与肾小球基底膜间存在共同抗原。链球菌感染后刺激机体所产生的抗体，除与链球菌结合外，还可与肾小球基底膜结合发生交叉反应，导致肾小球发生损伤。

4. 自身免疫性溶血性贫血　因感染、药物及辐射等作用可使自身红细胞膜表面成分发生改变，刺激机体产生抗自身红细胞的IgG类抗体。此类自身抗体与红细胞结合，导致红细胞溶解。停药后，此类贫血症状能自行消退。

5. 药物过敏性血细胞减少症　青霉素、磺胺、奎尼丁、氯丙嗪等药物半抗原吸附在红细胞、粒细胞或血小板上形成完全抗原，可刺激机体产生IgG和IgM抗体。当再次使用同样药物时，抗体与结合于血细胞表面的药物半抗原结合，导致血细胞溶解，发生药物过敏性溶血性贫血、粒细胞减少症或血小板减少性紫癜。

6. 甲状腺功能亢进症　又称为Graves病，是一种特殊类型的Ⅱ型超敏反应，为抗体刺激型超敏反应。患者体内产生促甲状腺素受体的自身抗体，可与促甲状腺激素受体结合，刺激甲状腺细胞分泌甲状腺素增多，从而导致甲状腺功能亢进症，但此反应并未引起甲状腺细胞的破坏。

三、Ⅲ型超敏反应

Ⅲ型超敏反应是抗原抗体结合形成中等大小可溶性免疫复合物（IC）沉积于局部或全身的毛细血管壁基底膜上，经激活补体或吸引粒细胞、血小板及其他细胞，导致以充血水肿、局部坏死和中性粒细胞浸润为主要特征的炎症反应，又称为免疫复合物型或血管炎型超敏反应。主要特点：①可溶性抗原与IgG、IgM、IgA类抗体在血液循环中形成中等大小可溶性免疫复合物，在一定条件下沉积于血管壁基底膜或组织间隙；②激活补体后吸引中性粒细胞，中性粒细胞释放溶酶体酶引起组织损伤；③引起血管炎和血管周围炎为主的病理改变。

（一）发生机制

1. 中等大小可溶性免疫复合物的形成　可溶性抗原与相应抗体结合形成免疫复合物。大分子IC可被体内单核巨噬细胞及时吞噬清除；小分子IC在循环中则比较稳定不易沉淀，易被肾小球滤过排出。仅当形成中等大小可溶性IC并长期存在于血液循环中，即有可能沉积于毛细血管基底膜时，引起Ⅲ型超敏反应。

2. 中等大小可溶性免疫复合物的沉积　当中等大小可溶性的免疫复合物随血流经过管腔小、血压较高的毛细血管迂回处，如肾小球、心肌、关节滑膜、皮肤等部位时，在一定条件下容易沉积在毛细血管基底膜上。

3. 免疫复合物沉积后引起的组织损伤（图27-3）

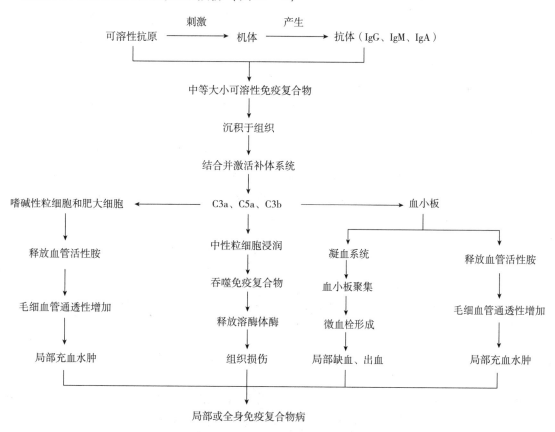

图27-3　Ⅲ型超敏反应的发生机制

（1）补体的作用　沉积的IC可激活补体系统，产生膜攻击复合体，导致局部组织损伤；产生过敏毒素C3a、C5a，可刺激肥大细胞和嗜碱性粒细胞释放组胺、血小板活化因子等生物活性介质，使局部血管通透性增高，导致渗出性炎症反应，并促进中性粒细胞在复合物沉积部位聚集。

（2）中性粒细胞的作用　局部聚集的中性粒细胞在吞噬沉积的 IC 过程中，释放溶酶体酶、蛋白水解酶、胶原酶等物质，导致血管基底膜和周围组织损伤。

（3）血小板的作用　血小板活化，释放组胺等血管活性介质，使血管内皮间隙增加，加重 IC 沉积，导致局部充血水肿；在局部凝集、激活，形成微血栓，造成局部缺血坏死，加重局部组织的损伤程度。

（二）临床常见疾病

Ⅲ型超敏反应包括局部免疫复合物病和全身免疫复合物病。前者发生在抗原进入部位；后者因免疫复合物进入血液循环，在多部位沉积，而形成全身免疫复合物病。

1. 局部免疫复合物病

（1）Arthus 反应　是一种实验性局部免疫复合物病，由 Arthus 于 1903 年发现。给家兔皮下多次注射无毒性的马血清，注射局部可出现红肿、出血、坏死等剧烈炎症反应。这是抗原注入局部与相应抗体结合形成 IC 并沉积于局部毛细血管基底膜所致。

（2）人类局部免疫复合物病（类 Arthus 反应）　多次注射胰岛素、狂犬病疫苗、抗毒素等制剂后，注射局部可出现红肿、出血、坏死等与 Arthus 反应类似的局部炎症反应。此外，长期大量吸入含有动植物蛋白的粉尘、真菌孢子等，也能在肺泡间形成免疫复合物，引发过敏性肺泡炎。

2. 全身免疫复合物病

（1）血清病　是指初次大剂量注射动物免疫血清后，经过 1～2 周，某些个体可出现局部红肿、皮疹、关节肿痛、淋巴结肿大、发热及蛋白尿等临床表现。主要是因为体内产生的抗异种动物血清抗体，与机体内残余的动物血清抗原结合成中等大小的 IC，随血流行至全身各处沉积，引起全身免疫复合物病。待抗体形成增多，抗原可逐渐被清除，疾病可自行恢复。临床上大剂量使用青霉素、磺胺类等药物时，也可出现血清病样反应，称为药物热。

（2）链球菌感染后肾小球肾炎　也称免疫复合物肾小球肾炎，一般常见于 A 群链球菌感染后 2～3 周，少数患者可发生急性肾小球肾炎。此病是链球菌的胞壁抗原与相应抗体形成 IC，沉积于肾小球基底膜所致。其他微生物如葡萄球菌、肺炎链球菌、某些病毒或疟原虫等感染也可引起类似的肾小球损伤。

（3）类风湿关节炎　发病原因还不清楚，可能是由于病毒或支原体的持续感染使体内 IgG 分子结构发生改变，从而刺激机体产生抗变性 IgG 的自身抗体。这种抗体以 IgM 为主，也可是 IgG 或 IgA 类抗体，即类风湿因子（rheumatoid factor，RF）。RF 与变性的 IgG 结合形成的免疫复合物反复沉积于小关节滑膜时引发类风湿关节炎。

（4）系统性红斑狼疮（SLE）　是由于患者体内出现多种自身抗体，如抗核抗体等。自身抗体与血中的自身抗原结合形成可溶性免疫复合物，反复沉积在全身多处血管基底膜，最常见于肾小球、关节、皮肤等处，导致组织损伤，可引起肾小球肾炎、皮肤红斑、关节炎和多部位的脉管炎等全身多器官病变。

四、Ⅳ型超敏反应

Ⅳ型超敏反应，是效应 T 细胞与特异性抗原结合作用后，引起的以单个核细胞浸润和组织损伤为主要特征的炎症反应。主要特点：①发敏迟缓，通常在接触相同抗原后 24～72 小时后出现炎症反应，因此又称迟发型超敏反应，消退也慢；②无抗体和补体参与；③炎症细胞因子可参与致病；④病变特征是单个核细胞浸润为主的炎症反应；⑤无明显个体差异。往往与细胞免疫同时发生。

（一）发生机制

1. 参与反应的物质　Ⅳ型超敏反应本质是以细胞免疫为基础而导致的免疫病理损伤。诱发此型超敏反应的抗原主要有胞内寄生菌、寄生虫、病毒、肿瘤等细胞抗原和油漆等某些化学物质。

2. 发生过程 Ⅳ型超敏反应的发生过程及其机制与细胞免疫应答基本一致，是细胞免疫应答介导的组织损伤和疾病过程（图27-4）。当变应原进入机体后，刺激T细胞转化为效应Th1细胞和效应Tc细胞，使机体处于致敏状态，这一过程大致需2~3周。当机体再次接触相同变应原时，效应Tc细胞释放穿孔素和颗粒酶等直接使靶细胞裂解或凋亡，引起组织损伤；效应Th1细胞能释放多种细胞因子，使病变部位出现淋巴细胞、单核巨噬细胞浸润为主的炎症反应，活化的单核巨噬细胞释放溶酶体酶导致局部组织损伤。

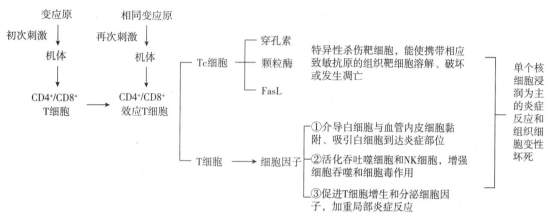

图27-4 Ⅳ型超敏反应的发生机制

（二）临床常见疾病

1. 传染性迟发型超敏反应 某些胞内寄生病原体（病毒、胞内菌、真菌及某些原虫）可作为变应原，在感染过程中引起以细胞免疫为基础的Ⅳ型超敏反应，导致组织损伤。其中比较典型的传染性迟发型超敏反应就是结核分枝杆菌引起的肺结核，患者肺部形成干酪样坏死和空洞等，但病灶局限不易扩散。

2. 接触性皮炎 为典型的接触性迟发型超敏反应。一些小分子化学物质，如油漆、染料、农药、化妆品、塑料制品、某些药物等半抗原与体内蛋白质结合成完全抗原。机体再次接触相同变应原24小时后，接触部位出现红斑、丘疹、水疱等皮炎症状，48~72小时达到高峰，严重者可发生剥脱性皮炎。

3. 移植排斥反应 组织器官移植时，由于供、受双方HLA的差异，可引起Ⅳ型超敏反应。在移植后10天左右，移植的组织器官发生坏死、脱落。

四种类型超敏反应的参与成分、发生机制以及所致疾病各不相同。因此，在临床上遇到具体病例时，应结合实际情况进行分析。同时应注意，同一变应原由于进入机体的方式不同，可诱导机体出现不同类型的超敏反应，如青霉素在不同条件下可分别诱导Ⅰ~Ⅳ型超敏反应的发生；有些超敏反应性疾病可由多种免疫损伤机制引起，如链球菌感染后肾小球肾炎可由Ⅲ型和Ⅱ型超敏反应引起。关于各型超敏反应的比较可见表27-2。

表27-2 四型超敏反应的比较

反应类型	主要参与成分	发生机制	常见疾病
Ⅰ型	IgE；肥大细胞、嗜碱性粒细胞、嗜酸性粒细胞	IgE吸附于肥大细胞或嗜碱性粒细胞表面；变应原与细胞表面的IgE结合；脱颗粒释放活性物质，作用于效应器官	过敏性休克、支气管哮喘变应性鼻炎、变应性胃肠炎、荨麻疹等

反应类型	主要参与成分	发生机制	常见疾病
Ⅱ型	IgG、IgM；补体、巨噬细胞、NK细胞等	抗体与细胞表面抗原或半抗原结合；通过激活补体，调理吞噬、ADCC作用等杀伤靶细胞	输血反应、新生儿溶血症、自身免疫性溶血性贫血、肾小球基底膜炎、药物过敏性血细胞减少症、甲状腺功能亢进症
Ⅲ型	IgG、IgM；补体、中性粒细胞、嗜碱性粒细胞、血小板等	中等大小可溶性IC沉积于血管壁基底膜或其他组织间隙；激活补体，吸引中性粒细胞，释放溶酶体酶，引起炎症反应；血小板凝聚，微血栓形成，导致局部缺血、淤血和出血	局部免疫复合物病、血清病、肾小球肾炎、系统性红斑狼疮、类风湿关节炎
Ⅳ型	致敏T细胞；淋巴因子、巨噬细胞等	抗原使T细胞致敏；致敏T细胞再次与抗原物质接触直接杀伤靶细胞或产生各种淋巴因子，引起炎症反应	传染性超敏反应、接触性皮炎、移植排斥反应

第二节　自身免疫性疾病

机体免疫系统对自身成分发生免疫应答的现象称为自身免疫。在正常情况下，自身免疫可清除机体衰老细胞及某些自身抗原，以维持机体自身稳定。因过度而持久的自身免疫应答而导致的自身组织器官损伤或功能障碍称为自身免疫性疾病（autoimmune disease，AID），简称自身免疫性疾病。

一、自身免疫性疾病的基本特征

自身免疫性疾病的种类很多，各有独特的表现，但都具有以下基本特征。

（1）患者血液中可检出高效价的自身抗体和（或）自身反应性致敏T细胞。

（2）自身抗体和（或）自身反应性T细胞作用于靶抗原所在的组织细胞，导致组织损伤和功能障碍。

（3）在某些实验动物中可复制出与自身免疫性疾病相似的病理模型，并能通过患病动物的血清或相应致敏淋巴细胞使疾病被动转移。

（4）有一定的遗传倾向，且病情转归与自身免疫反应的强度密切相关。

（5）患者以女性居多，且发病率随年龄增长而升高。

（6）免疫抑制剂治疗有效，但可反复发作或慢性迁延。

二、自身免疫性疾病的分类

自身免疫性疾病常用以下方法进行分类。

1. 按自身抗原分布范围分类　可分为器官特异性自身免疫性疾病和非器官特异性自身免疫性疾病两大类。

（1）器官特异性自身免疫性疾病　自身抗原为某一器官的特定成分，发生的病理损伤和功能障碍常局限于该器官，而很少发生其他器官的累及，如胰岛素依赖型糖尿病、Graves病、重症肌无力、风湿热等。

（2）非器官特异性自身免疫性疾病　又称为全身性或系统性自身免疫性疾病，其自身抗原常无器官组织特异性，多是多种组织器官所共有的成分，例如细胞核成分、线粒体等，其病变可遍及多器官组织，如系统性红斑狼疮、类风湿关节炎、强直性脊柱炎等。

2. 按发病部位的解剖系统分类　可分为结缔组织、内分泌系统、消化系统、血液系统、心血管系统、泌尿系统、呼吸系统、神经系统以及皮肤等自身免疫性疾病。

3. 按发病原因分类　分为原发性和继发性自身免疫性疾病。

（1）原发性自身免疫性疾病　大多数自身免疫性疾病的发生与遗传因素密切相关，与外因无明显关系，称为原发性自身免疫性疾病，这类疾病可以是器官特异性的，也可以是非器官特异性的。

（2）继发性自身免疫性疾病　某些自身免疫性疾病由特定的外因所致，如与用药、外伤、感染等有关，称为继发性自身免疫性疾病，如慢性活动性肝炎、眼外伤后交感性眼炎等，这类疾病往往属器官特异性自身免疫性疾病。

三、自身免疫性疾病的发生机制

自身免疫性疾病的发生机制十分复杂，一般认为是在多种因素的综合作用下，自身免疫耐受被打破，机体产生了自身抗体和（或）致敏淋巴细胞，引发针对自身抗原的 Ⅱ、Ⅲ、Ⅳ 型超敏反应，导致自身组织器官损伤或功能异常。

1. 自身抗原的形成

（1）隐蔽抗原的释放　正常情况下，体内某些与免疫系统在解剖位置上隔绝的抗原成分终生不与免疫系统接触，机体对这些成分无免疫耐受。因手术、外伤或感染等，这些隐蔽抗原释放入血，与免疫活性细胞接触便能诱导相应的自身免疫应答，导致自身免疫性疾病的发生。如甲状腺球蛋白抗原释放后，可引起桥本甲状腺炎；眼晶状体蛋白和眼葡萄膜色素抗原释放，可引起晶状体过敏性眼炎和交感性眼炎；精子抗原释放可引起男性不育。

（2）自身组织的改变与修饰　物理因素（如冷、热、电离辐射等）、化学因素（如药物等）或生物因素（如细菌、病毒、寄生虫等）均可引起自身组织细胞的改变或修饰，诱导自身免疫应答，导致自身免疫性疾病。如变性的自身 IgG 可刺激机体产生抗变性 IgG 的抗体，导致类风湿关节炎。

（3）共同抗原的诱导　因某些外源性抗原（如微生物）与人体某些组织有相同的抗原表位，从而发生交叉反应引起自身免疫性疾病。如乙型溶血性链球菌感染后可引发肾小球肾炎或心肌炎。

2. MHC‑Ⅱ类抗原表达异常　正常情况下，大多数组织器官仅表达 MHC‑Ⅰ 类抗原。在某些因素如在 IFN‑γ 的作用下，组织细胞表面可异常表达 MHC‑Ⅱ 类抗原，从而可将自身抗原提呈给 Th 细胞，启动自身免疫应答，导致自身免疫性疾病，如 1 型糖尿病患者的胰岛 β 细胞可异常表达高水平的 MHC‑Ⅱ 分子。

3. 遗传因素　许多自身免疫性疾病的发生与 HLA 复合体基因型有关，具有明显的家族性。有些个体的 HLA 分子适合提呈某些自身成分的抗原肽，因此易患某些自身免疫性疾病。如强直性脊柱炎患者中 90% 以上带有 HLA‑B27 型抗原，而 HLA‑DR4 与类风湿关节炎有关。

第三节　免疫缺陷病

免疫缺陷病（immunodeficiency disease，IDD）是由遗传或其他因素造成免疫系统中任何一个成分的缺失或功能不全，包括免疫细胞、免疫分子或信号转导的缺陷等，从而导致免疫应答障碍所引起的疾病。

一、免疫缺陷病的分类

免疫缺陷病的分类方法很多，根据其病因和发生时间可分为原发性免疫缺陷病（primary immunodeficiency disease，PIDD）和继发性免疫缺陷病（secondary immunodeficiency disease，SIDD）。

1. 原发性免疫缺陷病　是由于免疫遗传缺陷或先天发育异常所致，按其累及的免疫成分不同，可分为特异性免疫缺陷，如 T 细胞或 B 细胞缺陷、联合免疫缺陷和非特异性免疫缺陷，如补体缺陷和吞噬细胞缺陷。

2. 继发性免疫缺陷病 又称为获得性免疫缺陷病，由后天因素造成的，继发于某些疾病或使用某些药物后所导致的免疫功能暂时或持久损伤。常见原因如下。

（1）感染 许多病毒、细菌、真菌、原虫感染都可以引起机体免疫功能低下，其中以 HIV 感染所致的 AIDS 最为严重。

（2）营养不良 蛋白质、脂肪、多糖、维生素和微量元素摄入不足，均可影响免疫细胞发育和成熟，降低机体的免疫应答能力，是引起 SIDD 最常见的原因之一。

（3）恶性肿瘤 尤其是淋巴组织的恶性肿瘤，如淋巴瘤、骨髓瘤等常可进行性地抑制患者的免疫功能。

（4）药物 长期应用免疫抑制剂、抗肿瘤药物和某些抗生素均可抑制免疫功能。

（5）医源性因素 如创伤、脾切除、放疗等均可导致免疫功能低下。

二、免疫缺陷病的临床特征

免疫缺陷病的主要临床特征如下。

1. 易并发感染 IDD 患者对各种感染的易感性增加，可出现反复、持续、严重的感染，往往是造成死亡的主要原因。感染的性质主要取决于免疫缺陷的类型，如体液免疫缺陷时的感染主要由化脓性细菌引起，细胞免疫缺陷时的感染主要由病毒、真菌、胞内寄生菌和原虫引起。

2. 易发生恶性肿瘤 IDD 患者尤其是 T 细胞缺陷患者，恶性肿瘤的发生率比正常人高 100~300 倍，多为病毒所致的肿瘤、白血病及淋巴系统肿瘤。

3. 易伴发自身免疫性疾病 IDD 患者有高度伴发自身免疫性疾病的倾向，发生率高达 14%，而正常人仅为 0.001%~0.01%。

4. 多有遗传倾向 多数 PIDD 具有遗传倾向，约 1/3 为常染色体遗传，1/5 为性染色体隐性遗传。

5. 临床表现各异 大部分免疫缺陷病涉及免疫系统的不同成分，不同的免疫缺陷病可涉及相同细胞或分子，甚至不同患者可患同样疾病。

第四节 肿瘤免疫

肿瘤免疫（tumor immunology）是研究肿瘤抗原性质、机体对肿瘤的免疫应答、机体与肿瘤发生发展的相互关系以及肿瘤的免疫诊断和免疫防治的科学。

一、肿瘤抗原

肿瘤抗原（tumor antigen）是指细胞在癌变过程中出现的新抗原或过度表达的抗原物质的总称。肿瘤抗原大多数存在于肿瘤细胞的表面，少数存在于细胞质和细胞核内。根据特异性不同，肿瘤抗原分为肿瘤特异性抗原和肿瘤相关抗原。

1. 肿瘤特异性抗原（tumor specific antigen，TSA） 是肿瘤细胞特有的或只存在于某种肿瘤细胞而不存在于正常细胞的新抗原。如黑色素瘤相关排斥抗原可见于不同个体的黑色素瘤细胞，但正常黑色素细胞不表达此类抗原。尽管已有几种肿瘤特异性抗原被认定，但目前人类发现的肿瘤抗原多不属于此类。

2. 肿瘤相关抗原（tumor associated antigen，TAA） 是指非肿瘤细胞所特有，也存在于相应的正常细胞中，只是其含量在细胞癌变时明显增高的抗原。如胚胎抗原、分化抗原和过度表达的癌基因产物抗原等。此类抗原只表现出量的变化，而无严格肿瘤特异性。

二、肿瘤免疫机制

肿瘤抗原在肿瘤的发生、发展及诱导机体产生抗肿瘤免疫效应中起重要作用，亦可作为肿瘤免疫诊断和免疫治疗的靶分子。抗肿瘤免疫包括细胞免疫和体液免疫，两种免疫机制协同作用共同杀伤肿瘤细胞。一般认为，细胞免疫是抗肿瘤免疫的主力，体液免疫起协同作用，但对病毒诱发的肿瘤，体液免疫亦起重要作用。对于大多数免疫原性强的肿瘤，特异性免疫应答是主要的，而对于免疫原性弱的肿瘤，非特异性免疫应答可能具有更重要的意义。

另外，肿瘤细胞还具有逃逸免疫攻击的能力，或通过某些复杂的机制使机体不能产生有效的抗肿瘤免疫应答。肿瘤的免疫逃逸机制与肿瘤细胞本身、肿瘤微环境和宿主免疫系统等多方面因素有关。

第五节　移植免疫

移植是将健康细胞、组织或器官从其原部位移植到自体或异体的一定部位，用以替代或补偿所丧失的结构和（或）功能的治疗方法。被移植的部分称为移植物，提供移植物的个体称为供体或供者，接受移植物的个体称为受体或受者。

根据移植物的来源与受者间遗传背景的差异，移植一般可分为以下几种类型。①自体移植：移植物来自自身组织，由于存在免疫耐受，所以可终生存活。②同系移植：遗传基因完全相同的异体间移植，例如同卵双生个体间移植，移植效果与自身移植相同。③同种移植：同一物种不同基因型个体之间的移植，是临床最常见的移植类型。④异种移植：不同种属间的移植，例如将猪心移植给人。因为供者与受者的基因完全不同，移植后出现强烈排斥。

移植免疫（transplantation immunity）是指移植过程后，受者的免疫系统识别移植物抗原或移植物中的免疫细胞识别受者组织抗原产生免疫应答，导致移植物功能丧失或受者机体损害，又称移植排斥反应。现代外科技术几乎可以对全身任何组织或器官进行移植，但是移植能否成功，在相当大程度上取决于是否发生排斥反应以及排斥反应的强弱。

一、同种异体移植排斥反应的抗原

引起同种异体移植排斥反应的抗原又被称为组织相容性抗原，存在于机体细胞膜的表面。主要有引起强烈排斥反应的主要组织相容性抗原即 HLA 抗原，引起轻度、迟缓排斥反应的次要组织相容性抗原即 mHA 抗原，ABO 血型抗原以及特异性表达于某一器官、组织、细胞表面的组织特异性抗原等。在人类最重要的是 HLA 抗原。

二、同种异体移植排斥反应的机制

首先引发固有性免疫应答，导致移植物炎症反应及相应组织损伤，随后发生适应性免疫应答，包括细胞免疫应答和体液免疫应答效应。其中细胞免疫在导致移植物组织细胞损伤中发挥关键作用，CD4$^+$Th1 细胞是主要效应细胞。反应机制：①受者 CD4$^+$Th 细胞通过直接或间接途径对移植抗原进行识别并激活；②在移植物局部所产生趋化因子等作用下，出现以 Th1 细胞和巨噬细胞为主的细胞浸润；③活化的 Th1 细胞、巨噬细胞等释放 IFN - γ、IL - 2 等多种炎性细胞因子，导致迟发型超敏反应性炎症，造成移植物组织损伤。此外，CD8$^+$Tc 细胞也可直接杀伤移植物细胞引起损伤。

第六节　免疫学应用

一、免疫学预防

免疫学预防是利用免疫学原理，应用多种免疫制剂，建立或增强机体免疫功能，达到预防疾病的目的。

特异性免疫获得的方式可分为自然免疫和人工免疫两种。自然免疫是指通过自然途径获得有效免疫保护，包括自然主动免疫（如机体感染病原微生物后建立免疫保护）和自然被动免疫（如胎儿通过胎盘、乳汁从母体内获得抗体）。人工免疫是采用人工方式将抗原或抗体制成的各种生物制剂，接种于人体，使机体获得特异性免疫保护，以达到预防或治疗疾病的目的。

（一）人工免疫的分类

根据给机体输入制剂成分的不同，人工免疫分为人工主动免疫和人工被动免疫。

1. 人工主动免疫　是给机体接种疫苗等抗原，刺激机体产生特异性免疫应答而获得免疫保护的方法，主要用于传染病的预防。接种疫苗时应注意接种对象、接种剂量和次数、正确途径等。

2. 人工被动免疫　是通过向机体输入抗体或细胞因子等免疫制剂，使机体被动获得特异性免疫保护的方法，主要用于传染病的紧急预防或特异性治疗。

人工主动免疫与人工被动免疫特点的比较见表27-3。

表27-3　人工主动免疫与人工被动免疫的比较

	人工主动免疫	人工被动免疫
输入制剂	疫苗、类毒素等抗原	抗体、细胞因子等
免疫力出现时间	慢，接种后2~3周产生	快，输注后立即生效
免疫力维持时间	长，数月至数年	短，2~3周
主要用途	预防	治疗、紧急预防

（二）人工免疫常用生物制剂

1. 人工主动免疫常用生物制剂

（1）类毒素　细菌外毒素经0.3%~0.4%甲醛处理后失去毒性，但仍保留其免疫原性，即成类毒素。接种后能诱导机体产生抗毒素，以中和外毒素的毒性，用于预防由相应外毒素引起的疾病。常用的类毒素制剂有破伤风类毒素、白喉类毒素等。

（2）灭活疫苗　即死疫苗，常选用免疫原性强的标准微生物经人工培养后，用理化方法将其杀死或灭活后制备而成。灭活疫苗仍有免疫原性，主要诱导机体形成体液免疫。由于灭活疫苗在体内不能生长繁殖，对机体刺激时间短，故一般需大量多次反复接种，且注射后局部或全身反应相对较重；但死疫苗稳定、易保存，无毒力回复突变的危险。常用的灭活疫苗有百日咳、伤寒、狂犬病、霍乱、乙型脑炎疫苗等。

（3）减毒活疫苗　是由人工诱变或自然筛选出的充分减毒或基本无毒的活的病原微生物制成。通常是将病原微生物在无生命培养基或动物细胞中反复传代，使其减弱或失去毒力，而保留免疫原性，如卡介苗、麻疹疫苗和脊髓灰质炎疫苗等。减毒活疫苗常经自然感染途径接种，其进入人体后有一定增殖能力，类似轻度或隐性感染，可诱导机体形成体液免疫与细胞免疫。通常疫苗接种剂量小且只需接种一次，而免疫效果更加理想且持久。但其稳定性差、不易保存，且有毒力恢复的可能，故免疫缺陷人群和孕妇不宜接种。

（4）新型疫苗

1）亚单位疫苗：保留病原微生物有效抗原成分而除去其中无关和有害成分制成的疫苗。该疫苗毒性低、副反应减少、安全性较高。常用的有 HBsAg 亚单位疫苗、流感病毒的血凝素和神经氨酸酶亚单位疫苗等。

2）结合疫苗：将有效的免疫原成分细菌荚膜多糖与蛋白载体共价结合，以提高细菌荚膜多糖抗原免疫效果的疫苗。细菌荚膜多糖免疫原性较弱，与载体结合后可引起 T 细胞、B 细胞的联合识别，增强免疫效果。如 A 群 C 群脑膜炎球菌结合疫苗、七价肺炎球菌结合疫苗等。

3）合成肽疫苗：用人工合成的多肽抗原连接适当载体与佐剂制成的疫苗，如合成肽乙型肝炎疫苗等。

4）基因工程疫苗：以基因工程技术将编码病原体有效抗原的基因借助载体导入另一生物体基因组中，使之表达并产生所需抗原制成的疫苗，如将编码 HBsAg 的基因插入酵母菌基因中制成的 DNA 重组乙型肝炎疫苗在国内已广泛使用。

练一练

下列属于人工主动免疫的是（　）

A. 显性感染后所获得的免疫力　　　　B. 隐性感染后所获得的免疫力

C. 接种抗毒素所获得的免疫力　　　　D. 接种类毒素后所获得的免疫力

E. 接种人血浆丙种球蛋白所获得的免疫力

答案解析

护爱生命

新型冠状病毒肺炎疫情发生后，54 岁的陈薇院士在第一时间内即率领团队投入疫苗研发。这已不是她第一次临危受命。2003 年"非典"时，她率队在最短时间内推出防治非典新药——重组人干扰素喷鼻剂，使得预防性使用该喷鼻剂的 1.4 万名医护人员无一例感染；2014 年，西非大规模爆发埃博拉疫情，陈薇团队成功研发出世界首个基因型埃博拉疫苗。她的工作可以说就是"与毒共舞"，她从未退缩，始终没有停下奋斗的步伐。她身边的朋友评价她"不是在实验室，就是在去实验室的路上"；"只要她一钻进实验室，啥时候出来是不知道的"。陈薇院士就是这样长年累月像拼命三郎似的工作着，与毒为敌，与疫同行，为无数生命保驾护航，体现出了"疫苗将军"的责任担当。

2. 人工被动免疫常用生物制剂

（1）抗毒素　是用类毒素免疫动物后，从其血清中获得的特异性抗体，可以中和外毒素毒性。因动物血清对人属于异种抗原，用前应做皮试。常用的有白喉抗毒素、破伤风抗毒素等。

（2）人免疫球蛋白　是从正常人血浆或健康产妇胎盘血中提取制成的免疫球蛋白浓缩剂，含有多种特异性抗体，前者称人血浆丙种球蛋白，后者称胎盘丙种球蛋白，常用于麻疹、脊髓灰质炎、甲型肝炎等病毒性疾病的紧急预防和治疗。

此外，从特定传染病的康复人群血浆中可以提取含有对该病原体的高效价特异性抗体，称人特异性免疫球蛋白，适用于接触过该病传染源的高危人群的特定被动免疫保护，如乙肝免疫球蛋白。

（3）细胞因子与单克隆抗体　细胞因子与单克隆抗体制剂是近年来研制的新型免疫制剂，用于肿瘤、艾滋病等的治疗。

? 想一想

患者，男，脚底有深而窄的刺伤，出现张口困难、牙关紧闭、角弓反张等症状。请问他最可能患有什么疾病？应如何进行人工免疫？

答案解析

（三）计划免疫

计划免疫是指根据特定传染病的疫情监测与人群免疫状况分析结果，有计划地进行预防接种，以提高人群免疫水平，达到控制乃至于消灭相应传染病的重要措施。目前我国实施的儿童计划免疫程序见表 27 - 4。

表 27 - 4　我国儿童计划免疫程序

疫苗	第一剂	第二剂	第三剂	第四剂
乙肝疫苗	出生时	1 月龄	6 月龄	
卡介苗	出生时			
脊髓灰质炎疫苗	2 月龄	3 月龄	4 月龄	4 周岁
百白破疫苗	3 月龄	4 月龄	5 月龄	18 ~ 24 月龄
白破疫苗	6 周岁			
麻风疫苗	8 月龄			
麻腮风疫苗	18 ~ 24 月龄			
乙脑减毒活疫苗	8 月龄	2 周岁		
流脑疫苗	6 月龄（A 群流脑疫苗）	9 ~ 12 月龄（A 群流脑疫苗）	3 周岁（A + C 群流脑疫苗）	6 周岁（A + C 群流脑疫苗）
甲肝减毒活疫苗	18 月龄			

二、免疫学治疗

免疫治疗是针对疾病的发生机制，利用免疫学原理，应用生物制剂或药物，通过调整或干预机体免疫功能状态，达到治疗疾病的目的。免疫治疗所用药物称为免疫治疗药物，包括免疫抑制剂和免疫增强剂。

（一）免疫抑制剂

通过应用免疫抑制剂等措施降低机体过强的免疫功能，临床主要用于治疗自身免疫性疾病、抗器官移植排斥反应和超敏反应性疾病。常用免疫抑制剂见表 27 - 5。

表 27 - 5　常用免疫抑制剂

类型	常用种类
微生物制剂	环孢素、他克莫司（FK506）、西罗莫司
化学合成制剂	糖皮质激素、环磷酰胺、硫唑嘌呤、吗替麦考酚酯
抗体制剂	莫罗单抗 - CD3、抗淋巴细胞球蛋白
中药制剂	雷公藤多苷、川芎

（二）免疫增强剂

免疫增强剂又称生物应答调节剂，指能促进或调节免疫功能的制剂。临床常用于提高免疫缺陷患者抗感染能力，与抗生素联用治疗顽固性微生物感染；增强肿瘤患者免疫功能，辅助治疗肿瘤。常用免疫增强剂见表27-6。

表27-6 常用免疫增强剂

类型	常用种类
微生物制剂	卡介苗、短小棒状杆菌、脂磷壁酸、免疫核糖核酸
化学制剂	左旋咪唑、西咪替啶
细胞因子制剂	IL-2、IFN、TNF、GM-CSF
多糖类制剂	茯苓多糖、人参多糖

三、免疫学检测

免疫学检测是通过免疫学方法检测病原体、疾病相关因子或评估机体免疫功能，对疾病诊断、病情分析监测和预后判断等方面具有重要意义。免疫学检测具有高度的特异性和敏感性，包括抗原抗体检测和免疫细胞检测。

（一）抗原、抗体检测

抗原与相应的抗体发生特异性结合形成免疫复合物，在体外一定条件影响下，呈现出肉眼可见的凝集、沉淀等反应现象，因此可以用已知的抗原（抗体）定性、定量或定位检测检测未知的抗体（抗原）。抗原或抗体的检测方法分为凝集反应、沉淀反应和免疫标记技术等。

1. 凝集反应 颗粒性抗原或吸附于载体颗粒表面的可溶性抗原（或抗体）与相应抗体（或抗原）结合后，出现肉眼可见的凝集现象，即凝集反应。主要类型如下。

（1）直接凝集反应 细菌和红细胞等颗粒性抗原，在适当电解质参与下可直接与相应抗体结合出现凝集现象，为直接凝集反应（图27-5）。直接凝集反应有玻片法、试管法两种。玻片法为定性试验，可用于细菌和ABO血型鉴定，试管法为半定量试验，用于检测抗体，如临床上常用于诊断伤寒、副伤寒的肥达试验。

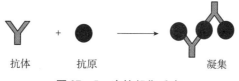

抗体　　　抗原　　　　　　　凝集

图27-5 直接凝集反应

（2）间接凝集反应 将可溶性抗原（或抗体）吸附于某些与免疫无关的载体颗粒，如聚苯胶乳或活性炭的表面，然后与相应抗体（或抗原）作用，在适宜的电解质存在的条件下，出现特异性凝集现象，称间接凝集反应（图27-6）。

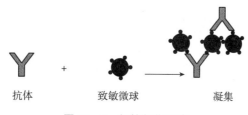

抗体　　　致敏微球　　　　　凝集

图27-6 间接凝集反应

2. 沉淀反应 可溶性抗原如血清蛋白质、组织浸出液和相应抗体特异性结合后，在一定条件下形成肉眼可见沉淀物，称沉淀反应。临床上沉淀反应多用半固体琼脂凝胶作为介质进行，主要类型如下。

（1）单向琼脂扩散试验 将一定量已知抗体混合于琼脂凝胶中制成琼脂板，在适当位置打孔后，将稀释成不同浓度的抗原依次加入孔中，使其随浓度梯度扩散。抗原在扩散过程中与琼脂凝胶中的抗体相遇，形成以抗原孔为中心的沉淀环，环的直径与抗原含量成正比（图 27 - 7）。本法为定量试验，常用于测定各类免疫球蛋白和补体的含量。

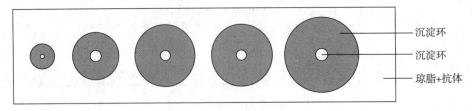

图 27 - 7　单向琼脂扩散试验

（2）双向琼脂扩散试验　将抗原与抗体分别置于琼脂凝胶的对应孔中，两者自由向四周扩散并相遇，在比例合适处形成沉淀线。如果反应体系中含两种以上的抗原 - 抗体系统，则小空间可出现两条以上的沉淀线（图 27 - 8）。本法常用于抗原或抗体的定性检测、组成分析以及两种抗原相关性分析。

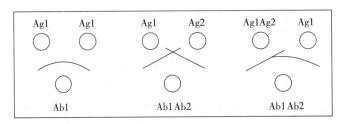

图 27 - 8　双向琼脂扩散试验

（3）对流免疫电泳试验　是双向琼脂扩散与电泳相结合的定向加速的免疫扩散试验。将琼脂板放入电泳槽内，抗原孔置于负极端、抗体孔置于正极端。通电后，抗原带有负电荷向正极泳动，抗体因分子量大，受琼脂中电渗作用向负极泳动，两者形成对流，相遇在比例适宜处形成白色沉淀线（图 27 - 9）。本法较双向琼脂扩散试验敏感性高，用时短，常用于抗原或抗体性质、效价和纯度的测定。

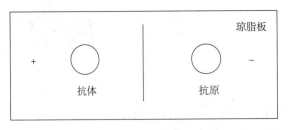

图 27 - 9　对流免疫电泳试验

3. 免疫标记技术　是用酶、荧光素、放射性核素等标记物标记抗原或抗体，通过检测标记物来反映抗原和抗体反应情况，间接测出待检抗原或抗体的含量。其特点是快速、特异性强、敏感性高，是目前应用最广泛的免疫学检测技术之一。

（二）免疫细胞及其功能检测

检测免疫细胞的数量、功能、状态，对判断机体免疫功能状态及对免疫缺陷病、肿瘤等疾病诊断、预后分析具有重要意义。

1. T 细胞的检测

（1）T 细胞亚群的检测　常用流式细胞仪检测 T 细胞亚群。外周血 T 细胞亚群平均正常值：$CD3^+$ T 细胞 60% ~ 80%，$CD4^+$ T 细胞 55% ~ 60%，$CD8^+$ T 细胞 20% ~ 30%，$CD4^+$ T 细胞与 $CD8^+$ T 细胞比

值约为 2 : 1。

（2）T 细胞功能的检测　主要检测方法如下。

1）T 细胞增殖试验：即淋巴细胞转化试验，T 细胞受到抗原或有丝分裂原——植物血凝素（PHA）等刺激后发生增殖反应，转化为淋巴母细胞，其转化率（正常值为 70%）与该细胞的免疫功能呈正相关。

2）细胞毒试验：Tc 细胞、NK 细胞可杀伤靶细胞使之裂解、凋亡。可根据待测效应细胞性质，选用相应的靶细胞，如病毒感染细胞、肿瘤细胞、移植供体细胞等，测定其杀伤活性。

3）皮肤试验：当机体已建立对某种抗原的细胞免疫，再用相同抗原注入皮内时，细胞免疫正常者会表现出以局部红肿、硬结为特征的迟发型超敏反应，而细胞免疫低下者则表现为阴性。该方法简便易行，临床上常用于诊断病原体感染、细胞免疫缺陷病等，也用于对肿瘤患者细胞免疫功能及其治疗过程中变化的观察和预后判断等。

2. B 细胞的检测

（1）B 细胞增殖试验　原理同 T 细胞增殖试验，但刺激物不同，需用抗 IgM 抗体或金黄色葡萄球菌（含 SPA）作为刺激物，后检测抗体形成细胞的数量。体液免疫功能缺陷患者，形成抗体形成细胞的数量显著减少。

（2）溶血空斑试验　将吸附有已知抗原的绵羊红细胞、补体、待检 B 细胞及适量琼脂液混匀，倾注于平皿中培养 1～3 小时后肉眼可见有分散的溶血空斑出现，每一空斑中即含有一个抗体形成细胞，通过空斑数目可知抗体形成细胞数量。

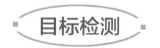

答案解析

一、单项选择题

1. 能与肥大细胞和嗜碱性粒细胞结合的 Ig 是（　　）

　　A. IgM　　　　　　　　　B. IgG　　　　　　　　　C. IgA

　　D. IgD　　　　　　　　　E. IgE

2. 不属于 II 型超敏反应的是（　　）

　　A. 过敏性休克　　　　　　B. 新生儿溶血症　　　　　C. 自身免疫性溶血性贫血

　　D. 药物过敏性血小板减少症　E. 输血反应

3. 引起移植排斥反应最主要的抗原是（　　）

　　A. ABO 血型抗原　　　　　B. Rh 血型抗原　　　　　C. HLA 抗原

　　D. 超抗原　　　　　　　　E. mHA 抗原

4. 下列不属于传统疫苗的是（　　）

　　A. 白喉类毒素　　　　　　B. HBV 多肽疫苗　　　　　C. 卡介苗

　　D. 狂犬病疫苗　　　　　　E. 水痘疫苗

5. 下列属于人工主动免疫制剂的是（　　）

　　A. 用 0.3%～0.4% 甲醛处理的白喉类毒素

　　B. 破伤风抗毒素

　　C. 胎盘丙种球蛋白

　　D. 人特异性免疫球蛋白

E. 正常人丙种球蛋白

6. 有关活疫苗的特点描述错误的是（　　）

A. 接种量少　　　　　　　B. 接种次数少　　　　　　C. 易保存

D. 免疫效果好　　　　　　E. 遗传性状稳定性较差

7. Rh 血型不符引起的新生儿溶血症多发生于（　　）

A. Rh⁻ 母亲所生 Rh⁻ 胎儿　　B. Rh⁺ 母亲所生 Rh⁺ 胎儿　　C. Rh⁻ 母亲所生 Rh⁺ 胎儿

D. Rh⁺ 母亲所生 Rh⁻ 胎儿　　E. Rh⁻ 母亲所生 O 型胎儿

8. ABO 血型不符输血后引起的溶血属于（　　）

A. Ⅰ型超敏反应　　　　　B. Ⅱ型超敏反应　　　　　C. Ⅲ型超敏反应

D. Ⅳ型超敏反应　　　　　E. Ⅴ型超敏反应

9. 类风湿因子是（　　）

A. 自身变性的 IgG 分子　　B. 抗变性 IgG 分子的抗体　　C. 自身变性的 IgM 分子

D. 抗变性 IgM 分子的抗体　　E. 自身变性的 IgE 分子

10. 关于超敏反应叙述正确的是（　　）

A. 是异常的免疫应答　　　B. 均可导致组织损伤　　　C. 均有个体差异

D. 均有补体参加　　　　　E. 不需抗原参与

11. 对Ⅳ型超敏反应的特点描述错误的是（　　）

A. 属于细胞免疫　　　　　B. 无抗体参与　　　　　　C. 发敏迅速

D. 个体差异性不明显　　　E. 导致组织损伤

12. 青霉素诱导的溶血性贫血属于（　　）

A. Ⅰ型超敏反应　　　　　B. Ⅱ型超敏反应　　　　　C. Ⅲ型超敏反应

D. Ⅳ型超敏反应　　　　　E. 不属于超敏反应

二、多项选择题

1. 下列属于Ⅰ型超敏反应特点的有（　　）

A. 发生快，消退也快　　　　　　B. 需要 IgE 和补体的参与

C. 多无严重的组织细胞损伤　　　D. 与遗传有关

E. 半抗原可引起反应的发生

2. 下列属于Ⅲ型超敏反应性疾病的是（　　）

A. 系统性红斑狼疮　　　　B. 接触性皮炎　　　　　　C. 荨麻疹

D. 类风湿关节炎　　　　　E. 血清病

3. 关于青霉素引起的超敏反应，描述正确的是（　　）

A. 可引起Ⅰ、Ⅱ、Ⅲ、Ⅳ型超敏反应

B. 皮试阳性者可采用脱敏注射

C. 初次注射也可引起过敏反应

D. 个体差异明显

E. 青霉烯酸为半抗原

4. 下列属于免疫缺陷病临床特征是（　　）

A. 易并发感染　　　　　　B. 易发生恶性肿瘤　　　　C. 易伴发自身免疫性疾病

D. 多有遗传倾向　　　　　E. 临床表现各异

5. 与自身免疫性疾病的发生相关的因素包括
  A. 隐蔽抗原的释放
  B. 自身组织的改变与修饰
  C. 共同抗原的诱导
  D. MHC – Ⅱ类抗原表达异常
  E. HLA 复合体基因型

（李　晶）

书网融合……

重点回顾　　微课　　习题

4

第四篇
综合性实验实训

实验一　细菌形态结构观察与革兰染色技术操作

一、实验目的

（1）学会显微镜油镜的使用与保护。

（2）学会细菌革兰染色技术。

（3）能够识别细菌的基本形态和特殊结构。

二、实验内容

（1）显微镜油镜的使用与保护。

（2）革兰染色技术操作。

（3）细菌基本形态（球菌、杆菌、螺形菌）和特殊结构（荚膜、鞭毛、芽孢）的观察。

三、实验用品

1. 器材　球菌、杆菌、螺形菌玻片标片，鞭毛、荚膜、芽孢玻片标片，光学显微镜，香柏油，擦镜纸，镜头清洁剂，载玻片，接种环，酒精灯，火柴，洗液瓶，记号笔，吸水纸。

2. 试剂　革兰染色液（结晶紫染液、鲁氏碘液、95%乙醇、苯酚复红稀释液）、生理盐水。

3. 细菌培养物　葡萄球菌和大肠埃希菌培养物。

四、实验方法

1. 显微镜油镜的使用与保护

（1）油镜的原理　由于细菌微小，需用放大倍数高的油镜才能观察清楚。而油镜玻璃镜头很小，从反光镜射入的光线就相对较少，加之空气（$n = 1.00$）和玻璃（$n = 1.52$）的折射率不同，致使一部分光波发生折射，从而降低物镜的分辨力，导致图像不清。若在油镜与载玻片之间滴加与玻璃折光率相近的香柏油（$n = 1.515$），则通过的光线不至于因折射而有所散失，可使视野的亮度增强，物像得以变得清晰。

（2）油镜的使用方法　包括对光、滴加香柏油、调焦距、清理。

1）对光：将低倍物镜调到距载物台约1cm的高度，将聚光器上调至最高处，光圈完全打开，用反光镜采光直至视野里获得最大亮度。若用日光灯作为光源，可用凹面镜；用自然光作为光源，则用平面镜。

2）滴加香柏油：将标本片置于载物台上，用推进器或压片夹固定好，先用低倍镜找到标本的位置，并移至视野中心，然后旋转物镜回旋器，使油镜镜头垂直对准标本位置。滴加1滴香柏油于标本片上，以双眼从侧面观察，并旋动粗螺旋，慢慢使镜头浸于香柏油中，注意尽量不要与载玻片接触。

3）调焦距：以左眼注视目镜，旋动粗螺旋，将镜头缓缓升高（或使载物台缓缓下降）至有模糊物像时，再转动微调螺旋，使物像清晰。如镜头已离开油面，则需重新操作。

4）清理：转动物镜回旋器，移去标本片，用擦镜纸将油镜上的香柏油轻轻拭去，再用蘸少许镜头清洁剂的擦镜纸擦拭，然后再用干净的擦镜纸将残留的镜头清洁剂擦拭干净。

（3）油镜的使用注意事项与保护　显微镜的物镜，尤其油镜是光学显微镜中最重要的部件，应特别注意保护，实验过程需做好以下4点。

1）物镜的使用顺序应由低倍镜到油镜，切不可经高倍镜，以免镜油污染高倍镜。

2）实验完毕后应将物镜转成"八"字形使物镜不与载物台垂直，以免与聚光器碰撞；竖起反光镜、下降镜筒和聚光器，罩上镜罩防尘，或放入镜箱内。

3）放置显微镜应注意通风透气、防晒、防霉。

4）拿取显微镜时应一手握镜臂，一手托镜座，轻拿轻放。

2. 革兰染色技术操作　革兰染色法由丹麦细菌学家 Hans Christian Gram 于 1884 年创建，是鉴定细菌最常用的经典染色方法。由于不同细菌细胞壁结构差异导致染色结果不同。细菌标本涂片后，经此法染色，可将所有的细菌分为两大类，即 G^+ 菌（细菌染成紫色）和 G^- 菌，（细菌染成红色）。革兰染色法在临床上具有重要的意义：①鉴别细菌，缩小鉴定范围；②指导选择药物，G^+ 菌和 G^- 对不同药物的敏感性不同，因此可根据革兰染色的结果选择合适的抗生素来治疗疾病；③分析细菌致病性，大多数 G^+ 菌主要以外毒素致病，而 G^- 主要以内毒素致病。

革兰染色法的基本操作步骤为制片→染色→镜检。

（1）细菌涂片制作

1）涂片：用记号笔在洁净载玻片上画中线并标记，两侧各滴加 1 滴生理盐水。以无菌操作法，用接种环分别挑取少许葡萄球菌和大肠埃希菌菌落涂于载玻片两端的生理盐水中，并研磨成直径 1cm 左右的薄层菌膜。

2）干燥：涂片标本置室温中自然干燥；如需快干，也可将菌膜面向上，将其置于酒精灯火焰上方不烤手的高处，利用热空气微微加热烘干，切忌紧靠火焰或加热时间过长，以防损害菌体结构，影响观察效果。

3）固定：常用加热固定法，其主要目的是使菌体较牢固黏附于载玻片上，在染色时不致被染液和水冲掉，并杀死细菌。方法是手持载玻片一端，标本面向上，以钟摆速度在火焰外焰上水平来回通过 3 次。注意温度不宜太高，以载玻片反面触及手背部皮肤热而不烫为宜，切不可将载玻片停留于火焰上灼烤。放置待冷后，进行染色。

（2）染色基本步骤

1）初染：滴加 1~2 滴结晶紫染液使之覆盖菌膜，染色 1 分钟，水洗，即倾斜载玻片，用洗液瓶自标本上方水洗，至洗下液体呈无色，将载玻片上积水甩干。

2）媒染：滴加 1~2 滴鲁氏碘液使之覆盖菌膜，染色 1 分钟，水洗。

3）脱色：滴加 95% 乙醇使之覆盖菌膜，轻轻晃动标本片至无紫色脱出为准，脱色 30 秒~1 分钟，随即水洗。

4）复染：滴加 1~2 滴苯酚复红稀释液使之覆盖菌膜，染色约 1 分钟，水洗。标本片用吸水纸吸干或自然晾干。

（3）油镜检查　按照"低倍镜→油镜"的顺序，先在低倍镜下找到标本，转动物镜转换器，在菌膜上滴加香柏油，后置于油镜下观察结果。葡萄球菌染成紫色为 G^+ 菌；大肠埃希菌染成红色者为 G^- 菌。

（4）注意事项

1）菌膜不可过厚，一定涂成薄膜。

2）革兰染色的关键是脱色，应根据菌膜的厚薄掌握适当的脱色时间。脱色时间过短，革兰阴性菌仍保留紫色可造成假阳性；反之，脱色过长，革兰阳性菌也可被染成红色。脱色后，立即用水冲去酒精，甩干积水。

3）革兰染色结果也受菌龄的影响，一般以 18~24 小时细菌培养物为宜，菌龄过长也会影响细菌的染色性。

4）革兰染色前，应仔细阅读革兰染色试剂盒说明书，不同厂家染色液和染色时间会有差别。

3. 细菌基本形态观察　观察时注意细菌菌体大小、形状、排列特点以及染色性。

（1）球菌　葡萄球菌：菌体球形，呈葡萄串状排列，紫色，G^+菌。链球菌：菌体球形，多呈链状排列，紫色，G^+菌。脑膜炎奈瑟菌：菌体肾形，多成对排列，红色，G^-菌。

（2）杆菌　大肠埃希菌：菌体杆状，两端钝圆，散在排列，红色，G^-菌。炭疽芽孢杆菌：菌体粗大杆状，两端平齐，呈竹节状排列，紫色，G^+菌。

（3）弧菌　霍乱弧菌：菌体只有一个弯曲，呈弧形或逗点状，散在排列，红色，G^-菌。

4. 细菌特殊结构观察

（1）鞭毛　伤寒沙门菌，用鞭毛染色法，可见菌体呈深红色，周身鞭毛呈红色。

（2）荚膜　肺炎球菌，用革兰染色，可见菌体染成紫色，常成双排列，菌体周围有一未着色的空圈，即荚膜所在处。

（3）芽孢　破伤风芽孢梭菌，用革兰染色，可见菌体染成紫色，菌体顶端有1个圆形未着色的芽孢，使整个菌体呈鼓槌状。

五、实验报告

（1）记录革兰染色操作步骤和实验结果，分析其临床意义。

（2）绘制油镜下细菌基本形态及特殊结构图。

习题

（宋晓玲）

实验二　细菌的人工培养

PPT

一、实验目的

（1）初步学会细菌在不同培养基上的接种方法。

（2）会观察细菌在培养基中的生长现象。

二、实验内容

（1）接种液体、固体、半固体培养基。

（2）观察细菌在液体、固体、半固体培养基中的生长现象。

三、实验用品

1. 器材　生物安全柜，培养基（平板培养基，斜面培养基，液体培养基，半固体培养基），恒温培养箱，接种环，接种针，酒精灯。

2. 细菌培养物　葡萄球菌和大肠埃希菌18～24小时培养物、葡萄球菌和大肠埃希菌混合物等。

四、实验方法

1. 细菌接种法

（1）平板培养基接种法　平板培养基主要用于细菌的分离培养。最常用的平板培养基接种法是分区划线法，常用于分离标本中的目的细菌。具体操作方法如下。　🅔微课

1）标记：在平板底部粘贴上不干胶标签，并用签字笔在标签上正确标记。

2）取菌：右手持接种环（执毛笔式）伸入红外线灭菌器腔内6～8秒，外移接种环，离开红外线灭菌器内腔，待冷却后挑取葡萄球菌与大肠埃希菌混合物少许。

3）划线：左手持琼脂平板适当倾斜，用拇指打开皿盖，使其与皿底间分开2～3cm宽的缝隙，右手持取有标本的接种环深入皿内，先将细菌标本在培养基一角涂成直径约1cm薄膜，并以此为起点，使接种环与接种平板面呈30°～40°角，以腕力在平板表面进行，连续不重叠划线，作为第一区，其范围不能超过平板的1/4；灭菌接种环，待冷却后，转动平皿至适合操作的位置（各区的交角应为120°左右，即平板转动约60°角，以便充分利用整个平板的面积），将接种环通过第一区3～4次，连续不重叠划线，作为第二区。同法依次划完第三、四区，第四区切勿重新接触第一、二区（实验图1）。

4）培养：接种完毕后盖好皿盖，接种环灭菌，平板倒置放37℃培养箱培养18～24小时观察结果。

5）注意事项：划线接种时，力量要适中，接种环与培养基面的夹角以30°～40°为宜，切勿划破平板表面；划线时线与线之间保持一定距离，密而不重叠，使后一区细菌量少于前一区，逐渐减少直至划线上的细菌呈单个细菌，生长繁殖后形成单个菌落；划第三、四区间可不灭菌接种环；充分利用平板表面；严格无菌操作。

（2）斜面培养基接种法　斜面培养基主要用于细菌纯种移种、保存菌种及细菌的生化反应试验等。具体操作方法如下。

1）左手持试管，试管与桌面呈45°～60°角，右手以执笔式持接种环或接种针，火焰或红外灭菌器灭菌后，在琼脂平板上挑取单个菌落。

2）左手持琼脂斜面培养基试管，右手拔取试管塞，夹于小指和小鱼际之间（勿乱放），将挑有细

菌的接种环或接种针伸入试管内，先在培养基斜面上，由底部到顶部拖一条接种线，再自下而上地连续划曲线（实验图2）；试管口灭菌后加塞，接种环灭菌，放回原处。

3）注明标记，置37℃培养箱培养18~24小时观察结果。

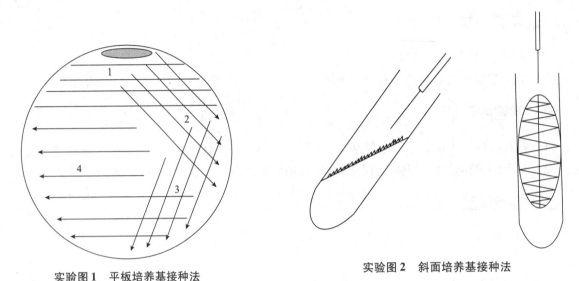

实验图1　平板培养基接种法　　　　　　　　　　实验图2　斜面培养基接种法

（3）液体培养基接种法　液体培养基主要用于增菌培养及细菌的生化反应。具体操作方法如下。

1）左手持试管，试管与桌面呈45°~60°角，右手持接种环，火焰或红外灭菌器灭菌后，在琼脂平板上挑取单个菌落。

2）左手持液体培养基试管，右手拔取试管塞，夹于小指和小鱼际之间，将挑有细菌的接种环伸入试管内，在接近液面上方的管壁上轻轻研磨，并蘸取少许液体调和，使细菌混合于液体培养基中（实验图3）。

3）接种环灭菌，放回原处。

4）注明标记，置37℃培养箱培养18~24小时后观察结果。

（4）半固体培养基接种法　半固体培养基主要用于检查细菌的动力和短期保存菌种。具体操作方法如下。

1）左手持试管，试管与桌面呈45°~60°角，右手持接种针，火焰或红外灭菌器灭菌待冷却后，在琼脂平板上挑取单个菌落。

2）左手持半固体培养基试管，右手拔取试管塞，夹于小指和小鱼际之间，将挑有细菌的接种针伸入试管内，由培养基中央垂直刺入距离试管底部约0.5cm处，再沿原穿刺线退出接种针（实验图4）。

3）接种针灭菌，放回原处。

4）注明标志，置37℃培养箱培养18~24小时观察结果。

2. 细菌在培养基中的生长现象

（1）固体培养基　通过分离培养，细菌可在固体培养基上形成菌落。不同细菌在固体培养基上形成的菌落各有特点，观察细菌菌落大小、隆起度、透明度、颜色、表面光滑与粗糙、湿润或干燥、边缘是否整齐以及溶血现象等方面的性状，有助于识别和鉴定细菌。如在普通琼脂平板上，葡萄球菌菌落直径2~3mm，湿润不透明，圆形凸起，边缘整齐，颜色因种而异，可呈金黄色、白色、柠檬色；在血平板上，致病性葡萄球菌可形成透明溶血环。

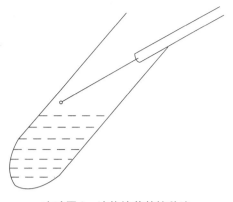

实验图3 液体培养基接种法

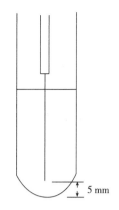

实验图4 半固体培养基接种法

（2）**液体培养基** 大多数细菌在液体培养基中的生长呈现均匀混浊状态，如葡萄球菌；少数链状的细菌由于重力关系下沉表现为沉淀生长，如链球菌；专性需氧菌呈表面生长，形成菌膜，如枯草芽孢杆菌。同时观察液体颜色的变化，了解色素产生情况。

（3）**半固体培养基** 可用于检查细菌有无动力，即有无鞭毛。有鞭毛的细菌能运动，沿穿刺线向周围扩散生长，穿刺线模糊，四周呈雾状，动力试验阳性，以"＋"表示，如大肠埃希菌。无鞭毛的细菌不能运动，只沿穿刺线生长，穿刺线清晰，其周围培养基透明，动力试验阴性，以"－"表示，如葡萄球菌。

五、实验报告

（1）简述分区划线的操作方法及注意事项。

（2）观察并记录细菌接种培养后菌落的形态特征。

习题

（宋晓玲）

PPT

实验三　细菌的分布调查

一、实验目的

（1）学会检查细菌在自然环境和人体表面分布的方法。

（2）指导学生充分认识微生物广泛分布的特点，牢固树立有菌意识和无菌观念，为临床护理实践中的无菌操作奠定基础。

二、实验内容

（1）空气中细菌的检查。

（2）正常人体皮肤、头发及随身物品上细菌的检查。

（3）咽喉部细菌的检查。

三、实验用品

接种环、酒精灯、镊子、普通琼脂平板、血琼脂平板、恒温培养箱、无菌棉签、记号笔、碘伏、肥皂。

四、实验方法

1. 空气中细菌的检查

（1）取普通琼脂平板1个，置于室内或室外任意地点。打开平皿盖，暴露于空气中10分钟，然后盖上皿盖。于平皿底部注明采样地点和日期。

（2）将平板底部朝上放置于37℃恒温培养箱，培养18～24小时后取出，观察菌落数量及特点。

2. 正常人体皮肤、头发及随身物品上细菌的检查

（1）取普通琼脂平板1个，用记号笔在培养基平板底部划分6个区域，标明1～6号。

（2）用右手示指在培养基1区轻轻按压，然后用肥皂将手洗干净，流水冲洗后用无菌棉签擦拭右手示指上的水分，再于2区轻轻按压。

（3）用左手示指在培养基3区轻轻按压，然后用无菌棉签蘸取碘伏消毒左手示指皮肤，待手指皮肤晾干后于4区轻轻按压。

（4）取一段头发，用无菌棉签将头发贴合于培养基5区表面。

（5）取钱币或随身其他物品，在6区轻轻按压，使其贴合培养基表面，静置一段时间后取出钱币或其他物品。

（6）盖好平板，将平板底部朝上放置于37℃恒温培养箱，培养18～24小时后取出，观察不同区域菌落数量与特点。

3. 咽喉部细菌的检查　以下两种方法任选一种。

（1）咽喉拭子法　取血平板1个，在平板底部正中划一直线将其等分两部分，分别做好标记。由两位同学用无菌棉拭子互相于咽喉部涂抹采取标本，用无菌操作将棉拭子标本涂于血平板表面相应的位置，再用灭菌接种环以涂抹部为起点进行连续划线；将平板底部朝上放置于37℃恒温培养箱培养，18～24小时后观察培养基上的菌落数量及其形态、大小、颜色、有无溶血现象等特征。

（2）咳碟法　取血平板1个，左手执平板，右手将平皿盖打开，将平板置于距口腔约10cm处，用力咳嗽数次，然后盖好平皿盖，做好标记；将平板底部朝上放置于37℃恒温培养箱培养，18~24小时后观察培养基上的菌落数量及其形态、大小、颜色、有无溶血现象等特征。

五、实验报告

（1）记录空气、头发、随身物品、咽喉部的细菌分布检查结果。

（2）记录手消毒实验的结果，并进行原因分析。

e 习题

（宋晓玲）

PPT

实验四　外界因素对细菌生长繁殖的影响

一、实验目的

（1）学会使用高压蒸汽灭菌器。

（2）学会观察紫外线杀菌试验的结果。

（3）学会用纸片琼脂扩散法进行药物敏感度测定。

二、实验内容

（1）高压蒸汽灭菌器的使用。

（2）紫外线杀菌试验结果观察。

（3）抗菌药物敏感检测：纸片琼脂扩散法（K－B法）。

三、实验用品

1. 器材　高压蒸汽灭菌器、普通琼脂培养基、M－H琼脂培养基、紫外线灯、黑色纸片、无菌棉拭子、0.5麦氏标准比浊管、接种环、酒精灯、镊子、恒温培养箱、无菌生理盐水。

2. 药敏纸片　环丙沙星（环）、四环素（四）、青霉素（青）、头孢拉定（Ⅵ）。

3. 细菌培养物　大肠埃希菌。

四、实验方法

1. 高压蒸汽灭菌器的使用

1）首先将高压蒸汽灭菌器外筒内加入达到规定水平面的水。切勿忘记加水，同时水量不可过少，以防灭菌器烧干而引起炸裂事故。

2）内筒放入包装好的待灭菌物品。注意不要装得太挤，以免妨碍蒸汽流通而影响灭菌效果。三角烧瓶与试管口端均不要与器壁接触，以免冷凝水淋湿包口的纸而透入棉塞。

3）加盖，将灭菌器盖拧紧。

4）打开电源，并同时打开排气阀，使水沸腾后水蒸气外排，以排出器内的冷空气。待冷空气完全排净后，关上排气阀，灭菌器内的温度将随蒸汽压力增加而逐渐上升。当压力达到103.4kPa时，此时温度为121.3℃，调节热源，维持压力至15～30分钟可达到灭菌目的。

5）灭菌完毕，切断电源，让灭菌器内温度自然下降，切不可突然打开排气阀门排气减压，以免因压力骤然下降而使器内液体外冲。当压力降至"0"时，打开盖子，取出灭菌物品，待用。

凡能耐高温的普通培养基、敷料、手术器械、注射用液体、玻璃器皿等，均可用此法灭菌，其灭菌效果可靠、省时。

2. 紫外线杀菌试验

1）用无菌接种环取大肠埃希菌肉汤培养物，密集划线接种于普通琼脂培养基。

2）用无菌镊子把经灭菌的黑色纸片贴于培养基表面中央部分。

3）打开平皿盖的2/3，置于距离紫外线灯20～30cm处照射30分钟。

4）除去纸片，盖好平皿盖，置于37℃恒温培养箱培养18～24小时后观察细菌生长情况。

5）观察结果：纸片及平皿盖遮盖处有细菌生长，未遮盖处无细菌生长。

3. 纸片琼脂扩散法（K－B法）

（1）菌液制备　从大肠埃希菌18～24小时的营养琼脂平板纯培养中挑取单个菌落，用无菌生理盐水稀释，制成菌悬液，校正菌液浓度至0.5麦氏标准（相当于$1.5 \times 10^8 CFU/ml$）。

（2）细菌涂布　用无菌棉拭子蘸取菌悬液，均匀涂布于M－H琼脂培养基表面，反复涂布3次，注意每次涂布结束后都需旋转平板60°角，最后再沿平板边缘涂布1周，涂布结束后盖上培养皿盖子，在室温中干燥3～5分钟。

（3）贴药敏纸片　在平板底部标出贴药敏纸片的位置，各纸片中心间距≥24mm，纸片中心距平板边缘距离≥15mm。用无菌镊夹取药敏纸片，按标记位置贴在培养基表面，用镊尖压一下，使其贴平。一次贴好，不得移动。待药敏纸片贴好后，盖上培养皿盖子。

（4）培养　将培养皿放入37℃恒温培养箱，培养18～24小时观察结果。

（5）结果判定　若该细菌对某种抗生素敏感，则在该药敏纸片周围有一圈无细菌生长的区域，称抑菌环或抑菌圈（实验图5）。测量抑菌环直径的大小，查表即可得出细菌对该药物的敏感度。一般以敏感、中度敏感、耐药3个等级报告结果，对毒副作用较大的药物只能以敏感和耐药2个等级报告结果。

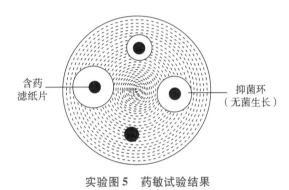

实验图5　药敏试验结果

习题

五、实验报告

（1）记录紫外线杀菌试验结果，分析结果产生的原因，说出紫外线杀菌的临床应用。

（2）测量环丙沙星、四环素、青霉素、头孢拉定抑菌环的大小，并判断大肠埃希菌对上述药物的敏感度。

（宋晓玲）

PPT

实验五　常见微生物的形态观察

一、实验目的

（1）能认识常见化脓性球菌的形态与染色性；血琼脂平板上菌落特征与溶血性。

（2）能认识常见肠道杆菌的形态与染色性；在 SS 琼脂平板和伊红－亚甲蓝（EMB）琼脂平板上的菌落特征。

（3）学会认识分枝杆菌等常见细菌与螺旋体的形态。

（4）学会认识病毒包涵体的形态；常见病原性真菌的形态及三种真菌菌落特点。

二、实验内容

（1）镜下观察常见化脓性球菌的形态与染色性；肉眼观察其在血琼脂平板上菌落特征与溶血性。

（2）镜下观察常见肠道杆菌的形态与染色性；肉眼观察其在 SS 琼脂平板和 EMB 琼脂平板上的菌落特征。

（3）镜下观察分枝杆菌等常见细菌与螺旋体的形态。

（4）镜下观察病毒包涵体。

（5）镜下观察常见病原性真菌的形态；肉眼观察三种真菌菌落特点。

三、实验用品

1. 器材　光学显微镜、香柏油、擦镜纸、镜头清洁剂等。

2. 标本

（1）葡萄球菌、链球菌、肺炎链球菌、脑膜炎奈瑟菌和淋病奈瑟菌的革兰染色玻片标本。

（2）大肠埃希菌、伤寒沙门菌、痢疾志贺菌革兰染色玻片标本；大肠埃希菌、伤寒沙门菌鞭毛染色玻片标本。

（3）结核分枝杆菌抗酸染色玻片标本、白喉棒状杆菌革兰染色和 Albert 染色玻片标本、百日咳鲍特菌革兰染色玻片标本；梅毒螺旋体和钩端螺旋体镀银染色玻片标本。

（4）狂犬病病毒脑组织 H－E 染色玻片标本。

（5）白色念珠菌革兰染色玻片标本、新型隐球菌墨汁负染色玻片标本。

3. 培养物

（1）金黄色葡萄球菌、表皮葡萄球菌、甲型溶血性链球菌、乙型溶血性链球菌及肺炎链球菌血琼脂平板培养物。

（2）大肠埃希菌、伤寒沙门菌、痢疾志贺菌 SS 琼脂平板和 EMB 琼脂平板培养物。

（3）新型隐球菌、白色念珠菌、黄曲霉菌的培养物。

四、实验方法

（一）常见化脓性球菌形态与培养物观察

1. 形态观察　分别取葡萄球菌、链球菌、肺炎链球菌、脑膜炎奈瑟菌和淋病奈瑟菌的革兰染色玻片标本，置于镜下观察，注意其形态、排列、结构及染色性。

（1）葡萄球菌　菌体球形，呈葡萄串状排列，革兰染色阳性。

（2）链球菌 菌体球形，多呈链状排列，革兰染色阳性。

（3）肺炎链球菌 菌体卵圆形或矛头状，常成双排列，钝端相对，革兰染色阳性。菌体外有明显荚膜。

（4）脑膜炎奈瑟菌 菌体肾形，多成对排列，凹面相对，革兰染色阴性。

（5）淋病奈瑟菌 菌体似咖啡豆，常成对排列，接触面平坦，革兰染色阴性。

2. 培养物观察 分别取金黄色葡萄球菌、表皮葡萄球菌、甲型溶血性链球菌、乙型溶血性链球菌及肺炎链球菌血琼脂平板培养物，观察其菌落形态、大小、透明度、颜色、表面光滑与粗糙、湿润或干燥、边缘是否整齐以及溶血现象等方面的性状。

（1）在血琼脂平板上，两种葡萄球菌的菌落均为圆形、凸起、中等大小、表面光滑、湿润不透明、边缘整齐。金黄色葡萄球菌产生金黄色脂溶性色素，菌落呈金黄色，还可产生溶血毒素，使菌落周围有明显透明的溶血环；表皮葡萄球菌产生白色或柠檬色脂溶性色素，菌落呈白色或柠檬色，一般不产生溶血毒素，菌落周围无溶血环。

（2）在血琼脂平板上，两种链球菌的菌落均为圆形、凸起、微小、灰白色、表面光滑、半透明或不透明。甲型溶血性链球菌菌落周围有 1~2mm 宽的草绿色溶血环；乙型溶血性链球菌菌落周围有 2~4mm 宽的完全透明的溶血环。

（3）在血琼脂平板上，肺炎链球菌形成圆形、光滑、扁平、透明或半透明的小菌落。在菌落周围有一草绿色狭窄溶血环，似甲型溶血性链球菌。培养时间稍久，菌体可产生自溶酶，出现自溶现象，使菌落中央凹陷，呈脐状。

（二）常见肠道杆菌形态与培养物观察

1. 形态观察 大肠埃希菌、伤寒沙门菌、痢疾志贺菌革兰染色玻片标本，置于镜下观察，可见三种肠道杆菌形态相似，菌体杆状，散在排列，革兰染色阴性；大肠埃希菌、伤寒沙门菌鞭毛染色玻片标本置于显微镜镜下观察，可见其具有周鞭毛。

2. 培养物观察 观察大肠埃希菌、伤寒沙门菌、痢疾志贺菌 SS 琼脂平板和 EMB 琼脂平板培养物，可见大肠埃希菌在 SS 琼脂平板上多不生长，少数生长者因分解乳糖呈红色菌落；在 EMB 琼脂平板上菌落呈黑色并有金属光泽。肠道致病菌伤寒沙门菌和痢疾志贺菌不分解乳糖，在 SS 琼脂平板和 EMB 琼脂平板上形成无色透明、中等大小的菌落；但能产生 H_2S 的伤寒沙门菌菌株在 SS 琼脂平板上可形成中心黑色的菌落。

（三）分枝杆菌等常见细菌与螺旋体的形态观察。

1. 结核分枝杆菌抗酸染色玻片标本 菌体细长稍弯曲，红色，呈单个或分枝状排列。

2. 白喉棒状杆菌革兰染色和 Albert 染色玻片标本 在革兰染色标本中可见菌体细长略弯曲，革兰染色阳性，一端或两端膨大呈棒状，排列不规则，呈"L"形、"V"形或栅栏状；在 Albert 染色标本中可见菌体呈绿色，异染颗粒呈蓝黑色。

3. 百日咳鲍特菌革兰染色玻片标本 菌体短小杆状，革兰染色阴性。

4. 梅毒螺旋体镀银染色玻片标本 螺旋体呈棕色，螺旋密而整齐，有 8~12 个螺旋。

5. 钩端螺旋体镀银染色玻片标本 螺旋体呈棕色，一端或两端呈钩状，螺旋细密不清楚。

（四）病毒包涵体的形态观察

狂犬病病毒脑组织 H-E 染色玻片标本：包涵体位于神经细胞质内，红色，圆形或卵圆形，大小不等。

（五）常见病原性真菌的形态观察

1. 白色念珠菌革兰染色玻片标本 革兰染色阳性，菌体圆形或卵圆形，有假菌丝及厚膜孢子。

2. 新型隐球菌墨汁负染色玻片标本　在黑色的背景中可见圆形、透亮菌体，外围绕一层透明的荚膜。

（六）三种真菌菌落的特点观察

1. 新型隐球菌培养物　新型隐球菌的菌落为酵母型菌落。初为白色细小菌落，增大后表面黏稠、光滑、柔软且致密，菌落相继转为橘黄色、棕褐色。

2. 白色念珠菌培养物　白色念珠菌的菌落为类酵母型菌落。灰白色或奶油色，表面光滑，带有酵母气味。培养时间稍长，菌落增大，颜色变深、质地变硬或有皱褶。

3. 黄曲霉菌培养物　黄曲霉菌的菌落为丝状菌落。初为白色、柔软有光泽，逐渐形成毛绒状或絮状、丝状菌落。

五、实验报告

ⓔ 习题

（1）记录金黄色葡萄球菌、表皮葡萄球菌、甲型溶血性链球菌、乙型溶血性链球菌在血琼脂平板上的菌落特点。

（2）绘出结核分枝杆菌、白喉棒状杆菌、百日咳鲍特菌以及梅毒螺旋体和钩端螺旋体镜下形态。

（3）描述真菌酵母型菌落、类酵母型菌落以及丝状菌落的特点。

（冯小兰）

实验六　常见寄生虫的形态观察

PPT

一、实验目的

（1）能识别人体常见蠕虫、原虫以及节肢动物的形态。

（2）能认识常见吸虫中间宿主。

二、实验内容

（1）镜下或放大镜观察人体常见蠕虫虫卵的形态。

（2）肉眼观察人体常见蠕虫成虫的形态。

（3）肉眼观察人体常见吸虫中间宿主。

（4）镜下观察人体常见原虫的形态。

（5）镜下观察人体寄生性节肢动物的形态。

三、实验用品

1. 器材　光学显微镜、香柏油、擦镜纸、镜头清洁剂、放大镜等。

2. 标本

（1）医学蠕虫虫卵玻片标本　蛔虫卵、钩虫卵、蛲虫卵、肝吸虫卵、日本血吸虫卵、带绦虫卵。

（2）医学蠕虫成虫大体标本　蛔虫、钩虫、蛲虫、肝吸虫、日本血吸虫、猪带绦虫。

（3）吸虫中间宿主　肝吸虫、日本血吸虫的中间宿主。

（4）医学原虫玻片标本　溶组织内阿米巴、间日疟原虫、弓形虫、阴道毛滴虫。

（5）寄生性节肢动物玻片标本　人疥螨、蠕形螨。

微课

四、实验方法

1. 高倍镜下观察人体常见蠕虫虫卵　线虫卵：蛔虫卵、钩虫卵、蛲虫卵；吸虫卵：肝吸虫卵、日本血吸虫卵；绦虫卵：带绦虫卵。注意观察其大小、形状、颜色以及卵壳和内容物的特点等。人体常见蠕虫虫卵的鉴别要点见实验表1，形态特征见实验图6。

实验表1　人体常见寄生虫虫卵鉴别要点

虫卵名称	形状	颜色	卵壳	卵盖	内容物
受精蛔虫卵	宽椭圆形	棕黄色	厚	无	一个卵细胞
未受精蛔虫卵	长椭圆形	黄色	较薄	无	多个大小不等的卵黄颗粒
钩虫卵	卵圆形	无色	薄	无	4~8个卵细胞
蛲虫卵	柿核形	无色	厚	无	幼虫
肝吸虫卵	芝麻粒状	黄褐色	厚	明显	毛蚴
日本血吸虫卵	椭圆形	淡黄色	较薄	无	毛蚴
带绦虫卵	近似球形	棕黄色	很薄，易脱落	无	六钩蚴

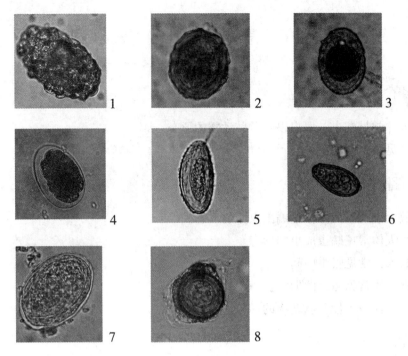

1. 未受精蛔虫卵；2. 受精蛔虫卵；3. 脱蛋白膜受精蛔虫卵；4. 钩虫卵；
5. 蛲虫卵；6. 肝吸虫卵；7. 日本血吸虫卵；8. 带绦虫卵

实验图6　常见蠕虫卵

2. 肉眼或放大镜观察人体常见蠕虫成虫　线虫成虫：蛔虫、钩虫、蛲虫；吸虫：肝吸虫、日本血吸虫；绦虫：猪带绦虫。注意观察其大小、形状、体色、特征性结构以及雌、雄的鉴别。

3. 肉眼观察肝吸虫与日本血吸虫的中间宿主　肝吸虫的第一中间宿主——豆螺、沼螺，第二中间宿主——淡水鱼、虾；日本血吸虫的中间宿主钉螺。注意观察宿主的形态特征，明确其与相关吸虫的关系。

4. 油镜下观察常见医学原虫

（1）溶组织内阿米巴玻片标本（铁苏木素染色）

1）大滋养体：虫体呈不规则的圆形或椭圆形，直径 20～60μm，内外质分明，外质无色透明，常伸出一叶状或舌状伪足；内质灰蓝色颗粒状，含食物泡及深染的红细胞。细胞核一个，核仁小而居中，核膜薄，其内缘有一层排列整齐、大小均匀的核周染色质粒。

2）小滋养体：虫体较小，直径 10～30μm，伪足小而不明显，内外质分界不清楚，内质含吞噬的细菌而无红细胞。

3）包囊：为圆形，直径 5～20μm，囊壁无色透明，囊内可见 1～4 个核。在未成熟包囊中，可见棒状、蓝黑色的拟染色体以及空泡状的糖原泡。

（2）间日疟原虫玻片标本（瑞氏或吉姆萨染色）

1）小滋养体：细胞质较少，中间有一空泡，呈环状；胞核较小，位于一侧，形似指环；虫体大小约为红细胞直径的1/3。被寄生的红细胞大小正常。

2）大滋养体：虫体体积变大，胞质增多，有伪足伸出，形态不规则，有 1～3 个空泡；胞核 1 个，较大；胞质中出现疟色素，呈烟丝状。被寄生的红细胞体积胀大，颜色变浅，并出现淡红色薛氏小点。

3）未成熟裂殖体：虫体外形趋于圆形，细胞质内空泡变小直至消失；核开始分裂，有 2 个以上的核，但胞质未分裂；疟色素增多且分散。

4）成熟裂殖体：虫体内含12～24 个圆形或椭圆形的细小裂殖子；疟色素集中成团，位于虫体的中央或一侧。被寄生的红细胞开始破裂。

5）雌配子体（大配子体）：虫体较雄配子体稍大；细胞质深蓝色或蓝色；核1个，较小，核质致密，深红色，常偏于虫体的一侧；疟色素均匀分散。

6）雄配子体：虫体圆形，较正常红细胞略大些；细胞质淡蓝色；核1个，较大，核质疏松，淡红色，多位于虫体中央；疟色素均匀分散。

（3）弓形虫滋养体玻片标本（瑞氏或吉姆萨染色）　滋养体呈梭形或纺锤形，大小平均为（4～7）μm×（2～4）μm，细胞质呈蓝色，胞核位于中央呈紫红色。

（4）阴道毛滴虫玻片标本（瑞氏或吉姆萨染色）　虫体梨形或卵圆形，大小为（7～32）μm×（5～12）μm，细胞质内有许多淡红色的染色颗粒。虫体前1/3处有一个大而明显、椭圆形的泡状核。4根前鞭毛和1根后鞭毛，后鞭毛向后延伸，与虫体侧面的波动膜外缘相连，波动膜的长度一般不超过虫体的一半。1根轴柱纵贯虫体，自后端伸出体外。

5. 低倍或高倍镜下观察人体常见寄生性节肢动物

（1）人疥螨成虫玻片标本　虫体呈圆形或椭圆形，大小为0.3～0.5mm，乳白色或淡黄色。躯体背面隆起，上有横纹、皮棘和刚毛；躯体腹面有4对足，粗短似圆锥形。

（2）蠕形螨成虫玻片标本　虫体蠕虫状，0.1～0.4mm，乳白色，半透明。颚体呈梯形；足体腹面有4对足，粗短、套筒状；末体细长，体表具有环形横纹。毛囊蠕形螨和皮脂腺蠕形螨在形态上有一定的差异，应注意鉴别。

五、实验报告

绘制受精蛔虫卵、未受精蛔虫卵、钩虫卵、蛲虫卵、肝吸虫卵、日本血吸虫卵、带绦虫卵形态结构示意图。

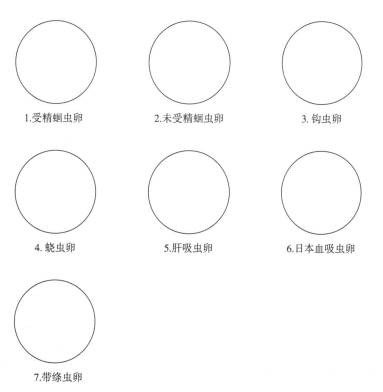

1.受精蛔虫卵　　2.未受精蛔虫卵　　3. 钩虫卵

4.蛲虫卵　　5.肝吸虫卵　　6.日本血吸虫卵

7.带绦虫卵

习题

（冯小兰）

实验七　免疫细胞功能测定与抗原抗体反应

PPT

一、实验目的

（1）学会在显微镜下观察吞噬细胞吞噬现象，以及 E 花环试验、淋巴细胞转化试验结果。

（2）能进行玻片凝集反应的技术操作。

（3）会观察双向琼脂扩散试验的结果以及豚鼠过敏反应现象。

二、实验内容

（1）吞噬细胞吞噬现象以及 E 花环试验、淋巴细胞转化试验结果观察。

（2）玻片凝集反应的技术操作。

（3）双向琼脂扩散试验的结果观察。

（4）豚鼠过敏反应现象观察。

三、实验用品

1. 吞噬细胞吞噬现象以及 E 花环试验、淋巴细胞转化试验　吞噬细胞吞噬现象、E 花环试验、淋巴母细胞染色玻片标本，显微镜。

2. 玻片凝集反应　红细胞抗 A 和抗 B 标准血清、人红细胞悬液、载玻片、滴管、生理盐水、搅拌棒、记号笔、显微镜。

3. 双向琼脂扩散试验　正常人血清、AFP 诊断血清、AFP 阳性血清、1% 生理盐水琼脂、打孔器、微量加样器、湿盒、恒温培养箱。

4. 豚鼠过敏反应　豚鼠、马血清、鸡蛋清、无菌注射器、解剖器械。

四、实验方法

1. 吞噬细胞吞噬现象以及 E 花环试验、淋巴细胞转化试验

微课

（1）吞噬细胞吞噬现象观察　油镜下观察被中性粒细胞吞噬的细菌和被巨噬细胞吞噬的鸡红细胞的染色玻片标本。注意鸡红细胞的形态为椭圆形，有细胞核。在巨噬细胞内，因鸡红细胞被消化的程度不同，其大小不一。

（2）E 花环试验结果观察　高倍镜或油镜下观察 E 花环形成细胞特征。T 淋巴细胞表面有 CD2 分子即绵羊红细胞受体，其在一定条件下，能与绵羊红细胞（SRBC）结合形成玫瑰花状的细胞团，称为 E 花环试验。淋巴细胞表面结合 3 个以上绵羊红细胞的为 E 花环形成细胞。本试验主要用于检测患者的 T 淋巴细胞数量，对细胞免疫缺陷疾病的诊断与疗效观察，以及对恶性肿瘤的疗效观察和预后判断有一定意义。

（3）淋巴细胞转化试验　高倍镜或油镜下观察淋巴母细胞特征：细胞体积大；形态不规则，可见伪足；细胞质丰富，胞内有空泡；胞核不规则，染色质疏松，可见 1~3 个核仁。

T 淋巴细胞表面有植物血凝素（PHA）受体，可在体外培养过程中受 PHA 刺激被激活，其形态和代谢会发生一系列变化，转化为淋巴母细胞。根据淋巴母细胞的转化率可以测定 T 淋巴细胞的免疫功能，称为淋巴细胞转化试验。

2. 玻片凝集反应

（1）标记　取干净载玻片 1 张，用记号笔划成两个圆圈，左、右上角标明抗 A、抗 B。

（2）加抗体　分别用两个滴管吸取抗 A 和抗 B 标准血清各 1 滴，置于载玻片抗 A、抗 B 的圆圈内。

（3）加红细胞悬液　用第三支滴管吸取受检者红细胞悬液 1 滴于抗 A、抗 B 标准血清中，再用搅拌棒混匀（实验图 7）。

（4）结果观察　室温下，放置 1～5 分钟后观察有无凝集（或溶血）反应，结果可疑时用低倍镜观察结果。只在抗 A 圆圈内出现凝集现象者，血型为 A 型；只在抗 B 圆圈内出现凝集现象者，血型为 B 型；两圆圈内皆出现凝集现象者为 AB 型；两圆圈内皆不出现凝集现象者为 O 型，见实验表 2。

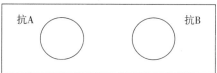

抗A标准血清+红细胞　　抗B标准血清+红细胞

实验图 7　玻片凝集反应操作示意图

实验表 2　血型鉴定试验结果与判定

血型	抗 A 血清	抗 B 血清
A 型	凝集	不凝集
B 型	不凝集	凝集
AB 型	凝集	凝集
O 型	不凝集	不凝集

3. 双向琼脂扩散试验

（1）制备琼脂板　加热融化 1% 生理盐水琼脂，待冷至 55℃ 左右时灌注于洁净载玻片上（4ml），冷凝后成为厚薄均匀的琼脂板。

（2）打孔　用直径 3mm 的打孔器打孔，孔距 5mm，呈梅花形，即中间 1 个孔，周围 6 个孔。

（3）加样　用微量加样器在中心孔内加 AFP 诊断血清 10μl，在上、下孔即 1、4 孔内加入 AFP 阳性血清 10μl，其余各孔加等量的待测血清。

（4）反应　将加好样的琼脂板放于水平湿盘内，置 37℃ 温箱反应 24 小时后观察结果。

（5）结果观察与判断　加入 AFP 阳性血清的 1、4 孔与中心孔之间会出现清晰的白色沉淀线；待测血清如出现沉淀线，且与阳性对照的沉淀线吻合，则为阳性反应，如 2、6 孔；如无沉淀线出现，或是出现与阳性对照沉淀线交叉的沉淀线，则为阴性反应，如 3、5 孔（实验图 8）。

4. 豚鼠过敏反应现象观察

（1）致敏　取健康豚鼠 2 只，标明 1、2 号，分别于其皮下注射 1∶10 稀释的马血清 0.1ml，使之致敏。

（2）发敏　14 天后，1 号豚鼠心脏内注射马血清 1～2ml，2 号豚鼠心脏内注射鸡蛋清 1～2ml。注射后，注意观察 2 只豚鼠的反应。

实验图 8　双向琼脂扩散试验结果示意图

（3）结果观察　1 号豚鼠若发生超敏反应，注射后数分钟，出现不安、抓鼻、耸毛、呼吸困难、大小便失禁、痉挛性跳跃、站立不稳、行走困难，最后窒息而死亡。解剖可见肺气肿、气管内分泌物增加。2 号豚鼠应不出现任何异常现象。

五、实验报告

（1）绘制吞噬细胞吞噬现象、E 花环形成细胞以及淋巴细胞镜下形态。

（2）记录玻片凝集反应和双向琼脂扩散试验的结果，并说明其原理与应用。

（3）记录豚鼠过敏反应现象，并解释其原因。

（冯小兰）

参考文献

［1］李士根，张加林．病原生物学与免疫学［M］．北京：中国医药科技出版社，2018.

［2］杨朝晖，张亚光．病原生物学与免疫学［M］．北京：中国医药科技出版社，2018.

［3］汪晓静．寄生虫学检验［M］．北京：人民卫生出版社，2021.

［4］刘荣臻，曹元应．病原生物与免疫学［M］.4版．北京：人民卫生出版社，2019.

［5］李娜，万巧凤．医学免疫学与病原生物学［M］.3版．西安：世界图书出版公司，2020.

［6］周长林．微生物学［M］.4版．北京：中国医药科技出版社.2019.

［7］李国利，李娜．病原生物与免疫学［M］．武汉：华中科技大学出版社，2019.

［8］李剑平，吴正吉．微物学检验［M］.5版．北京：人民卫生出版社.2020.